NICI MENDE

PRAKTISCHE FUNKTIONELLE ANATOMIE

KOMPETENZ IM GESUNDHEITSSPORT

riva

Bibliografische Information der Deutschen Nationalbibliothek
Die Deutsche Nationalbibliothek verzeichnet diese Publikation in der Deutschen Nationalbibliografie. Detaillierte bibliografische Daten sind im Internet über http://dnb.d-nb.de abrufbar.

Für Fragen und Anregungen
info@rivaverlag.de

Wichtiger Hinweis
Dieses Buch ist für Lernzwecke gemacht. Es stellt keinen Ersatz für eine individuelle medizinische Beratung dar und sollte auch nicht als solcher benutzt werden. Wenn Sie medizinischen Rat einholen wollen, konsultieren Sie bitte einen qualifizierten Arzt. Der Verlag und der Autor haften für keine nachteiligen Auswirkungen, die in einem direkten oder indirekten Zusammenhang mit den Informationen stehen, die in diesem Buch enthalten sind.

Ausschließlich zum Zwecke der besseren Lesbarkeit wurde auf eine genderspezifische Schreibweise sowie eine Mehrfachbezeichnung verzichtet. Alle personenbezogenen Bezeichnungen sind somit geschlechtsneutral zu verstehen.

Originalausgabe
2. Auflage 2023

Türkenstraße 89, 80799 München
Tel.: 089 651285-0
Fax: 089 652096

Redaktion: Jennifer Josl
Lektorat: Gundel Mende-Kroczek
Umschlaggestaltung: Nici Mende, Julia Jund
Alle Abbildungen und Fotos: © Nici Mende
Satz: Satzwerk Huber, Germering
Druck: Florjancic Tisk d.o.o., Slowenien
Printed in the EU

ISBN Print 978-3-74231-960-9
ISBN Ebook (pdf) 978-3-74531-697-1
ISBN Ebook (Epub) 978-3-74531-696-4

Wir produzieren nachhaltig
www.rivaverlag.de

Weitere Informationen zum Verlag finden Sie unter
www.rivaverlag.de
Beachten Sie auch unsere weiteren Verlage unter www.m-vg.de

INHALT

AUF EIN WORT

Ich möchte ein paar Worte darauf verwenden, den Nutzen von anatomischen Kenntnissen im Trainingsbereich zu unterstreichen. Viele Trainer und Hobbysportler fragen sich, wozu es sich lohnen sollte, anatomische Grundkenntnisse zu erlernen oder diese aufzufrischen. Reicht es nicht, die Funktion eines Muskels zu kennen, die Gelenkbewegungen einfach zu probieren? Ich glaube, es reicht nicht. Schließlich gelingt es uns nur dann, zielführende Übungen anzuleiten oder sie auszuüben, wenn wir die funktionellen Zusammenhänge im Körper verstehen. Die Intensitätsgrade lassen sich mit kleinsten Veränderungen, oft fern der eigentlichen Gelenkbewegung, verändern. Wäre es nicht gut, das zu wissen? Wäre es nicht wichtig, bei auftretenden Funktionseinschränkungen eine gesundheitsförderliche Handlungsidee verfolgen zu können? Ohne ein funktionelles anatomisches Grundwissen wird das schwierig, denn »Form follows function«, die Form folgt bekanntlich der Funktion. Dies gilt für alle anatomischen Strukturen, denn biologische Systeme sind dynamisch reaktive Systeme.

Funktionelle Anatomie kennen bedeutet, die Form und Beschaffenheit einer Funktion einordnen zu können. Wir werden unserer Körperfunktion somit nur dann gerecht, wenn wir alle Teamplayer im Organismus gut betreuen und eine wirksame Teambildung fördern. So kann man dieses Buch als effektive Fortbildung zur Teamleitung aller »Individualisten« im Körper sehen. Die Fakten und Grundkenntnisse zum Thema Bewegungssystem Mensch werden logisch und leicht nachvollziehbar erläutert. Fachwörter sind sämtlich direkt übersetzt, die Beschreibungen lebhaft. Ein guter Weg für einen schnellen Lernprozess gespickt mit vielen Alltagstipps und unzähligen Übungen, bestens geeignet für die sofortige Umsetzung.

Mein Fazit: Wer sich nur kurz die Frage stellt, was im Körper zu Bewegung und Wohlbefinden beiträgt, sollte sich dieser Lektüre widmen.

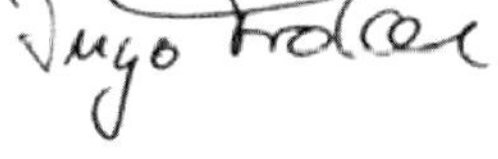

Ihr Ingo Froböse

»BESSERWISSEN«

Warum?

Wer nicht fragt, bleibt dumm. So ist es mir auch mal gegangen. Unter uns, meine erste Prüfung zum Thema Anatomie und Physiologie habe ich sprichwörtlich »in den Sand gesetzt«. Ich hatte wenig Interesse, spröde Fachbücher zu lesen, und kam mit den zahlreichen Fachbegriffen einfach nicht klar. Google war noch nicht geboren und ich beschäftigte mich lieber mit der praktischen Seite. SPORT! Die besagte Prüfung allerdings änderte einiges. Es ärgerte mich, dass ich Übungen anwies und nicht genau wusste, warum Intensitäten wechselten, wenn sich nur die Fußposition veränderte. So begann ich nachzuarbeiten, Muskeln und ihre Funktionen wie Vokabeln zu lernen. Fortan probierte ich sämtliche Wissenslücken zu schließen und setzte allen Input in Bewegung um. Und doch erschlossen sich einige Reaktionen des Körpers nicht gänzlich.

Viele wurden schlagartig klarer, als mir 2012 ein »Faszienbuch« in die Hände fiel. Faszien, ein so komplexes System! Vor allen Dingen, wenn man es in einen logischen Kontext mit Muskeln, Nerven und allen sonstigen Systemen des Körpers setzen möchte. Dieses körperliche Teamwork begeistert mich bis heute. Natürlich gibt es immer noch viele Wissenslücken, die ich schließen möchte, aber hier und jetzt darf ich Euch ein bisschen von dem vermitteln, was ich in den letzten knapp 30 Jahren gelernt habe.

Damit es Euch nicht so geht wie mir, gebe ich mir alle Mühe, einen spröden Schreibstil zu vermeiden. Ich möchte das Lesen oder Nachschlagen klar und nachvollziehbar gestalten, damit Ihr, hoffentlich hochmotiviert und interessiert, die Theorie in den praktischen Trainingsalltag umsetzen könnt.

Umsetzung

- In den Zeichnungen erscheinen bindegewebige Strukturen blau. Nicht dass Faszien blau aussehen, nein, sie sind weißlich, nur in der bildlichen Darstellung ist es so viel deutlicher und besser nachzuvollziehen.
- Ihr werdet feststellen, dass bei weitem nicht alle Muskeln beschrieben sind. Ich widme mich den Strukturen, die im Training häufig gefordert werden, die in gängigen, alltäglichen Belastungen herausgefordert werden.

- Da sich häufig Funktionen oder auch Problematiken auf mehrere Regionen ausweiten, lohnt es sich, die Folgekapitel zu durchstöbern. Manchmal wird man fündig und bekommt dort Zusatzinfos zu einem vorangegangenen Thema.
- Wer sich nicht ständig mit den Fachbegriffen (Fachtermini) konfrontieren möchte, kann diese hier leicht »skippen«. Sie stehen in hellgrau eingeklammert, stören so den Lesefluss nicht zu sehr. Dafür wird die fachliche Bezeichnung stets direkt erklärt und prägt sich, »Tröpfchen für Tröpfchen«, automatisch ein.
- Euch werden unterschiedliche Schreibweisen begegnen, denn ich orientiere mich an der im Kontext genutzten Sprache. So schreibe ich Traktussehne (deutsche Schreibweise), aber auch Tractus iliotibialis (lateinische Schreibweise). Und Biceps Curl trifft auf Bizepsübung ...
- Die praktischen Übungsvorschläge sind zwar spezifischen Muskeln und Regionen zugeordnet, passen jedoch häufig auch zu anderen Kapiteln.
- Um einen angenehmen Lesefluss zu erhalten, wähle ich die maskuline Schreibweise.
- Versteht bitte, dass ich keinerlei Haftung für Inhalte und körperliche Reaktionen auf die empfohlenen Übungen übernehmen kann.
- Ich weise ausdrücklich darauf hin, dass die Beschreibungen sämtlicher Symptome oder körperlicher Einschränkungen niemals einer adäquaten medizinischen Diagnostik entbehren.
- Das Bildmaterial wurde analog gezeichnet und digital bearbeitet. Bei Bedarf können gegen eine Spende an die Organisation »Ärzte ohne Grenzen« Bilder zur Nutzung bereitgestellt werden. Von einer Nutzung ohne Spende bitte ich dringend abzusehen. Jede Spende hilft Menschen zu helfen!

Anatomie ist die wissenschaftliche Möglichkeit, sich selbst besser kennenzulernen.

THEORETISCHES RÜSTZEUG

1. GRUNDLAGEN KOMPAKT

Teamwork im Bewegungssektor

Nix geht über Basiswissen, richtig? So möchte ich damit beginnen, die Teamkollegen unseres Körpers kurz, wirklich kurz vorzustellen.

Viele Systeme sorgen im Körper für die funktionelle Bewegung und ein gesundes Leben. Die Frage »Wer oder was ist wichtiger?« sollte erst gar nicht gestellt werden. Die Diskussion um das Thema der wichtigsten Systeme wie z. B. der nervalen Ansteuerung vs. Muskelarbeit vs. Fasziengleitfähigkeit kann, denke ich, niemals zu einem Ergebnis kommen. Warum? Es geht im Körper immer um Teamwork. Schaut selbst ...

Passiver Bewegungsapparat

Der passive Bewegungsapparat setzt sich aus sämtlichen Knochen, seinen Gelenkflächen inklusive Knorpel, den Faserscheiben (Bandscheiben, Menisken) und den Bändern zusammen. Kurzum haben wir so alles, was uns ähnlich einer Marionette zusammenhält. Die verschiedenen Gelenkarten gewährleisten eine Bewegung entsprechend der Form von Gelenkkopf und Pfanne.

Abhängig von der muskulären Führung ergeben sich verschiedene Bewegungsmöglichkeiten. Diese wiederum unterliegen teilweise einer Kombination mehrerer Gelenke. So unterscheiden sich die Übungen in ein- oder mehrgelenkige Übungen. Die Muskulatur findet ihre Kategorisierung u.a. ebenfalls ein-, zwei-, mehrgelenkig. Eine sinnvolle Einteilung, denn die funktionelle Aufgabe hängt davon ab, über wie viele Gelenke ein Muskelbauch führt. Dazu später mehr. Ihr fragt Euch, wie viele mehrgelenkige Muskeln wir haben? Bedenken wir, dass die Wirbelsäule aus 33-34 Einzelwirbelkörpern und den dazwischenliegenden Bandscheiben besteht. Dass jeweils zwei Wirbelkörper und die entsprechende Bandscheibe ein Bewegungssegment ergeben. Spätestens so wird klar, dass mehrgelenkige Muskeln im Körper keine Seltenheit sind.

Schema	Gelenkform & Vorkommen	Fachausdruck	Hauptbewegung
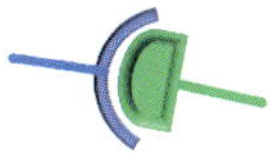	**Scharniergelenk** Finger, Oberarm-Elle, Zehen, *Knie*	Articulatio cylindroidea	Flexion & Extension
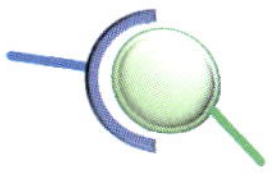	**Kugelgelenk** Schulter- und Hüftgelenk	Articulatio spheroidea	Freie Bewegungen in drei Achsen
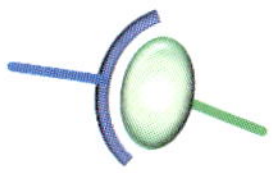	**Eigelenk** Oberes Handwurzelgelenk, 1. Kopfgelenk	Articulatio ellipsoidea	Add- & Abduktion, Flexion & Extension
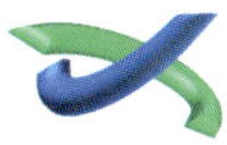	**Sattelgelenk** Daumengrundgelenk	Articulatio sellaris	Add- & Abduktion, Flexion & Extension
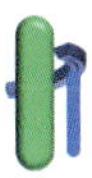	***Radgelenk*** Elle-Speiche, Wade-Schienbein	Articulatio trochoidea	Pronation & Supination
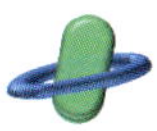	***Zapfengelenk*** Atlas-Axis		Innen- & Außenrotation, *Rotationen um die eigene Achse*
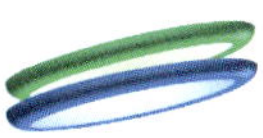	**Ebenes, planes Gelenk** Wirbelbogengelenke, Hand- + Fußwurzelgelenke	Articulatio plana	Translation *(Geradliniges Gleiten)* *+ Rotationen um die eigene Achse*
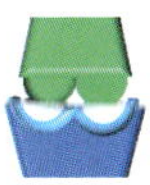	**Kondylengelenk** Knie- + Ellenbogengelenk, *Kombiniert 2 „Scharnierpartner" in einem Gelenk*	Articulatio condylaris	Flexion & Extension, eingeschränkt Translation
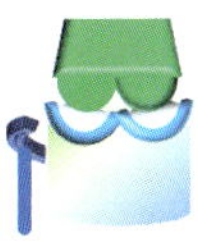	**Drehscharniergelenk** Die Gesamtheit von Kondylengelenk und Radgelenk	Trochoginglymus	+ eingeschränkt Innen & Außenrotation

- Die Finger- und Zehengelenke werden, wegen der walzenartigen Gelenksköpfe, als „Phalanx" benannt.
- Das Hüftgelenk wird tlw. als Nussgelenk (Enarthrosis spheroidea) bezeichnet, denn die Gelenkpfanne umschließt den Kopf teilweise. Der Freiheitsgrad verringert sich.
- Zum Kniegelenk gehört ebenso das Femoropatellargelenk. Hier bettet sich die Kniescheibe (Patella), über dem Hauptgelenkspalt, in der Patellasehne ein.

1.1. Gelenkformen

All die hier aufgezählten Gelenke gehören zur Gruppe der echten/freien Gelenke.

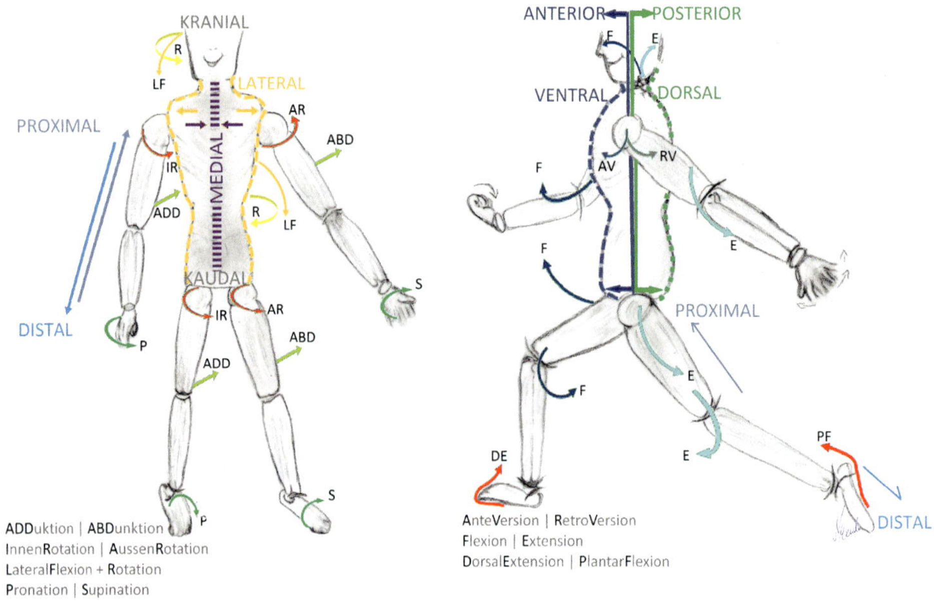

1.2. *Achsen und Bewegungsrichtungen des Körpers*

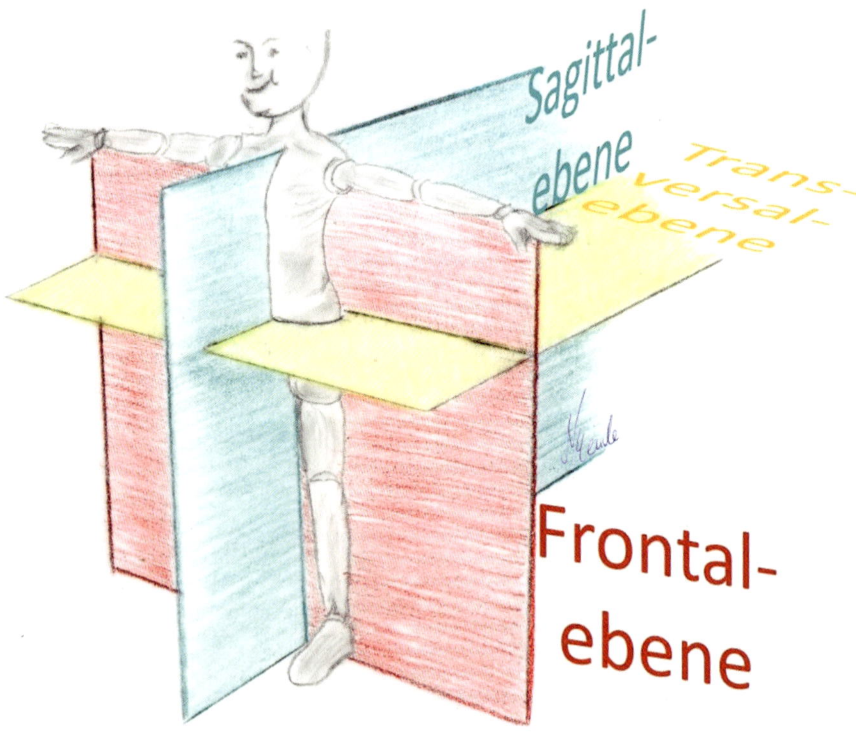

1.3. *Ebenen des Körpers*

Freies Gelenk (Diarthrose): Gelenkspalt + Gelenkkapsel + Kopf und Pfanne mit Gelenkknorpelüberzug + Gelenkflüssigkeit (Synovia) = Bewegungsfreiraum (alle bisher genannten)

Straffes Gelenk (Amphiarthrose): Gelenkspalt + fester Bandapparat um das Gelenk = minimaler bis kein Bewegungsfreiraum (Kreuz-Darmbein-Gelenk)

Echte Gelenke unterbrechen, mit Bändern (Singular: Ligamentum/Lig. und Mehrzahl: Ligamenta/Ligg.) **gesichert, die knöcherne Kontinuität, denn sie verfügen über einen Gelenkspalt, der ihnen differenzierte Bewegungsfreiheiten ermöglicht.**

Es gibt auch unechte Gelenke, die eben diese beweglichen Eigenschaften nicht aufweisen. Der Gelenkspalt ist mit verschiedenen Gewebearten verwachsen und eine freie Bewegungsachse fehlt. Je nach Verbindungsstruktur unterscheiden sich diese unechten Gelenke in:

- **bandhafte Verbindungen** (Syndesmosen): eingeschränkt beweglich (Verbindung zwischen Elle und Speiche oder Schien- und Wadenbein)
- **knorpelhafte Verbindungen** (Synchondrosen): eher unbeweglich (Verbindung zwischen Brustbein und Rippen)
- **knöcherne Verbindung** (Synostosen): unbeweglich (Kreuzbein)

Für die Bewegungsführung und Sicherung der echten Gelenke sorgen sowohl die Bänder, die Gelenkkapsel, das umliegende Bindegewebe als auch natürlich die Muskulatur.

Der passive Bewegungsapparat ist also unser Stützapparat, der ohne aktive Komponente, einer Marionette gleich, am Boden liegen würde. Ohne dieses stabile Grundgerüst wäre es allerdings auch nicht anders. Wir könnten nur die Fortbewegungsart eines Kriechtieres nutzen.

Aktiver Bewegungsapparat

Damit wir uns also gegen die Schwerkraft aufrichten und bewegen können, besitzen wir einen aktiven Bewegungsapparat, der sich aus der Skelettmuskulatur und ihren nicht weniger wichtigen Partnern, den Faszien, Sehnen, Sehnenscheiden und Schleimbeuteln zusammensetzt. Die Muskulatur zieht, in verschiedenen Größen und Längen, von Knochen zu Knochen und ist auch untereinander vernetzt. Wer einen rein knöchernen Ursprung und Ansatz der Muskulatur erwartet, wird hier neue Erkenntnisse bekommen. Was bedeutet denn eigentlich Ursprung und Ansatz? Es sind die Stellen im Körper, an denen die Muskelsehnen an Knochen oder Gewebestrukturen ansetzen (inserieren), um so die

Kraftübertragung auf den passiven Bewegungsapparat auszuüben. Die Ursprungsregion liegt zumeist an der körpernahen Achse, während der Ansatz achsenfern liegt. Schwer zu merken? Ich habe mir das über U = **u**nbeweglicher Körperteil + A = **a**ktiver Körperteil gemerkt. Grundsätzlich gilt die Frage, welcher Muskelpunkt bei Aktivität in Bewegung versetzt wird. Punctum Fix**u**m – Punctum mobile! Auch hier hilft das »U«, denn »fixum« = Ursprung.

Ohne Kraft können wir nichts! Und wenn wir nichts tun, verlieren wir unsere Kraft! Das sind zwei harte Fakten, die leider wahr sind. Für die Kraftentwicklung benötigen wir unsere Skelettmuskulatur. Sie wird als quergestreifte Muskulatur eingeordnet, denn unter dem Mikroskop zeigen sich wiederholende Formen, die das Muster von Querstreifen haben. Schon hier kursieren unterschiedliche Aufbauerklärungen. Ich bediene mich der etwas differenzierteren Form. Hiernach baut sich der Muskel wie folgt auf.

Von außen nach innen:

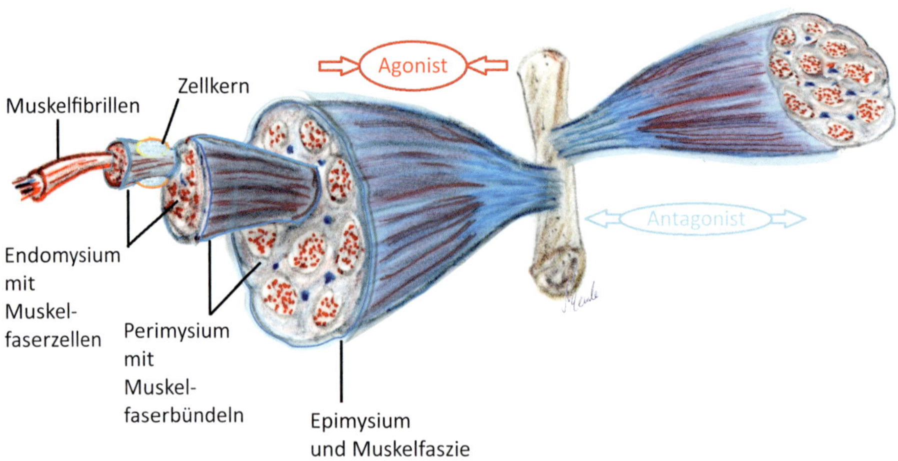

1.4. Muskelaufbau

1. **Muskelhülle**, bestehend aus Muskelfaszie und lockerem Verbindungsgewebe (Epimysium)*.
2. **Muskelfaserbündel** (Faszikel), ebenfalls umgeben von Verbindungsgewebe (Perimysium)*. Die Faserbündel können nochmals unterteilt werden, denn die Sekundärbündel, die wir als »Fleischfaser« mit bloßem Auge sehen, setzen sich aus vielen Primärbündeln zusammen.

3. **Muskelfaser/Muskelfaserzelle** (Myozyt) beschreibt den Verbund der Kraftwerke eines Muskels. In diesem spindelähnlichen Gebilde vereinen sich die muskulären Funktionseinheiten. Der ebenfalls gängige Begriff »Muskelzelle« ist hier etwas verwirrend.
4. **Muskelfibrillen** (Myofibrillen), die bereits erwähnten Funktionseinheiten, bestehen aus unzähligen, kastenförmig angeordneten Aktionseinheiten.
5. **Kleinste kontraktile Einheiten** (Sarkomere) sind die kleinsten Funktionseinheiten. Hier verschieben sich Proteinfäden (Filamente) Aktin und Myosin gegeneinander und erwirken so, als Kettenreaktion, das Zusammenziehen des Muskels (Kontraktion). Bleibt noch zu erwähnen, dass sich ein drittes Protein ebenfalls in den Sarkomeren, die übrigens die Querstreifen ergeben, aufhält: das Titin. Es sorgt, einfach ausgedrückt, für eine gute Ausrichtung von Aktin und Myosin. Ähnlich einem Gummiband positioniert es die Proteine nach Dehnung zurück in die Ausgangstellung.

* *(Abb 1.4. + 1.6.) Epimysium und Perimysium werden zum besseren Verständnis voluminöser gezeichnet, als sie tatsächlich sind.*

Die quergestreifte Skelettmuskulatur unterscheidet sich von glatter Organmuskulatur nicht nur im Aufbau. Sie hat gut sortierte Funktionseinheiten, die unserem Willen nach kontrahieren. Die glatte Muskulatur kontrahiert langsam, dauerhaft und ohne Kraftspitze, indem sie sich spiralförmig zusammenzieht. So ergibt sich in der Gesamtansicht ein glatt erscheinender Muskel. Diese Muskelart befindet sich vorrangig in unseren Eingeweiden und Regionen, die selbstständig (autonom) arbeiten müssen. Unser Herzmuskel gehört trotz autonomer Arbeitsleistung zur quergestreiften Muskelgruppe, nicht aber zur Skelettmuskulatur. Seine Arbeit erhält uns am Leben, und so ist er ein absolut essentieller Teamplayer im Körper.

Egal welche Art Muskelgewebe: Lange Zeit wurde nicht weiter erwähnt, dass sich jede einzelne Faser, jedes Filament, jede Zelle mit bindegewebigen Fasern umgibt. Nur so kann die kontraktile Verschiebbarkeit gewährleistet werden. Ist Euch vielleicht aufgefallen, dass ich die Muskelhülle als Kombination von Muskelfaszie und dem Epimysium genannt habe? Häufig wird die Hülle dem Epimysium gleichgesetzt, das entspricht einer vereinfachten Einteilung, die gern mal Verwirrung stiften kann. Grundsätzlich wisst Ihr jetzt, was gemeint ist und merkt Euch vielleicht noch, dass die den Muskel betreffenden Gewebefasern Myofaszien heißen.

»Myo« steht für Muskel, muskulär oder den Muskel betreffend – Bindegewebe wird als Faszie (Fascia, Fascie) bezeichnet.

Faszien

Nun wäre es aber gut zu wissen, was eigentlich Faszien sind. Sie sind das Alles oder Nichts im Körper, das unendliche Fasernetzwerk, die Herberge all unserer Körperbausteine. Würden wir alle Komponenten aus diesem Netzwerk entfernen, könnten wir den Körperbau dennoch erkennen – nur würde das Konstrukt nicht halten.

Fascia, Fascie oder Faszie, egal, welcher Begriff genutzt wird, die Übersetzung »Bandage« erklärt die Grundfunktion des Bindegewebes ganz gut. Es verbindet/durchzieht unseren gesamten Körper und ist struktur- und formgebend. Unterschiedlich dicht besiedelt mit Zellen jeglicher Couleur (Nerven-, Fett-, Mastzellen etc.) erhält das Bindegewebe, mit seiner wasserbindenden Eigenschaft, die Gleitfunktion einzelner Strukturen gegeneinander. Auch Fettzellen lagern in diesen Strukturen. In gesundem Maße sind sie die polsternden Helfer für unser Bindegewebe. Es hat Tag und Nacht viele Aufgaben zu erledigen, in der heutigen Zeit könnte man es liebevoll als »Superhost« beschreiben. Es unterstützt u.a. die körperinterne Kommunikation, die Versorgung mit Nährstoffen und die Immunabwehr. Und vor allem hilft es uns bei jeder Bewegung.

Ganz grob gesagt unterscheiden sich Faszien in »lockeres Bindegewebe« als weit im Körper verzweigtes kollagenes Netzwerk und »dichtes Bindegewebe« in parallel oder mehrschichtig verlaufenden Kollagenfasern. Lange Jahre fand vor allem das lockere Bindegewebe wenig Beachtung, dabei hat es einiges zu bieten.

Faszien sind überwiegend kollagenhaltige Faserstrukturen, die sich in unterschiedlicher Beschaffenheit in jeder Ecke unseres Körpers befinden. Sie werden als faseriges Bindegewebe bezeichnet!

Der Euch sicher bekannte »Hype« betraf anfangs vorrangig die körperumhüllenden Schichten unter unserer Haut. Die oberflächliche Faszie (Fascia superficialis) umgibt uns wie eine zweite, lockere Haut und vernetzt sich in die unendlichen Verzweigungen der tiefen Faszien (Fascia profunda).

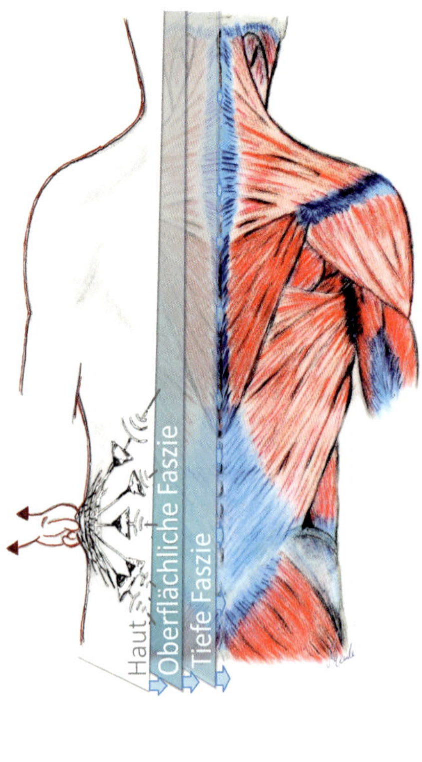

1.5. Körperhüllen

Bei den tiefen Faszienschichten handelt es sich um faserreiche (fibröse) Schichten, die gut organisiert mit dem Muskel interagieren. Wir werden sie, in Bezug auf die Muskulatur, häufig wiedertreffen, denn sie bilden die verschiedenen Hüllschichten des aktiven Bewegungsapparates, Organ- und Gelenkkapseln (Capsula fibrosa und articularis).

Schlussendlich gibt es auch in den Tiefen unseres Körpers lockere Faszien. Es handelt sich um Einbettungsgewebe und die Aufhängung für die Organe (viszerale Faszien).

Das Bindegewebsnetzwerk durchzieht uns gänzlich, ohne Anfang oder Ende. Es setzt sich aus drei Teilen zusammen. Den **Zellen**, die permanent dafür sorgen, Baustoffe (Moleküle) zur Gewebeerneuerung auszuschütten. Diese Moleküle sind vorrangig Kollagen, weniger Elastin → **Fasern** und Zuckereiweißverbindungen (Proteoglykane) plus deutlich mehr saure Mehrfachzucker (Glycosaminoglycane). Diese werden kurz »GAGs« genannt und sind viel bekannter unter dem Namen Hyaluronsäure (Hyaluronan = körpereigenes Hyaluron) → **Grundsubstanz**. Die Eigenschaft der Wasserbindung wird somit der sogenannten Grundsubstanz zugeschrieben. Sie ist ein wichtiger Teamplayer, der die Gleitfunktionen und Scherbewegungen im Körper ermöglicht.

Der Bauplan sieht demnach so aus:

Faszien bestehen aus:

1. Zellen (Fibroblasten + Fasziozyten)
2. Fasern (vorrangig Kollagen, Elastin)
3. Grundsubstanz (vorrangig Hyaluronan)

Die Gewebezusammensetzung bestimmt hier den jeweiligen Gewebetyp. Das lockere Fasziengewebe kommt mit einer chaotisch wirkenden Ausrichtung eher zellarm, dafür reich an einer wasserhaltigen Grundsubstanz daher. Wir finden es vorrangig in der oberflächlichen Faszie (Fascia superficialis), dem Epimysium und den Faszien der Eingeweide (viszerale Faszien). Als zellreiches, aber lockeres Bindegewebe wäre das Fettgewebe zu nennen, denn die Fettzellen werden im faszialen Gewebe gehalten. Straffe Faszien dagegen erscheinen sortiert in spezifischer Ausrichtung, die von vielen Fasern unterschiedlicher Festigkeit gestaltet werden. Ihr könnt Euch dies als Schwamm vs. Lappen vorstellen. Der Schwamm zieht viel Wasser und wirkt locker, während der Lappen, je nach Material, eine mäßige, richtungsabhängige Mobilität zulässt und den Wasserspeicherpokal dem Schwamm überlassen muss.

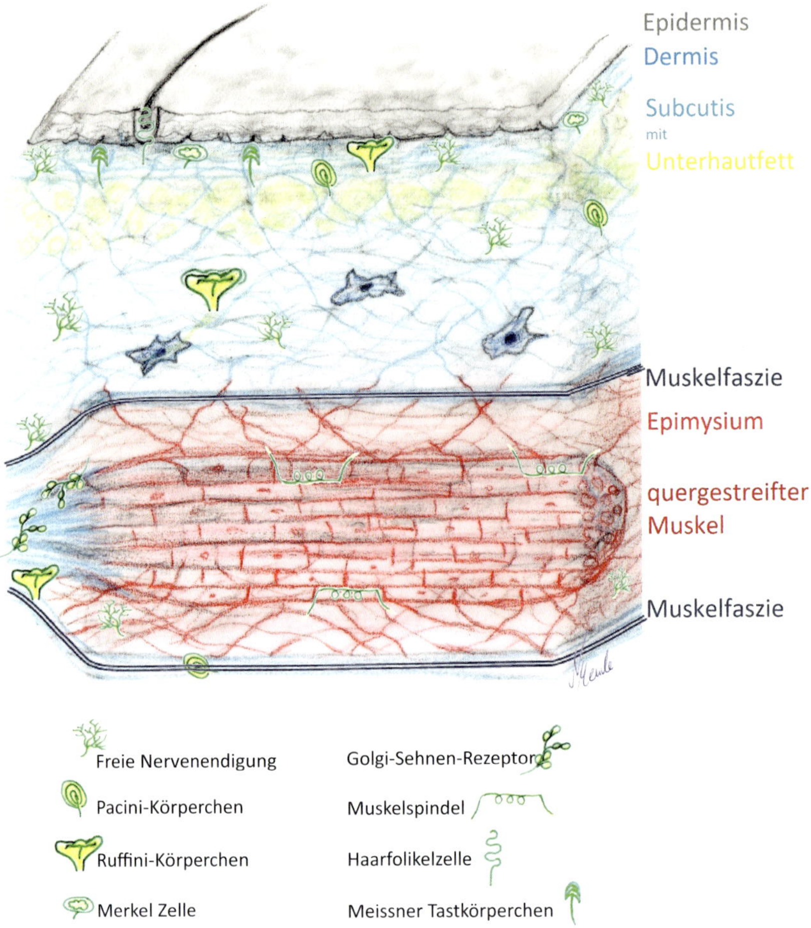

1.6. Gewebe und Rezeptoren

Lockeres Bindegewebe: Grundsubstanz überwiegt | unspezifische Ausrichtung | Hüll- + Füllgewebe | hohe Gleiteigenschaften.

Straffes Bindegewebe: Faseranteil überwiegt | spezifische Ausrichtung | formgebendes Gewebe | hohe Festigkeit.

Leichthin könnte man nahezu alles im Körper als Faszie bezeichnen. Je nach Kollagenfasertyp und Faserdichte sind Sehnen, Bänder oder auch Bandscheiben ein fasziales Produkt. Sogar Knochen sind im weitesten Sinne mit Kalk versetzte (Kalzifikation) Faszien. Ein fortlaufender Wechsel verschiedenster Dichten und Festigkeiten. So ist es zwar weitestgehend richtig, aber funktionell doch ein bisschen ungenau. Es ist wie bei Autos oder Bekleidung. Hose ist eben nicht gleich Hose und ein Kleinwagen ist kein SUV. Eine Typisierung hilft nicht nur der Orientierung, sie unterscheidet auch die Beschaffenheit und erklärt die Funktionen.

Tiefe Faszien

Zum besseren Verständnis der tiefen Faszien bediene ich mich der Erläuterung von Carla Stecco.

Tiefe Faszien unterteilen sich in:

1. **aponeurotische Faszien** (Muskelansatzgewebe; hohe Kraftübertragung auf synergistische/verbundene Strukturen des aktiven und passiven Bewegungsapparates)
   (A) tiefe Faszien der Arme und Beine (Extremitätenfaszien)
   (B) große Rückenfaszie (Fascia thoracolumbalis)
   (C) Sehnenplatte der Bauchwand (Rektusscheide)

   Klassifikation: mehrschichtige, organisierte Fasern, lockeres Bindegewebe zwischen den einzelnen Schichten. Breiter Ansatzpunkt für mehrere Muskeln
2. **epimysiale Faszien/Epimysium** (umhüllt den Muskelbauch; Kraftweiterleitung auf synergistische/benachbarte Muskelfaserbündel)
   (A) tiefe Faszien des Rumpfes
   (B) Epimysium der Arm- und Beinmuskeln

   Klassifikation: gleicher Aufbau, aber dünner als aponeurotische Faszien, lockeres Bindegewebe zwischen den einzelnen Schichten. Verbindung von Muskelfaserbündeln (auch benachbarter Muskeln)
3. **intramuskuläre Faszien** (umhüllt die Muskelfaser/-bündel; summierte Kraftweiterleitung auf die Muskelsehne)
   (A) Muskelfaserbündelhülle (Perimysium)
   (B) Muskelfaserhülle (Endomysium)
4. **fibröse Faszien** (Hüll- und Trenngewebe; Trenn- und Stützfunktion)
   (A) Knochenhaut (Periost)
   (B) Gelenk- und Organkapsel (Capsula articularis, fibrosa)
   (C) Membrangewebe (Membrana interossea)

Insgesamt verwirrt oft schon der Begriff »Epimysium«, denn die unterschiedliche Literatur beschreibt die gesamte Muskelhülle als Epimysium oder eben nur das mit der Muskelfaszie eng verbundene lockere Bindegewebe. Belassen wir es hier bei dem vereinfachten Begriff und merken uns:

Die erwähnten tiefen Faszienschichten enthalten spezifisch ausgerichtete Fasern u.a. für die Kraftübertragung und Hyaluronan, um die gleitende Mobilität zu erhalten.

Die verschiedenen Faszienarten zeigen deutlich, wie komplex dieses System ist. Es ist wirklich wichtig und sollte dennoch niemals als Einzelsystem angesehen werden. Hierzu möchte ich ein paar Aspekte anführen, die zu diesem Kontext passen.

- Ca. 2/3 des extrazellulären Körperwassers befinden sich im lockeren Bindegewebe. Der Körper führt insgesamt deutlich mehr Wasser in den Zellen (intrazellulär).
- Unzählige Botenstoffe tauschen blitzschnell Informationen zwischen Zellen aus. Für diesen Austausch wäre sauberes extrazelluläres Wasser und auch Bewegung günstig. Ihr könnt dies mit einer Schneekugel vergleichen: Die Partikel tanzen erst durch Schütteln und sind im klaren Wasser gut zu erkennen.
- Faszien tragen zur Wundheilung bei. So erklärt sich eine Narbenbildung. Der Körper priorisiert die Heilung des Gewebes, erst sekundär folgt seine Funktionswiederherstellung. Die Vernarbungen gilt es zu vermeiden, indem eine gute, fachgerechte Therapie durchgeführt wird.
- Ein »Verkleben« von Faszien wird häufig erwähnt, ist aber nicht wissenschaftlich belegt. Faszien verdichten eher, indem der Faserstoffwechsel gestört wird.
- In den Faszien befinden sich, ihrer Aufgabe entsprechend, viele Wahrnehmungszellen bzw. Schmerzrezeptoren. So schmerzt nicht die Faszie an sich, sondern der hier gestörte Rezeptor leitet seine Beschwerde an das Nervensystem weiter.
- Einige Faszien enthalten teilweise kontraktile Elemente, die unter Stress kontrahieren. Sehr langsam und keinesfalls zum Trainingsnutzen, dafür dauert das Lösen solcher Kontraktionen leider lang. Verspannungen ergeben sich aus der dauerhaften, unfunktionellen Muskelspannung, die meist zu einer Gewebeverdichtung der Faszien führt.
- Muskelhüllen weisen einen hohen Vernetzungsanteil untereinander auf (myofasziale Partner). Eine kraftübertragende Leistung ist somit mehr als logisch.
- Die Aktivierung dieser myofaszialen Partner erwirkt eine innere (tensegrale) Spannung, die auf- und ausrichtend wirkt, ohne den Körper wirklich zu bewegen.
- Ein guter Faserstoffwechsel bedarf zwingend adäquater Be- und Entlastungsphasen.
- Der faserstoffwechselfördernde Trainingsreiz (faszienorientiertes Training) gelingt mit einer vollständigen Kontraktion bzw. Dehnung der Arbeitsmuskulatur.
- Warme Faszienstrukturen melden weniger Schmerz. Daher sollten schmerzreduzierende Trainingseinheiten kontinuierlich und sanft gesteigert werden. Die Rückmeldung folgt erst, wenn das Gewebe auskühlt!
- Zu faszienorientiertem Training gehört mehr als »Rollen« und »Triggern«.

Die Liste könnte viel länger sein, aber für den Moment soll sie reichen, damit Ihr eine kleine Idee habt, was die Faszien sind und können. In den einzelnen Kapiteln werdet Ihr mehr über dieses intelligente Netzwerk erfahren.

Die häufige Aussage »Der Körper besitzt nur eine Faszie« ergibt sich aus der endlosen Verzweigung. Dieses System wird regional in unterschiedliche Faszien unterteilt!

Für mich waren die unterschiedlichen Benennungen anfangs wirklich verwirrend. Vielleicht helfen ein paar Erklärungen, um die Einteilungen besser zu verstehen.

1. Faszienbenennungen richten sich meist nach der örtlichen Lage im Körper.
2. »Lamina« beschreibt unterschiedlichen Lagen einer Struktur, bei den Faszien kommt dies häufig vor.
3. »Retinacula« sind bandhafte Verstärkungen der Faszien, quasi Halterungen zwischen Gewebeschichten.
4. Es kann zwischen benachbarten Muskelfaszien durchaus weitere Faszien geben. Sie bedecken mehrere Muskeln ganz oder teilweise. Diese Faszien finden sich meist in Regionen, in denen mehr schützende oder besonders wichtige gleitende Funktionen nötig sind.

Damit ein strukturelles Gleiten gelingt, bedarf es spezifischer Stoffwechselprozesse, die ich hier beiseitelassen möchte. Allerdings nicht ohne den Hinweis, dass sich die bindegewebigen Strukturen, sollten sie keinem ausreichenden Stoffwechsel unterliegen, verdichten und so schmerzhafte Probleme bereiten können.

Nerven und Rezeptoren

Die Schmerzen meldet natürlich nicht die Faszie. Sie beherbergt den wahrnehmenden Rezeptor, beziehungsweise die Nervenbahn und umhüllt sie schützend. Nervenfasern leiten angepasst an ihre »Erregbarkeit« Informationen zur Leitzentrale, unserem Gehirn, genauer gesagt der Hirnrinde (Cortex). Erst hier wird die Warnung »SCHMERZ« ausgegeben. So einfach wie hier beschrieben ist es nicht. Natürlich können sowohl die Faszie als auch der Muskel Auslöser für Schmerz sein, nur wahrnehmen tut es das Nervensystem. Ändert sich also das Milieu oder wird Gewebe mechanisch verändert, reagiert der regional betroffene Rezeptor als Schmerzmelder (Nozizeption).

Das Nervensystem ist ein komplexes Thema aus der Sparte der Physiologie. Ich erwähne es hier nur randläufig und lade Euch ein, in die aktuellen neurowissenschaftlichen Sportlektüren hineinzuschnuppern. Es lohnt sich.

Es ist vielleicht spannend zu wissen, dass unser Nervensystem unterschiedlichen Einteilungen unterliegt:

Die topographische Einteilung unterscheidet das zentrale Nervensystem (ZNS) = Gehirn + Rückenmark und das periphere Nervensystem (PNS) = Nervenfaserbündel + Nervenfasern außerhalb des Rückenmarks. Praktisch die externe Verkabelung (PNS) zu einem Headoffice (ZNS).

Die funktionelle Einteilung unterscheidet ein willkürliches (somatisches) und ein unwillkürliches, autonomes (vegetatives) Nervensystem. Auch hier kann man das Headoffice als Metapher nehmen, denn eine Firma funktioniert nur gut, wenn sich alle Mitarbeiter wohl fühlen und effektiv ihre Arbeit machen. Egal, wie weit der Chef weg ist, er steht doch zur Verfügung und kann sich auf seine engagierten Mitarbeiter verlassen.

Befassen wir uns weiter mit der funktionellen Einteilung. Diese Systeme sind für unser Überleben wichtig. Beide Systeme nehmen Einfluss auf unser Bewegungssystem, die Qualität der Bewegung und die Gesundheit unserer Strukturen.

Das zentrale Nervensystem des Körpers funktioniert, einfach ausgedrückt, über äußere und innere Wahrnehmung.

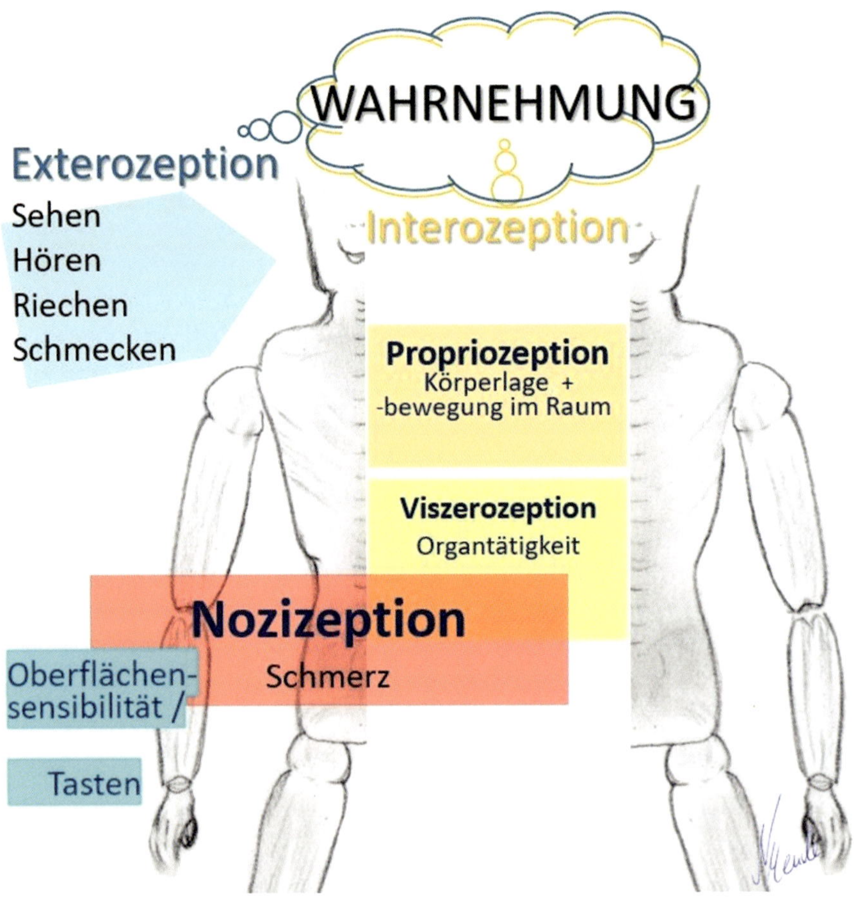

1.7. Wahrnehmung

Vegetatives Nervensystem

Das autonome Nervensystem (ANS) unterteilt sich in ein sympathisches und ein parasympathisches Nervensystem (auch das enterische NS des Darms wird hierzu gezählt). Neben sämtlichen Vitalfunktionen übernimmt das ANS die Reizaufnahme und -umsetzung aus unserer Umwelt. Der Sympathikus arbeitet meist gegensätzlich (antagonistisch) zum Parasympathikus. Sympathische Reaktionen bedeuten eine schnelle Mobilisierung des Körpers, während die Reaktion des Parasympathikus die Ruhe fördert. Sekundär haben diese Systeme großen Einfluss auf unsere Skelettmuskulatur, denn der Sympathikus sorgt für alle notwendigen Gefäßreaktionen, den körpereigenen Temperaturausgleich und seine biochemischen Prozesse während Belastungsphasen. Der Parasympathikus fühlt sich zuständig für die Wiederherstellung des physiologischen Gleichgewichts (Homöostase).

Wie bereits erwähnt, hängt auch das System der Faszien mit diesem autonomen System zusammen. Es ist also nicht nur seine Herberge. Die Faszienspannung wird unter anderem über diverse Botenstoffe (Neurotransmitter) gesteuert. Sympathikus und Parasympathikus arbeiten hier durchaus zusammen. Gemeinsam aktiv (synergistisch) fördern diese zwei Systeme unsere Fortpflanzung, unseren Sexualtrieb. Point & shoot! Der Parasympathikus sorgt für die Erektion (point), der Sympathikus für die Ejakulation (shoot).

Somatisches Nervensystem

Das willkürliche System steuert primär unsere Skelettmuskulatur. All das, was wir willentlich ansteuern, unterliegt diesem System genauso wie reflektorische Aktionen. Sie funktionieren über die Informationsleitung diverser Nervenfasern zum Gehirn (afferent), um dort, nach Informationsverarbeitung, den Auftrag über Nervenfasern zum Muskel (efferent) einzuleiten. Als Eselsbrücke dient hier der »raufkletternde Affe« = afferent und der auszulösende »Effekt« = efferent.

Afferente Information über:

- **somatosensible Fasern:** Haut (z. B. freie Nervenendigungen), Gelenke (z. B. Ruffini-Rezeptoren), Myofaszien/Muskulatur (Muskelspindel, Golgi-Sehnenorgan)
- **viszerosensible Fasern:** Eingeweide, Gefäße (z. B. Schmerzrezeptor, Thermorezeptor, Chemorezeptor)

Efferente Information über:

- **somatomotorische Fasern:** Skelettmuskulatur
- **viszeromotorische Fasern:** glatte Organmuskulatur, Herzmuskulatur, Drüsen

Ein gutes Team in Sachen Informationsweiterleitung. Es ist gut zu erkennen, wie wichtig eine tägliche und abwechslungsreiche Bewegung für diese lebenswichtigen Aufgaben ist.

Die für die Informationsweiterleitung nötigen Wahrnehmungszellen reagieren spezifisch auf Reizeinflüsse und werden in Aufgabenkategorien (z. B. Thermo-, Chemo-, Mechanorezeptoren) eingeteilt.

Die Mechanorezeptoren und ihre Hauptaufgaben:

Merkelsche Zellen erfassen senkrechten Druck auf die Haut. Somit Information z. B. zur Oberflächenbeschaffenheit → Lage in der Haut → »Tastempfinden«
Meissner Körperchen erfassen die Verformung der Hautoberfläche, geben Informationen zum Berührungsausmaß (Verformung der Haut) → Lage in der unbehaarten Haut. Behaarte Haut enthält **Haarfolikelzellen** (ähnliche Funktion) → »Berührungssensor«
Vater-Pacini-Körperchen erfassen wechselnd dynamische/reaktive Reize/Vibrationen = Lage u.a. in Unterhaut u. Gelenkkapseln, Muskelsepten → »Vibrationsrezeptor«
Ruffini-Körperchen erfassen Gewebedehnungsreize/Scherkräfte auf das Gewebe, also Informationen zu Bewegungsausmaß und Geschwindigkeit = Lage in Haut u. Gelenkkapseln Langsame Adaptation →»Druck- und Dehnungssensor«. Ruffini-Rezeptoren = unterstützten die Propriozeption!

Golgi-Sehnenorgan erfasst Kontraktionskräfte und Spannungen der Sehnen-Muskel-Einheit, leiten diese zum Rückenmark = Lage zwischen Muskelfaser und Sehne → »Spannungsrezeptor/Eigenreflexsteuerung«
Muskelspindeln erfassen die Längenveränderung der Muskelfasern, arbeiten afferent und efferent = Lage parallel zu den Muskelfasern → »Überdehnungsschutz«

Freie Nervenendigungen erfassen Überreizungen und feine Reize = Lage in Haut, Zunge, schmerzempfindliche Gewebestrukturen → »Schmerzrezeptor« Nozizeption (rezeptorische Signalwahrnehmung, -weiterleitung ZNS)

Mediziner lernen die Funktionen so: Politisch steht Merkel unter Druck. Meissner-Porzellan sollte vorsichtig berührt werden. Vater-Pacini gleicht dem Opernsänger mit stimmlichem Vibrato. Nur Ruffini »schert« das alles nicht.

So wirken viele Faktoren im somatischen System zusammen. Es ist unser motorisches System. Vernachlässigen wir es, unterliegen wir dem Prinzip »Use it or lose it«. Die Rezeptoren verlernen die Kommunikation und die Bewegungsausführung lässt in der Feinmotorik und der Widerstandskraft nach. Es gibt Autoren, die dies als »sensomotorische Amnesie« beschreiben. Diese recht logisch erscheinende Theorie ist ein wichtiger Faktor für unser gesundes Training.

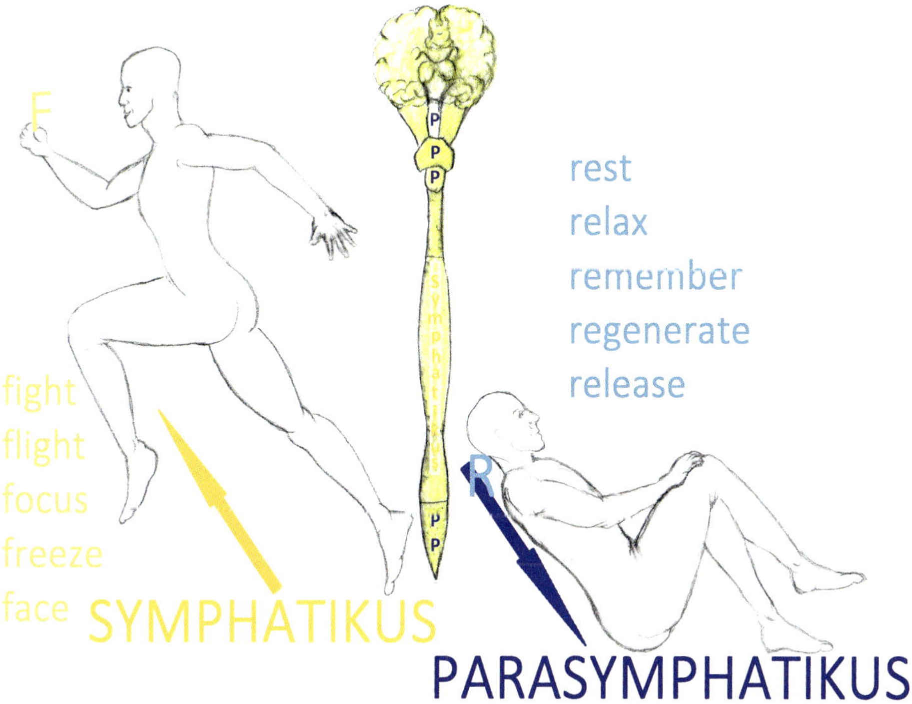

Einflussnahme des vegetativen (autonomen) Nervensystems

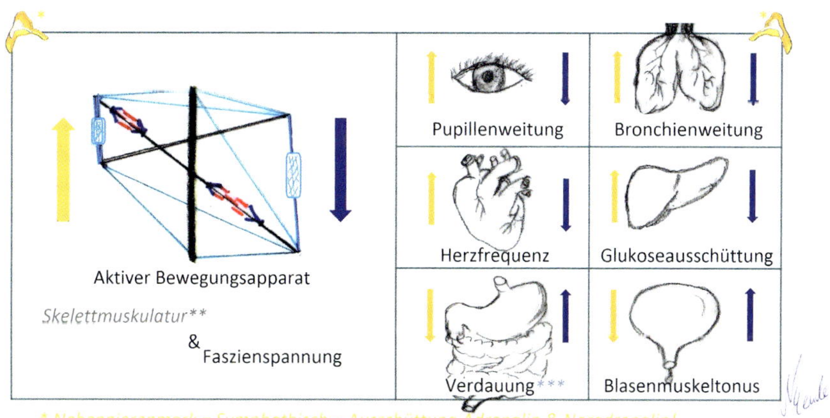

** Nebennierenmark = Symphathisch = Ausschüttung Adrenalin & Noradrenalin!*

*** Die Skelettmuskulatur ist somatisch innerviert.*
Sekundär sorgt der Sympathikus für die notwendigen Gefäßreaktionen, den Temperaturausgleich und die biochemischen Prozesse während Belastungsphasen.
Der Parasymphatikus sorgt für die Wiederherstellung der Homöostase!

**** Der Darm besitzt ein eigenes autonomes Nervensystem => Enterisches System!*

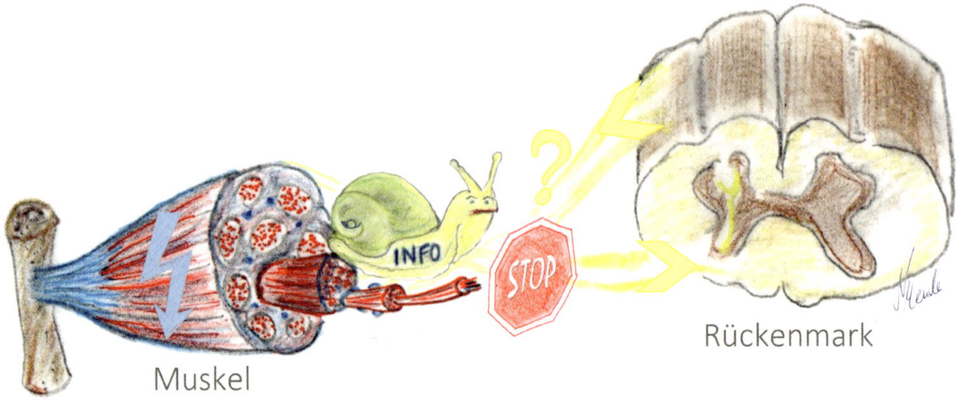

1.9. Sensomotorische Amnesie

Tipp

Solange der Muskel nicht genau weiß, wann er sich wie kontrahieren soll, erscheint es sinnvoll, dies in kleinen Schritten zu üben. Überfordern wir den Muskel, überfordern wir gleichzeitig auch das umliegende Bindegewebe. Wiederholende Überforderung legt den Grundstein für Bewegungsschmerzen. Es lohnt sich also, an komplexe Übungen mit leichteren Variationen heranzugehen.

Bei neuen Übungen fördern methodische Reihen die Übungsqualität!

Was fehlt?

Ihr werdet zu Recht bemerken, dass essentielle Grundlagen zum Thema körperliches Teamwork fehlen. Diese Komponenten, wie das Herz-Kreislauf-, Lymph- und Verdauungssystem, betreffen die Physiologie unseres Körpers. Wenn auch wichtig, übergehe ich diese und überlasse sie anderen Autoren, die dieses Fach bestens beherrschen. Hier und da werde ich es aber als kleinen Exkurs einfließen lassen. Ich hoffe, das ist in Eurem Sinne.

2. DIE HALS-NACKENMUSKULATUR

Halsmuskulatur

Starten wir durch und beginnen mit dem fragilen System um unsere Halswirbelsäule. Es trägt täglich eine schwere Last, unseren Kopf. Damit dieser hochgehalten werden kann und sich zudem noch beweglich zeigt, befindet sich hier ein intelligentes Muskel-Faszien-System. Leider ist es häufig mit seinen Aufgaben überfordert und wäre erfreut über etwas Unterstützung. Dazu sollten wir wissen, worum es eigentlich geht.

Anatomie

Beginnen wir mit der Differenzierung der verschiedenen Schichten des Halses. Ein vierschichtiges System unterteilt sich in oberflächliche, mittlere und zwei tiefe Schichten. Es ermöglicht ein effektives Teamwork vielschichtiger Faszien- und Muskelstrukturen. Leiten wir unseren Fokus vorerst auf die Halsmuskeln im vorderen Bereich und spenden den Mm. trapezius, levator scapulae und erector spinae, die ebenfalls im Hals-Nackenbereich ihre Wirkung leisten, später Aufmerksamkeit.

Oberflächliche Schicht

Die oberflächliche Schicht bildet sich aus dem eher mimischen, faszienlastigen **Platysma** und dem sehr starken Kopfwender **M. sternocleidomastoideus**. Ihr könnt beide Muskeln deutlich erkennen, wenn Ihr in den Spiegel schaut.

Platysma

Das Platysma zeigt sich sehnig und feingliedrig, sobald Ihr die Kiefer massiv gegeneinander verschiebt. Mit solchen Grimassen könnt Ihr den Verlauf vom Unterkiefer (Mandibula) und der ohrspeicheldrüseneinfassenden Faszie (Fascia parotidea) bis mindestens zum Schlüsselbein (Clavicula) verfolgen. Direkte knöcherne Ansätze sind maximal am Unterkiefer vorhanden. Dieser Hautmuskel zieht direkt verwoben und teilweise unter der oberflächlichen Faszie (Fascia superficialis) entlang zu den Faszien von Brust- und Deltamuskel (Mm. pectoralis major + deltoideus) sowie anderer Hautareale. Einen Eindruck der unterschiedlichen Bewegungskräfte vermitteln die Pfeile in Abbildung 2.1. Es sind nur die Hauptrichtungen verzeichnet, denn hier wirkt ein wirklich multidirektionales System!

Fasziale Weiterleitung der oberflächlichen Halsmuskulatur

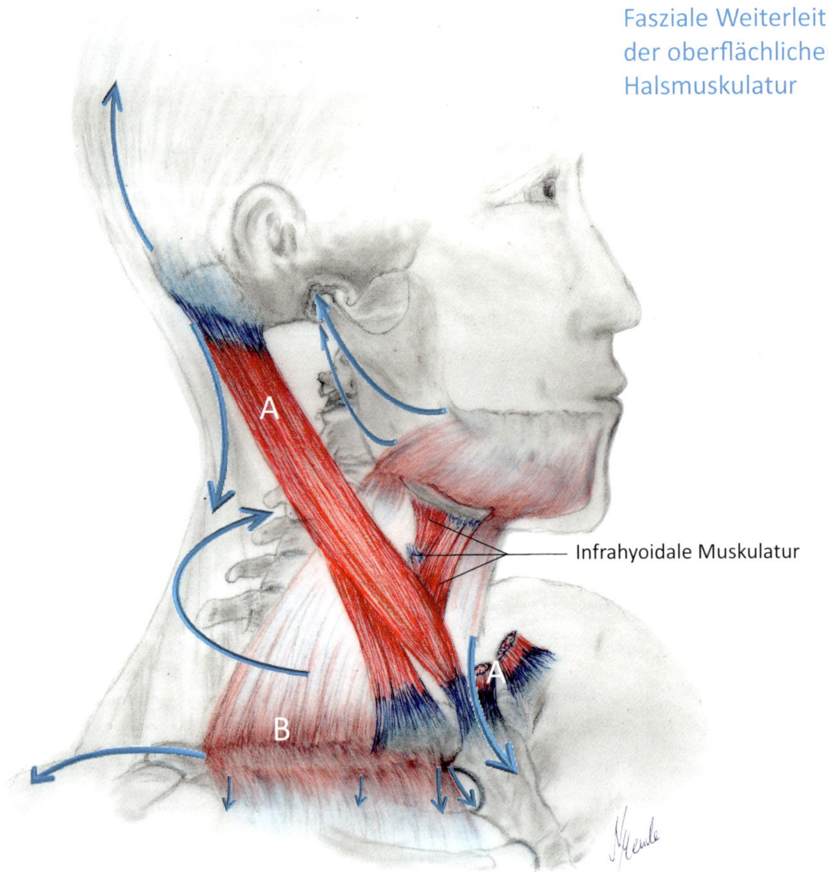

A) M. sternocleidomastoideus B) Platysma (schematisch)

2.1. Oberflächliche Halsmuskulatur

Wundert Euch bitte nicht über sehr unterschiedlich beschriebene Ursprung- und Ansatzbeschreibungen. In der gängigen Literatur werden die Verläufe oft gegensätzlich erwähnt. Einig ist man sich über die zahlreichen Vernetzungen in die Gesichtsmuskulatur und Gesichtsfaszien im Kinn- und Kieferbereich. Funktionell ist diese feine muskuläre Struktur im Menschen eher degeneriert, der Maulwurf ist da besser aufgestellt. Der kleine Hügelbauer hat einen Ganzkörperhautmuskel, um sein Fell schüttelnd zu säubern. Wir Menschen können hier nicht mithalten. Das Platysma ist in uns als »Flunschmuskel« erhalten. Es zieht unsere Mundwinkel aktiv herunter. Dennoch sollten wir es nicht unterschätzen. In Kombination mit Kieferverschiebungen kann es die oberflächliche Faszie bis zum Schultergürtel und Brustbein bewegen. Eine stabilisierende Tätigkeit für den Kopf kann es jedoch nicht verrichten.

M. sternocleidomastoideus

Als Kopfstütze eignet sich der direkt unter dem Platysma ziehende Kopfwender schon eher. Der **M. sternocleidomastoideus** ist als fester Strang in seinem Verlauf äußerlich gut erkennbar. Seine medialen Ursprungsköpfe bilden das von außen deutlich sichtbare kuhlenförmige »V« über dem Brustbein.

Er entspringt zweiköpfig vom vorderen Brustbein (Sternum/Manubrium sterni) und dem medialen Drittel des Schlüsselbeins (Clavicula). Auch diesen Ursprung könnt Ihr als flachen Strang neben dem erhabenen Bruder ertasten oder sogar sehen. Beide Stränge vereinen sich in einem runden fleischigen Bauch und ziehen, faszial umhüllt von Abschnitten der Halsfaszie (Fascia cervicalis), zum untersten Punkt des Schläfenbeins (Os temporale). Hier angekommen, vernetzt sich der Kopfwender weiter über eine dünne Sehnenplatte (Aponeurose) entlang der unteren Schädelkante bis zur oberen Nackenlinie (Linea nuchae superior) am Hinterkopf. Die Nackenlinie (Linea nuchae) ist als Knochenleiste am Hinterkopf tastbar.

Mittlere Schicht

Die untere Zungenbeinmuskulatur (infrahyoidale Muskulatur) erwähne ich der Vollständigkeit halber. Die Mm. omohyoideus, sternohyoideus, thyrohyoideus und sternothyroideus führt es von verschiedenen Ursprüngen (Schulterblatt, Brust- und Schlüsselbein) zum Zungenbein. Eine trainingsspezifische Funktion führt zur Unterstützung der Kopfvorneigung gegen Widerstand. Zungenbewegungen sollten nicht unterschätzt werden. Die Aktivierung vom Mundboden und der Zunge haben durchaus Wirkung auf entferntere Regionen. Die Hauptaufgabe dieser Muskeln liegt jedoch im Schluckmechanismus. Den Halsfaszien dieses Bereichs fällt eine nennenswerte Rolle zu. Es sind jedoch keine stressbedingten Faszienspannungen, die uns die Luft wegbleiben lassen, wenn wir unter Stress stehen. Gemeint ist das Gefühl: »Es schnürt sich unter Dauerstress der Hals zu«. Faszien sind ein vegetativ gesteuertes System, aber ihre Spannung verändern sie nur sehr langsam.

Ausgeschüttete Botenstoffe wie Adrenalin oder Cortisol nehmen langfristigen Einfluss auf die Spannung des Bindegewebes und so liegt die Vermutung nah, dass sich unser Nacken faszial verspannt, solange wir unter Stressbelastungen leiden.

A) M. omohyoideus
B) M. sternohyoideus
C) M. thyrohyoideus
D) M. sternothyroideus

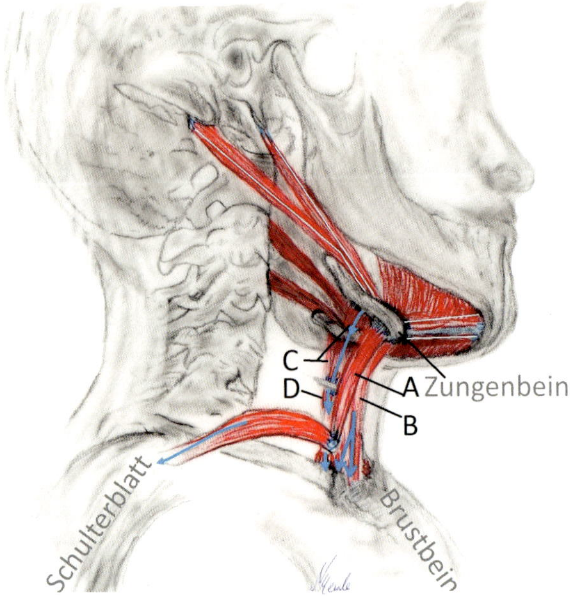

2.2. Zungenbeinmuskulatur

Tiefe Schicht

In der Tiefe finden sich zwei weitere Gruppen. Die **Skalenusmuskeln** und die **prävertebralen Muskeln**.

Mm. scaleni

Die Treppenmuskeln (Mm. scaleni anterior, medius und posterior) ziehen absteigend, ähnlich einer Treppe, von den Querfortsätzen der Halswirbel (Procc. transversi) abwärts zur 1. und 2. Rippe (tlw. auch bis zur 3. Rippe). Die recht starken Partner des M. sternocleidomastoideus spannen sich nicht nur zum Heben der oberen Rippen, sie bilden zwei wichtige Lücken (Skalenuslücken), die den armversorgenden Gefäßen und Nervenbahnen (Plexus brachialis) Raum verschaffen.

Prävertebrale Muskulatur/Mm. Longus capitis und colli

Die prävertebralen Muskeln befinden sich direkt an der vorderen (ventralen) Halswirbelsäule. Die Mm. longus capitis und colli spannen sich aufsteigend zwischen dem 1. Halswirbel (Atlas) bis hin zum 3. Brustwirbelkörper. Eine lange Strecke, auf der sich der M. longus colli in drei Abschnitte (M. longus colli pars obliqua superior, pars recta (medialer Teil), pars obliqua inferior) unterteilen lässt. Ein krakenähnlicher Muskelbauch entspringt vom 3. Brustwirbel bis zum 5. Halswirbel, um mit kurzen und langen Fasern zu seinen Ansätzen sämtlicher vorderer Halswirbel und den Querfortsätzen am 5. und 6. Halswirbel zu

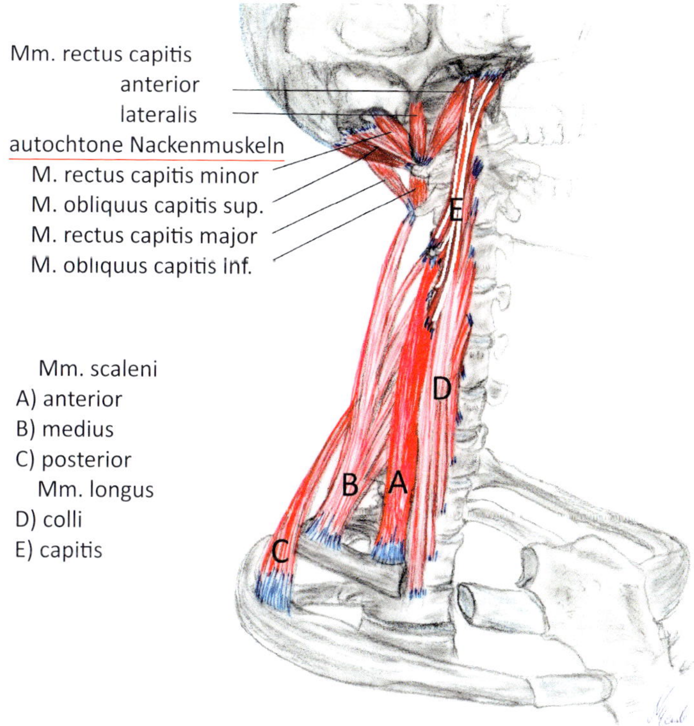

2.3. Tiefe Halsmuskulatur

ziehen. Der M. longus capitis begleitet den »Colli« im oberen Abschnitt. Er zieht von den Querfortsätzen 6-3 ebenfalls aufwärts zum Hinterhauptbein (Os occipitale). Der Ansatz des M. longus colli liegt übrigens vor der Wirbelsäule.

Tiefe Nackenmuskulatur

Zum benannten Hinterhauptbein zieht es auch die zwei Muskeln, die je nach Literatur der prävertebralen oder der kurzen, vorderen Nackenmuskulatur zugeordnet werden. Die Mm. rectus capitis lateralis und anterior spannen sich von den langen Querfortsätzen des Atlas (1. Halswirbel) kommend zum Schädel. Die hintere Nackenmuskulatur bildet sich aus vier kurzen Muskeln, die die Halswirbelsäule mit der Schädelbasis verbinden. Die Mm. obliqui capitis superior und inferior sowie die Mm. rectus capitis posterior minor und major entspringen dem 1. bzw. 2. Halswirbel und verlaufen teils gerade, teils schräg aufwärts zu ihren Ansätzen. Diese hintere, kurze Nackenmuskulatur wird der autochthonen Rückenmuskulatur (siehe Kapitel 7 – Rückenstrecker) zugeordnet. Da sie aber örtlich nur im Hals/Nacken präsent ist, wird sie hier beschrieben. Diese kurzen Muskeln bilden ein aktives Widerlager gegen Überbeweglichkeit des Kopfes (Flexion, Lateralflexion und Rotation). Dieses Widerlager ist auch beim Kauen und Sprechen wichtig, aber heute häufig unterentwickelt. Unsere »smoothieliebende« Gesellschaft konsumiert oft weiche Kost und unterfordert damit die Kau- und Kiefermuskulatur. So ist es bei Nackenverspannungen durchaus ratsam, die Kiefer- und Zungengrundbewegungen zu integrieren. Allerdings kann zu viel Kauen auch hier Verspannungen und Kopfschmerzen auslösen. Dauerhaftes Kaugummikauen kann somit ein Auslöser solcher Problematiken sein.

Faszien

Die vielen verschiedenen Schichten der hier vernetzten Faszien gehören großenteils zur Halsfaszie (Fascia cervicalis tlw. auch Fascia colli genannt). **Sie wird in drei unterschiedliche Blätter** (Laminae) **eingeteilt, die dafür sorgen, Muskeln, Gefäße und Halsorgane »sortiert« zu halten. (Abb. 2.4.)**

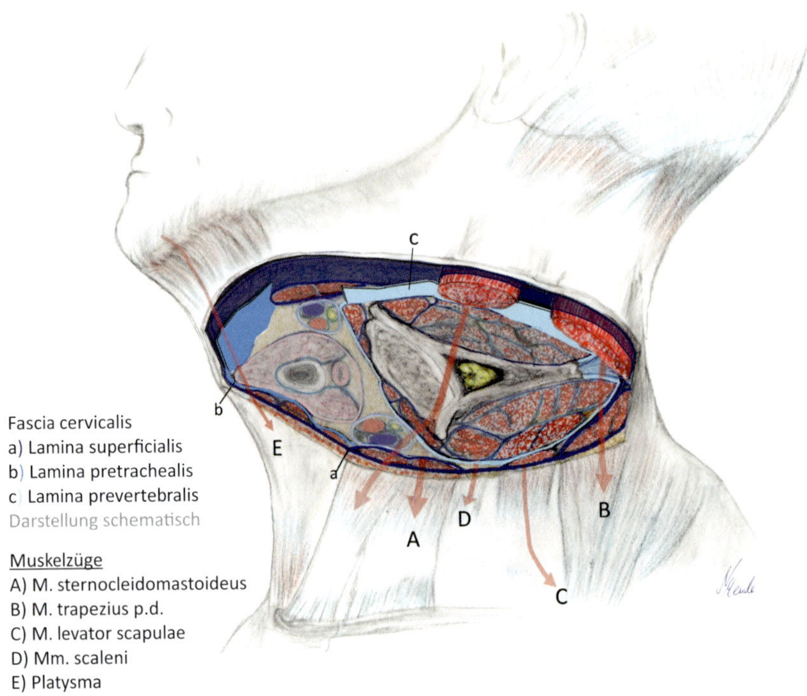

2.4. Faszienschichten und Muskelzüge der Hals-Nackenmuskeln

Die Faszienblätter der Halsfaszie umschließen die Muskulatur:

1. oberflächliche Halsfaszie (Lamina superficialis)
   → Mm. sternocleidomastoideus (wird komplett umschlossen) + trapezius pars descendens + levator scapulae (werden bedeckt)
2. mittlere Halsfaszie (Lamina pretrachealis)
   → infrahyoidale Muskulatur
3. tiefe Halsfaszie (Lamina prevertebralis)
   → Mm. scaleni + longus colli + longus capitis

Ihr könnt in Abbildung 2.4. gut erkennen, dass die verschiedenen Muskelgruppen eigene Muskelhüllen und weitere Trennschichten benötigen, um ein funktionelles Gleiten gegeneinander zu gewährleisten.

Funktion

Wir Ihr sicher erkannt habt, gibt es jeweils zwei Partner der beschriebenen Muskeln. So wirken sie einseitig angesteuert kopfwendend (HWS-Rotation) oder auch seitneigend (HWS-Lateralflexion). Bei der Seitneigung ist es eine Frage des aktuellen Widerstands, ob der Muskel überwindend (konzentrisch) oder bremsend (exzentrisch) arbeiten muss. Neigen wir den Kopf stehend zur rechten Seite, werden die linken Muskelpartner bremsen, während sich die rechte Seite faul auf die Schwerkraft verlässt. Bei beidseitiger Aktivierung beugt sich die Halswirbelsäule und der Kopf neigt sich zum Brustbein. Auch dies geschieht vorrangig aus der Rückenlage, also im Alltag eher selten. Bleibt der Kopf fixiert, können beide Partner, die Treppenmuskeln und der Kopfwender (Mm. scaleni und sternocleidomastoideus), als aktive Atemhilfsmuskulatur (Inspiration) arbeiten. Probiert es aus: Druckt euren Kopf stützend in die Hände und atmet tief ein. Ihr werdet die Brustkorbweitung im 1.-3. Rippenbereich spüren. Ihr werdet noch etwas spüren. Der Nackenmuskel (M. trapezius) springt ebenfalls an. Das liegt vor allen Dingen an derselben Nervenversorgung (Nervus accessorius). Es erklärt auch, warum in der Rückenlage beide Muskeln gefordert sind.

Problematik

Ein täglicher Mix aus Belastungen kann in diesem fragilen System für massive Verspannungen sorgen. Die empfindlichen muskulären und faszialen Strukturen leiden bei: Überkopfarbeiten, schlechter Körperhaltung, fehlender funktioneller Trainingsbelastung, seitlichen Klemmbewegungen (Telefon), Beinlängendifferenzen (Schiefstellung bis zur HWS), schlechten Kopfkissen, nächtlichem oder dauerhaftem »Kauen« (Kaugummi), Durchzug, chronischem Husten, Stress, schlecht regulierter Sehstärke etc. Die Liste kann unendlich weitergeführt werden. Wir schleichen uns in eine chronische Überlastung der Halsregion und unser System hat nur eine einzige Möglichkeit, diese Überlastung zu kompensieren. Eine muskuläre Schutzspannung, aus der eine fasziale Gewebesteifigkeit resultiert. Dies scheint eine logische

Theorie des meist als unspezifisch eingeordneten Schmerzauslösers zu sein! Die Muskulatur ist zu schwach und nicht gut angesteuert. Die gleichbleibende Kontraktion lässt die faszialen Strukturen verdichten, das System reagiert hilflos mit Dauerspannung. Wir nehmen diesen systemischen Hilferuf negativ als »Verspannung« wahr und plagen uns mit Symptomen wie Kopf-, Hals-, Nackenschmerz, mit Schwindelgefühl bis zur Übelkeit, mitunter mit Sehstörungen. Ein hoher Stressfaktor, der dem Negativeffekt zuspielt. Entsteht daraus ein saures Milieu oder eine langfristig hohe Adrenalinkonzentration, z. B. durch Stress, führt dies ebenfalls zur Faserverdichtung. Das Resultat: Die Region wirkt steif und schmerzt zunehmend. Instinktiv haben wir das Bedürfnis, diese Symptome mit passiver Therapie behandeln zu lassen, zum Beispiel mit Massagen. Die Krux: Der Behandlungserfolg ist meist von kurzer Dauer.

Grundsätzlich muss das System lernen, selbst funktionell zu arbeiten, um Stück für Stück die gesunde Geschmeidigkeit wiederzuerlangen. Helfen wir unserem Körper nicht aktiv aus dieser Misere, bildet sich schleichend ein immer festeres Netz um und in unseren Myofaszien.

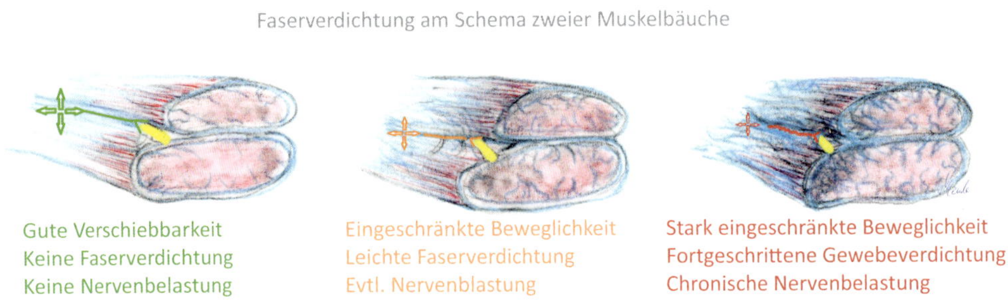

2.5. Schema der Faserverdichtung

Training

Wir sollten lernen, die Spannungen aufzulösen und das gleitende System wieder in Gang zu setzen. Ein stabilisierendes, sensomotorisches Training mit integrierter guter Entspannung und stoffwechselfördernden Regenerationsphasen hilft sowohl rehabilitierend als auch präventiv.

Verspannungen liegen häufig Muskelschwächen und fehlende Ansteuerung zugrunde. Die Folge: ein gestörter Faserstoffwechsel, der das gesunde Gleitverhalten der Faszien beeinträchtigt!

Übrigens:

Bedenkt bitte: Der heutige Mensch bewegt sich kaum noch federnd, laufend oder hüpfend. Es ist sehr wichtig, diese Funktionen zu fördern. Wir sollten dies jedoch methodisch und wohl dosiert lehren. Beispielsweise bei Jumping- und Laufkursen wird der Hals schnell überlastet, ähnlich sieht es bei Training mit Gewicht (Langhantel) aus. Auch exzessives Rollen ist im Nacken oft übermotiviert. »Less is more« lautet hier die Devise. Ist die Region erst einmal überlastet, braucht sie übermäßig lange zur Regeneration.

Tipps:

- Bei Übungen aus der Rückenlage sollte der Kopf bis zur Ermüdung belastet, danach entlastet werden (z. B. Handtuch im Nacken spannen).
- Langhanteln ggf. mit Handtuch umwickeln, um eine Nackenpolsterung zu erreichen.
- Bei Überforderung der Skalenusgruppe die Haltepositionen an der Langhantel öfter wechseln (innen-, außenrotiert, weiter, enger)
- Linear progressive federnde Bewegungen integrieren. Selbst in Rückenkursen sind federnde Belastungen sinnvoll (Variationen bieten: wechselnde Körperpositionen, Spannungswechsel, Untergründe ...).
- Beim faszialen Rollen mit entlastendem Druck beginnen (z. B. Tool auf einen weichen Untergrund legen oder abdecken), ggf. die Region aussparen und die Nachbarregion nutzen. Das Tool darf durchaus weicher als eine feste Rolle sein.

Kopf hoch

Letztlich ist es sicher gut, sich bewusst zu sein, dass jede Halsbewegung eine Bewegung fast aller Halsstrukturen bedeutet. So schließe ich hier mit dem Appell, diese Region aufrecht und differenziert zu belasten, um sie dann genüsslich zu entspannen.

ÜBUNGEN zu diesem Thema findet Ihr auf den Seiten 201-206.

Nacken-Schultermuskel – M. trapezius

Unser nächster Gast ist der M. trapezius. Er verdankt den Namen seiner deutlich trapezähnlichen Form. Bekannt als Trapezmuskel, Kappen- oder auch Kapuzenmuskel zählt er mit den verschiedenen Zugrichtungen zu den elementaren Rückenmuskeln. Ihm werden Unarten wie Kopfschmerz und Verspannungen zugeschrieben. Ob das wirklich so ist, schauen wir uns hier genauer an.

Anatomie

Betrachtet man die reine Muskelanatomie, erkennt man einen Muskel mit weitgespannten Ursprungsorten. Die Unterteilung dieses Muskels in drei Äste oder Abschnitte unterliegt eher dem Sachverhalt der unterschiedlichen Faserverläufe zu den jeweiligen Ansätzen und den daraus resultierenden Funktionen. Optisch abgrenzen lässt sich diese »Drei-Ast«-Einteilung äußerlich schwer.

M. trapezius pars descendens

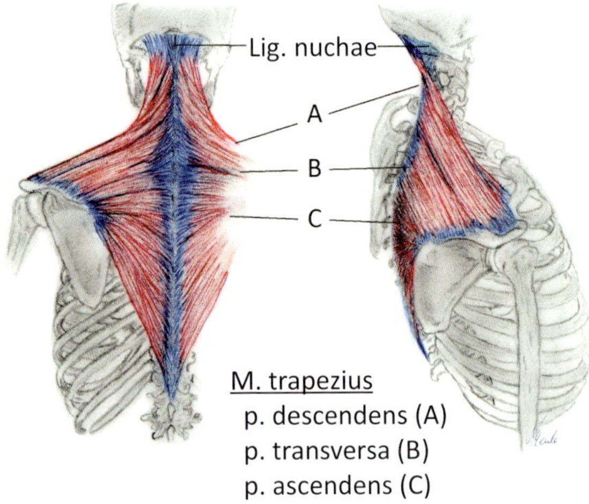

2.6. M. trapezius

Der absteigende Muskelabschnitt entspringt am Hinterhaupt einer Knochenleiste (Linea nuchae) und den Dornfortsätzen (Procc. spinosi) der 1.-6. Halswirbelkörper (HWK). Das bindegewebige Nackenband (Lig. nuchae) dient ebenfalls als Ursprungsort für den Trapezius pars descendens. Nun verrät der Name »pars descendens« den Verlauf des Muskelabschnitts: Er zieht absteigend zum seitlichen Drittel des Schlüsselbeins (Clavicula). Die Funktionen, die sich aus diesem Verlauf ergeben, können in einseitige oder beidseitige Aktivierungen eingeteilt werden. Einseitig aktiviert erfolgt eine Lateralflexion der oberen HWS und weitere Bewegungen, wie die Rotation des Kopfes zur Gegenseite. Das Schulterheben (Elevation) wird demnach von einseitiger oder beidseitiger Muskelaktivierung durchgeführt. Damit das Schlüsselbein beim aktivierten Trapezmuskel nicht aus den Fugen gerät, wird es von einem kleinen Muskel, dem Unterschlüsselbeinmuskel (M. subclavius), stabilisiert.

M. trapezius pars transversa

Der M. trapezius pars transversa findet seinen Ursprung an den Dornfortsätzen des 6. Halswirbels, den 1.-3. Brustwirbelkörpern (HWK 6 – BWK 3) und dem zwischen den Dornfortsätzen verlaufenden Faserband (Lig. supraspinale). Dieses starke Band verspannt die Wirbelsäule und setzt sich aufsteigend in das bereits erwähnte Nackenband fort. Ansatzpunkte für den quer ziehenden Abschnitt befinden sich an der Schulterhöhe (Acromion) und der Schulterblattgräte (Spina scapulae). Die Aktivierung dieses Astes löst eine ein- bzw. beidseitige Schulterblattadduktion (Bewegung zur Wirbelsäule) und eine unterstützende Elevation des Schulterblatts aus.

M. trapezius pars ascendens

Von den Dornfortsätzen Brustwirbel 4-12 (BWK 4-12) und dem hier verlaufenden Ligamentum supraspinale zieht der dritte Ast des Trapezius aufwärts zu seinem Ansatz am unteren Rand der Schulterblattgräte. Seine Hauptaufgabe besteht ebenfalls in der Adduktion der Schulterblätter und ihrer Senkung (Depression). Alle drei Anteile erwirken eine Aufrichtung der HWS und BWS und eine Stabilisation bzw. Fixierung des Schulterblatts am Brustkorb.

Soviel zu den »örtlichen« Fakten. Viel spannender erscheint mir die Tatsache, dass eine alleinige Ansteuerung der einzelnen Anteile/Äste effektiv kaum durchführbar ist. EMG-Messungen haben bei 13 Wurfsportarten eine annähernd gleiche Aktivität der Wurfarmseite zur stabilisierenden Gegenseite feststellen können. Diese Messung bestätigt die Faszienforschung.

Faszien

Die oberflächliche Schicht der tiefen Rückenfaszie umschließt und vernetzt direkt die Mm. trapezius, latissimus und gluteus maximus. Diese Schicht kennt Ihr als Teil der oberflächlichen Halsfaszie. Sie führt als Nackenfaszie (Fascia nuchae) über dem absteigenden Ast des Trapezius entlang. Ihr werdet sie, in der Weiterführung, als hinteres Blatt der großen Rückenfaszie (Fascia thoracolumbalis) dementsprechend als Aponeurose des großen Rückenmuskels (M. latissimus dorsi) noch genauer kennenlernen.

Zurück zu unserem Protagonisten. Der Trapezmuskel wird durch zahlreiche Scheidewände (Septen) in tieferliegende Schichten weiter vernetzt. Am Schultergelenk verzahnen sich die Myofaszien direkt in die myofaszialen Strukturen des Deltamuskels (M. deltoideus). In Richtung Kopf (cranial) bestehen u.a. enge Verbindungen zum Kopfwender (M. sternocleidomastoideus) und zur Kopffaszie (Galea aponeurotica).

Noch mehr Faszien

Die Kopffaszie (Galea aponeurotica) möchte ich gern näher vorstellen. Sie bedeckt den Schädel ähnlich einer Badekappe. Sehnig vernetzt sie sich zu einem derben Gewebeverbund mit der Kopfhaut und der Unterhaut (Subcutis). Die Verbindung zur Knochenhaut (Periost) des Schädels bildet lockeres Bindegewebe. Es ermöglicht die gute Verschiebbarkeit, die diesem Verbund seinen Namen gibt. Alle Winnetou-Liebhaber kennen ihn als »Skalp« oder Kopfschwarte. Warum ist dieser Bereich für uns interessant? Nicht nur die hohe Anzahl an Wahrnehmungsrezeptoren ist erwähnenswert. Die Galea aponeurotica ist definitiv die Sehne für die Kopfmuskeln (Mm. occipitalis und frontalis). Ihre Spannung sichert sie durch die Vernetzung zum Platysma, dem Nackenband (Lig. nuchae) und eben dem Trapezius. Probiert doch mal ein paar Bewegungen mit der Stirn bzw. der Geschichtsmuskulatur aus. Ihr werdet feststellen, diese Aktionen sind bis in den Nacken spürbar. Senkt den Kopf zum Brustbein und versucht mit den Ohren zu wackeln, auch diese Bewegungen übertragen sich via Kopfschwarte in den Nacken sogar bis in den Schulterbereich und den oberen Rücken. Im Blick auf eine Verspannungsproblematik lohnt es sich, gezielte Ansteuerung und Kraftweiterleitungsübungen bis in die Stirn zu üben.

Ligamentum nuchae

Im Bereich der Halswirbelsäule befindet sich das Nackenband (Lig. nuchae). Dieses straffe Bindegewebe spannt sich vom Hinterhaupt zum 7. Halswirbel und bildet feine Bindegewebsbrücken zur Hülle des Rückenmarks (Dura mater spinalis). Diese Hülle könnt Ihr euch wie die Umhüllung einer »BIFI-Minisalami« vorstellen. Sie führt als äußere Hirnhaut hinab durch den gesamten Wirbelkanal. **Bei jeder Kopf- und Halsbewegung bewegt sich das gesamte Rückenmark. Die Bewegung setzt sich bis hinauf zur Hirnhaut fort!** Das könnt Ihr, dank der Verbindung zum Nackenband, gut nachvollziehen. Genau wie die »BIFI-Hülle«. Ein wichtiger Aspekt, denn ein zu festes Nackenband bedeutet meist massive Kopfschmerzen.

Das Ligamentum nuchae oder auch »Nackenband« erscheint ohnehin recht massiv, als Scheidewand (Septum). Die Diskussion besteht, ob es tatsächlich als Band bezeichnet werden darf, da ihm klassische bandhafte Eigenschaften fehlen. Das Ligamentum nuchae verbindet oberflächlich keine Knochen, weist nicht die typische Bandstruktur auf und lässt sich nicht deutlich von der oberflächlichen Faszie (Fascia superficialis) trennen (Gray´s Anatomie, 2008). Diese Struktur braucht Neigungs- und Rotationsbewegungen sowie wechselnde, moderate Zugbe- und Entlastungen, um die gesunde Beschaffenheit dieses Band- und Fasziensystems rund um die fragile Halswirbelsäule zu erhalten.

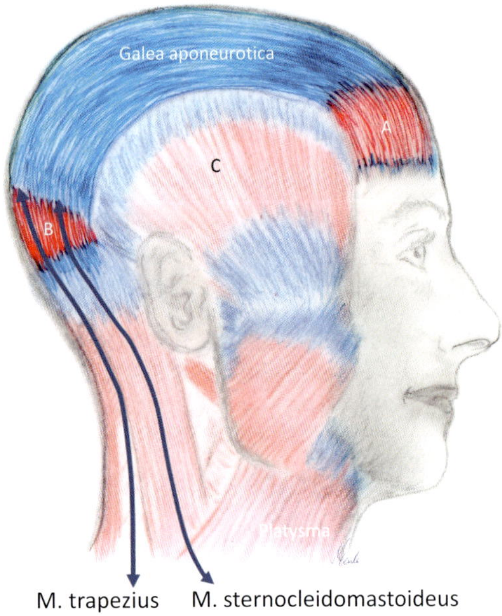

2.7. Galea aponeurotica

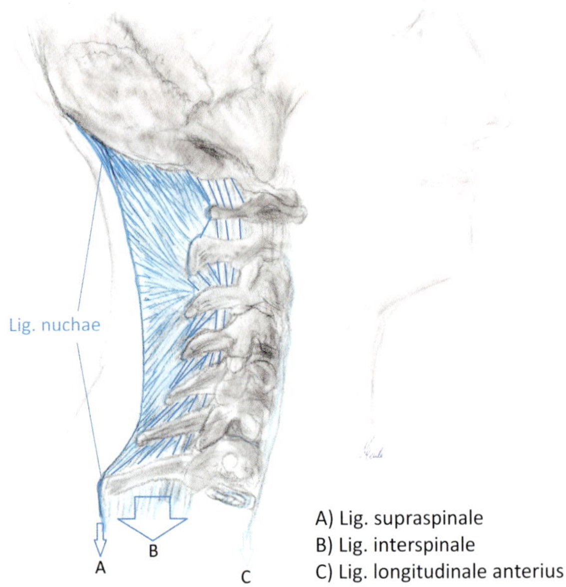

2.8. Nackenband – Ligamentum nuchae

Problematik

Sein größtes Problem habe ich bereits genannt. Die Verspannungen sind es, die uns zu schaffen machen. Kleine Zwischenfrage: Wie sitzt Ihr jetzt gerade? Ganz ehrlich! Meist ist es eine vorgeneigte Körperposition mit leicht gehobenen Schultern und eingesunkenem Hals. Richtig? Nun bin ich sicher, gerade jetzt justiert Ihr Eure Körperhaltung und könnt direkt feststellen, es tut gut sich aufzurichten. Dies ist es, was dem Nacken fehlt. Er ist in sich ein Gegenspieler, der zusätzlich gegen die Schwerkraft kämpfen muss.

Mit einem Trick könnt Ihr die Zuglast besser verstehen. Zieht ein recht steifes Hemd an und beißt auf die Hemdkragen. Bewegt den Kopf, die Schulter und die Schulterblätter und Ihr versteht, wie abhängig die Systeme voneinander sind.

Training

Ein wirklich komplexes System, das hier nicht annähernd abgeschlossen werden kann. Es dient aber hoffentlich dem Verständnis, dass wir im Training die funktionellen Schulterblatt- und Halsbewegungen herausarbeiten sollten. Die Entscheidung, ob dies in myofaszialen Ketten oder spezifischer Ansteuerung geschieht, liegt am Trainingsziel. Wir können z. B. die Zielmuskulatur/Spieler (Synergisten) effektiv fordern (Vorermüdung), um im Anschluss den Gegenspieler (Agonisten) gezielter zu belasten, weil sein synergistischer Partner nicht mehr »arbeitsfähig« ist (Synergistensupersatz). So wirklich isoliert ansteuern lässt sich ein einzelner Muskel ohne Hilfsmittel nicht. Das wäre vielleicht ähnlich schwierig wie der Versuch, ein leckeres Toffifee aus seinem Cellophanbett zu nehmen, ohne die anderen mitzubewegen. Eigentlich ein gutes Beispiel, denn gerade bei diesem Produkt lassen sich einige Pralinen sehr leicht bewegen, die anderen fast gar nicht. Sie sind dank zu langer Lagerung mit der Verpackung verklebt.

Kurzum empfehle ich:

Dynamische Bewegungen im Kraft- bzw. Kraftausdauerbereich mit sensomotorischen Bewegungen von Kopf und Schultergürtel zu variieren.

ÜBUNGEN zu diesem Thema findet Ihr auf den Seiten 207-223.

3. DIE SCHULTERMUSKULATUR

Die Schultermuskulatur bezieht sich tatsächlich auf die Muskelgruppen im gesamten Schulter- und Schulterblattbereich. Es könnte vorerst ganz hilfreich sein, den Unterschied zwischen Schulter- und Schultergürtel einmal kurz zu erläutern. Der Begriff »Gürtel« definiert die rumpfverbindenden Knochen, also diejenigen, die unsere Arme und Beine mit dem Körper verbinden.

Schultergürtel = Schlüsselbein (Clavicula) **und Schulterblatt** (Scapula)

Beckengürtel = Kreuzbein (Os sacrum) **und Hüftbein** (Os coxae) **→ bestehend aus: Darmbein** (Os ilium), **Sitzbein** (Os ischii), **Schambein** (Os pubis)

Da diese Knochen jeweils zweimal vorhanden sind, ergibt sich tatsächlich das Bild eines Gürtels, der die Arme und Beine am Körper hält.

Soweit der passive Exkurs. Damit die Führung des Schultergelenks wirklich gelingt und Bewegung ermöglicht wird, fügen wir die Schultermuskulatur hinzu. Zu ihr gehören, weit gefasst, sämtliche Muskeln, die über das Schultergelenk ziehen. Da dies jedoch ein furchtbar großer Muskelberg ist, werde ich die Oberarm- und Brustmuskulatur in eigene Kapitel verpacken. Hier und jetzt starten wir mit den Außenrotatoren der Schulter.

Außenrotatoren der Schulter

Der Begriff »Rotatorenmanschette« etabliert sich durch die kurzen, festen Ansatzsehnen von vier kurzen Muskeln und einem Führungsband (Lig. coracohumerale) um das Schultergelenk. Da die Ansatzsehnen dem Zug einer fixierenden Manschette gleichen, liegt die Namensgebung nah.

Schultergelenk

Es wird Articulatio humeri oder auch Glenohumeralgelenk genannt. Unser Schultergelenk. Es ist das beweglichste Gelenk des Körpers und gleichzeitig das Gelenk mit der schwächs-

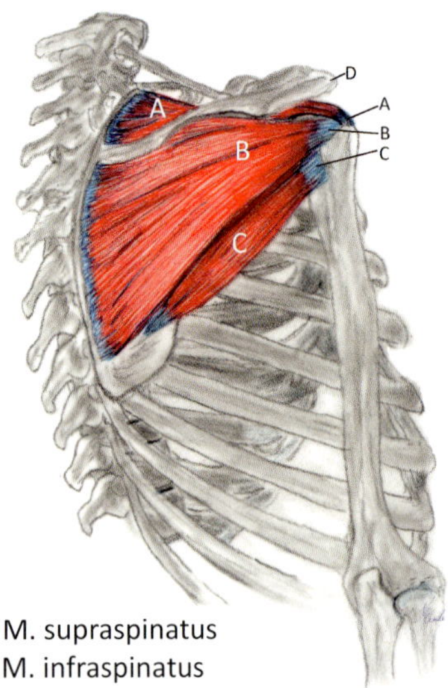

A) M. supraspinatus
B) M. infraspinatus
C) M. teres major
D) Acromion

3.1. Außenrotatoren der Rotatorenmanschette

ten knöchernen Führung. Seine kleine Gelenkpfanne (Cavitas glenoidalis) am seitlichen Schulterblatt führt, als Gelenkpartner, den Oberarmkopf (Caput humeri). Die Gelenkpfanne erhält Unterstützung durch eine knorpelfaserige Gelenklippe (Labrum glenoidale), quasi eine Erweiterung der Gelenkpfanne. Ein Konstrukt, das sich nur durch gute muskuläre Führung gesunderhalten lässt.

Anatomie

Die Führung und Stabilisation des Schultergelenks werden durch feste Bänder gesichert und durch schlau angesiedelte Muskulatur sowie der Verflechtung seiner Ansatzsehnen gewährleistet.

M. supraspinatus

Beginnen wir mit dem Obergrätenmuskel (M. supraspinatus). Er ist sicherlich der bekannteste Rotator. Dieser armabspreizende Muskel (Abduktor) gehört zur Gruppe der drei Außenrotatoren. Er entspringt einer kleinen Grube (Fossa supraspinata) am oberen, hinteren Schulterblatt und mit einigen Fasern der Fascia supraspinata, einer Bindegewebsplatte, die den Muskel bedeckt und in seinem Verlauf schützend begleitet. Der Verlauf führt den Supraspinatus, wie der Name verrät, oberhalb der Schulterblattgräte entlang und später unter dem Schulterdach (Acromion) hindurch zu seinem Ansatzpunkt an einer erhabenen Facette des Oberarmkopfes (Tuberculum majus humeri). Einige Ansatzfasern strahlen in die Schultergelenkkapsel ein und ziehen über die Bizepssehne (Sulcus bicipitalis) zum Ansatz des M. subscapularis. Fasern des Lig. coracohumerale überziehen wiederum stabilisierend den Ansatz des Obergrätenmuskels. Das erwähnte Schulterdach bildet den subacromialen Raum und erhält Fixierung durch ein vom Rabenschnabelfortsatz (Proc. coracoideus) zum Schulterdach ziehendes festes Verbindungsband (Lig. coracoideus). So überspannt es die Ansatzsehne des Supraspinatus. Dieses brückenähnliche Konstrukt nimmt in der Problematik von Schulterbeschwerden eine tragende Rolle ein, denn Verengungen dieses Raumes (z. B. vermehrte Abduktionshaltungen) des Arm-Schulter-Systems können zu Überlastungen der hier befindlichen Schleimbeutel (Bursae) und später der Sehne des Obergrätenmuskels führen.

M. infraspinatus

Der Untergrätenmuskel hat einen eher breiten Ursprung entlang der etwas vertieften Kante des hinteren Schulterblatts (Fossa infraspinatus). Ihn führt es fächerartig über das hintere Schulterblatt, um dann verjüngt am äußeren, hinteren Oberarmkopf (Tuberculum majus humeri) anzusetzen. So bedeckt er mit seinem Muskelbauch fast die gesamte Fläche zwischen der Schulterblattgräte (Spina scapulae) und der Schulterblattspitze. Dieser Verlauf ist häufig gespickt mit schmerzhaften Triggerpunkten. So nennt man druckempfindliche Stellen, die sich z. B. aus innenrotierter Körperhaltung mit Rundrückenhaltung der Brustwirbelsäule (Hyperkyphose der BWS) entwickeln können. Beobachtet mal die Menschen in Eurer Umgebung: Der urbane Mensch bewegt sich viel zu häufig vorgebeugt mit nach innen hängenden Armen durch die Welt. Die Schwerkraft unterstützt diesen Zug in die falsche Richtung, sobald der Winkel passt. Dabei würde nur die Aktivierung der Außenrotatoren und des Teams der hinteren Brustwirbelsäule diese schmerzbringende Fehlhaltung bremsen. Bei der Außenrotation stellt der Infraspinatus aufgrund seiner Fasern und Kraftlinien den stärksten Partner dar. Dafür wirkt er, je nach Armstellung, eher als Unterstützer der Abduktion (bei gesenktem Arm) und ebenfalls der Adduktion (bei gehobenem Arm).

M. teres minor

Seine Form gibt dem kleinen Rundmuskel (M. teres minor) den Namen. Der runde, schlanke Muskelbauch zieht vom Ursprung am seitlichen, hinteren Schulterblattrand (Margo lateralis scapulae) zum hinteren Oberarmkopf, wo der M. teres minor direkt neben dem starken Infraspinatus ansetzt. Sein Weg führt ihn teils überdeckt vom Infraspinatus entlang der äußeren Schulterblattkante. Er bildet so den untersten (kaudalen) Partner der Außenrotatoren und wirkt zusätzlich als Adduktor (bei seitlich gehobenem Arm). Aber nicht nur das, er stellt zwei Seiten (cranial und medial) der Begrenzung für eine armversorgende Gefäß- und Nervenstraße dar. Diese tastbaren Lücken werden als Achsellücken (Foramina axillaria lat. + med.) bezeichnet. Ihr spürt eine dieser Lücken deutlich, wenn Ihr unter der Achsel hindurch neben den erhabenen Deltamuskel drückt. Lücken benötigen natürlich weitere Begrenzungen. So werden die hier beschriebenen Achsellücken vom langen Kopf des Armstreckers (M. triceps brachii caput longum) sowie dem großen Rundmuskel (M. teres major) begrenzt.

Muskellücken bilden sich meist dort, wo wichtige Gefäß- und Nervenstraßen verlaufen. Diese Regionen sind tastempfindlich und sollten bei Foamrolling und Triggern unbedingt schmerzarm behandelt bzw. achtsam trainiert werden.

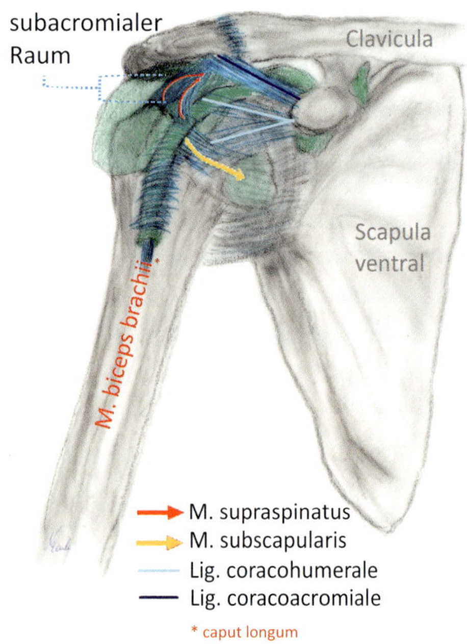

3.2. Schleimbeutel und Bänder der Schulter

Funktionen

Einige spezialisierte Funktionen habe ich bereits erwähnt. Somit werden weitere, ebenfalls wichtige hier einfach vervollständigt. Das Team der gesamten Rotatoren dient im Schultergelenk dazu, Kopf und Pfanne zu **zentrieren** und es, gemeinsam mit dem auf Seite 49 vorgestellten Deltamuskel (M. deltoideus), zu **stabilisieren**. Richtig, es sind noch weitere große Muskelpartner beteiligt. Sie alle reagieren, als Partner bzw. Gegenspieler, differenziert auf die Bewegungen des Oberarms. Beispielsweise sorgen die Mm. supraspinatus und deltoideus bei frei hängendem Arm dafür, den Oberarmkopf in der Gelenkpfanne zu halten und während Bewegungen in dieser Position (Bsp. Armbewegung beim Walking) die Zentrierung zu unterstützen. Natürlich wird der Arm auch von den Bandstrukturen und der Kapsel des Gelenks gehalten, diese sind jedoch längst nicht so massiv wie der Bandapparat der Hüfte. Sie bedürfen daher dringend muskulärer Unterstützung. Die wichtige Kapselspannung übernehmen die einstrahlenden Fasern der Rotatorenmanschette, die in der Tiefe miteinander verflochten sind. Da unsere Protagonisten, die Außenrotatoren, alle dem Schulterblatt entspringen, haben sie selbstverständlich Einfluss auf seine Bewegung. Nur gestaltet sich diese etwas komplexer.

Schulterblatt

Das Schulterblatt gleitet ohne direkten Kontakt über die Rippen des Brustkorbs (Thorax). Seine Bewegung koppelt sich funktionell an sämtliche Arm- und Schultergurtelbewegungen. Wer genug übt, kann isolierte Schulterblattbewegungen ausführen und wird dennoch Kombinationsmechanismen erspüren. Probiert es mal aus. Dreht die Arme nach außen, während Ihr im Brustkorb eingerollt (kyphotisch) steht. Ihr werdet wahrscheinlich spüren, dass die Schulterblätter zur Wirbelsäule gleiten. U.a. werden sofort die Mm. rhomboidei und trapezius p. a. aktiviert. Noch etwas geschieht, der Brustkorb möchte sich aufrichten. Ein wichtiges und gesundes Prozedere, denn wird das Gleiten des Schulterblatts auf dem Brustkorb gestört, keimen meist Schulterprobleme auf.

Tipp

Schulterbeschwerden lassen sich langfristig durch die differenzierte Funktionsschulung der Schulterblattbewegungen lösen.

Problematik

Schulterproblematiken gibt es wirklich viele. Impingement ist hier wohl eine der häufigsten Diagnosen. Nur hilft allein diese Aussage nicht weiter. Sie beschreibt nur eine vorliegende Enge/Einklemmung im Gelenk. Welcher Art diese ist, welche Strukturen hier verletzt sind, sollte klar definiert werden. Noch wichtiger ist es, den Auslösemechanismus zu ergründen. Der Grund für Schleimbeutel- oder Sehnenbeschwerden am Supraspinatus könnte die funktionelle Enge unter dem Schulterdach sein. Diese wiederum hat ebenfalls viele Auslöser. Die Liste reicht von Umbauprozessen im Sehnenmaterial der Schulter (Kalkschulter) über Dauerbelastung der Strukturen bei Abduktionsbewegungen oder Tragelasten bis zu Fehlzügen der schulterspannenden Muskulatur, Trauma etc. Allein die Schmerzmechanismen der Schulter würden ein bis zwei dicke Bücher füllen. Da sich Schmerzen in dieser Region schnell chronisch einnisten, sollte bitte kurzfristig eine adäquate Diagnostik stattfinden.

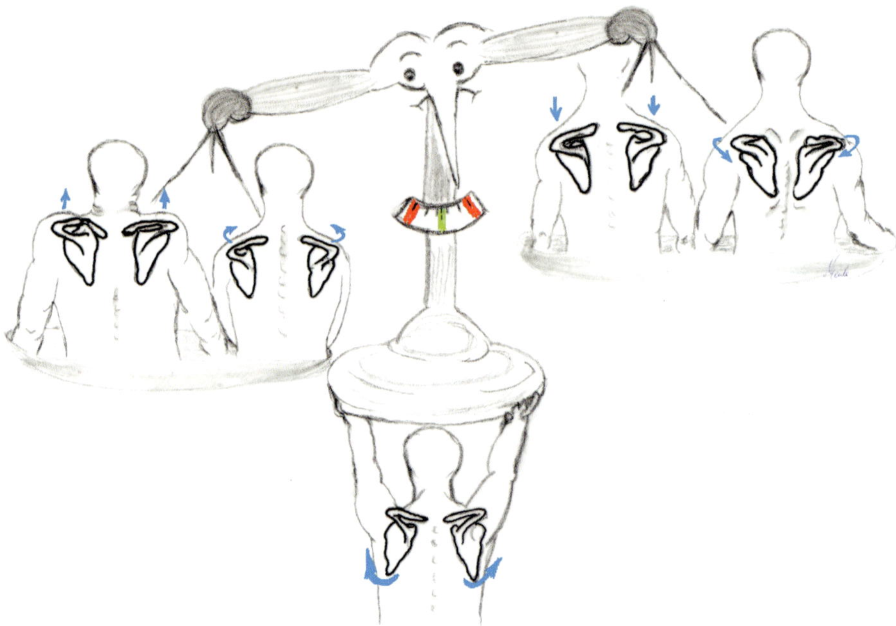

3.3. Schulterblattbewegungen besser in der Waage halten

Training

Betreuen wir unsere Kunden funktionell und schützen sie vor gemeinen Schulterschmerzen. Dazu wäre es ratsam, andauernde Abduktions- und monotone Überkopfbewegungen zu vermeiden bzw. zu minimieren. Bei Choreographiekursen oder bereits spürbarer Schultersteife hilft es, bei Armbewegungen den Daumen in die Bewegungsrichtung des Arms zu drehen. So wird der erhabene Abschnitt des Oberarmkopfes (Tuberculum majus humeri) aus dem Schulterdach herausgedreht und verschafft den Strukturen etwas mehr Raum. Wird nun noch die Ansteuerung des Schulterblatts verbessert, haben es Schulterbeschwerden schwer.

Fakt: Massiv innenrotierte Trainingseinheiten (z. B. Brusttraining) und dauerhafte Abduktion (z. B. Seitheben, Schulterpresse) oder zu schwere Lasten unterstützen das Aufkeimen von Schmerzszenarien in der Schulter.

ÜBUNGEN zu diesem Thema findet Ihr auf den Seiten 207-223.

»Deltamuskel« und die Innenrotatoren der Schulter

Der Unterschulterblattmuskel (M. subscapularis) ist der Innenrotator der Rotatorenmanschette. Warum ist er ein wichtiger Teil im Team der Schultermuskeln und wer sind seine Kollegen?

M. subscapularis

Auf der vorderen, ventralen Seite des Schulterblatts (Fossa subscapularis) entspringt der Unterschulterblattmuskel und überspannt das gesamte Schulterblatt mit seinen Fasern. Richtig, er liegt zwischen den Rippen und dem Schulterblatt. Fächerartig und flach ziehen seine Fasern innen um den Oberarm herum, um an seiner Vorderseite (Tuberculum minus humeri) anzusetzen und mit einigen Faseranteilen in die Gelenkkapsel einzustrahlen.

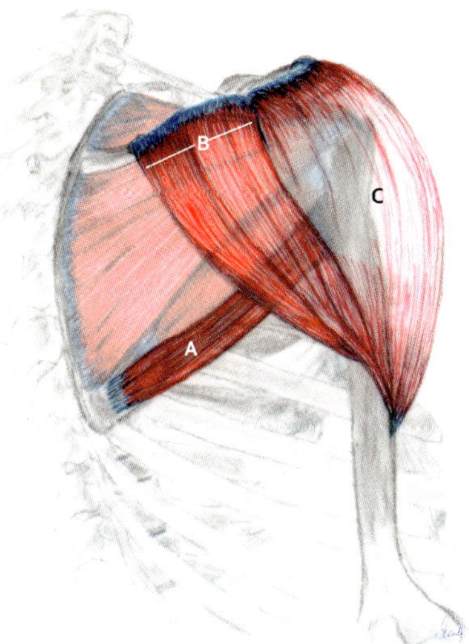

A) M. teres major
B) M. deltoideus p. spinalis
C) M. deltoideus p. acromialis

3.4. Schulteransicht hinten

Faszien

Seine Faszie (Fascia subscapularis) erscheint als wichtiges Element in der Funktionsfähigkeit des Schulterblatts. Sie überzieht den Muskel, bereitet eine perfekte Gleitebene zum Sägemuskel (M. serratus anterior) und schafft die Verbindung zum Schleimbeutel (Bursa subscapularis). Diese Verbindung sorgt übrigens dafür, dass der schützende Schleimbeutel jeder Muskelbewegung folgen kann, ohne von knöchernen Strukturen eingeklemmt zu werden.

Funktion

Muskelbewegung ist unser Stichwort: Was tut nun der M. subscapularis? Der Muskelverlauf legt klar fest, dieser Muskel ist ein starker, primärer Innenrotator und wirkt beim Heranführen des Arms (Adduktion) mit. Zu seinen weiteren Aufgaben gehört die Kapselspannung im Schultergelenk und das »Kaudalisieren« des Oberarmkopfes beim Abspreizen (Abduktion) des Arms. Es bedeutet, der Muskel sorgt dafür, den Gelenkkopf etwas nach unten aus der Pfanne zu ziehen, um eine reibungsfreie Abduktion zu ermöglichen. Aha, werdet Ihr nun vielleicht sagen, da kann es ja mal ordentlich schiefgehen, wenn der Subscapularis nicht gut funktioniert!

Problemzone

Richtig, wer es mit monotonen Arbeits- oder Sportbewegungen zu tun hat, z. B. langes Überkopfarbeiten oder sich einfach nicht bewegt, stört u.a. die Gleitfähigkeit der Gewebestrukturen unter dem Schulterblatt und setzt es quasi fest. Es werden in diesem Zusammenhang sogar Einflüsse auf die Gleitfähigkeit der langen Bizepssehne beschrieben (Gleason et. al. 2006). Fortschreitende Missstände machen sich mit Schmerzen und Missempfindungen in Schulter und Arm bemerkbar. Sie treten in Ruhe oder auch in Bewegung auf und können bis in die Hand ausstrahlen. Die Pflege und Förderung dieser schmalen, aber immens wichtigen Region sollten wir bitte stets im Auge behalten.

Rotatorenmanschette

Nun haben wir die Rotatorenmanschette komplett. Der Vollständigkeit halber sei vielleicht noch die klinische Definition der Rotatorenmanschette erwähnt. Sie benennt vier vom Schulterblatt (Scapula) zum Oberarmknochen (Humerus) ziehende Muskeln: Mm. supraspinatus, infraspinatus, subscapularis und teres minor. Dieses Quartett gleicht durch die enge Nachbarschaft und die vernetzte Überlagerung der Ansatzsehnen einer fixierenden Manschette. Der Name ist also Programm.

Trotz all ihrer festen Ansatzsehnen können diese Muskeln allein die hohen Aufgaben der Schulterbewegung und Stabilisation kaum erfüllen. Sie benötigen weitere starke Partner: zahlreiche stabile Bänder und Muskeln, die ich im Verlauf dieser Lektüre vorstellen werde. Die nächsten stehen schon in den Startlöchern.

M. teres major

Der unterste (kaudale) Muskel der Schulterblatt-Arm-Verbindung wird nicht zur Rotatorenmanschette gezählt, denn sein Ansatz liegt unterhalb der beschriebenen Manschette. Es geht um den großen Rundmuskel (M. teres major). Er entspringt dem hinteren, unteren Schulterblattwinkel (Angulus inferior) und zieht schräg aufwärts zu einer Knochenleiste am **vorderen** Oberarmknochen (Crista tuberculi minoris). Die Ansatzsehne des M. teres major ist verhältnismäßig lang. Sie misst ca. 5 cm und verschmilzt fast gänzlich mit der Ansatzsehne des breiten Rückenmuskels (M. latissimus dorsi). Wer genau gelesen hat, bemerkt, dass dieser Muskel einen funktionellen Gegenspieler (Antagonisten) der gerade beschriebenen Außenrotatoren darstellt. Für unseren Protagonisten dient der Latissimus als starker Mitspieler (Synergist).

Funktion

Der M. teres major findet seine Aufgaben im Heranführen (Adduktion), Einwärtsdrehen (Innenrotation) und der Rückführung (Retroversion) des Arms im Schultergelenk. Ihr kennt diese Bewegungskombination evtl. als »Schürzengriff«. Da dies, dank verschiedener Schürzenvarianten, oft zu Verwirrung führt, nenne ich es gerne »Handschellenbewegung«. Ihr habt wieder Recht, wenn Ihr vermutet, dass diese Funktionen bei denen des M. latissimus dorsi wiederzufinden ist. Diese beiden Muskeln sind ein wirklich enges Team und so ist es nicht verwunderlich, dass z. B. Hangeln und Klettern, Handstand und sämtliche Übungen mit Armeinsatz für diese Muskeln sowie alle mitwirkenden Strukturen der Schulter ein perfektes Training darstellen.

M. deltoideus

Training ist eine gute Überleitung zu einem stabilen, absolut unerlässlichen Nachbarn unserer Rotatoren. Der gut sichtbare Deltamuskel kategorisiert sich nach seinen Ursprüngen in drei Anteile. Der vordere Anteil (Pars clavicularis) entspringt dem lateralen Drittel des Schlüsselbeins (Clavicula), der mittlere (Pars acromialis) mit fast senkrechtem Faserverlauf dem Rabenschnabelfortsatz (Acromion) und der hintere Anteil (Pars spinalis) dem bereits beschriebenen unteren Rand der Schulterblattgräte (Spina scapulae). Der dreieckige Deltamuskel bedeckt den gesamten Schulterbereich und verankert sich mit seiner Ansatzsehne am äußeren Oberarm (Tuberositas deltoideus), etwa eine Handbreit unter dem Oberarmkopf.

Funktion

Dieser Muskel arbeitet in seinen Anteilen sowohl synergistisch als auch antagonistisch. Sind alle drei Anteile gefordert, erwirken sie eine Abduktion des Arms. Während dieser Bewegung zieht er den Oberarmkopf aus dem Schultergelenk heraus. Er dient in dieser Funktion als starker Partner, aber auch Störenfried des Supraspinatus. Bei Ansteuerung des vorderen Anteils ergibt sich eine Anteversion und eine Unterstützung der Arminnenrotation. Wird der hintere Anteil aktiv, erwirkt er eine Retroversion und unterstützt die Außenrotation des hängenden Arms. Die Unterstützung der jeweiligen Armrotationen hängt von der jeweiligen Armposition ab und ist derzeit elektromyographisch (EMG) nicht gänzlich bestätigt. Sie wird aber mit den übertragenden Kräften der Myofaszien sicher eine Berechtigung erhalten. Wie schon erwähnt, erscheint es wenig sinnvoll, einen Muskel als alleinigen Aktivisten zu definieren.

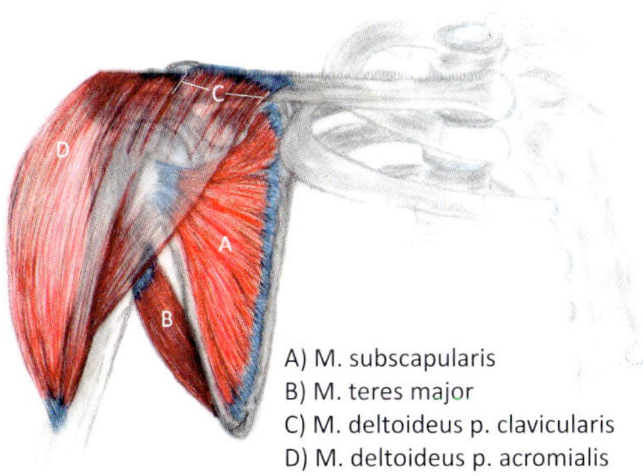

3.5. Schulteransicht vorn

Faszien

Die Faszien der Mm. deltoideus, supraspinatus und infraspinatus können funktional der Schultergürtelfaszie zugeordnet werden. Besonders in dieser Region finden sich viele Überlagerungen, die zusätzliche Gleit- und Pufferungszonen benötigen. Logisch, dass sich hier vermehrte Faserschichten (z. B. Fascia infraspinata) und Schleimbeutel (Bursae) befinden. Übrigens besitzt der Deltamuskel eine recht derbe Faszie, die, egal wie stark oder schwach der Muskel ist, für Ärger im Schulterbereich sorgen kann.

Problemzone

Zu starke und einseitige Trainingsfortschritte des optisch ansprechenden M. deltoideus können sehr kontraproduktiv in puncto Schultergesundheit wirken. Eine dauerhaft hohe Spannung (Tonus) des Muskels verringert den funktionellen, äußerst wichtigen Abstand unter dem Schulterdach (subacromialer Raum) und begünstigt so schädliche Reibungskräfte auf die Strukturen und Schleimbeutel im Bereich des Supraspinatus. Anderseits reagiert der unterforderte Deltamuskel leider stark mit verringerter Geschmeidigkeit und setzt so den teilweise unter ihm verlaufenden Mm. supraspinatus und infraspinatus und den regionalen Schleimbeuteln zu. Recht häufig scheint der präsente Schultermuskel auch einfach »im Wege« zu sein. Traumata treten hier häufig auf und wer sich die Schulter mal z. B. beim Gang durch den Türrahmen angestoßen hat, weiß: Funktionalität und Kraftfähigkeit des Deltas sind für schmerzfreie Schultern wichtig!

Ist der M. deltoideus geschädigt, hat dies fatale Folgen für die darunterliegenden Partner. Sie können weder ihre eigenen Aufgaben erledigen noch die des Deltas kompensieren.

ÜBUNGEN zu diesem Thema findet Ihr auf den Seiten 207-223.

Mediale Schulterblattmuskulatur

Anatomie

Im Bereich des Schulterblatts finden sich unzählige Muskelpartner, die sehr gut aufeinander abgestimmt sein müssen. Einige dieser Teampartner habt Ihr bereits kennengelernt. Ihr stimmt mir sicher zu, wenn ich behaupte, dass, obwohl ihr Arbeitsplatz sehr klein und eng ist, unser Wohlbefinden zum großen Teil von ihrer Leistung abhängt.

M. levator scapulae

Mit dem »Schulterblattheber« startet unsere letzte Muskelreise um das Schulterblatt. Er zieht von den 1.-4. Querfortsätzen der Halswirbelsäule (Procc. transversi) kommend steil abwärts zum oberen Schulterblattwinkel (Angulus superior) bis knapp über die Basis der Schulterblattgräte (Spina scapula). Dieser sehr direkte Faserverlauf ermöglicht die Funktion des Schulterblatthebens (Elevation) aus verschiedenen Schulterblattpositionen. Zudem wird die Rotation des unteren Schulterblattwinkels nach innen unterstützt. Ihr erkennt einen deutlichen Gegenspieler (Antagonisten) zu den Mm. infraspinatus, teres major, teres minor, subscapularis und auch dem noch folgenden M. pectoralis minor. Seine Unterstützung findet er als synergistischer Partner u.a. in den Mm. rhomboidei.

M. rhomboideus minor

Eine Etage weiter in Richtung Steißbein entspringt der kleine Rautenmuskel an den Dornfortsätzen der Wirbelkörper des 6. und 7. Halswirbels. Er verankert sich mit Faseranteilen im Nackenband (Lig. nuchae). Ihr habt es bereits im Zusammenhang mit dem Trapezius und der Hals-Nackenmuskulatur kennengelernt. Es gleicht teilweise einer Aponeurose, denn es ist mit unzähligen Sehnenfasern des M. trapezius durchzogen. Dies sichert u. a. die optimale Kraftübertragung und wirkt ebenfalls als mechanischer Stabilisator vom Hinterhaupt (Os occipitale) über die gesamte Halswirbelsäule. Von diesem Ursprungsort verläuft der M. rhomboideus minor, parallel zum M. rhomboideus major, zu seinem Ansatz am medialen Schulterblattrand (Margo medialis). Dieser befindet sich auf Höhe der Basis der Schulterblattgräte (Spina scapula).

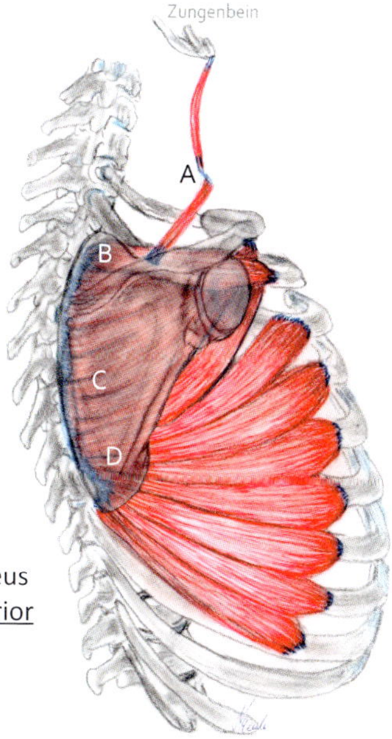

A) M. omohyoideus
M. serratus anterior
B) p. superior
C) p. intermedia
D) p. inferior

3.6. Mm. serratus anterior und omohyoideus

M. rhomboideus major

Der Ursprung des großen Rautenmuskels wird je nach Literatur den Dornfortsätzen 1-4 (ggf. 2-5) der Brustwirbelsäule zugeordnet. Einige Fasern entspringen dem straffen Dornfortsatzband (Lig. supraspinale). So ziehen die Fasern des M. rhomboideus major schräg abwärts zum medialen Rand des Schulterblatts (Margo medialis der Scapula). Diesen Rand nutzt er etwa ab Höhe der Schulterblattgräte (Spina scapula) bis zum unteren Winkel (Angulus inferior) als Ansatz.

Funktion

Die Funktion der Mm. rhomboidei liegt in der Fixierung der Schulterblätter an der Wirbelsäule. Besser gesagt, sie positionieren die Schulterblätter, denn die Fixierung ist keinesfalls starr und steif, sondern führend und in entsprechendem Umfang mobil. So sorgen diese Muskeln für das Heranführen (Adduzieren) der Schulterblätter zur Wirbelsäule. Genauso unterstützen sie die Armrückführung des gehobenen Arms in seine Neutral-Null-Stellung.

M. serratus anterior

Der Name ist mal wieder Programm, denn der vordere Sägemuskel gleicht optisch einer zackenreichen Säge. Die Zacken oder Zähne sind neun schlanke Muskelbäuche, die von der seitlichen Rippe zum innenliegenden Schulterblattrand führen. Die gängige Literatur beschreibt einen gemeinsamen Ursprung von der 1. zur 9. Rippe. Genau betrachtet wäre eine Unterteilung schon am Ursprung sinnvoll. Bereits hier sind klare Abgrenzungen erkennbar. Der obere, dem Kopf naheliegende Anteil »Pars superior« verläuft von der 1. und 2. Rippe zum oberen Schulterblattwinkel (Angulus superior). Der mittlere Anteil »Pars intermedia« (oder »Pars divergens«) führt von der 2. und 3. Rippe zum medialen Schulterblattrand (Margo medialis). Der größte Anteil »Pars inferior« (auch »Pars convergens«) erstreckt sich von der 4. bis zur 9. Rippe zum inneren, medialen Rand und dem unteren Winkel des Schulterblatts (Margo medialis und Angulus inferior). Dieser Abschnitt besteht aus einem gut sichtbareren, ansprechend aussehenden Muskel, wenn er entsprechend trainiert wird. Der M. serratus anterior verbindet sich an seinem Ansatzort direkt mit dem M. subscapularis. Vergleicht diese Verbindung mit der Klappschutzhülle eines Handys: Der leicht bewegliche Verbindungsfalz zwischen Deckel und Telefon stellt die Art der Bindung der beschriebenen Muskelhüllen dar. Sie dient als Gleitlager und wichtigster Fixpunkt des Schulterblatts an den Rippen. Diese Verbindung wird als Schulterblatt-Thorax-Gelenk (Articulatio scapulothoracalis) bezeichnet, obwohl es kein wirkliches Gelenk darstellt. Das Telefonhüllenbeispiel hinkt natürlich auch etwas, da Ihr das Schulterblatt nicht einfach aufklappen könnt. ABER nutzen wir Deckel und Telefon als Gleitbeispiel, erkennen wir deutlich die Bewegungsachsen.

Faszien

Damit in diesem engen Raum zwischen Schulterblatt und Rippen ein geschmeidiges Gleiten funktioniert, befindet sich eine weitere Faszienschicht zwischen den Muskelhüllen und ihren Faszien. Diese Faszie (Fascia pretrachealis) umhüllt auch die Nachbarn Mm. rhomboidei und levator scapulae. Ihr könnt Euch sicherlich vorstellen, was geschieht, wenn der Serratus zu stark trainiert wird: Er verengt den Raum unter dem Schulterblatt und beeinträchtigt die Gleitfähigkeit und somit die Mobilität des Schulterblatts.

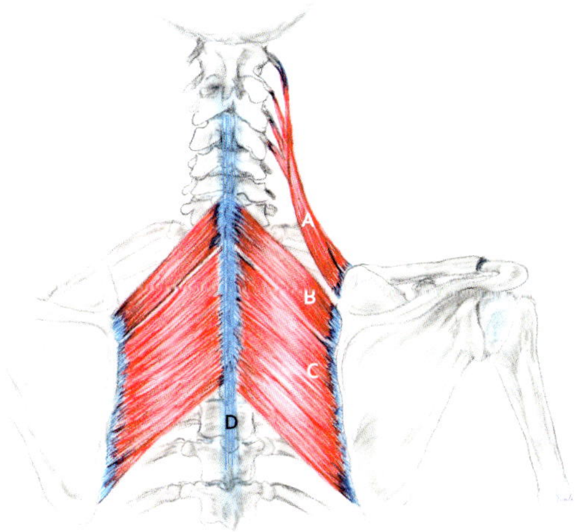

A) M. levator scapulae
B) M. rhomboideus minor
C) M. rhomboideus major
D) Lig. supraspinale

3.7. Mm. rhomboidei und levator scapulae

Funktion

Zurück zum Sägemuskel und seinen Aufgaben. Die Hauptaufgabe besteht darin, das Schulterblatt am Körper zu fixieren. Tatsächlich ist er hier der Hauptakteur. Seine Schwäche zeigt sich in flügelartig abstehenden Schulterblattspitzen (Spina alata). Er gehört zu den Atemhilfsmuskeln (Ausatmung = Exspiration) und erhielt mit den Anteilen »pars divergens« und »convergens« Funktionsnamen. Die Zunamen bedeuten »schielen nach außen/innen« und stellen offensichtlich die Schulterblattposition bei der jeweiligen Muskelaktivität dar. Gut aufgepasst: Diese zwei Anteile sind in der Funktion Kontrahenten (Antagonisten). Während der »Pars divergens« den Schulterblattwinkel auswärtsdrehend unterstützt und so das Heben des Arms über 90 Grad ermöglicht, bewirkt der »Pars convergens« das Gegenteil. Bitte bedenkt, dass bei der Armrückführung stehend die Schwerkraft diese Arbeit übernimmt. Erinnert Euch bitte daran: **Ein zu starker oder unfunktionell geförderter M. serratus anterior belastet die Schulterblattmobilität!**

M. omohyoideus

Lasst uns einen kurzen Blick auf den Schulter-Zungenbein-Muskel werfen. Er wurde schon kurz bei der infrahyoidalen Muskulatur erwähnt (S. 32 Abb. 2.2.). Zweibäuchig zieht er vom Schulterblattrand zum Zungenbein. Der lange Weg erklärt seine Hauptfunktion, das Straffen der Halsfaszie. Auch das wissen wir schon, aber eine wirklich wichtige Funktion möchte ich hier erwähnen: Dieser Muskel hält den Blutfluss der hier entlangführenden Vene (Vena jugularis interna) offen. Natürlich tut das auch der Blutfluss und doch kommt es häufig zu Kopf-, Gesichts- oder Hals-Nackenschmerzen, wenn der M. omohyoideus seiner Funktion nicht nachkommt. Diese hängt am Bewegungsradius unseres Schulterblatts und hängt somit mit einem gesunden Nacken zusammen. Umgekehrt kann nächtliches Zähneknirschen zu gemeinen Schulterbeschwerden führen. Ich wiederhole mich, aber es erscheint mir wichtig:

Beim Training sollten Kiefer- und Zungenbewegungen mit Mobilisationen des Schulterblatts kombiniert werden.

Ligamentum supraspinale

Dieses faserreiche, starke Band verspannt und sichert die Wirbelsäule vom 7. Halswirbel bis zum Kreuzbein und verhindert ihre übermäßige, schadhafte Beugung. Es verspannt, je nach Tiefe, zwei bis vier Dornfortsätze fortlaufend und wirkt quasi als eine von mehreren mechanischen Bremskordeln unserer Wirbelsäule. Das kollagene Dornfortsatzband ist so stark und fest, dass sich an den Berührungspunkten zu den Dornfortsätzen druckfester Faserknorpel befindet. Nicht nur das, natürlich vernetzt sich dieses kollagene Band auf seinem langen Weg mit vielen verschiedenen Faserzügen benachbarter Faszien und Myofaszien (u. a. Fascia thoracolumbalis). Seine Fortsetzung in Richtung Kopf kennt Ihr bereits als Nackenband (Lig. nuchae). Ist diese Information hilfreich? Ich hoffe sehr, denn: **Bleibt eine multidirektionale Bewegung der Bandstrukturen um die Wirbelsäule aus, schleicht sich eine Faserverdichtung ein, die für massive Rückenschmerzen sorgen kann.**

Problematik

Die Muskeln und Faszien dieser Region sind absolut Leidtragende unseres urbanen Lebensstils. Die häufig vorgeneigte Körperhaltung begünstigt die Abschwächung der Muskulatur, unterbindet deren Ansteuerung und begünstigt den »Filz« der Faszien. Eine schleichende Überlastung des Systems, die sich akustisch bemerkbar macht: Häufig hört man die knirschende, knackende Unbeweglichkeit bei der Schulterblattbewegung. Diese kommt auch häufig bei Sportlern vor. Achten wir nicht darauf, ist es logisch, dass sich bei monotonen Arbeitshaltungen mit innenrotiertem Oberkörper oder extrem starker Schultergürtelmuskulatur (z. B. beim Klettern) Schmerzen im Brustwirbelbereich einstellen. Sie treten meist als schwer abbaubarer Ruheschmerz auf, suggerieren sogar infarktähnliche Schmerzen, teilweise Atemnot und lassen sich z. B. mit regelmäßigen Bewegungspausen (aufrichtende Schultergürtelbewegungen mit Kopf- und Kieferspielereien) oder sauber ausgeführtem Nordic Walking/Walking (gute, wechselnde Bewegungsführung aus dem Schultergürtel) sehr gut vermeiden.

Das anfallartige Engegefühl und/oder Brennen im Brustkorb (Angina Pectoris) tritt meist zu Beginn einer stärkeren Belastung, als Vorbote eines Herzinfarktes, auf. Es gilt als Hauptsymptom der durch Arterienverkalkung hervorgerufenen Koronaren Herzkrankheit (KHK). Luftnot allein kann bei einigen Patienten bereits Ausdruck einer Durchblutungsstörung der Herzkranzgefäße sein.

Da diese Symptome unter sportlicher Belastung oft verkannt werden, sollten wir unsere Kunden aufmerksam beobachten und wachsam und reaktionsfreudig bleiben. Pauschal fünf Minuten abwarten halte ich hierbei nicht für günstig, denn zur Wartezeit addiert sich die Anfahrtszeit des Notarztes.

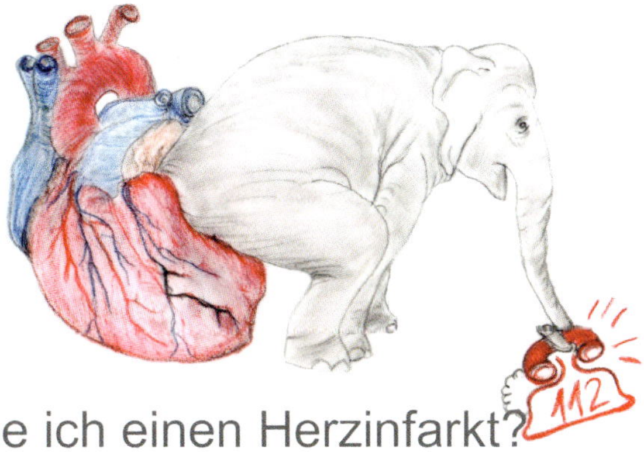

Woran erkenne ich einen Herzinfarkt?

Erste Anzeichen sind **starke Schmerzen in der Brust mit einer Dauer von mindestens fünf Minuten.**

Sie können als stark brennend empfunden werden. Meist treten sie im Brustkorb auf, häufig ausschließlich mittig hinter dem Brustbein. Die Schmerzen können aber auch in anderen Körperregionen auftreten, wie in den Armen, im Oberbauch, zwischen den Schulterblättern, im Rücken, im Hals und im Kiefer.

Darüber hinaus können folgende Symptome auf einen Myokardinfarkt hinweisen:

- Extremes Engegefühl in der Brust, Arm, Kiefer oder Oberbauch
- Druck/Einschnürungsgefühl im Herzbereich: „Elefant auf der Brust“
- Angstschweiß
- Kalte, fahle Haut
- Schneller Puls
- Herzklopfen oder -stolpern
- Kurzatmigkeit oder Atemnot
- Sog. „Vernichtungsgefühl“ (Todesangst)

Sollten genannte Symptome auftreten, muss sofort ein Notarzt kontaktiert werden.

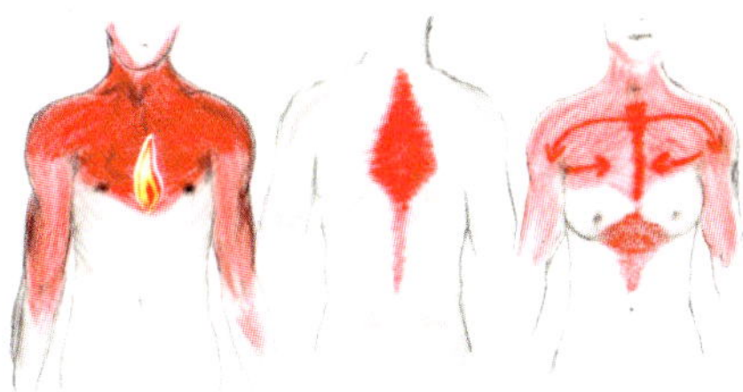

Es besteht Lebensgefahr!

Ein Herzinfarkt kann mit weiteren, auf den ersten Blick eher untypischen Symptomen einhergehen. Besonders bei Frauen treten oftmals diese weiteren möglichen Symptome auf:

- Übelkeit
- Erbrechen
- Atemnot
- Müdigkeit und Schwäche

Übrigens: Männer erleiden häufiger und in jüngerem Alter einen Herzinfarkt als Frauen. Allerdings sterben Frauen häufiger daran. Das liegt vor allem daran, dass bei ihnen öfter die untypischen Symptome auftreten, diese jedoch nicht direkt als Anzeichen für einen Herzinfarkt gehalten werden. Deshalb gilt auch beim Auftreten untypischer Symptome: schnell reagieren und einen Arzt kontaktieren, sollten keine offensichtlichen Auslöser erkennbar sein.

3.8. Herzinfarkt: Infos unter www.herzfitmacher.org und www.herzstiftung.de

Eine ausführliche Anamnese, regelmäßiges Blutdruckmessen und eine herzfrequenzorientierte Trainingskontrolle sind wirklich hilfreich und sollten Standard sein. Unregelmäßigkeiten können so frühzeitig wahrgenommen werden.

Training

GANZHEITLICHES SCHULTERTRAINING – All die gerade beschriebenen Muskeln und ihre Faszien benötigen moderates und funktionelles Training. Auf dieser Grundlage basieren folgende Tipps:

- den Kopf als ein zu bewegendes Element miteinbeziehen
- Variationen der Handspannungen und Drehungen des Unterarms einsetzen
- die Ansteuerung des Schulterblatts isoliert erlernen
- den Rumpf integrieren (lange myofasziale Ketten)
- sämtliche Möglichkeiten der Reizsetzung ausschöpfen (Druck, Zug, Temperatur, Unterdruck, Vibration, Wasser, Elektrostimulation ...)
- Überreizungen vermeiden (linearer Aufbau mit ausreichender Regeneration)
- Alltagsfallen (Fehlhaltungen, Bewegungsmonotonie ...) aufspüren und abbauen
- die Schwerkraft bzw. Kraftzüge durch Hilfsmittel optimal nutzen (Line of pull) – durch Dehnung in die Schwerkraft bzw. Kraft gegen die Schwerkraft

LINE OF PULL: Der Weg des optimalen Zuges ergibt sich stets durch die funktionelle Muskelfaserrichtung in optimaler Linie zur Krafteinwirkung. Hierbei sollte die Schwerkraft mit in den Bezug des jeweiligen Hilfsmittels gesetzt werden.

Hoffentlich konnte ich Euch mit diesen Zeilen einige Wissensschubladen zum Schulterblatt öffnen oder diese sogar füllen. Um die Schulter nun auch von den Armen her zu beleuchten, starten wir im nächsten Kapitel mit der Oberarmmuskulatur.

ÜBUNGEN zu diesem Thema findet Ihr auf den Seiten 207-223.

4. DIE MUSKULATUR DER OBERARME

Armbeuger – M. biceps brachii & Co.

Der Umfang des Oberarms wird im Bodybuilding gern als Maßeinheit für Stärke genutzt. Wie dick ist der Bizeps, ist dann die Frage. In einem gesunden Erwachsenen misst der Armbeuger um die 10 cm Durchmesser, je nach Trainingsstand. Unterforderung kann man so tatsächlich auch gut erkennen. Der Durchmesser fällt hier häufig auf 1-2 cm. Das ist ein erschreckendes Ergebnis, das wir weitmöglichst herauszögern sollten. Was die armbeugende Muskulatur ausmacht und warum das funktionelle Training für diese Muskelgruppe für jeden Menschen wichtig ist, möchte ich Euch hier ausführen.

Anatomie

Der allgemein nur »Bizeps« genannte Oberarmmuskel hat nicht nur optische Vorteile zu bieten. Um seine Funktion zu verstehen, beginnen wir mit seiner Anatomie. Vielleicht ist es ganz sinnvoll, gleich vorneweg zu erwähnen, dass es auch im Arm Septen gibt, bindegewebige Schichten, die die Muskellogen bilden. Diese Logen oder Fächer beinhalten, gut sortiert, unsere Armmuskeln.

M. biceps brachii

Wie der Name (bi = zwei) verrät, besitzt der »zweiköpfige Oberarmmuskel« zwei Muskelköpfe (Caput). Der kurze Kopf (Caput breve) entspringt dem Rabenschnabelfortsatz (Proc. coracoideus), einem knöchernen Vorsprung am Schulterblatt. Ihr könnt diesen Knochen gut ertasten, wenn Ihr mit der Hand die Schulter umfasst und den Daumen mit etwas Druck durch eine »Mulde« in Richtung vorderes Schlüsselbein schiebt. Die Begrenzung dieser Mulde ist der Rabenschnabelfortsatz. Von hier zieht der kurze Bizepskopf, den Hakenarmmuskel (M. coracobrachialis) bedeckend, zum Unterarm. Auf seinem Weg gesellt sich, etwa mittig des Oberarms, der lange Kopf (Caput longum) dazu. Dieser entspringt oberhalb der Schultergelenkspfanne (Tuberculum supraglenoidale). Seine Ursprungssehne zieht über den Oberarmkopf in einer Art Rinne (Sulcus intertubercularis humeri) zum gemeinsamen Ansatz an einer knöchernen Aufrauhung des Unterarms, genauer gesagt, der Speiche (Tuberositas radii). Dies ist jedoch nicht der einzige Ansatz. Besonders für die weiterführende Kraftübertragung ist der Ansatz über die Aponeurose (Aponeurosis musculi bicipitalis brachii oder veraltet auch Lacertus fibrosus) zur Unterarmfaszie (Fascia antebrachii) nennenswert. Dieser Ansatzpunkt des M. biceps brachii zieht über die Schlagader (Arteria brachialis), den runden Einwärtsdreher des Ellenbogens (M. pronator teres) und einen elementaren, armversorgenden Nerv (Nervus medianus). Dieser Nerv (gelber Pfeil, Abb. 4.1.) lässt sich bis zum Spinalnerv im Übergang der Hals- und Brustwirbelsäule (HWK 6 – BWK 1) zurückverfolgen. Er ist für die motorische Innervation fast aller Flexoren vom Unterarm bis zu den Fingern zuständig und sorgt u. a. für das Ballen der Faust.

M. brachialis

Kommen wir zum engen Partner des Armbeugers: Der M. brachialis gehört ebenfalls zur Gruppe der Armbeuger. Er entspringt direkt neben dem Ansatz des bereits erwähnten M. coracobrachialis aus der vorderen Mitte des Oberarmknochens (Humerus) und der bindegewebigen Trennschicht des Oberarms (Septa intermuscularia mediale + laterale). Seinem Verlauf folgend zieht er als eingelenkiger Muskel unter dem Bizeps entlang über den Ellenbogen. Seine Ansatzsehnen winden sich teilweise in diese Gelenkkapsel, hauptsächlich verankern sie sich jedoch an der Elle (Ulna – Tuberositas ulnae + Proc. coronoideus ulnae).

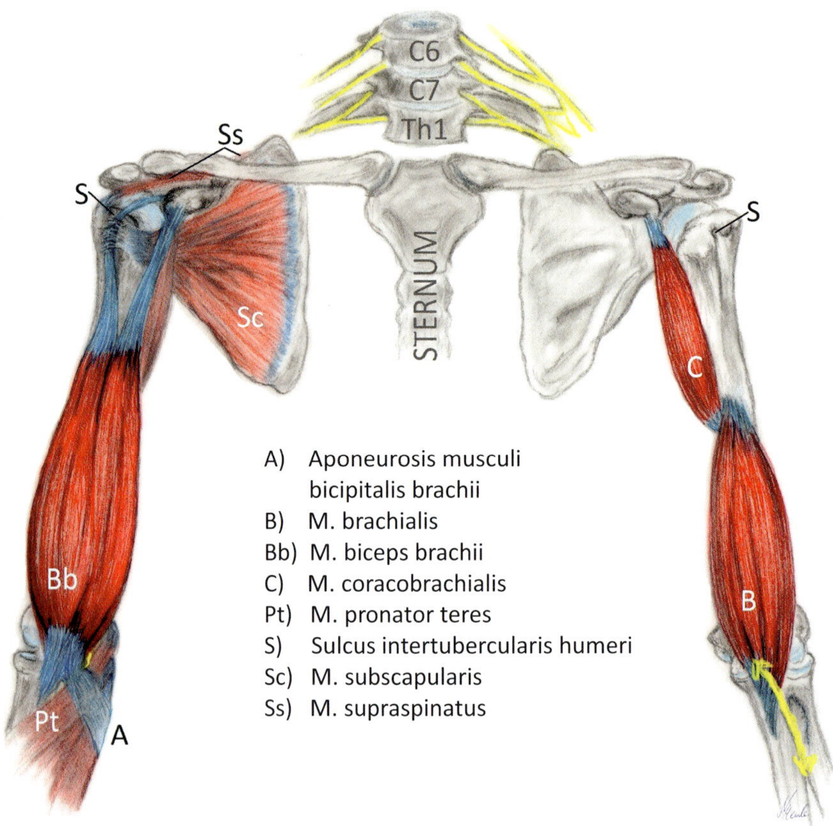

4.1. Oberarmansicht vorn

Merkhilfe:

Speiche	**Radius = Daumenseite**	**→**	**kein »L« enthalten.**
Elle	**Ulna = Kleinfingerseite**	**→**	**»L« enthalten.**

Funktionen

Was tun nun die Armbeuger? Genau, sie erwirken gemeinsam eine Beugung im Ellenbogengelenk (Flexion). Auch das nach vorn Heben des Arms (Anteversion), die Stabilisierung des Oberarms im Schultergelenk gehören dazu. Als Synergist unterstützt der kurze Kopf die Brustmuskulatur, denn gemeinsam erwirken sie die Armadduktion auf Schulterhöhe (Transversalebene). Der M. coracobrachialis steht dem kurzen Kopf übrigens bei all seinen Funktionen zur Seite. Zurück zum Bizeps: Der lange Kopf wirkt unterstützend auf das seitliche Armheben (Abduktion) bei auswärtsgedrehtem Arm. Er übernimmt zusätzlich eine armzentrierende Funktion im Schultergelenk. Ich konnte während einer Fortbildung in der Charité sehr deutlich erkennen, wie die aktivierte lange Bizepssehne den Oberarmkopf in Richtung Gelenkpfanne zieht. Das Schema ähnelt einem Flaschenzug. So verhindert die Sehne das Absacken (Kaudalgleiten) des Oberarms beim Tragen von Gegenständen (Traktion). Nehmen wir die eingangs erwähnte Umfangmessung von Kraftsportlern unter die Lupe, zeigt sich die Supinationsfunktion des Unterarms, die der M. biceps brachii vor allem bei gebeugtem Ellenbogen durchführt. Denn der Muskelbauch ist erst richtig gut zu erkennen, wenn der Unterarm den Daumen während der Armbeugung auswärts dreht. Genau so findet eine optimale Kraftentwicklung statt. Dreht sich der Unterarm in die Gegenrichtung, wickelt sich die Ansatzsehne des M. biceps brachii um die Elle und die Kraftentwicklung verebbt.

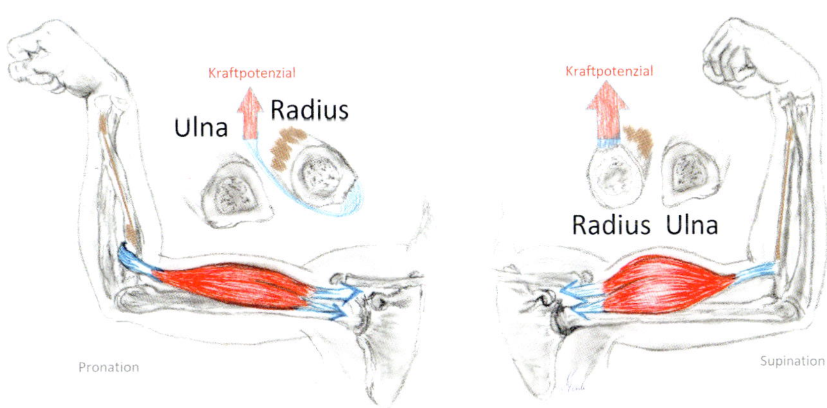

4.2. Pronation und Supination M. biceps brachii

Faszien

Hier möchte ich die Vernetzung der Armfaszie (Fascia brachii) hervorheben. Sie verläuft um den gesamten Oberarm und geht am Ellenbogen in die Unterarmfaszie (Fascia antebrachii) über, die sich weiter in die Hand- und Fingerfaszien verbindet. Zur Schulter hinauf gibt es eine Vielzahl weiterer Vernetzungen. So setzt sie eigentlich die Faszie des M. deltoideus fort und verbindet sich mit der Achselfaszie (Fascia axillaris) sowie mit den Muskelfaszien des großen Brustmuskels und breiten Rückenmuskels (Mm. pectoralis major und latissimus dorsi).

Eine kleine Drehung oder Bewegung der Finger oder Vorspannung des Brustmuskels kann, nicht nur auf Grund der nervalen Ansteuerung, große Effekte (z. B. höhere Widerstandsleistung) haben. Die sich ändernde myofasziale Spannung löst diese aus.

Problematik

Nun gibt es gerade im Bereich der Ursprungsehnen des Bizeps erwähnenswerte Problematiken. Unfunktionelle, meist innenrotierte Arbeitshaltungen, schlechte Muskelansteuerung oder einseitige Belastungen führen im Bereich der Sehnen zu strukturellen Veränderungen. Daraus resultieren häufig anhaltende, schmerzhafte Reizungen (Tendinose) und Entzündungen der Sehnen (Tendinitis) oder Sehnenscheiden (Tendovaginitis), bei andauernder Überlastung sogar Risse (Ruptur). Die Sehne des langen Kopfes verläuft in einer Sehnenscheide in der bereits erwähnten Rinne. Damit dieser Verlauf geschützt bleibt, finden sich hier fasziale Verbindungen, u. a. enge Partnerschaften zu den Schultermuskeln (Mm. subscapularis + supraspinatus). Das ist noch lange nicht alles, es hilft aber der Erkenntnis, dass falsch dosierte Reibung, Zug- oder Drucklast hier viel Unheil anrichten können. So entstehen Schulterschmerzen, die evtl. dem Bizeps zuzuschreiben sind (Bizepssehnensyndrom). Sie äußern sich eher oberflächlich, stören aber nicht durch Nachtschmerz und verebben beim »Schürzengriff« (Arme hinter dem Rücken). Unter Last wird ein Kraftverlust bei der Armbeugung deutlich. Im Bereich der Ansatzsehnen tritt ein weiteres Problem auf, das Phänomen des »Tennis- oder Golferarms« (Epicondylitis humeri lateralis bzw. medialis). Ich denke, wir alle kennen jemanden, der sich lange mit gemeinen Schmerzen im Bereich des inneren bzw. äußeren Ellenbogens plagt. Auslösemechanismen werden hier eher dem Unterarm zugeschrieben, und doch trägt oft eine Dysfunktion der myofaszialen Partner die Mitschuld. Feste, unbewegliche Strukturen irritieren u.a. den o.g. Nervus medianus (entspringt aus dem Plexus brachialis). Ist er in Mitleidenschaft gezogen, wird das Ballen der Hand zur Qual. Zieht, um das nachvollziehen zu können, mal einen festen, eher kleinen Gummihandschuh an, gern über den Ärmel eines enges Langarmshirts. Dann probiert verschiedene Bewegungen aus. Viele meiner Kunden kämpften lange lokal gegen die Schmerzen, doch der langfristige Erfolg stellte sich erst nach Einbeziehung eines funktionellen Trainings für den gesamten Arm- sowie Schulter-Nackenbereich ein. Der Fokus lag dabei auf aufrichtenden Bewegungen. Sofortige Entspannung finden die schmerzenden Strukturen in beiden Bereichen (Ursprung- und Ansatzsehnen) u.a. durch Traktion.

Häufige Schulter- und Armschmerzen lassen sich übrigens bei jedem Gang durch eine Tür selbst behandeln. Einfach mal den Arm am Türrahmen blockieren und mit dem eigenen Körpergewicht gegenlehnen, aufdehnen und unter Druck die Strukturen bewegen. Dauert nur 1-2 Minuten und hilft dem Arm, dem kleinen Brustmuskel und sogar dem Kopfwender.

So haben wir die Beugemuskeln der »Vorderbeine« beleuchtet und brauchen natürlich den Antagonisten hierzu, denn auch dieser fördert den Umfang der Oberarme.

ÜBUNGEN zu diesem Thema findet Ihr auf den Seiten 224-231.

Armstrecker – M. triceps brachii & Co.

Wenn man »Trizeps« hört oder liest, ist eigentlich immer vom M. triceps brachii die Rede. Der Armstrecker trägt dieses Privileg, solange ich denken kann. Es gibt zwar weitere dreiköpfige Muskelpartner, die jedoch aus eigenständigen Einzelmuskeln gebildet werden (Wadenmuskel/M. triceps surae). So dürfen wir den Armstrecker auch mit gutem Gewissen als »den wahren Trizeps« betrachten.

Anatomie

Der dreiköpfige Armmuskel überspannt den hinteren Oberarm. Er hat, wie der Namensteil »tri« verrät, drei Köpfe (Caput). Der lange Kopf (Caput longum) entspringt einem Knochenhöcker am äußeren Schulterblattrand (Tuberculum infraglenoidale der Scapula) und wirkt auf zwei Gelenke (Schulter- und Ellenbogengelenk) kraftübertragend. Die zwei kurzen Köpfe ziehen von der Rückseite des Oberarmknochens, etwas versetzt in der Höhe, zum gemeinsamen Muskelansatz. Der seitliche Muskelkopf (Caput laterale) hat seinen Ursprung am oberen, seitlichen Schaft (Margo lateralis), der mittlere, kurze Kopf (Caput mediale) weiter unten (distal) und mittig (Margo medialis). Der mediale Kopf (Caput mediale) wird von seinen Partnern nahezu gänzlich überdeckt. Er fügt sich mit seinem eher breiten, flachen Muskelbauch erst knapp über dem Ellenbogen in die gemeinsame Ansatzsehne ein. Sie verankert den Muskel an einem hakenähnlichen Knochenvorsprung der Elle (Olecranon ulnae). Weitere Ansatzfasern strahlen in die hintere Wand der Gelenkkapsel des dreigelenkigen Ellenbogens ein. Der Knochenhaken (Olecranon ulnae) ist als Ellenbogenspitze deutlich zu erkennen. Einige von Euch werden schmerzlich an diese Region erinnert, denn bei zu einseitiger und üppiger Reibung reagiert der hier vorhandene Schleimbeutel (Bursa olecrani) mit Reizung oder sehr schmerzhafter und langwieriger

Entzündung. Wie auch seine Kollegen, sorgt der Schleimbeutel für eine einwandfreie Verschiebbarkeit und Pufferung der einzelnen Strukturen gegeneinander.

M. anconeus

Der Ellenbogenhöckermuskel (M. anconeus) übernimmt die Aufgabe der Gelenkkapselspannung im Ellenbogen. Er verläuft von einer Knochenvorwölbung des seitlichen Oberarms (Epicondylus lateralis humeri) und einem derben Band (Lig. collaterale ulnare) zum bereits erwähnten Olecranon ulnae und zieht, mit einigen Faseranteilen, in die Gelenkkapsel des Ellenbogens hinein. So verhindert er, dass Kapselgewebe bei Gelenksbewegungen eingeklemmt wird.

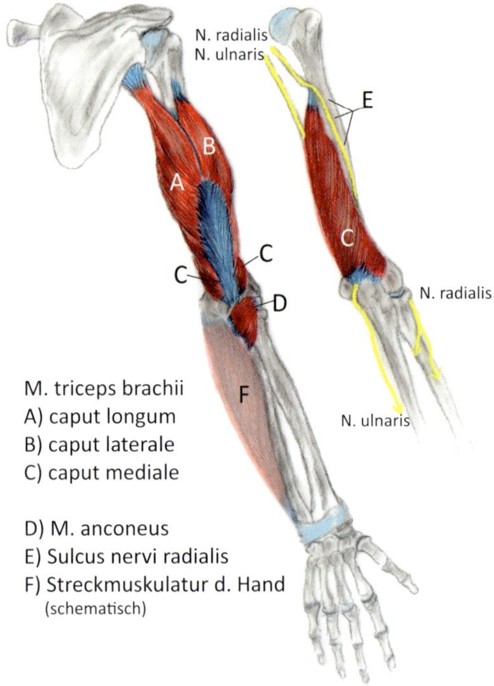

4.3. Oberarmansicht hinten

Funktion

Die gemeinsame Aufgabe aller Trizepsköpfe und des M. anconeus liegt in der Streckung des Ellenbogengelenks (Extension). Der lange Kopf (Caput longum) erwirkt zusätzlich das Heranführen des Arms im Schultergelenk (Adduktion) bei gebeugtem Arm sowie eine Armrückführung (Retroversion). Fallen Euch enge Partner (Synergisten) dieses Muskels ein? Einer ist der hintere Deltamuskel, weitere werden wir noch kennenlernen. Es sind die Mm. latissimus dorsi und teres major, die diese Funktion mit dem Trizeps gemeinsam ausführen.

Faszien

Beleuchten wir das Zusammenspiel der Muskeln und ihrer faszialen Strukturen ein wenig näher. Eine kurze Wiederholung: »Myofaszien« bedeutet übersetzt: Den Muskel (myo) und seine bindegewebigen Strukturen (Faszien/fascia) betreffend. Wir wissen, sie liegen nicht nur im Muskel selbst (Muskelhülle/Epimysium, Muskelfaserhülle/Endomysium ...), sondern auch in den direkten Verbindungen zu Nachbarstrukturen. Warum sollten beispielsweise die Schulterblätter gesenkt werden, um den Trizeps mehr zu fordern?

Ganz einfach:

Eine optimierte Spannung der lokalen und globalen Myofaszien wirkt sich positiv auf die Bewegungsqualität aus.

Hier bestehen enge Verbindungen, die sich durch Fasern z. B. aus dem breiten Rückenmuskel (M. latissimus dorsi) ergeben. Weitere Fasern verstärken die Armfaszie (Fascia brachii) und beeinflussen die Funktion u.a. der Mm. biceps brachii, triceps brachii und teres major maßgeblich. Auch die Verbindung des Trizeps zu den Rotatoren Mm. teres minor und infraspinatus werden u.a. von Stecco und Myers beschrieben. Soviel zur Schulterregion, vom kleinen Finger führt es den »ellenseitigen Handstrecker« (M. extensor carpi ulnaris) und andere Handgelenksstrecker zur Ansatzstelle des M. triceps brachii. Bewegen wir den kleinen Finger, wird dies impulsgebend und auch mechanisch an diese myofaszialen Partner weitergegeben. So ist es nicht verwunderlich, dass das Schulterblatt und die Hand-/Fingerstellung eine wichtige Rolle bei der guten Ansteuerung und Spannung des Armstreckers spielen.

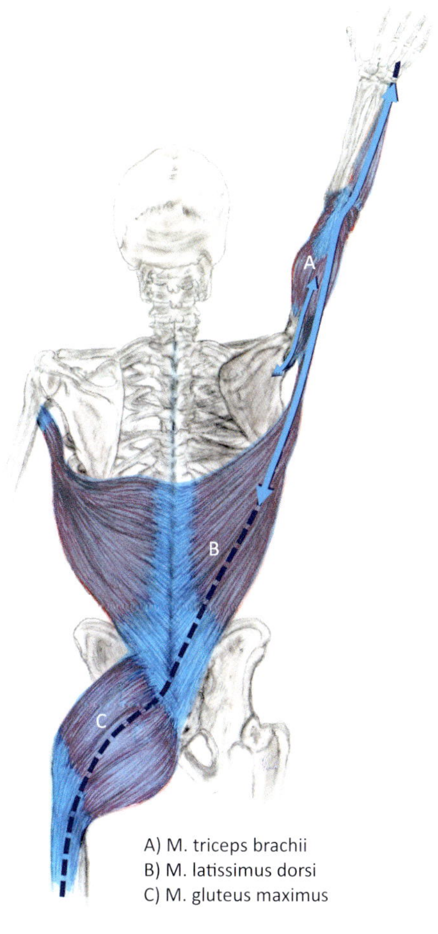

4.4. Kraftübertragung M. triceps brachii

Problematik

Das Schmerzprozedere um den Ellenbogen ist weitläufig bekannt und wurde im vorangegangenen Kapitel bereits erwähnt: Epicondylitis, genaugenommen Epicondylopathie humeri radialis bzw. ulnaris, der Tennisarm oder Golferarm. Wer ihn einmal hat, wird ihn nur schwer wieder los. Im Verständnis mit den Myofaszien wird hier noch einmal sehr deutlich, dass diese Reizungen mit erweitertem Blickwinkel betrachtet werden müssen. Noch ein Tatbestand spricht für mehr Weitsicht in der Ursachenforschung und einer funktionellen Wiederherstellung bei Ellenbogenschmerzen: Unter dem M. triceps brachii verläuft der Radialisnerv direkt auf dem Knochen (Sulcus nervi radialis) in Richtung Ellenbogen. Zu feste Muskelspannung oder lange harte Lagerung kann hier zu Irritationen führen oder das funktionelle Gleiten des Nervenstranges und seiner Hülle (Epineurum) beeinträchtigen. Großzügig durchgeführte Bewegungsabläufe ermöglichen die gesunde, gleitende Geschmeidigkeit der Muskeln, Nerven und der Faszien.

Im Körper verlaufen die meisten wichtigen Versorgungsgefäße und Nervenbahnen an der Innenseite der Extremitäten. Ein kluger Schutz unseres Systems!

Egal wie geschützt diese Gefäße gegen äußere Einflüsse zu sein scheinen, die Einbettung sollte in einem guten Polster aus geschmeidigen Gewebestrukturen liegen. Wir können es mit streckenden und rotierenden Bewegungen bis in die Fingerspitzen geschmeidig erhalten.

Training

Da sich die Partner im rückwärtigen (dorsalen) Körper befinden, wäre eine perfekte, vorgedehnte Ausgangsposition der Ausfallschritt (gegenüberliegender Fuß vorn stehend) mit vorgespannter großer Rückenfaszie (Fascia thoracolumbalis) und Ellenbogenausrichtung in Richtung Decke (höchster Punkt!). Senkt sich nun noch das Schulterblatt Richtung Becken (Depression und Adduktion), spannt sich das bindegewebige Netz zusätzlich.

Tatsächlich lässt sich die Aktivierung der armstreckenden Muskulatur mit dem kleinen Finger fördern. Probiert es mal aus. Legt den Unterarm mit flacher Hand auf den Tisch und hebt wechselnd die Finger. Ihr werdet eine deutlich vermehrte Aktivierung der Armrückseite spüren, wenn sich der kleine Finger hebt. Das liegt sicherlich an Kettenreaktionen, die durch Rezeptoren mit der gleichen Nervenversorgung (z. B. Nervus radialis, Nervus ulnaris) ausgelöst werden, jedoch konnten auch enge kraftübertragende Faserverbindungen (myofasziale Sequenzen/Leitbahnen) nachgewiesen werden.

Für die optimale Dehnung wäre es gut,

- eine mehrgelenkige Dehnung anzustreben,
- in Richtung Schwerkraft zu arbeiten,
- mit verschiedenen Hand- und Schulterbewegungen zu kombinieren,
- die innere Spannung (tensegrale Spannung) zu aktivieren,
- bei Zusatztools die Zugrichtung zu optimieren.

Diese Aufzählung tut natürlich nicht nur dem Trizeps gut. Die Wirkung lässt sich aber gerade hier sehr deutlich spüren.

Winkearm

Gerade Frauen haben oft ein Problem mit dem Oberarm: Er wird mit zunehmendem Alter »wabbelig« und sieht schnell unschön aus. Durch eine vermehrte Fetteinlagerung im Bereich des hinteren Oberarms und ein zunehmend erschlaffendes Gewebe fällt es dem weiblichen Geschlecht deutlich schwerer, eine straffe Armoptik zu erhalten. Wie schön wäre ein Arm, der beim Winken ohne Nachschwingen die Verabschiedungen ausklingen lässt! Wer dies erreichen möchte, sollte rechtzeitig beginnen, die gesamte Armmuskulatur zu trainieren und den Fettanteil im Körper auf ein gesundes Maß zu reduzieren: Hier angelegte Polster straffen zwar erst einmal, später jedoch fallen sie, als Gewebelast, der Schwerkraft zum Opfer. Auch der Wasserhaushalt, Lifestyle und die Genetik spielen natürlich eine große Rolle.

ÜBUNGEN zu diesem Thema findet Ihr auf den Seiten 232-236.

5. DIE BRUSTMUSKULATUR

Der große Brustmuskel (M. pectoralis major) gehört zum Club der präsenten und gern trainierten Muskeln. Was er und sein Nachbar, der M. pectoralis minor, gemein haben, was sie unterscheidet und welche Eigenschaften ihnen zugeschrieben werden, erfahrt Ihr in diesem Kapitel.

Anatomie

Die Namensgebung »Pectoralis« lässt auf enge gemeinschaftliche Funktionen schließen, die jedoch auf die Mm. pectoralis major und minor nicht gänzlich zutreffen. Grundlage für die Namensgebung (lateinisch pectus = Brust) scheint hier die Lokalisation der Muskeln zu sein. Schauen wir uns das einmal genauer an.

Großer Brustmuskel – M. pectoralis major

Der große Brustmuskel entspringt mehreren Orten. Am unteren Rand des Schlüsselbeins (Pars clavicularis) an der medialen Hälfte, also von der Körpermitte nach außen. Weitere Ursprünge liegen einfach ausgedrückt am Brustbein und den Knorpeln der 2.-7. Rippe (Pars sternocostalis). Betrachtet man diesen Anteil der Ursprünge genau, zeigen sich sehr faserige Verflechtungen dieser Ursprungssehnen mit den stabilisierenden Bändern der Rippenknorpel (sternocostale Ligamente), die in die Knochenhaut des Brustbeins einstrahlen. Diese Struktur wird als »Membrana sterni« beschrieben und so häufig als Ursprungsort des Pectoralis major benannt. Sie kreuzt und verzweigt sich teilweise gemeinsam mit der Pectoralisfaszie zur Gegenseite (Abb. 5.1. und 5.3.). Ein weiterer Ursprungsort (Pars abdominalis) am vorderen Blatt der Rektusscheide verzweigt sich hier in die Aponeurose der Bauchmuskeln und zeigt, wie komplex die körperinternen Zusammenhänge aufgebaut sind.

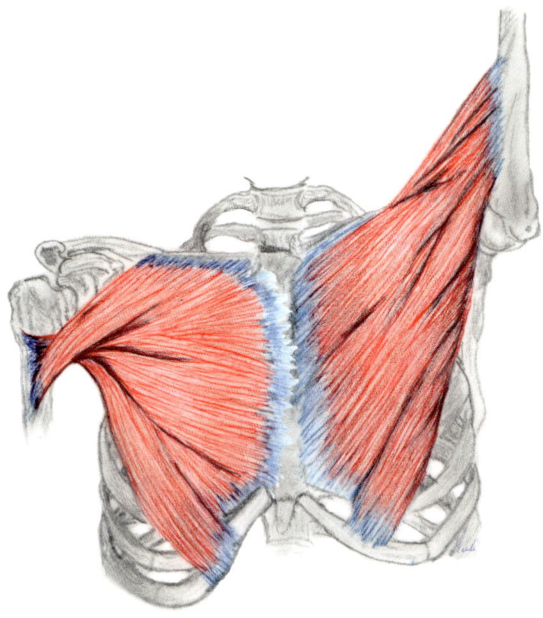

5.1. M. pectoralis major mit Verlaufsschema

Nicht weniger spannend verhält es sich mit seinen Ansätzen. Der große Brustmuskel »faltet« bzw. überschlägt sich bei herunterhängendem Arm (Abb. 5.1.) und setzt mit seiner Sehne am seitlichen Rand des Oberarmknochens (Crista tuberculi majoris humeri) an, wo diese sich in Teilen in die Oberarmfaszie (Fascia brachii) vernetzt.

Kleiner Brustmuskel – M. pectoralis minor

Der kleine Brustmuskel liegt unter dem großen Brustmuskel und wird von der tiefen Brustfaszie (Fascia clavipectoralis) umgeben. Von seinen Ursprüngen an der 3.-5. Rippe (je nach Literatur etwas abweichend) und den Aponeurosen der Zwischenrippenmuskeln (Mm. intercostales) verläuft dieser eher dünne Muskel zu seinem Ansatz am mittleren Rand des Rabenschnabelfortsatzes (Proc. coracoideus). Diese Ansatzregion teilt er sich mit den Sehnen des Hakenarmmuskels (M. coracobrachialis) und dem langen Kopf des zweiköpfigen Armbeugers (M. bicpes brachii). Auch der Minor hegt eine entsprechend enge bindegewebige Vernetzung in den Arm. Gut zu wissen ist, dass unter dem kleinen Brustmuskel armversorgende Gefäße und Nervenfasern verlaufen. Bei unfunktional trainiertem Muskel wird dieses neurovaskuläre System häufig stark in Mitleidenschaft gezogen und als Auslösemechanismus für verschiedene Arm- und Schulterbeschwerden genannt.

Faszien

Hier können wir uns einmal die tiefe Brustfaszie (Fascia clavipectoralis) genauer ansehen. Sie begrenzt die Brustwand zur Achselhöhle und kann als eine Art »Faktor X« für gesunde Bewegungen im Schulterblatt gesehen werden. In ihr können Verbindungen in die Faszien aller Schulterblattakteure nachgewiesen werden.

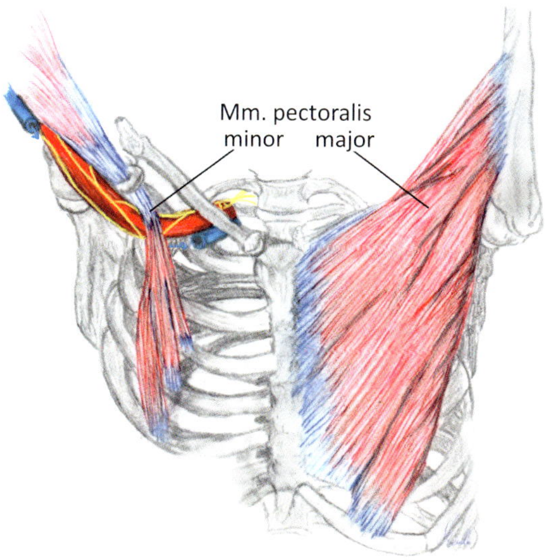

5.2. *Empfindlicher Verlauf am M. pectoralis minor*

Dysfunktionen, die durch Überbelastung (z. B. Krafttraining, lange Haltebelastung der Arme, akute Stürze ...) oder Fehlhaltungen (stark innenrotiert z. B. Arbeitshaltung am PC oder Depressionen) hervorgerufen werden, führen zu Verdichtungen vorrangig im faserigen Bindegewebe der Brust- und Schulterregion.

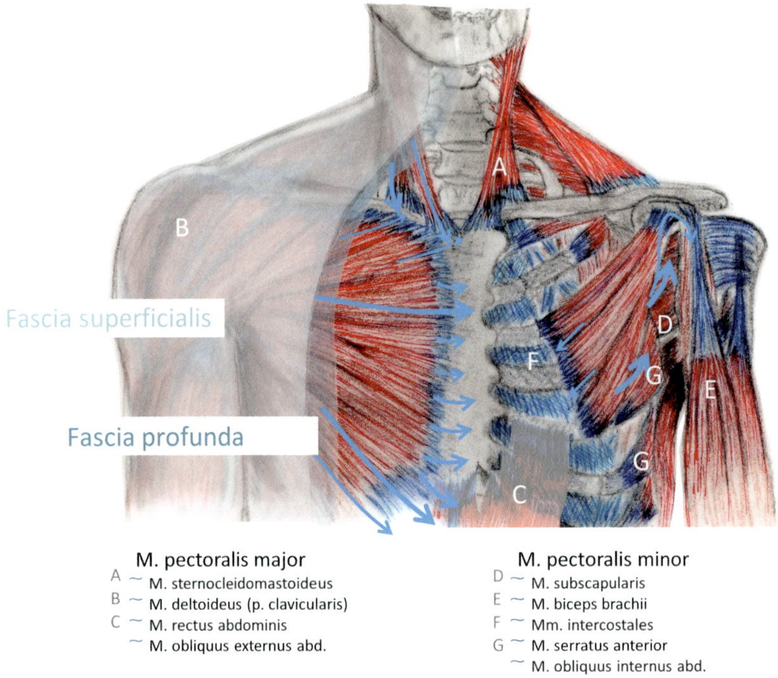

5.3. Myofasziale Kraftweiterleitung Mm. pectoralis

Funktionen

Der M. pectoralis minor verbindet den Schultergürtel mit dem Rumpf und ermöglicht neben der Schultergürtelsenkung auch die Stabilisation des Schulterblatts (Scapula) bei Armstützbewegungen nach unten (Dips, Holzhacken, Stütz ...). Durch eine »Kippfunktion« bewegt er die Scapula kippend nach vorn, wodurch sich diese untere Spitze vom Körper abhebt. Ist diese Schulterblattspitze dauerhaft abgehoben, kann das auf ein verdichtetes System um den Minor hinweisen. Bei fixierten Armen (z. B. abgestützt) dienen die Mm. pectoralis als Hilfsmuskel bei der Einatmung (Inspiration).

Der M. pectoralis major bewegt den Arm im Schultergelenk. Seine Aktion bewirkt eine Innenrotation mit dem Heranführen (Adduktion) und Nachvornheben (Anteversion) des Arms. Durch die komplexen myofaszialen Verbindungen der Mm. pectoralis ergibt sich eine koordinative Funktion, die eine synchronisierte beidseitige Kontraktion und Kraftentwicklung unterstützt.

Der M. pectoralis major entfaltet seine Fläche erst bei auswärtsgedrehtem, gehobenem Arm. Diese Eigenheit sollte bei einer effektiven Dehnung oder einer funktionellen Kräftigung Beachtung finden.

Dysfunktion

Gerade in dieser Muskulatur finden sich häufig Dysfunktionen, die zu starken Schmerzen und Verspannungen führen können. Diese Schmerzen treten im Bereich des Brustkorbs, der Arme bis in die Finger auf. Bei einem chronischen »Golferarm« kann durchaus der M. pectoralis minor beteiligt und Auslöser sein. Durch die Fähigkeit zum Ruheschmerz sorgt der Major nicht selten für quälende Schlafstörungen. Über die Nähe zum Herz-Kreislauf-System können diese Muskeln Symptome vortäuschen, die auch bei Herz- und Lungenkrankheiten auftreten. Sucht bei Symptomen dieser Art (siehe S. 55) immer und umgehend medizinische Hilfe!

Training

Exkurs: Bei Patienten mit einem Portkatheter (dauerhafter Venenzugang im Unterhautgewebe) und/oder nach einer Brust-OP sollte im Training die Druck- und Zugbelastung individuell angepasst werden. Nach einer Brustkrebs-OP empfiehlt sich ein lymphflussförderndes Bewegungskonzept mit Langzeitziel der absoluten ROM (Range of motion) im Schultergelenk. Zum Beispiel ein lineares, progressiv gesteuertes Intervalltraining zwischen Stütz- und Dehnungsübungen in Kombination mit schultergelenkbewegendem Ausdauertraining. Diese Abläufe erschaffen nicht nur eine geschmeidige Narbenregulation, sondern auch Vertrauen in den eigenen Körper.

Auch für den gesunden Kunden ist es nützlich,

- die Dehnung für den Brustkorb faszienorientiert zu fördern,
- die funktionale Aktivität in vollem Bewegungsumfang (ROM) zu nutzen,
- das Umpositionieren der Griff-Handhaltung zu beachten. Es ändert den Faserverlauf,
- die Verbindung zu den Partnerstrukturen zu aktivieren. Schultergürtelausrichten und bauchumspannende Muskulatur (Korsett-/Corespannung) aktivieren.

Ein gutes Brusttraining erhöht nicht nur die Alltagsqualität, es fördert tatsächlich unsere aufrechte Körperposition. Presst einmal kurz die Oberarme seitlich an den Brustkorb und Ihr versteht, was ich meine. Es sind eher die übermäßigen, einseitigen Krafttrainingseinheiten, die eine leicht buckelige Körperhaltung begünstigen. Also habt bitte keine Angst vor der Arbeit mit der Brustmuskulatur!

ÜBUNGEN zu diesem Thema findet Ihr auf den Seiten 237-241.

6. DIE ATEMMUSKELN

Zwerchfell – Diaphragma

»Take a deep breath« kann ich nur sagen, und dann starten wir in ein wirklich spannendes Körpersystem. Einen Muskel, der uns die Möglichkeit gibt, Luft in unsere Lungen strömen zu lassen, der gerne mal »stolpert« und uns durch Fehlkontraktionen den bekannten Schluckauf beschert. Der Muskel, der in vielen Theorien um das Phänomen der »Seitenstiche« genannt wird. Er verdient das Prädikat »phänomenal«, schaut selbst.

Anatomie

Tatsächlich ist Zwerchfell, oder Diaphragma, die richtige und auch in der Medizin verwendete Bezeichnung. Der allgemeine Begriff »Diaphragma« definiert zwar eine durchlässige Scheidewand, die im Körper durchaus häufiger vorkommt, doch darf das Zwerchfell einfach und solo Diaphragma genannt werden. Seine drei Ursprünge führen aus verschiedenen Regionen rund um den Rumpf in eine gemeinsame, stark verflochtene Sehnenplatte (Centrum tendineum). Hierher zieht, vom inneren Brustbein (Schwertfortsatz/Processus xiphoideus sterni) kommend, der kleinste Zwerchfellabschnitt – Brustbeinteil (Diaphragma pars sternalis). Der Rippenteil (Diaphragma pars costalis) entspringt dem innenliegenden Rippenknorpel der 7.-12. Rippen und deren struktureller Umgebung. Er »verzahnt« sich direkt mit dem querverlaufenden Bauchmuskel (M. transversus abdominis). Einigen Theorien zufolge widmen sich anteilige Fasern des Transversus nur der Unterstützung der Zwerchfellfunktion. Mit dem Lendenanteil (Diaphragma pars lumbalis) wird es komplexer. Er unterteilt sich in einen mehrschenkeligen medialen und zwei laterale Anteile. Die medialen Schenkel entspringen vom 1.-4. und 1.-3. Lendenwirbel, den zugehörigen Bandscheiben und dem hier entlangführenden vorderen Längsband (Lig. longitudinale anterius). Die lateralen Anteile entspringen rechts und links der Wirbelsäule von zwei Sehnenbögen, die vom 1. bzw. 2. Lendenwirbel zur Unterkante der 12. Rippe spannen und teilweise mit einigen Fasern zum Bauchfell (Peritoneum parietale) durchführen. Lasst Euch nicht verwirren. Verständlicher wird dieser laterale Ursprung als jeweils zwei Bögen, unter denen die Mm. quadratus lumborum und psoas major entlangführen. Man nennt diese Struktur Quadratus- bzw. Psoasarkade. Hier wird deutlich, wie abhängig diese Nachbarn von einer funktionellen, geschmeidigen Führung und einem gut funktionierenden Zwerchfell sind.

Durchlass

Das Zwerchfell trennt, wie wir wissen, Brust und Bauchraum, so müssen sämtliche Gefäße hindurchgeleitet werden. Diese Durchlässe ergeben sich, mit schlau verwobenen Fasern, als spezifische Öffnungen (Foramen) für Arterien, Venen, Lymphgefäße und

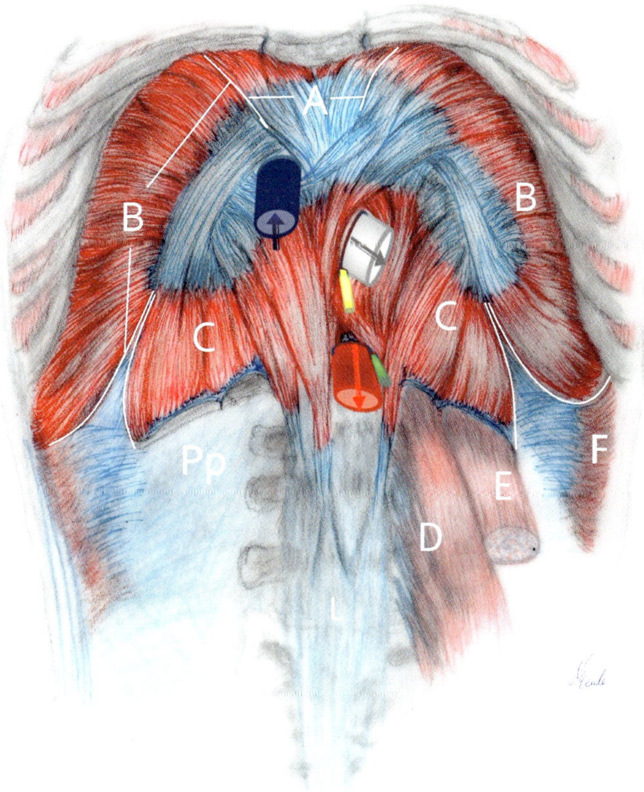

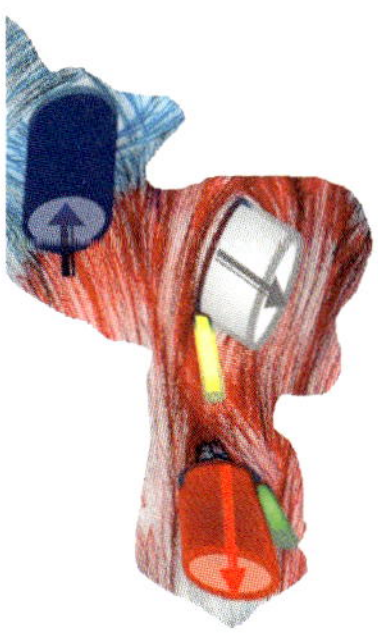

Diaphragma
A) pars sternalis
B) pars costalis
C) pars lumbalis

D) M. psoas major
E) M. quadratus lumborum
F) M. transversus abdominis
L) Lig. longitudinale anterius
Pp) Peritoneum parietale

Vena cava
Ösophagus
N. vagus
Aorta
Ductus thoracicus

6.1. Doppelkuppelmuskel und Partner

natürlich Nervenbahnen. Da wären der Wirbelsäule aufliegend, auf Höhe der Brust- und Lendenwirbelkörper (BWK 12/LWK 1), der bogenbildende Durchlass (Hiatus aorticus) für die Hauptschlagader (Aorta) und unser größtes Lymphgefäß (Ductus thoracicus). Die Natur hat mitgedacht: Dieser Bogen wird selbst in der Kontraktionsphase offengehalten, um den arteriellen Blutfluss nicht zu gefährden. Der Rückfluss des Blutes wird ebenfalls unterstützt und gesichert. Die Öffnung für die Hohlvene (Foramen venae cavae) befindet sich auf Höhe des 8. Brustwirbels. Sie weitet sich bei jeder Einatmung (Kontraktionsphase), um den Rückfluss des Blutes zum Herzen zu fördern.

Wenn er nicht durch das gerade beschriebene Hohlvenenloch hindurchführt, zieht der Zwerchfellnerv (Ramus phrenicoabdominalis des rechten N. phrenicus) mit durch die dritte zu erwähnende Lücke (Hiatus oesophageus) auf Höhe des 10. Brustwirbelkörpers. Diese Öffnung dient dem Durchlass des bekannten Vagusnervs und der Speiseröhre (Oesophagus). Nicht nur der Durchlass ist erwähnenswert. Die Fasern des Zwerchfells verlaufen hier ringförmig und strahlen teilweise in die Speiseröhre ein. Sie ist ein Hohlmuskel und wird vom Zwerchfell verschließend unterstützt. Der Speisebrei kann so direkt, hinter dieser Art Schranke, in den Magen gleiten und wird nicht wieder die Speiseröhre hinaufgetrieben (Reflux).

Faszien

Das Gleitverhalten dieses faszial gut verpackten Muskels ist immens wichtig. Mit jeder Kontraktion senkt sich das Zwerchfell zwei bis drei »Rippenetagen«, um diese in der Entspannungsphase wieder aufwärtsgeschoben zu werden. Dieser Weg wird auch durch seine fasziale Einfassung ermöglicht. Das Zwerchfell liegt zwischen dem hier verlaufenden Abschnitt der inneren Brustfaszie (Fascia phrenicopleuralis) als direkte Bedeckung mit nahezu untrennbarem Verbund zum Brustfell (Pleura parietalis). Im Bauchraum sieht es ähnlich aus: Hier bedeckt die innere Bauchwandfaszie (Fascia diaphragmatica inferior) den Muskel mit sehr enger Verbindung zum Bauchfell (Peritoneum parietale). Eine eigene Muskelhülle des Zwerchfells ist anatomisch nicht zu differenzieren. Die bindegewebige Verbindung der inneren Brustfaszie zum Herzbeutel (Perikard) und dem Lungenfell (Pleura) ist jedoch deutlich erkennbar. Im Bauchraum bestehen direkte Verbindungen zu Leber, Magen, Milz und Nieren. Diese und natürlich alle weiteren Organe lagern in/an der Auskleidung des Bauchraumes (Peritoneum parietale und viszerale). Ihr könnt sie Euch wie einen Beutel vorstellen, der sich wiederum in viele Abschnitte verzweigt, in denen die verschiedenen Organe aufgehängt sind. Also eine Art Damenhandtasche mit vielen Fächern für die einzelnen Utensilien. Hübsch geordnet, wie sie in der wahren Welt wohl eher selten zu finden ist. Bewegt sich das Zwerchfell, bewegen sich immer auch die Organe, der gesamte Beutel des Bauchfells verschiebt und bewegt die Organe bis hinunter ins Becken, wo er schlussendlich der Harnblase aufliegt. Dieser Beutel ist definitiv unsere gut sortierte, innerste Faszienhülle.

Gleiche Schicht!

Die innere Bauchwandfaszie heißt abschnittsweise anders, stellt aber dennoch ein und dieselbe Schicht dar.
Klartext: **Fascia phrenicopleuralis** (Zwerchfellregion) – **Fascia transversalis** (Bauchregion + M. transversus abdominis) – **Fascia iliaca** (Bauch-/Beckenregion + M. Iliopsoas) – **Fascia pelvis** (Beckenregion)

Ähnlich verhält es sich auch im Brustkorb mit der inneren Brustfaszie.
Klartext: **Fascia phrenicopleuralis** (Zwerchfellregion) – **Fascia endothoracica**

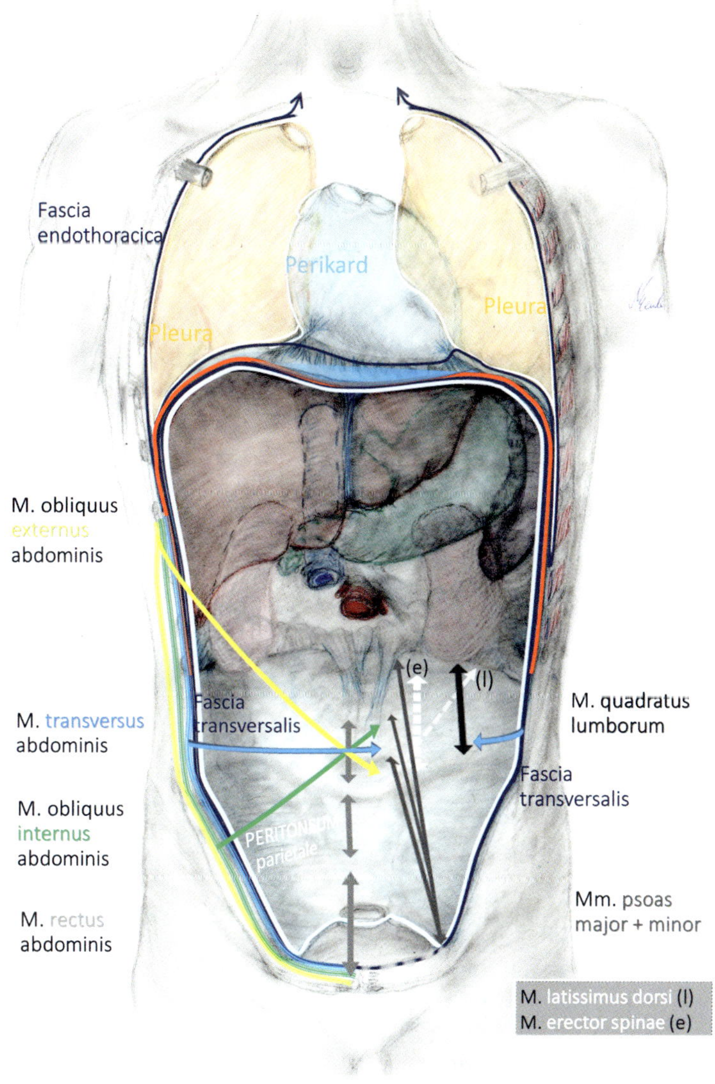

6.2. Zwerchfell: Kraftzüge und Faszien (Bauchspannung schematisch)

Die verschiedenen Namen sind oft verwirrend. Uns sollte es reichen zu wissen, dass sich alles, wirklich alles vernetzt und dass es wichtig ist, dieses Netzwerk von Muskel-Faszie-Nervensystem etc. geschmeidig zu erhalten.

Zwerchfell-Becken-Verbindung

Die nächsten Schichten habt Ihr bereits häufiger mal kennenlernen dürfen. Die innere Bauchwandfaszie (Fascia transversalis) und die verschiedenen Schichten der einzelnen rumpfspannenden Muskeln, der großen Rückenfaszie (Fascia thoracolumbalis) und der Aponeurose der Bauchmuskeln (Rektusscheide + Linea alba) stellen den deutlichen Bezug zwischen Beckenboden und Zwerchfell her. Das kann jeder nachvollziehen, der sich bei voller Blase ein herzhaftes Lachen verkneifen muss. Vor allem die ruckartige Bewegung des doppelkuppelartigen Atemmuskels reicht bis ins tiefe Becken. Aktivieren wir all diese Partner willentlich, entwickelt sich die Bauchpresse. Diese korsettähnliche Spannung ergibt sich auch automatisch (unwillkürlich), zum Beispiel durch Lachen oder Husten. Spannt einmal willkürlich Euren Beckenboden an: Ihr werdet die Reaktionskette bis zum Zwerchfell verfolgen können. Es kann durchaus willkürlich kontrahiert und entspannt werden, arbeitet jedoch großenteils unwillkürlich (autonom). Ein wichtiges Detail, denn seine überwiegend eigenständige Arbeit ist für uns lebensnotwendig.

Zwischenrippenmuskulatur – Interkostalmuskulatur

Und dann gibt es da noch die Partner des Zwerchfells. Die Gruppe der Zwischenrippenmuskeln (Mm. intercostales) verläuft dicht nebeneinander, Etage für Etage zwischen den einzelnen Rippen entlang. Der Faserverlauf macht sie trotz enger Nachbarschaft zu Gegenspielern.

Um diese Muskeln, die autochthonen Brustmuskeln, einfach zu verstehen, wähle ich hier die Auflistung mit Funktion von außen nach innen.

Äußere Zwischenrippenmuskeln (Mm. intercostales externi): Sie heben den Brustkorb und unterstützen die Einatmung. Ihre Fasern ziehen schräg (von außen nach innen) zwischen den Rippen entlang.

Innere Zwischenrippenmuskeln (Mm. intercostales interni): Sie unterstützen die Brustkorbsenkung und somit die Ausatmung. Unterstützung erhalten sie von zwei tieferliegenden Schichten (Mm. intercostales intimi und subcostales). Die Faserausrichtung dieser inneren Muskeln gleicht denen der inneren schrägen Bauchmuskulatur.

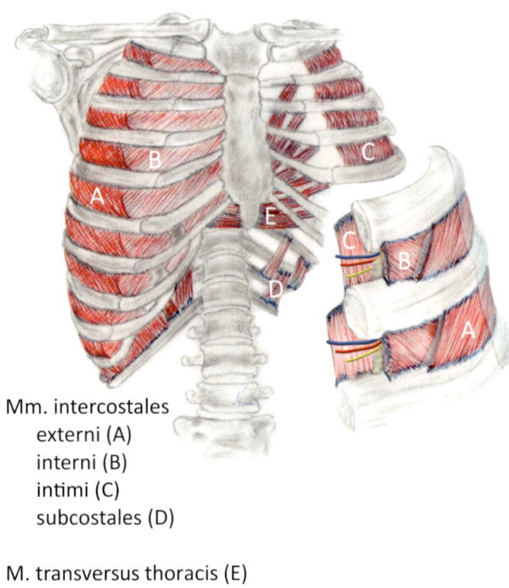

6.3. Zwischenrippenmuskeln

Der **quere Brustmuskel** (M. transversus thoracis) gehört ebenfalls zur Interkostalmuskulatur. Auch er unterstützt die Senkung des Brustkorbs und somit die Ausatmung. Sternförmig verspannt er die 2.-6. Rippen vom hinteren Brustbein schon ab dem Schwertfortsatz (Sternum + Proc. xiphoideus). Dieser Muskel ist wirklich flach. Er gleicht eher einer Membran und ist ein fairer Teamplayer, solange er nicht festgesetzt wird, z. B. durch dauerhaftes flaches Atmen.

Von außen betrachtet erscheinen diese feinen Muskelfasern nahezu bindegewebig. Die zuständige Fascia Intercostalis bedient hier, als gleitunterstützendes Hüllgewebe, eines der wichtigsten Arbeitsfelder. Wer sich schon einmal die Rippen angestoßen hat, weiß, worauf ich hinaus möchte. Die Region zwischen den Rippen ist hochgradig innerviert. Ein Trauma oder ein Verklemmen dieser Strukturen bedeutet Atemnot und wirklich gemeine Schmerzen.

Abschließend noch erwähnenswert ist die enge Verbindung zu Teilen der Bauchfaszien (Fascia transversalis und Rektusscheide). So vernetzt sind die Zwischenrippenmuskeln bei Aktivierung der »Core- bzw. Korsettspannung« ebenfalls aktiv.

Atmung

Wir atmen dank des Diaphragmas. Kontrahiert es und flacht ab, erzeugt es einen Unterdruck im Pleuraraum, der den Luftzustrom in die Lungen ermöglicht (Einatmung/Inspiration). Die zusätzliche Weitung des Brustkorbs findet durch eine gleichzeitige Kontraktion der äußeren Zwischenrippenmuskeln (Mm. intercostales externi) statt, die Rippen heben sich ähnlich dem Henkelschema eines herkömmlichen Eimers. In der Umkehr entspannen sich die Partner, der Brustraum verkleinert sich praktisch automatisch durch die entstandenen »Rückstellkräfte« und eine Aktivierung der restlichen Zwischenrippenmuskeln (Mm. intercostales interni + intimi, subcostales und transversus thoracis). Dies entlüftet die Lunge (Ausatmung/Exspiration).

Das Atmen wird von Hilfsmuskeln gefördert. Die Unterstützer beim Einatmen finden sich im Brust- und Halsbereich, während die Hilfe zur Ausatmung vorwiegend Muskeln der Bauchregion zugeordnet wird. Egal wie stark die Unterstützung auch sein mag, eine völlige Luftentleerung ergibt sich dadurch nicht. Trainieren wir die Ausatmung gezielt, unterstützen wir die Spannung der Rumpfmuskulatur. Ihr kennt sie als »Powerhouse, Korsett- oder Corespannung«. Gut spürbar, wenn Ihr lacht oder hustet. Und das ist die zweite tolle Funktion des Zwerchfells: Die kurze, schnelle Kontraktion, die das Lachen ermöglicht, uns Glückshormone in den Körper katapultiert und uns fröhliche Bauchschmerzen kriegen lässt. Das Zwerchfell erhöht bei Kontraktion den Bauchinnendruck und löst besagte Bauchpresse aus. Jede Zwerchfellbewegung unterstützt die Bewegung der Organe.

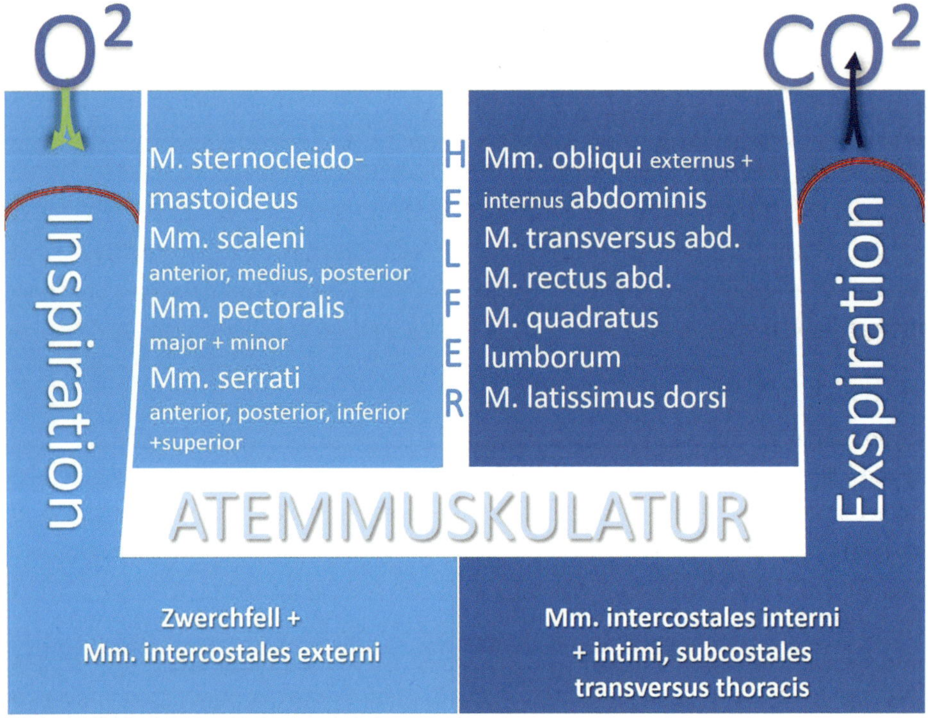

6.4. Atemmuskeln und ihre Funktionen

Nicht nur die Nieren legen dank der Zwerchfellbewegung viele Meter täglich zurück, auch der Verdauungstrakt benötigt diese »Auf- und nieder«-Bewegung, um unseren Stoffwechsel gesund zu erhalten.

Wir sollten dieses ausgefeilte System fördern und fordern, es nicht einfach so hinnehmen, denn das kann schleichende Probleme auslösen.

Training

Das Training für unser Zwerchfell wird oft als reines Atemtraining propagiert. Spätestens jetzt wissen wir: Jede Bewegung des Rumpfes bewegt auch das Zwerchfell. Wir sollten es geschmeidig und funktionsfähig halten:

1. Nutzt abwechslungsreiche, rumpf- und brustkorbverändernde Körperpositionen und Bewegungsformen: Handstand, Seitstütz, Hängen, Gehen, Laufen, Tauchen, Singen etc.
2. Integriert die funktionelle Bauchraumspannung (Core, Korsett ...), um das Zwerchfell zu fördern.

3. Fokussiert die Atmung. Wahrnehmende Atmung mit Ansteuerung in den Bauch, Brustkorb, Rücken. Auch dies in verschiedenen Positionen (Liegen, Stehen, Sitzen).
4. Krampfähnliche Atemzustände (Bsp. Schnappatmung) bedeuten eine temporäre Überlastung der Atemmuskulatur. Steigert die Belastung langsam, reduziert ggf. mit lohnenden Pausen (andere Belastungen einfügen, damit sich die Atmung normalisieren kann).
5. Bevorzugt die Nasenatmung oder Nasen-Mund-Atmung. Unsere urbane Mundatmung schwächt das Zwerchfell. Auch ein moderates, aber gut instruiertes Apnoetraining (Luft anhalten) hilft nicht nur dem Zwerchfell. **Dies sollte bitte nur mit gesunden Personen durchgeführt werden.** Bei Bluthochdruck oder Schwangerschaft ein absolutes No-Go!

Seitenstechen

Abschließend möchte ich noch kurz auf das uns wohlbekannte »Seitenstechen« eingehen. Es liegen hierzu keine klaren Auslösemechanismen vor. Eigentlich auch logisch, denn wie soll man ein so kurz auftretendes Symptom untersuchen. Die Theorien hierzu sind weitreichend, von Gasblasenbildung in einer Dickdarmschlinge über Blutumverteilung (Muskel mehr, Leber und Milz weniger = Organverformung mit schmerzhaftem Zug auf die Aufhängung und die Organkapsel). Auch das Zwerchfell wird in diese Theorien einbezogen. Es könnte hier eine Minderdurchblutung vorliegen, eine krampfauslösende Sauerstoffnot, die sich evtl. mit einer schlechten Rumpfstatik, fehlender Bauchmuskulatur kombiniert und unter Umständen eine schlechte, innenrotierte Körperhaltung mit in dieses Krampfszenario einbezieht. Fakt ist: Man weiß es nicht genau!

ÜBUNGEN zu diesem Thema findet Ihr auf den Seiten 242-249.

7. DIE RÜCKENMUSKULATUR

Der Rücken ist wohl eines der zentralen Themen unserer Zeit. Er hat muskulär, faszial und nerval einiges zu bieten. In diesem Kapitel treffen wir auf primäre, autochthone und sekundäre Muskeln. Was heißt eigentlich autochthon? Dieser Begriff bezieht sich auf die Muskeln im Körper, die entwicklungsgeschichtlich an ihrem jetzigen Platz entstanden und dem »Achsenskelett« direkt aufliegen. Man spricht von »primärer Muskulatur«, die direkt von Spinalnerven innerviert wird.

Schwer vorstellbar? Richtig, aber tatsächlich logisch, denn bezugnehmend auf das System des Rumpfes ist es wichtig, ursprüngliche Muskeln zu besitzen, die das Wirbelsystem verspannen und tiefensensibel für seine Aus- und Aufrichtung sorgen. Den Kopf hochhalten, das ist ihr Anliegen. Ihr habt schon ein paar dieser Muskeln (kurze Nackenmuskeln) im Bereich des Kopfes kennengelernt.

»Sekundär« werden die Muskeln genannt, die während der embryonalen Entwicklung vom »Extremitätenskelett« und der vorderen Rumpfwand zum Rücken verlagert werden. Sie sind quasi eingewandert und könnten als »allochthon« bezeichnet werden.

Achsenskelett: **Wirbelsäule, Brustkorb, Kopf (sämtliche Anteile)**

Extremitätenskelett: **Schultergürtel, Becken, Extremitäten (obere + untere)**

Rückenstrecker – M. erector spinae

Das komplexe System des Rückenstreckers (M. erector spinae) setzt sich aus verschiedenen Muskeln zusammen, die zur primären, autochthonen Muskulatur gehören. Der Begriff »Rückenstrecker« wird eher umgangssprachlich verwendet, denn die Bezeichnung, welche Muskeln zu seinem Team gehören, schwanken stark. Auch findet sich ab und zu der Name »M. erector trunci«, was in der Übersetzung »Stammaufrichter« bedeutet. Ich halte es mit dem weitgefassten Begriff »Rückenstrecker« und beleuchte die autochthonen Partner rund um die Wirbelsäule.

Anatomie

Im seitlichen Bereich der Wirbelsäule, aufliegend auf den Querfortsätzen und den Rippen, finden wir verschiedene Muskelgruppen, die ein gemeinsames Muskelbild ergeben. Von wirbelsäulenfern nach wirbelsäulennah verspannen die Mm. iliocostalis, longissimus, splenius und weitere tiefliegende Muskeln (Mm. intertransversarii und levatores costarum) als

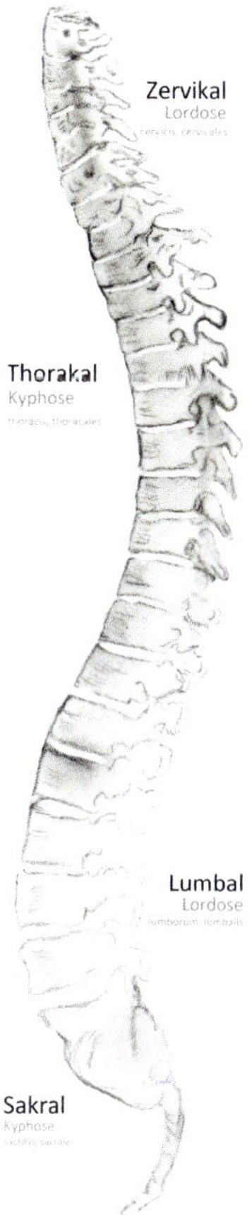

7.1. Wirbelsäule und ihre Regionen

seitlicher, lateraler Trakt die Wirbelsäule. Die Mm. spinales, interspinales und die feinen Mm. rotatores, multifidi und semispinales bilden den medialen Trakt. Gerade die feinen, tiefliegenden Teamplayer sind es, die die gute Führung der zahlreichen Wirbelkörper gewährleisten. Sie ziehen über wenige Wirbeletagen und halten so die Bewegungssegmente (2 Wirbelkörper + 1 Bandscheibe) im Lot.

All diese Muskeln haben zusätzlich verschiedene Unterteilungen bzw. Abschnitte (Segmentierungen) und bilden unterschiedlich lange Muskelstränge. Die Abschnitte wirken auf den ersten Blick verwirrend, sind aber sehr einfach einzuordnen, wenn man die Namenszusätze lokal zu deuten weiß:

Hals(wirbelsäulen)region	=	zervikal	=	Halswirbelkorper (HWK 1-7 oder *C 1-7*)
Brust(wirbelsäulen)region	=	thorakal	=	Brustwirbelkörper (BWK 1-12 oder *Th 1-12*)
Lenden(wirbelsäulen)region	=	lumbal	=	Lendenwirbelkörper (LWK 1-5 oder *L 1-5*)
Steißregion	=	sakral	=	Steiß (SWK 1-5 oder *S 1-5*)

Wer sich scheut, dieses Team differenziert unter die Lupe zu nehmen, darf gern auf die beigefügte Tabelle zurückgreifen. Sie reicht für einen Überblick dieses komplexen Systems absolut aus. Alle Leselustigen lade ich ein, mir in die genauere Aufschlüsselung zu folgen.

Rückenstrecker – Lateraler Trakt

M. iliocostalis

Der Darmbein-Rippen-Muskel verläuft als äußerster Partner der Rückenstrecker. Er besteht aus drei eigentlich eigenständigen Muskeln, denn sie teilen sich weder Ursprung noch Ansatz. Drei Muskelsegmente ziehen von der Lendenregion zu den Rippen und weiter hoch zu den Halswirbeln. Starten wir an der Lendenregion. Hier entspringt der lumbale Abschnitt (M. iliocostalis lumborum) einer Sehnenplatte (Aponeurose), an der rückwärtigen (dorsalen) Seite des Kreuzbeins (Os sacrum) und am Darmbeinkamm (Crista iliaca). Der fächerartige Muskelbauch verläuft zu den Fortsätzen der 6.-12. Rippe (Procc. costales). Direkt neben diesen Ansätzen entspringt der thorakale Abschnitt (M. iliocostalis thoracis). Er steigt von

Lateraler Trakt	De	Ri	Rk	Lf	S	Notiz
M. iliocostalis						
lumborum	XX			XX		Unterstützt die Exspiration
thoracis	XX			XX		Unterstützt die Exspiration
cervicis	XX			XX		Unterstützt die Inspiration
M. longissimus						
thoracis	XX			XX	X	
thoracis	XX			XX	X	
capitis	XX	X		XX	X	Funktion gilt für HWS + Kopf
M. splenius						
cervicis	XX					
capitis	XX					
Mm. intertransversarii						
mediales lumborum	x			XX	XX	
laterales lumborum	x			XX	XX	Tlw. der Zwischenrippen-muskulatur zugeordnet!
anteriores cervicis	x			XX	XX	
posteriores cervicis	x			XX	XX	
Mm. levatores costarum						
breves	X	XX		XX	XX	Funktion nur in der BWS
longi	X	XX		XX	XX	Funktion nur in der BWS

Aktionen der Wirbelsäule: **De**: Dorsalextension
Ri: Rotation gleichseitig/ipsilateral
Rk: Rotation Gegenseite/kontralateral
Lf: Lateralflexion
S: Stabilisation

7.2. Lateraler Trakt des Rückenstreckers

Medialer Trakt	De	Ri	Rk	Lf	S	Notiz
Mm. interspinales						
lumborum	XX				XX	Funktion nur in der LWS
cervicis	XX				XX	Funktion nur in der HWS
M. spinalis						
thoracis	XX			XX	XX	
cervicis	XX			XX	XX	
M. semispinalis						
thoracis	XX		XX		XX	Funktion gilt für BWS + HWS
cervicis	XX		XX		XX	Funktion nur in der HWS
capitis	XX		XX		XX	Funktion gilt für HWS + Kopfgelenk
Mm. multifidi	XX		X	XX	XX	Auch M. multifidus
Mm. rotatores						
breves	XX		XX		XX	Nur in der BWS vorhanden
longi	XX		XX		XX	Nur in der BWS vorhanden
Mm. interspinales						
lumborum	XX				XX	Funktion nur in der LWS
cervicis	XX				XX	Funktion nur in der HWS

Aktionen der Wirbelsäule: **De**: Dorsalextension
Ri: Rotation gleichseitig/ipsilateral
Rk: Rotation Gegenseite/kontralateral
Lf: Lateralflexion
S: Stabilisation

7.3. Medialer Trakt des Rückenstreckers

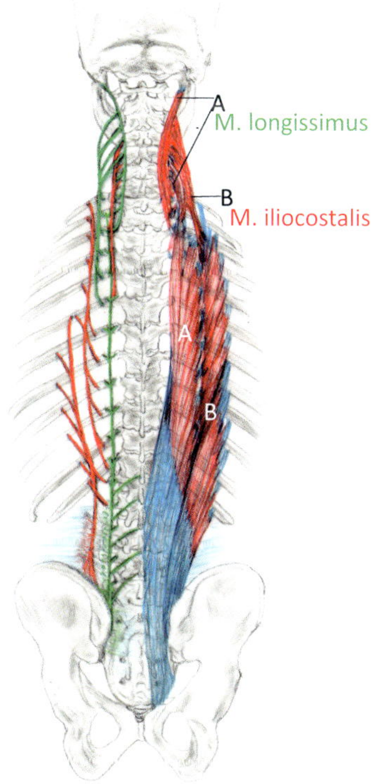

7.4. Lateraler Trakt des Rückenstreckers

hier (6.-12. Rippe) aufwärts zu den Rippen 1-6 und dem Querfortsatz des 7. Halswirbels (Proc. C7). Auf Höhe von Rippe Nr. 7 begleitet ihn der Halsabschnitt (M. iliocostalis cervicis). Er entspringt, noch näher zur Wirbelsäule, an der 3.-7. Rippe und verläuft zu den Querfortsätzen der Halswirbel 3-5 (Procc. C3-C5).

Die erwähnte Sehnenplatte gehört bereits zur großen Rückenfaszie (Fascia thoracolumbalis), die Ihr im nächsten Kapitel genauer kennenlernen könnt. Die rautenähnliche Form lässt sich hier schon erkennen (Abb. 7.4.).

M. longissimus

Der längste Muskel (M. longissimus) entspringt mit dem thorakalen Anteil (M. longissimus thoracis) etwas näher zur Wirbelsäule, am Kreuzbein, der Fascia thoracolumbalis sowie an den Querfortsätzen der Brust- und Lendenwirbelsäule (Procc. transversari + spinosi). Sein Verlauf folgt dem Rumpf aufwärts (kranial) zur 2.-12. Rippe (Procc. transversari) und den Querfortsätzen der 1.-12. Brustwirbel (Procc. costarii Th1-Th12). Der Halsbereich des längsten Muskels (M. longissimus cervicis) entspringt dort, wo der M. longissimus thoracis in Teilen seine Ansätze findet: an den Querfortsätzen der 1.-6. Brustwirbel. Im weiteren Verlauf zieht er zu den Querfortsätzen der 2.-7. Halswirbel (Procc. C2-C7). Fehlt noch der Abschnitt im Nacken-Kopf-Bereich (M. longissimus capitis). Er führt zum Kopf (Caput = Kopf), entspringt an den 3.-7. Hals- und den 1.-3. Brustwirbeln (Procc. C3-Th3). Sein Ansatz liegt am Warzenfortsatz (Proc. mastoideus), einer kleinen Auswölbung am Schläfenbein. Es ist die zweite kleine Auswölbung, die, am Hinterhaupt hinter den Ohren in den Nacken laufend, gut zu ertasten ist.

M. splenius

Der Riemenmuskel. Diesen Muskel habt Ihr vielleicht in der Nackenregion vermisst, denn er zieht mit seinen Ursprüngen vom 3.-6. Brustwirbel (M. splenius cervicis) und 3. Halswirbel bis 3. Brustwirbel (M. splenius capitis) aufwärts zu seinen Ansätzen in der Hals- und Kopfregion. Der M. splenius cervicis verläuft zu den Querfortsätzen der Halswirbel 1 und 2, sein Nachbar steigt höher bis zur äußeren Knochenleiste des Hinterhauptes (Linea nuchae superior) und dem bereits erwähnten Warzenfortsatz (Proc. mastoideus).

Mm. intertransversarii

Die Zwischenquerfortsatzmuskeln. Ein langes Wort für viele kleine Muskelbäuche. Die Intertransversarii verbinden benachbarte Querfortsätze in der LWS- und HWS-Region. Die Muskeln sind so klein, dass sich tatsächlich je zwei Muskeln auf einer Querfortsatzrückseite finden. Pro Wirbelkörper macht das vier Muskeln dieser Kategorie! Sie agieren als Stabilisatoren der Wirbelsäule und sind ansonsten, einseitig aktiv, nur an einer Seitneigung beteiligt. Die Rückenstreckung unterstützen sie kaum.

- Mm. intertransversarii mediales lumborum – LWS
- Mm. intertransversarii laterales lumborum * – LWS
- *Mm. intertransversarii thoracis – BWS (nur selten vorhanden)*
- Mm. intertransversarii anteriores cervicis * – HWS
- Mm. intertransversarii posteriores cervicis – HWS

**Diese Muskeln könnten auch den Zwischenrippenmuskeln zugeordnet werden.*

Mm. levatores costarum

Die Rippenhebemuskeln. Sie überspannen jeweils ein bis zwei Rippenetagen, denn von ihren Ursprüngen, allen Querfortsätzen vom 7. Halswirbel bis zum 11. Brustwirbel, ziehen die Muskelbäuche schräg abwärts zur nächsten bzw. übernächsten Rippe (Mm. levatores costarum breves bzw. longi). Lasst Euch hier nicht vom Namen täuschen. Diese Muskeln können die Rippen nicht heben, sie sorgen eher für eine gute Zentrierung der feinen Rippengelenke. Außerdem wirken sie leicht unterstützend bei der Gegenrotation, Seitneigung oder – beidseitig aktiv – bei der Wirbelsäulenstreckung (Extension).

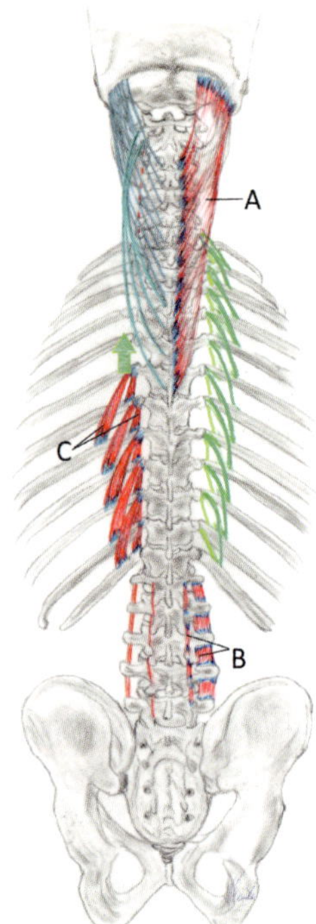

A) M. splenius
B) Mm. intertransversarii
C) Mm. levatores costarum

7.5. Rückenstrecker lateraler Trakt 2

Rückenstrecker – Medialer Trakt

Mm. interspinales

Die Zwischendornfortsatzmuskeln. Der Name ist mal wieder Programm. Diese Muskeln verlaufen zwischen allen Dornfortsätzen der Lenden- und Halswirbel (Mm. interspinales lumborum und cervicis). Wer sich fragt, warum die Mm. interspinales im Brustwirbelbereich nicht aufgeführt sind, hat gut aufgepasst. Eigentlich wären sie auch hier gespannt, sind aber tatsächlich nur unzureichend bis gar nicht ausgebildet. Dafür sind die Hals- und Lendenanteile, wie alle Muskeln der autochthonen Rückenmuskulatur, paarig vor-

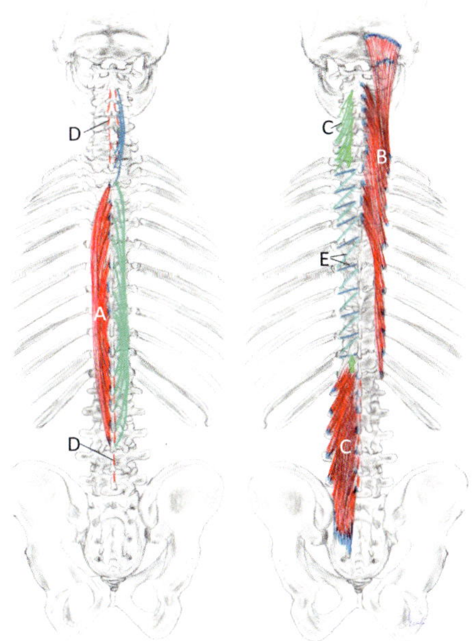

7.6. Rückenstrecker medialer Trakt

handen. Selbst auf diesem kleinen Raum spannen sie sich rechts und links neben dem Zwischendornfortsatzband (Lig. interspinale). »Zwischendornfortsatzband«, das liest sich eher wie ein perfektes Wort im »Hangmanspiel«, richtig? Vielleicht prägt sich hiermit die Tatsache ein, dass die Bänder rund um die Wirbelsäule häufig der Schlüssel zur Schmerzfreiheit bei Rückenproblemen sind. Dazu später mehr.

M. spinalis

Der Dornfortsatzmuskel. Der M. spinalis thoracis bildet Muskelbögen, die von den Dornfortsätzen (Proc. spinosus) der 1. und 2. Lenden- und der 11. und 12. Brustwirbel sowie den Dornfortsätzen der 4.-8. Brustwirbel ziehen. Der M. spinalis cervicis verläuft von den Dornfortsätzen der 4.-7. Halswirbel zu den 2. und 3. Halswirbeln. Der M. spinalis capitis entspringt den Dornfortsätzen der 1. und 2. Brust- und der 6. und 7. Halswirbel und setzt auch in Muskelbögen am Hinterhauptbein (Os occipitale) an. Dieser Muskel ist bei vielen Menschen gar nicht vorhanden und wird daher nicht immer erwähnt. In Abwesenheit wird er von dem hier ebenfalls ansetzenden M. semispinalis capitis ersetzt.

M. semispinalis

Der Halbdornmuskel. Der M. semispinalis unterteilt sich in drei Abschnitte. Diverse Ursprünge führen die Fasern des M. semispinalis thoracis von den Querfortsätzen der 6.-12. Brustwirbel zu den Dornfortsätzen des 6. Hals- bis 4. Brustwirbels. Der nächsthöhere Abschnitt, M. semispinalis cervicis, entspringt den Brustwirbeln 1-6 und steigt auf zu den Dornfortsätzen der 2.-7. Halswirbelkörper. Fehlt noch der bereits erwähnte M. semispinalis capitis. Er zieht von den Querfortsätzen der 1.-6. Brust- und 3.-7. Halswirbel aufwärts zum Hinterhauptbein (Os occipitale). Hier verankert er sich recht breitflächig, direkt unter dem Ansatz des absteigenden Trapezmuskels. Ihr könnt bei entspannt gelagertem Kopf eine kleine Lücke zwischen den Muskelbäuchen von Trapez- und Kopfwender erspüren. In der Tiefe dieser Lücke findet sich, unter der Halsfaszie, der äußere Ansatz unseres Protagonisten. Manche Kopfschmerzen lassen sich lösen, wenn hier eine feine Manipulation durch Eigeninitiative stattfindet. Leichter Druck zweier Fingerspitzen und eine nickende Kopfbewegung wirken meist entspannend und lösend.

M. multifidus/Mm. multifidi

Der vielgefiederte Muskel. Je nach Zuordnung der Segmente wird dieser Partner des Rückenstreckers entweder im Singular oder eben im Plural genannt – beides ist möglich. Die Muskelfasern überspringen auf ihrem Weg jeweils zwei bis vier Wirbelkörper und ergeben optisch das Bild eines einzelnen Muskels. So verlaufen die Abschnitte/Segmente vom Kreuzbein (Os sacrum), den hier verlaufenden derben Bändern (Lig. sacroiliaca posteriora), dem Beckenkamm (Crista iliaca) und zwischen sämtlichen Quer- und Dornfortsätzen der Wirbelsäule bis hinauf zum 2. Halswirbel. Die Muskelstränge sind im Lendenwirbelbereich gut ausgeprägt.

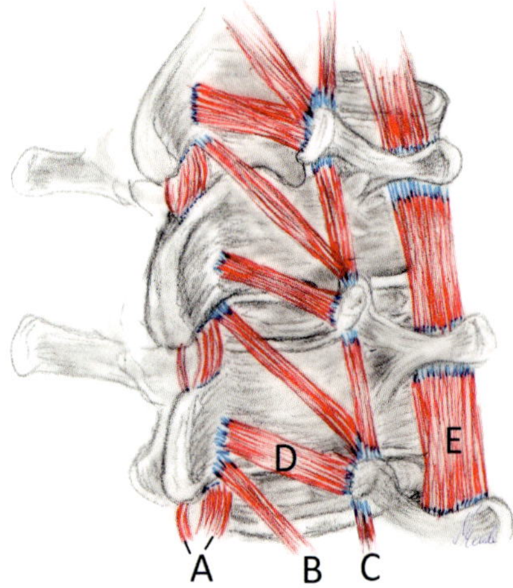

A) Mm. interspinales
B) Mm. rotatores longi
C) Mm. intertransversarii mediales
D) Mm. rotatores breves
E) Mm. intertransversarii laterales

7.7. Spannungsschema der tiefliegenden Rückenmuskeln

Mm. rotatores

Die Drehmuskeln. Diese Muskeln kommen hauptsächlich im Bereich der Brustwirbelsäule vor. Ihre Muskelbäuche ziehen im gesamten Verlauf der Brustwirbelsäule von Querfortsatz zu Dornfortsatz. Hierbei nehmen die Mm. rotatores breves den kurzen, direkten Weg zum nächsthöheren Dornfortsatz. Die Mm. rotatores longi überspringen jeweils eine Etage und setzen am übernächsten Wirbelkörper an.

Funktion

All diese Muskeln bilden gemeinsam den M. erector spinae. Um eine Rückenstreckung einzuleiten, müssen beide Seiten aller Muskeln gleichzeitig kontrahieren. Während die einseitig aktiven Muskeln die Seitneigung (Lateralflexion) einleiten, bewirken die Muskeln des lateralen Traktes eher die Rotation zur gleichen Seite. Den zahlreichen Muskeln des tiefen, medialen Traktes wird eine Rotation zur Gegenseite zugeschrieben, die sie jedoch eher stabilisierend unterstützen.

Die Unterscheidung der verschiedenen Systeme liegt unter anderem in der vorwiegend dynamisch bewegenden bzw. sensorisch stabilisierenden Funktion. Je tiefer die Muskeln im System liegen, desto höher ist ihre sensomotorische, stabilisierende Aufgabe.

Manch einer ist irritiert, warum Muskelkraft ein Gelenk oder, wie hier, die zahlreichen Gelenke der Wirbelsäule entlastet?

Eine funktionell gut angesteuerte und ausreichend starke Muskulatur sorgt für gut justierte Gelenke und damit für die Minimierung verschleißfördernder Prozesse!

Ihr könnt den führenden Muskel-Gelenk-Prozess ganz leicht nachvollziehen: Umfasst Zeige- und Mittelfinger mit der anderen Hand. Bewegt die umfassten Finger auseinander und zusammen und übt unterschiedlich starken Druck auf die Finger aus. Je stärker der Druck, desto weniger Ausweichmöglichkeiten haben die Finger. So entscheiden also die Muskulatur und die bindegewebige Strukturen um das Gelenk herum über seinen Bewegungsradius.

Die tiefe Muskulatur des Rückenstreckers ist zwar klein, aber sie stellt einen wichtigen Faktor zur Ausrichtung der Wirbelsäule dar!

Faszien

Zeit, uns einmal den festen Bandapparat um die Wirbelsäule (Columna vertebralis) anzuschauen. Wie ein Gewebeschlauch überspannt er jeden Wirbelkörper und zieht selbst im inneren Wirbelkanal (Spinalkanal) über die volle Länge der Wirbelsäule. **Das hintere Längsband** (Lig. longitudinale posterius) **zieht mit Faseranteilen in den Faserring der Bandscheiben** (Anulus fibrosus) **und bewegt mit jeder Beugung und Streckung auch die Bandscheiben.** Sehr wichtig, denn so unterstützt es die Ernährung der Bandscheiben. Der Bandscheibenring (Anulus fibrosus) wird übrigens den Faszien zugeordnet, denn die derben, klar ausgerichteten Fasern vereinen sämtliche Merkmale einer bindegewebigen Struktur. Im Umkehrschluss ergibt sich hier die recht logische Theorie, dass der Ring, oder sollten wir vielleicht sagen, die zahlreichen Ringe, bei Unter- oder dauerhafter Überforderung ähnlich dem sonstigen Bindegewebe reagieren: Das Material wird spröde, neigt schneller zu Rissen, hält dem Druck des gallerthaltigen Kerns (Nucleus pulposus) nicht mehr stand. Das Resultat wird als Verschleiß bzw. degenerativer Prozess befundet. Moderate Bewegung verlangsamt solche Prozesse in vielerlei Hinsicht.

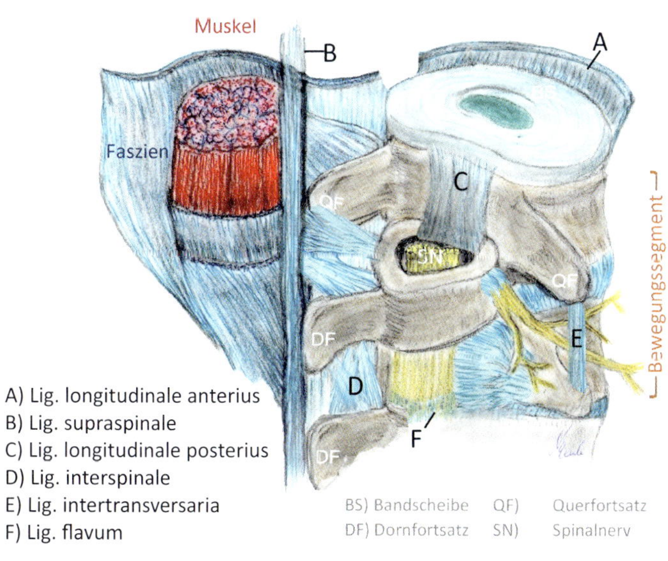

7.8. Bandapparat Wirbelsäule

Mit der Bewegung wären wir wieder beim Rückenstrecker angelangt. Die Mm. longissimus thoracis, iliocostalis lumborum und thoracis vereinen sich in einer sie umschließenden Bindegewebshülle (Teile der Fascia thoracolumbalis). Diese Strukturen bilden die senkrecht verlaufende Schicht der bekannten großen Rückenfaszie (TLF), sie verzweigen sich im Steißbereich mit den Ursprüngen des Beinbeugers (M. biceps femoris). Über der Faszienschicht des M. erector spinae verläuft die schräge fasziale Verbindung der großen Gesäßmuskulatur und des breiten Rückenmuskels (Mm. gluteus maximus und latissimus dorsi). In der darunterliegenden Schicht finden sich die wichtigen quer- und schrägverlaufenden Ursprünge der querverlaufenden und schrägen Bauchmuskeln. Um diese Kandidaten kümmern wir uns zu späterer Zeit. Für die optimale Trainingsbelastung des Rückenstreckers ist dieser fasziale Zusammenhang trotzdem sinnvoll. Denn die einwandfreie Beschaffenheit der Muskelhülle bestimmt auch hier die Qualität der Arbeitsleistung.

Problematik

Gerade in der Region des Rückenstreckers tummeln sich unzählige schmerzauslösende Szenarien. Die wohl populärste Erkrankung ist der Bandscheibenvorfall. Wenn man der Statistik Glauben schenkt, handelt es sich hier tatsächlich um einen eher kleinen Prozentsatz der Gesamtproblematik Rückenschmerz. Doch hat sich der Kern der Bandscheibe (Nucleus pulposus) erst einmal durch das hintere Längsband oder an ihm vorbei in den Spinalkanal geschoben, bedrängt er den Spinalnerv mit meist massiven Auswirkungen. Der Spinalnerv meldet, je nach Störungsgrad, die Druckbeschwerden an das Gehirn und kann eventuell keine ausreichenden Impulse an die entsprechenden peripheren Nerven weiterleiten. Der Informationsfluss von und an betroffene Versorgungsareale wird mitunter nicht korrekt weitergegeben. Die Resultate sind, entsprechend der Störung, Schmerz und Taubheit oder Irritationen bis hin zu instabilen Bewegungseinschränkungen oder gar Bewegungsversagen. Die Blasen- und Darmentleerung werden häufig ebenfalls gestört. **Die Kombination aus Rückenschmerz und Entleerungsstörungen sollte schnellstens medizinisch versorgt werden.**

So ist es sicher berechtigt, wenn sich Betroffene noch lange nach Ausheilung mit Bewegungsängsten plagen. Eine Krux, denn wir wissen, dass die Bandscheibe dringend Bewegungs- und Ruhephasen benötigt, um sich gesund zu erhalten oder um nachhaltig gesund zu werden.

Ein ebenso schwerwiegendes Beschwerdebild sind Kalkablagerungen hinteren Längsband oder Knochenanbauten im Bandscheiben- und Wirbelbereich (Osteochondrosis intervertebralis) und Wirbelgelenksarthrose. Sie führen zur Verengung des Wirbelkanals (Spinalkanalstenose) mit ähnlichen Auswirkungen auf den Spinalnerv. Der Unterschied liegt in der Schwere der Verkalkung. Übrigens kann eine Verkalkung auch all den anderen Bandstrukturen drohen, sollten sie nicht ausreichend Bewegung und eine gute, fein abgestimmte Führung der Rückenmuskulatur erhalten. Gerade im Bereich der Zwischenwirbellöcher (Foramina intervertebralia) der Wirbelsäule finden sich häufig viel zu feste Bandstrukturen. Schlecht für die hier heraustretenden Nervenbahnen. Die Störung erwirkt Symptome, die häufig denen der bereits beschriebenen Problematiken gleichen.

Schon moderate Bewegungen des Kopfes führen zu Bewegungen des gesamten Spinalnervs in seinem Spinalkanal.

Bei solchen Problemen kann eine gute Ausrichtung der Wirbelsäule – Wirbelkanal öffnend – den Schmerz schnell reduzieren. Menschen mit Spinalkanalstenose stehen gern mit abgeflachter Wirbelsäule, denn so ergibt sich ein »barrierefreier« Wirbelkanal. Ähnlich entspannend finden sie eine leicht abgestützte bis gänzliche Oberkörpervorneigung.

Die Frage der Diagnostiker lautet häufig: Welche Gangart ist schmerzärmer?

- Bergaufgehen wirkt schmerzlindernd – Der Rücken ist abgeflacht, der Spinalkanal »offen«.
- Bergabgehen verschlimmert den Schmerz – Der Rücken ist überstreckt, der Spinalkanal »eng«.

Hier weitet sich nicht nur der Wirbelkanal, auch die aktiven Strukturen finden in der entstandenen Dehnung ein kurzes Wohlbefinden. Kurz schreibe ich, weil hier häufig ein gut angesteuertes Korsett viel hilfreicher wäre. Die Industrie hat das erkannt und verkauft so »medizinische« Stützhilfen, wirkliche Korsettbandagen, die das Muskelkorsett ersetzen. So wird leider der Prozess nicht förderlich therapiert. Im Gegenteil, die Muskulatur ist ein **TEAM**player – Team bedeutet hier dummerweise: **T**oll, **E**in **A**nderer **M**acht's! Sie wird schwächer und das Problem auf die Dauer mächtiger!

Bewegungslosigkeit löst nach einer gewissen Zeit Muskelspannungen aus!

Gerade der Rückenstrecker reagiert bei stagnierenden Positionen mit unangenehmen Spannungen. Ihr habt das sicher alle schon erlebt: Verspannt aus dem Bett aufstehen, obwohl – oder gerade weil – man zu lange geschlafen hat? Aussteigen aus dem Auto nach langer Fahrt? Ein gut geschulter Muskel-Faszien-Bereich kann diesen Spannungszustand schnell wieder aufheben. Meist meldet die geschulte Struktur viel rechtzeitiger mechanische Missstände im Gewebe und die Gegenwehr startet dementsprechend früher und effektiver. Ein guter Grund für Training!

Training

Moderate und abwechslungsreiche Bewegung ist das A und O für die Gesundheit der Wirbelsäule und ihrer muskulären Partner. Nicht nur im Bezug auf Bewegung erscheint das Bild einer Säule eventuell verwirrend. Sie ist sicherlich, in der Summe, die Säule des Körpers, im funktionellen Kontext sollten wir die Wirbelsäule eher als eine sehr gut verwobene Kette betrachten, die sensomotorische, muskuläre Stabilität und differenzierte Mobilität benötigt.

Einige Dinge wären zu beachten:

- **Die tiefen Muskeln sind im Training nicht effektiv zu spüren, da weder ihre Aktivierung noch eine Ermüdung wahrnehmbar sind.**
- Übungen auf sensomotorischer, vorrangig propriozeptiver Basis tragen zur aktiven Förderung der tiefen Rückenmuskeln bei und unterstützen so den vitalen und gesunden Rücken. »Weniger ist mehr« lautet die Devise bei instabilen Trainingsaufgaben.
- Es ist ratsam, vor einem Training des Rückenstreckers die multidirektionalen Druck- und Zugbelastungen der Rückenfaszie zu trainieren. Die funktionelle Spannung der großen Rückenfaszie hat positiven Einfluss auf die Arbeit des Rückenstreckers.
- Die Entlastung der Partnerstrukturen (vorrangig die Mm. gluteus und biceps femoris) durch Stufenlagerung oder Päckchenstellung entlastet die Fascia thoracolumbalis, die tiefen Bandstrukturen der Wirbelsäule und die Bandscheiben sehr wirkungsvoll.
- **Multidirektionale Druck- und Zugbelastungen wirken positiv auf die autochthone Rückenmuskulatur und ihre Faszien.**
- In der vorgeneigten Rückendehnung findet ein effektiver Zug auf die gesamte Körperrückseite statt.
- Die Dehnspannung lässt sich durch Anspannen der Gesäßmuskulatur steigern, da so zusätzlich Zug auf die TLF (Thorakolumbale Faszie) praktiziert wird.
- Weitere Spannungsänderungen können durch die Intensität der Atmung (Aufspannen des Zwerchfells) verändert werden.
- Die Rückenstrukturen benötigen be- und entlastende Bewegungen in
  - der Rotation,
  - der Lateralflexion,
  - der Extension und
  - der Flexion.
- Fließende, weiche, geschmeidige Rückenbewegungen sichern die elastischen Eigenschaften der faszialen Partnerstrukturen.
- **In der Kräftigung übernimmt eine feinmotorisch angesteuerte, vorgespannte TLF die Sicherung der funktionalen Wirbelsäulenstellung (Bandscheibenpositionierung).**
- Beim Training mit Zusatzgewichten steht ein Zusammenspiel der Synergisten und eine saubere Bewegungsausführung im Fokus.

- Bei zu starker Vorneigung wird der Rückenstrecker deaktiviert, es empfiehlt sich eine aufgelegte Lendenwirbelsäule, um den aktiven Tonus zu erhalten (z. B. Pezziball).
- Bei rascher Ermüdung des Rückenstreckers sollte vorerst ein sensomotorisches Training (Ansteuerung) stattfinden.
- Der Nutzen von Zusatzgewichten steht im Zusammenhang mit dem aktuellen Leistungsstand. Es empfiehlt sich, unterschiedliche Gewichte für eine kurzfristige Anpassung bereitzustellen. Bei Zuglastbändern (Tubes etc.) sollten die Belastungsparameter vorab erklärt werden.
    - Tubefarbe = Hinweis auf den Widerstand
    - enges Fassen = mehr Widerstand vs. weites Fassen = weniger Widerstand
    - doppelt gefasster Tube = doppelter Widerstand

Funktionale Bewegungsabläufe können bei gesunden Bandscheiben vollständig und unbedenklich ausgeübt werden.

ÜBUNGEN zu diesem Thema findet Ihr auf den Seiten 250-257.

Große Rückenfaszie – Fascia thoracolumbalis

Ca. 80 % der Erwachsenen in Deutschland leiden gelegentlich oder dauerhaft unter Rückenschmerzen. Ein großer Anteil dieser Beeinträchtigungen ist auf eine Funktionsstörung der großen Rückenfaszie (Fascia thoracolumbalis) zurückzuführen. Dabei kann diese große Sehnenplatte (Aponeurose) viel mehr als nur Schmerz signalisieren.

Anatomie

Die große Rückenfaszie (Fascia thoracolumbalis), kurz TLF oder LF für lumbar fascia, gehört in die Kategorie des dichten, festen Bindegewebes. Sie überspannt, als sogenannte aponeurotische Faszie, die gesamte Lendenwirbelsäule bis zum Steiß- und Kreuzbein hinunter und führt hinauf bis in die untere Brustwirbelsäule. Sie wird meist in zwei Blätter, ein oberflächliches und ein tiefes Blatt, eingeteilt.

So erkennt man als gut abgrenzbare, faserige Schichten:

Das **oberflächliche Blatt** (Lamina superficialis) findet kraftübertragende Ansätze:

- an den Dornfortsätzen (Procc. spinosi),
- dem Darmbeinkamm (Crista iliaca),
- dem Kreuzbein (Os sacrum).

Das oberflächliche Blatt bildet den Ursprung für:

- den Rückenstrecker (M. erector spinae),
- den großen Gesäßmuskel (M. gluteus maximus),
- den breiten Rückenmuskel (M. latissimus dorsi),
- Teile des äußeren schrägen Bauchmuskels (M. obliquus externus abdominis)
- sowie des Trapezius (M. trapezius pars ascendens).

Das **tiefe Blatt** (Lamina profunda) der großen Rückenfaszie entspringt den Querfortsätzen (Procc. costalis und transversi) und dient als Ursprung für:

- den inneren schrägen sowie den quer verlaufenden Bauchmuskel (Mm. obliquus internus + transversus abdominis)
- und den hinteren unteren Sägemuskel (M. serratus posterior inferior).

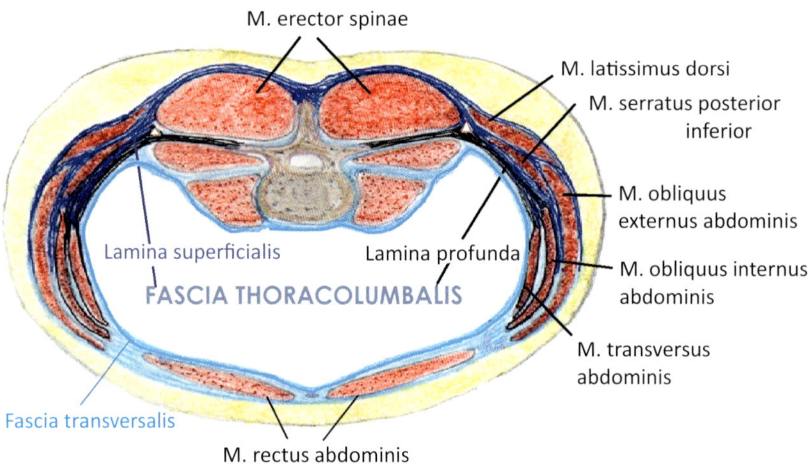

7.9. Fascia thoracolumbalis

Funktion

Erwähnenswert ist die enorme Kraftlast, die diese Struktur aufnehmen kann. Kein Bodybuilder könnte je seine hohen Gewichte stemmen, ohne auf die Kraftweiterleitung der großen Rückenfaszie zurückzugreifen. Für die optimale Weiterleitung sind Verzweigungen nötig. So finden wir diese kopfwärts (kranial) in die Faszie des Nackens (Fascia nuchae). Im Beckenbereich findet, über die Gesäßfaszie, die Vernetzung in das breite Beckenband (Lig. sacrotuberale) eine direkte Kraftweiterleitung in den Beinbeuger (M. biceps femoris) und die große Beinfaszie (Fascia lata) statt.

Myofasziale Leitbahnen

Spätestens mit diesen Informationen kann man mit Fug und Recht behaupten, dass sich Muskelfasern häufig in benachbarte Regionen vernetzen und ihre Kraft entsprechend über Nachbarmuskeln weitergeben.

In Studien wurden drei kraftübertragende, myofasziale Leitbahnen belegt. Ihre Kraftübertragung ist hoch, wo sie auf feste Strukturen (Gelenke) treffen.

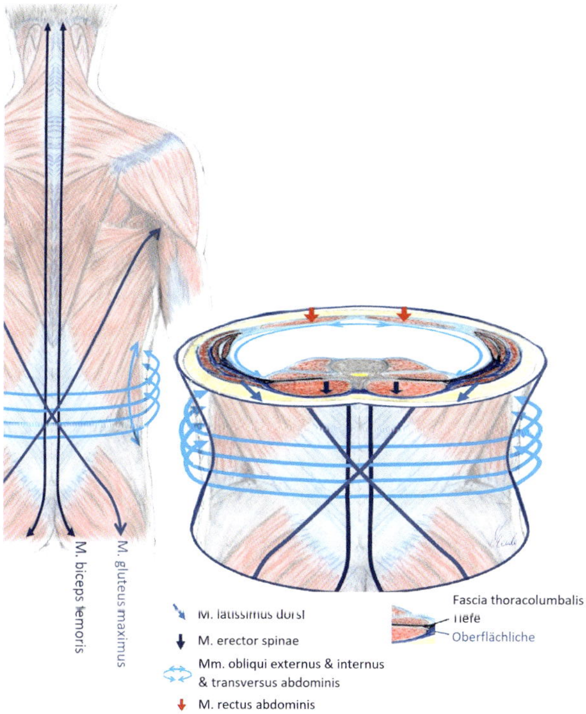

7.10. Korsett und Kraftlinien der TLF

Bestätigte myofasziale Ketten/Leitbahnen (Krause/Wilke, 2017)

Oberflächliche Rückenlinie (Superficial Back Line) → Fußfaszie (Plantarfaszie/Plantaraponeurose) → M. gastrocnemius/Achillessehne → ischiocrurale Muskulatur (M. biceps femoris, M. semitendinosus, M. semimembranosus) → Lig. sacrotuberale → Ansatzfaszie des Rückenstreckers (Sacrolumbale Faszie/M. erector spinae)

Funktionelle Rückenlinie (Back Functional Line) → Ansatzsehne Beinstrecker (Patellasehne) → äußerer breiter Schenkelmuskel (M. vastus lateralis) → großer Gesäßmuskel (M. glutaeus maximus) → große Rückenfaszie (Thorakolumbale Faszie) → großer Rückenmuskel (M. latissimus dorsi) (kontralaterale Seite)

Funktionelle Frontallinie (Front Functional Line) → Langer Schenkelanzieher (M. adductor longus) → gerader Bauchmuskel (M. rectus abdominis) (kontralaterale Seite) → großer Brustmuskel (M. pectoralis major)

Nehmen wir die gesamte Rückenlinie und die klinisch nicht bestätigten, aber bei Bewegung deutlich spürbaren Linien und koppeln sie an Bewegungen:

- **Oberflächliche Rückenlinie:** *Fußsohlenfaszie (Plantarfaszie) → Körperrückseite → Stirnbein!*
  Absolute Länge erreichen: Vorneigen des Rumpfes + Heranziehen des Fußes (inkl. Zehen) + Bauchatmung mit Betonung der Exspiration + Einrollen des Kopfes
  → Dynamische Übung: Holzhacker (S. 257)
- **Funktionelle Rückenlinie:**
  Absolute Länge erreichen: Eingerollte Vorneigung sitzend + ein Bein untergeschlagen + Armzug kontralateral
  → Dynamische Übung: Schraube vorwärts (S. 271)
- **Funktionelle Frontallinie:**
  Absolute Länge erreichen: schonend: Schneidersitz oder Fußsohlen zusammenpressen + Oberkörperrückneigung (abgestützt!) + Armzug weit (Daumen hinten oder Kopf halten und die Ellenbogen in die Schwerkraft schieben)
  → Dynamische Übung: Schraube rückwärts (S. 319)

Nicht bestätigte Linien:

- **Laterale Rückenlinie:** *seitlicher, äußerer Fußrand → Körperseitenlinie → seitliches Hinterhaupt*
  Absolute Länge erreichen: Seitneigung mit gekreuzten Füßen, Fußaußenkante belasten, Rippenatmung, Kopfneigung mit Hinterhaupthebung

- **Spirallinie:** *vordere Spirale → innere Fußkante → äußeres Knie → seitlicher Beckenkamm → diagonaler Wechsel über die Bauchnabelregion zur Gegenseite Rippenregion im Achselbereich → diagonaler Wechsel zum Hinterhaupt der Gegenseite*
  Absolute Länge erreichen: vorn überkreuzt stehend + Druck auf die Fußinnenkante + auswärtsgedrehte Seitneigungen inkl. hoher tensegraler Spannung + vorderes Armheben über die Körperachse + Hinterhaupt rückwärtsschieben
  Spirallinie: *hintere Spirallinie → äußere Knöchelregion → äußere Kniekehlenregion → Sitzbein → Steißbein → Faszie des Rückenstreckers → Hinterhaupt*
  Absolute Länge erreichen: vorn überkreuzt stehend + Druck auf die Fußaußenkante + einwärtsgedrehte Seitneigungen inkl. hoher tensegraler Spannung + Abflachen der Lendenwirbelsäule + Armzug über die vordere Körperachse + Kinnschub folgt dem Arm in Richtung Schlüsselbein.

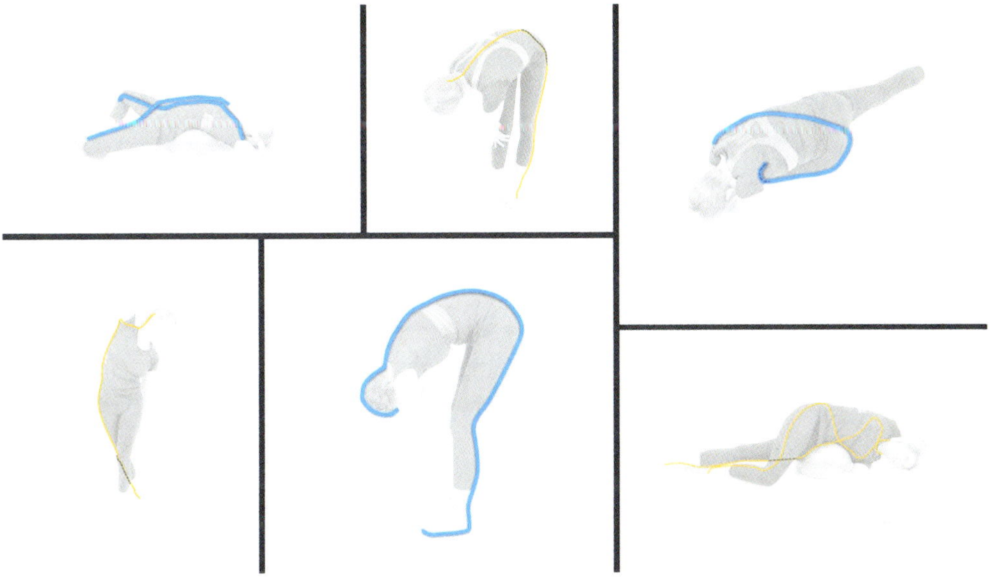

7.11. Myofasziale Bewegungslängen

Was fällt Euch auf? All diese Bewegungen finden sich in den verschiedenen Verläufen der Schichten der großen Rückenfaszie wieder. Logisch, sie liegt zentral in unserem Körper und reagiert nicht nur positiv auf all diese Bewegungen, sie ist an allen Bewegungen irgendwie beteiligt.

Die Gesamtheit der Bewegungsfunktionen der evidenten, myofaszialen Leitbahnen ergibt das optimale Bewegungsschema für die große Rückenfaszie (Fascia thoracolumbalis).

Die Kraftübertragung der TLF wirkt sowohl auf den passiven als auch den aktiven Bewegungsapparat. Die bereits beschriebene Kraftweiterleitung multipliziert sich mit dem Prinzip der Co-Kontraktion (mehrere Muskeln kontrahieren gleichzeitig). Hier trifft nervale Ansteuerung verschiedener Muskeln auf mechanische Weiterleitung. Dank der Faszienforschung finden sich hier neue Ansätze. Sie erkannte, dass die der TLF angehörigen Muskeln mit ihren Myofaszien die Kraftweiterleitung von der Wirbelsäule auf die Extremitäten, den Kopf und das Becken bewirken. Wie bereits erwähnt, führen die zwei Schichten die autochthone Rückenmuskulatur in einer Art Köcher (Loge) geschmeidig an der Wirbelsäule entlang. Dieses Prinzip gleicht der gegenüberliegenden Bauchwand (Rektusscheide), die den synergistischen Spannungspartner der TLF darstellt. Diese Partnerschaft und die mehrschichtige, viskoelastische, bilateral verzweigte Struktur gewährleistet mithilfe der muskulären Spannung eine ebenso dynamische als auch statische Rumpfstabilität. Die hier angesiedelte hohe Dichte an Rezeptoren hat zudem einen sehr großen Einfluss auf die Sensomotorik der Rumpf- und Gesäßmuskulatur.

Problematik

Ursachen für Funktionsstörungen gibt es bei solch komplexen Regionen natürlich viele. Ein beträchtlicher Anteil von Schmerzen im Rücken, Rumpf- und Nackenbereich ist auf eine Funktionsstörung der großen Rückenfaszie zurückzuführen. Woher kann diese kommen?

- Durch Bewegungsmangel, Traumata, einseitige Belastung, Fehl- und Schonhaltungen wird die Faszie dauerhaft gestaucht oder in Fehlzüge gebracht.
- Die kollagenen Strukturen, die wasserspeichernden Bausteine (vorwiegend Hyaluronan) und das Zellwasser werden nicht erneuert bzw. ausgetauscht.
- Die Elastizität der Struktur nimmt ab, die geschmeidig gleitende Funktion verebbt in eine verfilzte, steife »Masse«. Diese Steifigkeit (Stiffness) wirkt negativ auf die freien Nervenendigungen (Nozizeptoren) und die Zugverteilung in die angeschlossenen Körperregionen.
- Dort, wo der höchste Reiz auf die Nozizeptoren stattfindet, meldet der Körper Schmerz.

Ein weiteres, sehr verbreitetes Problem liegt meiner Beobachtung nach in der Ursprungsregion des lumbalen Rückenstreckers. Es handelt sich um tiefliegende, teils brennende Schmerzen, die häufig lax dem Verrutschen des Kreuz-Darmbeingelenks (Iliosakralgelenk/ISG) zugeschrieben werden. Ist dies wirklich der Auslöser? Ich fing an mich zu wundern, warum sich diese Schmerzen meist kurzfristig reduzieren lassen, wenn die Gesäß- und Korsettspannung aktiviert wird. Eine Gelenkaktion findet so nicht statt. Wirkliche Gelenkaktionen ermöglicht dieses »straffe« Nebengelenk (Amphiarthrose) wohl nicht. Hier herrscht eine rege Diskussion, ob sich das ISG einfach verschieben lässt. Dazu später mehr (S. 132-136). Ich möchte hier nur auf den anatomischen Fakt hinweisen, dass Teile der Bänder, die dieses Gelenk sichern, ebenfalls als Ursprungsort für Anteile der autochthonen Rückenmuskulatur dienen. So könnte das Erklärmodell für den tiefen, aber reduzierbaren Schmerz lauten, es handelt sich um das unschöne Resultat einer dauerhaften Stauchung bzw. Überdehnung der Region. Das Stagnieren der Durchblutung, gerade bei langem Sitzen, wurde bereits beschrieben. Warum sollte es den Gewebestrukturen hier besser ergehen?

Es ist also nicht nur die Rückenproblematik, die wir der oft »misshandelten« TLF zuschreiben können, sondern es sind oftmals Probleme in ihrem Zugverlauf: Kopf, Nacken, Schulter, Knie usw. Eine Schmerztherapie und die Pflege der Rückenfaszie sollten demnach möglichst ganzheitlich erfolgen.

Training

Lösungsansatz: Um eine dauerhafte Besserung zu erreichen, ist langfristig eine adäquate Bewegung nötig. Natürlich sollte bei Schmerzproblematiken grundsätzlich eine medizinische Abklärung und ggf. Therapie stattfinden. Spätestens in der Aufbauphase ist es sinnvoll, aktive Bewegung einzuplanen, da sich die Struktur nur so funktionell aufbauen kann, die Sensorik wiederhergestellt wird, das Schmerzgedächtnis vergisst und das Vertrauen in die körperliche Unversehrtheit und Leistung wächst. Die bindegewebige Struktur benötigt abwechslungsreiche Reize; natürlich arbeitet sie immer irgendwie mit. Der »Kippschalter« zur vermehrten Kollagensynthese wird aber erst dann betätigt, wenn das Gewebe einen ausreichenden Reiz erfährt.

Übungen für die Rückenfaszie sollten folgende Eigenschaften beinhalten:

- **federnd:** wiederkehrende (oszillierende) Spannungselemente mit variationsreichen Wechseln der jeweiligen Extremitäten-, Hand- oder Fußpositionen (Sektorenwechsel).
- **dehnend:** maximale Aufspannung aller möglichen Faserverläufe über mehrere Gelenke. Die Übung sollte sich in Richtung der Schwerkraft eingliedern.
- **kräftigend:** hochdosierte Muskelspannung in Endstellung (vollkontrahiert) bzw. Übungen aus der absoluten Vordehnung mit kurzen, zuckenden Bewegungen nach Ausbelastung (Muskel bereits ermüdet). Oder variierend, statisches Halten nach Eintreten der temporären Muskelermüdung.
- **spürend:** sensorische Reizsetzung mit geschmeidigen Bewegungsabläufen. Diese finden fließend möglichst ohne Unterbrechungen statt. Auch hier hilft es, mit der Schwerkraft zu arbeiten.
- **entlastend:** Massage und Rolltechniken (Können auch aktivierend bzw. schnell durchgeführt werden.) Schnelles Rollen fördert den Wasseraustausch, während langsames Rollen die Kollagensynthese fördert. Wärme und Entlastungslagerung sind ebenfalls hilfreich.

Gerade im unteren Rücken (lumbal) kann die große Rückenfaszie sehr gut manipuliert werden. Äußere Reize wie Cupping, Massage, Foamrolling, Wärme etc. wirken hier sehr effektiv!

Trick zum Verständnis der Zugverhältnisse: Zieht ein Kapuzenshirt mit möglichst festem Stoff an, setzt die Kapuze auf und fixiert das untere Bündchen mit den Händen am Gesäß. Jetzt ist das Shirt voll gespannt. Beugt Euch nach vorn herunter und spielt mit dem gespannten Stoff. Fühlt einfach, was sich im Rücken/Nacken/Kopf tut. Halt ein Partner das untere Bündchen, können zusätzlich die Ärmel fixiert werden und die Bewegung in der Vorbeugung kann besser durchgeführt und nachgespürt werden. Eine tolle Methode z. B. im Faszien- oder Rückenkurs, im Personal Training und Fascial Coaching.

ÜBUNGEN zu diesem Thema findet Ihr auf den Seiten 250-271.

Großer Rückenmuskel – M. latissimus dorsi

Er ist der flächenmäßig größte Skelettmuskel des menschlichen Körpers und wird wegen seiner optischen Wirkung vor allem von männlichen Sportlern sehr gerne trainiert. Ihr habt ihn schon im letzten Kapitel kennengelernt und seid nun hoffentlich gespannt, was diesen Muskel ausmacht.

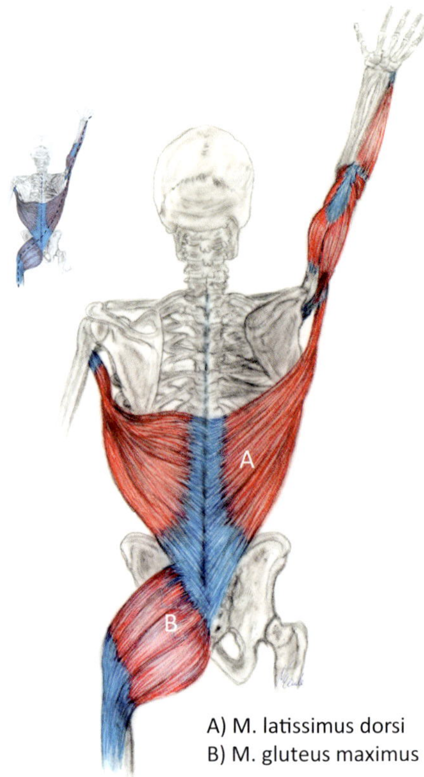

7.12. M. latissimus dorsi

Anatomie

Das Motto »Immer obenauf« trifft auf den M. latissimus dorsi nicht ganz genau zu. Er bildet zwar die oberste Muskelschicht im unteren Rücken, wird aber auf Höhe der unteren Schulterblattspitzen von dem aufsteigenden Trapezmuskel überdeckt. Sein Ursprung ist weitläufig auf diverse Orte verteilt. Der große Rückenmuskel entspringt im Wirbelsäulenbereich (M. latissimus dorsi pars vertebralis) in der Nähe der Dornfortsätze der Wirbelkörper. Genau genommen liegt der Ursprung hier an einem festen Faserband (Lig. supraspinale). Es überspannt, vom 7. Halswirbel kommend, die gesamte Wirbelsäule bis zum Kreuzbein. Von der Brustwirbelsäule (BWK 7-12), über die gesamte Lendenwirbelsäule (LWK 1-5) bis zum Kreuzbein (SWK1) sind die Ursprünge des Latissimuss zu finden. Weitere finden sich im Bereich der Rippen (M. latissimus dorsi pars costalis) an der 9.-12. Rippe, wie auch am hinteren (dorsalen) Drittel des Darmbeinkamms (Crista iliaca). Ein kleiner Teil entspringt im Schulterblattbereich (M. latissimus dorsi pars scapularis) am unteren Winkel des Schulterblatts (Angulus inferior). Das sind viele Ursprünge, die alle in einem eher flachen Muskelbauch zum Ansatz am vorderen Oberarm (Crista tuberculi minoris humeri) gelangen.

Hintere Sägemuskeln – Mm. serrati posteriores

Sind Euch schon einmal die zwei sehr flachen Sägemuskeln zwischen den Mm. latissimus und erector spinae und unter den Mm. rhomboidei aufgefallen? Es handelt sich um die hinteren Sägemuskeln (Mm. serrati posteriores). Sie spannen sich regional, breitflächig

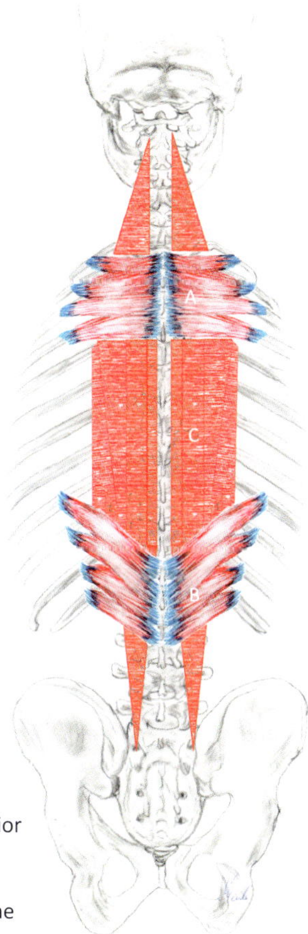

M. serratus posterior
A) superior
B) inferior
C) M. erector spinae
(schematisch)

7.13. Mm. serrati posteriores

über die autochthone Rückenmuskulatur und gelten in ihrer Funktion als Atemhilfsmuskeln. Schaut man genau hin, könnte man ihnen vor allen Dingen das Spannen der umliegenden Faszien und das Sichern der Gleitfunktion zwischen den Muskelpartnern zusprechen.

M. serratus posterior inferior

Er entspringt an der unteren Brust- und oberen Lendenwirbelsäule (BWK 11/12-LWK 2/3), eigentlich eher den Fasern der hier verlaufenden Fascia thoracolumbalis, und zieht mit flachen Muskelbäuchen zu den unteren Rändern der Rippen 9-12 (Angulus costae). Er dient als Atemhilfsmuskel bei der Ausatmung und ist in seinen Funktionen absolut abhängig vom M. latissimus dorsi.

M. serratus posterior superior

In der Tiefe, unter den Mm. rhomboidei, verläuft der hintere, obere Sägemuskel (M. serratus posterior superior) quasi parallel. Er entspringt einer dünnen Aponeurose an den Dornfortsätzen (C6/7-Th2/3), folgt dem Verlauf der Rhomboidei allerdings nur bis zu den Rippen (2-5) auf Höhe des medialen Schulterblatts. Er gehört nicht zur Schulterblattmuskulatur, hängt funktionell aber stark von ihr ab. So wirkt er als Hilfsmuskel für die Einatmung und kann als Führungshilfe für die unter ihm verlaufenden Fasern des Rückenstreckers gesehen werden. Aufgrund seiner Nähe zu den armversorgenden Nervenbahnen reagiert er mit Ruheschmerz oder gar mit Taubheit der Arme bis zum Daumen.

Faszien

Interessant wird es beim Latissiumus, neben den bereits beschriebenen Faservernetzungen in den großen Gesäßmuskel und dem Einfluss auf den Rückenstrecker, pflegt er eine sehr enge nachbarschaftliche Beziehung zum M. teres major, dessen Muskelfasern der Latissimus praktisch auf seinem Weg »umwindet« bzw. mit ihm »verschmilzt«, um mit ihm nachbarschaftlich den Ansatzpunkt zu teilen. Ein weiterer Ansatznachbar ist der große

Brustmuskel (M. pectoralis major). Er ist zwar im frontalen Rumpf beherbergt, fungiert aber nicht zuletzt wegen der engen Ansätze und der alle umhüllenden Faszien des Oberarms (Fascia brachii bzw. Septum intermusculare brachii mediale) als myofaszialer Partner. Diese drei »Musketiere« führen zum Beispiel eine Adduktion des Oberarms herbei.

Funktion

Kommen wir zu den Funktionen des M. latissimus dorsi. Wir haben bereits im Ansatzbereich festgestellt, dass das seitliche Heranführen (Adduktion) des Arms im Schultergelenk durch den Latissimus erfolgt. Anhand der vorgestellten Partner wird hier deutlich, dass ein funktionelles Training immer mit diesen Partnerstrukturen arbeiten kann und sollte. Denn auch die Innenrotation des Arms im Schultergelenk wird hierdurch ausgelöst. Eine Extension im Schultergelenk, auch Retroversion des Arms genannt, wird durch das Zusammenwirken von myofaszialen Partnern über die Trizepsfaszie (Fascia m. tricipitis) unterstützend umgesetzt. Ein gut funktionierender M. latissimus dorsi wirkt auf den Oberarm kaudalisierend. Das bedeutet, er zieht den Oberarmkopf aus dem Schultergelenk in Richtung der Füße. Diese Funktion ist immens wichtig für eine gesunde Schulter, denn gut angesteuert und aktiv verhindert der Latissimus eine Schulterenge unter dem Schulterdach.

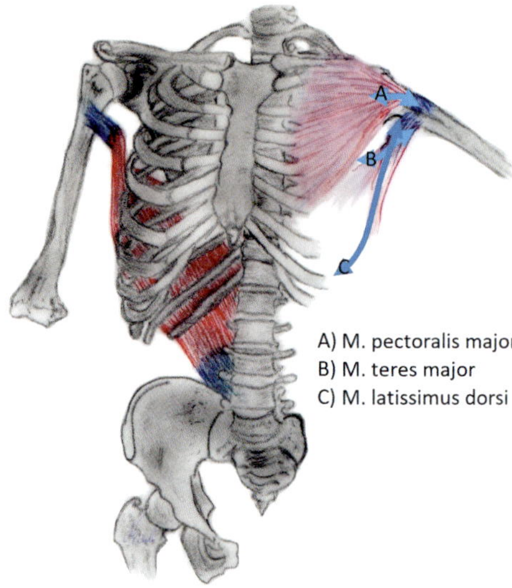

7.14. Ansatzschema M. latissimus dorsi

Wie wichtig die Funktion der Kraftweiterleitung in den bilateralen Gesäßbereich ist, werdet Ihr im Kapitel zum großen Gesäßmuskel noch genauer lesen können. Hierzu sei kurz erwähnt, dass sich über diese eigentlich nützliche Verbindung Hüftproblematiken einschleichen können, die sich natürlich mit guter Latissimusfunktion vermeiden oder reduzieren lassen. Eine der Hauptaufgaben des M. Latissimus dorsi findet sich in der Spannung der großen Rückenfaszie (Fascia thoracolumbalis). Daraus resultiert natürlich die Stabilisierung des unteren Rückens. Ihr habt es schon im vorherigen Kapitel lesen können: Das oberflächliche Blatt (Lamina superficialis) der TLF wird vom M. latissimus dorsi gespannt und dient als obere Führung bzw. hinterer Anteil des Köchers, der den Rückenstrecker (M. erector spinae) führt. Er sichert somit die Funktion des Rückenstreckers.

Problematik

Ursache für Rückenschmerzen! Der M. latissimus dorsi bildet die hintere Achselfalte, Ihr könnt hier seine Ansatzsehne und Teile seines Muskelbauches einfach greifen. Fasst einfach unter dem Arm hindurch den fleischigen Ausläufer hinter der Achselhöhle. Das ist die obere Region des Muskels, der oftmals als Schlüsselmuskel bei wiederkehrenden, hartnäckigen Rückenschmerzen gilt. Eine verkannte Latissimusproblematik kann Symptome wie Atemnot und thorakale Schmerzen auslösen, die bis in den Arm ausstrahlen können. Auch stellen sich gemeine Rückenschmerzen im Bereich des medialen Beckenkamms ein. Handelt es sich um verdichtete Strukturen im Bereich des breiten Rückenmuskels (M. latissimus dorsi), kann mit einer nachhaltigen aktiven Therapie entgegengewirkt werden. Stoffwechseltraining und Releasetechniken helfen hier schon therapiebegleitend weiter.

Training

Einen trainingswirksamen Reiz auf die muskulären und faszialen Strukturen des M. latissimus dorsi auszuüben, ist an Geräten leicht möglich. Wir können hier mit diversen Umlenkungen an z. B. Kabelzügen oder der Zuhilfenahme von Klimmzugstangen frei über die optimale Zugrichtung (»Line of pull«) bzw. das Punctum fixum vs. Punctum mobile entscheiden. Im Kursbereich gestaltet sich dies schwieriger. Hier fehlt meist eine optimale »Line of pull« für die Extension im Schultergelenk, die eine Widerstandsführung von oben (über Kopfhöhe) voraussetzt. Für die Adduktion und Innenrotation wäre ein seitlicher Gegenzug optimal. Schlingentraining oder Stütz- und Partnerübungen eignen sich somit hervorragend zum Training des großen Rückenmuskels.

Ausgewogenes Stoffwechseltraining: Es gibt Sportarten, die den breiten Rückenmuskel vermehrt ansprechen. Hierzu gehören unter anderem Wurfsportarten, Klettern, Turnen, gezieltes Krafttraining, Rudern, Skilanglauf und Schwimmen. Je nach Intensität und Umsetzung der Sportart wird der Latissimus gefördert und gefordert. Um ihm ein ausgewogenes Stoffwechseltraining zu bieten, eignet sich ein moderates Schwimm- und Rudertraining (Skullen = jede Hand ein Ruder) oder Nordic Walking sehr gut. Diese Stoffwechseleinheiten fördern zusätzlich die visköse Elastizität der kollagenen Faserstrukturen und wirken Rückenproblematiken effektiv entgegen.

Myofazialer Trainingsfokus: Um den Schwerpunkt auf den myofaszialen Effekt zu legen, sollte das Prinzip der Vordehnung genutzt werden und die Bewegungstechnik variieren. Sektorenwechsel (Positionswechsel der Extremitäten, des Rumpfes, der Handstellung etc.) vermeiden eine eintönige Faserbelastung.

Krafttraining: Der große, flache Muskelbauch benötigt ausreichend Kraft, um seinen Funktionen gerecht zu werden. Er sollte dementsprechend kraftorientiert trainiert werden. Auch hier gilt Ansteuerung vor Laststeigerung. Um eine schnelle und effektive Kraftsteigerung zu erreichen, eignen sich EMS-Trainingseinheiten sehr gut. Die alltagstaugliche Muskelleistung sollte dennoch ohne externe Stimulation funktionieren. So wäre es gerade bei Rückenschmerzen nützlich, das »freie Hängen« und/oder den Handstand zu trainieren.

Bei einseitigen Belastungen sollte zusätzlich ein ausgleichendes Training durchgeführt werden.

Stretching: Die funktionelle Dehnung dieses Muskels benötigt entweder Hilfsmittel (z. B. Schlingen, Sprossenwand ...) oder Partner, die eine optimale Dehnlagerung in die Schwerkraft zulassen. Der Latissimus braucht hängende, seitlich eingedrehte Körperpositionen, um seine optimale Länge zu erreichen. Da reines Hängen meist eine Spannung im Muskel erzeugt, eignen sich Konzepte wie zum Beispiel FIVE oder FLEXX, denn hier ruht der Körper auf optimierten Unterlagen. So überzeugt man die Muskelspindeln, die Muskellänge freizugeben. Für den Kursalltag eignen sich Kombinationen aus Bällen und Schlingen, Handtüchern oder Gewichten. Konzepte wie Yoga, Muskelentspannung nach Jacobson oder gutes faszienorientiertes Stretching eignen sich ebenfalls ausgezeichnet. Hier wird über Hebel-, Spannungs- und Atemtechniken die Muskellänge trainiert.

ÜBUNGEN zu diesem Thema findet Ihr auf den Seiten 250-271.

8. DIE VORDERE BAUCHWAND-MUSKULATUR

Umgangssprachlich wird sie »Bauchmuskulatur« genannt und das führt häufig zu Missverständnissen. Laien vermuten die Bauchmuskelpartner rein im vorderen Bauchbereich. Ein Trugschluss, denn dieses Korsett umspannt die gesamte Bauchhöhle und hat mehr als vier Muskeln in seinem Team. Es benennt ein komplexes System, das sich aus wenigstens sieben Muskeln und wichtigen faszialen Strukturen zusammensetzt.

Wenn auch der gerade Bauchmuskel das beste Marketing zu haben scheint, benötigen wir vorrangig seine lateralen Partner für ein multifunktionelles, korsettähnliches System. Ein Team, das uns viele nützliche Dienste leistet, aber auch spezielle Pflege benötigt und viel zu wenig Anerkennung erhält.

Äußerer schräger Bauchmuskel – M. obliquus externus abdominis

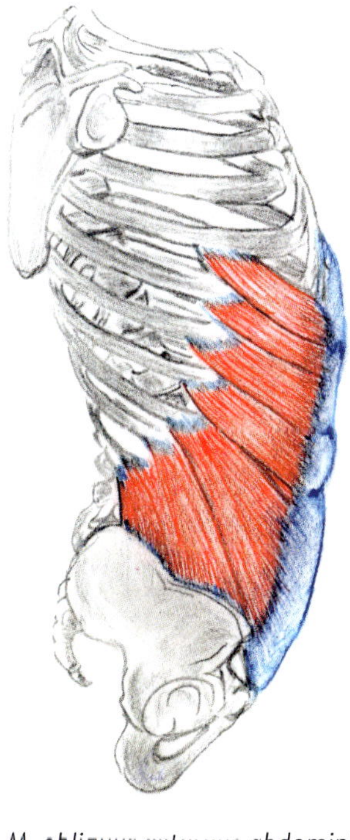

8.1. M. obliquus externus abdominis

Der M. obliquus externus abdominis ist definitiv der äußerste Teil der Bauchmuskeln. Seine Sehnen vernetzen sich und bilden das vordere Blatt der Rektusscheide. Viele Abbildungen zeigen einen direkten Blick auf den geraden Bauchmuskel und unterschlagen so das vordere Sehnenblatt.

Anatomie

Der äußere schräge Bauchmuskel findet seinen Ursprung an den Außenflächen der 5.-12. Rippe (Costa) und folgt einem schräg abfallenden Verlauf, der im vorderen (ventralen) Körperbereich an der derben Aponeurose (Rektusscheide), dem Darmbeinkamm (Crista iliaca) und dem Leistenband (Lig. inguinale) seinen Ansatz findet. Er führt, wie Ihr sehen könnt, nicht gänzlich um die Bauchhöhle herum, ist dafür aber ein recht kräftiger Partner im seitlichen und frontalen Bereich.

Innerer schräger Bauchmuskel – M. obliquus internus abdominis

Er ist der engste Partner des querverlaufenden Bauchmuskels und arbeitet nahezu synchron mit ihm. Funktionell trainiert ist dieses Team gern gesehen, denn ist es aktiviert, bildet sich eine schlanke Taille.

Anatomie

Der innere schräge Bauchmuskel entspringt der lumbalen Sehnenplatte, sehr gut bekannt als Fascia thoracolumbalis, dem Darmbeinkamm (Crista iliaca) und dem Leistenband (Lig. inguinale). Von diesen Ursprüngen aus verläuft er schräg aufwärts, in den hinteren Anteilen nahezu waagerecht, zu seinen Ansätzen, den unteren Rippen, der Rektusscheide und je nach Geschlecht in den Übergang zum männlichen Hodenhebermuskel (M. cremaster) bzw. in das Mutterband (Lig. teres uteri) bei Frauen. Die Faserpositionierung in der Rektusscheide wechselt regional, denn im Beckenbereich findet sich eine faserige, bogenförmige Linie (Linea arcuata), die einen »Schichtwechsel« einleitet. Unter der Linea arcuata verlaufen alle Ansatzsehnen als vorderes Blatt, aufwärts vernetzen sich die Teile der Aponeurose des inneren Bauchmuskels in das vordere und hintere Blatt der Rektusscheide.

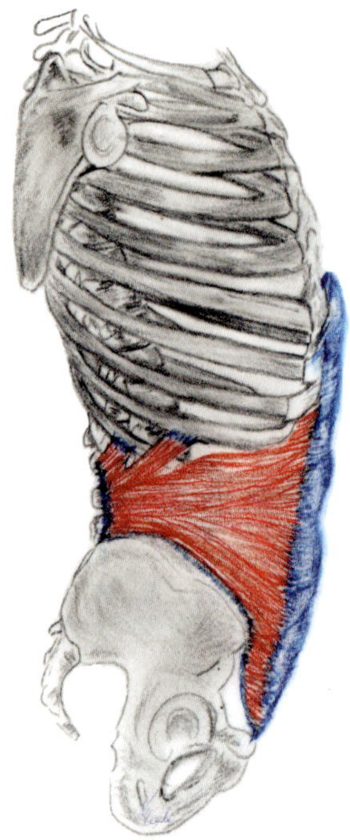

8.2. M. obliquus internus abdominis

Funktion

Auch hier müssen wir auf die Prinzipien von Punctum fixum – Punctum mobile achten. Wird die Hüfte fixiert, unterstützen die schrägen Bauchmuskeln eine Vorneigung des Rumpfes, vorausgesetzt die Schwerkraft ist hierbei nicht Hauptakteur. Wenn man wirklich von einer Unterscheidung der Kräfte sprechen möchte, wirkt der äußere Part hierbei stärker als der innere und unterstützt den geraden Bauchmuskel beim Heben des Rumpfes: Bei fixiertem Becken hebt sich der Rumpf oder umgekehrt, bei fixiertem Rumpf hebt sich das Becken. Gemeinsam rotieren die Obliquen den Rumpf zur Gegenseite. Der innere schräge Bauchmuskel bildet zudem einen stabilisierenden Teamplayer bei der Bauchpresse, die wir vielfach als Core- bzw. Korsettspannung kennen. Wie im Faserverlauf deutlich zu sehen, spannt der »Internus« ein weiteres stabiles Band als Mantel der Bauchhöhle. Er ist für Rumpfneigung und Drehung zur gleichen Seite zuständig. Hier könnt Ihr die Unterschiede gut erspüren.

Versuch: Legt die Finger auf die vordere Taille. Korsettspannung an; und nun rotiert den Oberkörper. Ihr werdet die Bremskraft des »Externus« gegen die Leistung des »Internus« sehr deutlich spüren und am Radius der Drehung sehen können.

Querverlaufender Bauchmuskel – M. transversus abdominis

Mit der Korsettspannung komme ich zum neuen bzw. alten »Star« oder lange vernachlässigten Partner der Bauchmuskeln. Vielleicht sagt Ihr auch: »So ein Quatsch, der war schon immer wichtig!« Das stimmt absolut. Jeder, der beim Bauchtraining mit einer Vorspannung der tiefliegenden Muskeln arbeitet, hat ihn mit im Boot.

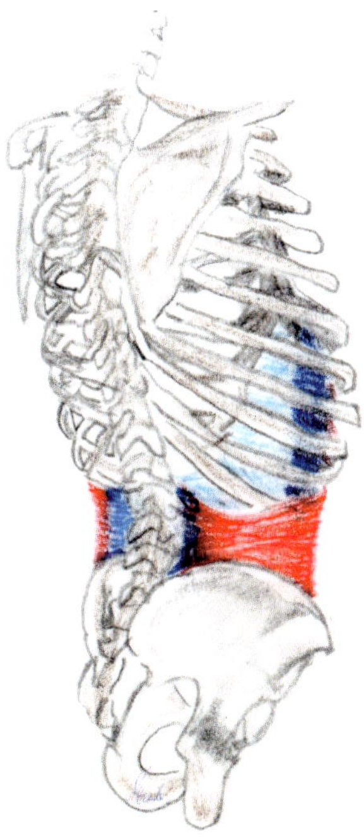

8.3. M. transversus abdominis

Anatomie

Der innerste, querverlaufende Bauchmuskel verläuft von seinem Ursprung, der Innenfläche der 7.-12. Rippe, dem tiefen Blatt der thorakolumbalen Faszie und des Darmbeinkammes (Crista iliaca) waagerecht/transversal nach vorn zum hinteren Blatt der Rektusscheide. Im Beckenbereich zieht er, wie bereits beschrieben, in das vordere Blatt. Wie auch der interne schräge Bauchmuskel setzt er in Teilen geschlechtsspezifisch an (M. cremaster/Lig. teres uteri). Anteile des M. obliquus transversus vernetzen sich übrigens in die innere Bauchwandfaszie (Fascia transversalis).

Funktion

Die Hauptfunktion dieses Muskels besteht in der Verspannung der Linea alba, der Rektusscheide, und natürlich in der tiefen thorakolumbalen Faszie. Somit ist der »Transversus« der innere Anteil des Muskel-Sehnen-Apparates der lateralen Gruppe. Er hat eine deutlich größere Fläche zu spannen als häufig angenommen. Er mag im Rücken schmal wirken, überspannt aber den gesamten Bereich zwischen Schambein und Brustbein, ganz wie seine bereits beschriebenen Partner. Seine gute Ansteuerung bewirkt gemeinsam mit seinen Partnern die Kompression der Bauchhöhle. So erwirken sie eine Art Blähkörper, der mit diesem Prinzip die Wirbelsäule und die Rippen aus dem Bauchraum heraus stützt.

Versuch: Ihr könnt dieses Prinzip leicht nachempfinden. Legt einen gut aufgepusteten Luftballon in einen Schuhkarton. Deckel drauf, er schließt den Karton nicht, der Luftballon suggeriert den intraabdominalen Druck. Nur Druck, vor allen Dingen von den Seiten, kann den Deckel bündig auf den Karton bringen.

Faszien

Die Rektusscheide steht meist im Schatten der großen Rückenfaszie. Schade, denn auch sie ist wirklich wichtig, um das System des Rumpfes gut zu verstehen. Wie der Name verrät, bildet sich aus den Sehnen und epimysialen Faszien der gerade beschriebenen Muskeln eine Scheide oder Hülse als Verlaufshülle des geraden Bauchmuskels. Wisst Ihr noch: Im Epimysium liegt eine lockere Bindegewebsschicht, die das Gleiten der Strukturen gewährleistet. Auch hier treten also Stabilität und Mobilität zusammen auf. Nehmen wir noch das Wissen dazu, dass sich im Muskel-Sehnen-Übergang Spannungsrezeptoren (Sehnenorgane) befinden, wird deutlich, wie wichtig ein differenziertes Bauchtraining ist. Das Prinzip ähnelt dem der großen Rückenfaszie sehr. Beides sind mehrlagige Schichten, die durchaus zur Propriozeption fähig sind. Eng miteinander verwobene Fasern sorgen dafür, Stabilität und Mobilität zu sichern. Die Faszienblätter ähneln sich nicht nur, sie werden beide über die innere schräge und querverlaufende Bauchmuskulatur mitgespannt. Warum über eventuelle Verdichtungen/Verfilzungen der Bauchfaszie nicht berichtet wird, kann an den Schmerzrezeptoren liegen, die in der TLF in einer wesentlich höheren Dichte vorkommen.

Schwangerschaft

Die Dichte der Rezeptoren darf in dieser Region gar nicht so hoch sein, denn im Verlauf einer Schwangerschaft muss diese Bauchdecke in der Lage sein, der notwendigen Dehnung nachzugeben. Dies geschieht teils durch Ausschüttung von Schwangerschaftshormonen (u.a. Relaxin), die das Gewebe auflockern und dehnfähig machen, und natürlich durch die mechanische Druckbelastung des heranwachsenden Kindes. Eine funktionsfähige Bauchmuskulatur ist auch während der Schwangerschaft wichtig, denn die lateralen Partner sichern das Gleichgewicht zur Rückenfaszie und können somit lastbedingte Rückenschmerzen reduzieren oder hinauszögern. Bauchtraining sollte im bewegenden, nicht wirklich im kräftigenden Modus stattfinden. Der gerade Bauchmuskel ist in dieser Zeit praktisch »raus«: Zu starke Züge wirken hier kontraproduktiv.

Problematik

Vor allen Dingen die senkrecht verlaufenden Fasern der »weißen Linie« (Linea alba) brechen bei zu großer Zuglast auseinander (Rektusdiastase). Ein unangenehmer Fasziendefekt, der langwierig aktiv therapiert, in schlimmen Fällen sogar operiert werden muss. Dies kommt nicht nur bei oder nach Schwangerschaften vor. Problematisch wird die mechanische Überdehnung ebenfalls, wenn der Bauch einen zu großen Umfang hat. Besteht eine Überlast von viszeralem (organischem) Fett, ergibt sich aus dieser Fettleibigkeit (Adipositas) ein wirklich großes Problem nicht nur für den Bauch.

Unspezifische Rückenschmerzen! Ausgelöst durch ein zu schwaches laterales System, kann eine schlecht oder fehlgespannte Lumbalfaszie Schmerzen im Rücken verursachen. Diese Schmerzen ähneln dem Gefühl des »Zerbrechens« knapp über dem Beckenkamm. Der Wunsch sich auszuhängen oder hinzulegen ist groß. Nur wäre hier oft das kurzzeitige Aktivieren des natürlichen Korsetts nützlicher.

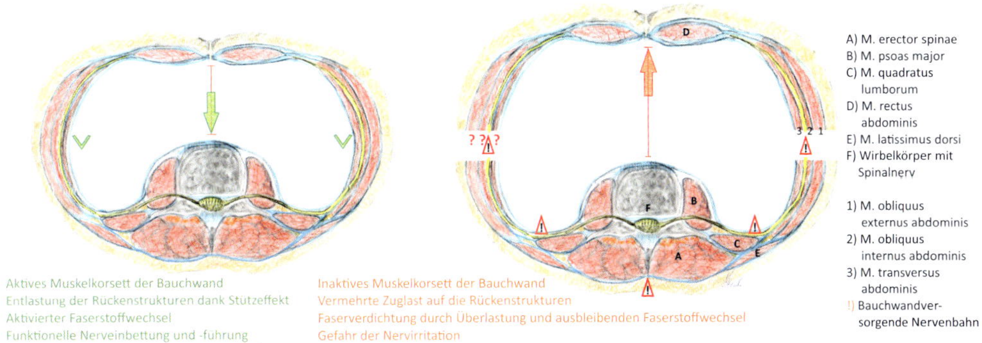

8.4. Bauch oder Rücken? Auslösemechanismen für Schmerz

Andererseits kann ein stetig erhöhter Tonus auf den Bauchmuskeln das Gleiten der Muskelschichten gegeneinander verhindern und mit einem zusätzlich konstanten, starken Zug auf die Rückenfaszie (TLF) massive Schmerzen auslösen. Ausgelöst vom Bauch tut der Rücken weh (Abb. 8.4.)! In der Trainingsplanung sollte also eine angemessene Gleitfähigkeit und ebenso die Kraftfähigkeit und Sensomotorik berücksichtigt werden.

Die Verspannung der muskulären und faszialen Bauchwandstrukturen bildet einen ringartigen »Zweckverband«, der ...

- die Stabilisierung (Bewegungsverhinderung) der Wirbelsäule unterstützt.
- zur Wirbelsäulenentlastung (Blähkörperprinzip!) beiträgt.
- zum Schutz und zur Aktivierung der inneren Organe beiträgt (z. B. Darmtätigkeit).
- exspirationsunterstützend (Hilfe bei der Ausatmung) eingesetzt werden kann.
- Pressatmung auslösen kann (Bauchpressfunktion blockt das Zwerchfell!).
- dynamische Rumpfbewegungen ermöglicht.

Training

Was bringt uns dieses Grundwissen über die seitliche Bauchmuskulatur nun für unseren sportlichen Alltag? Grundsätzlich wissen wir, dass unser Bauchraum mangels ausreichend fester, knöcherner Strukturen einen effektiven Schutzmantel benötigt, der zudem elastisch genug sein muss, sich ausdehnen zu können. Das häufige Problem: Unsere Kunden können das Ansteuern des querverlaufenden Bauchmuskels nur sehr schwer umsetzen. Daher empfiehlt sich der Einsatz von bildlichen Metaphern und Hilfestellungen wie:

- Die Hände auf den seitlichen Bauch legen lassen, mit Husten oder Lachen das Verhalten der Bauchmuskeln erspüren.
- Die Rippen wie eine »Schiebetür« zusammenziehen – hilft auch bei der muskulären Vorspannung.
- Eine Blutdruckmanschette (manuelle Technik!) in Rückenlage im LWS-Bereich platzieren, leicht aufpumpen und dann ansteuern lassen, ohne die LWS und Hüfte zu bewegen. → Bewegung der mmHg-Nadel sollte differenziert steuerbar sein (Übung »Fine move« S. 265).

ÜBUNGEN zu diesem Thema findet Ihr auf den Seiten 272-289.

Gerader Bauchmuskel – M. rectus abdominis

Kommen wir zum geraden Bauchmuskel, dem »Six-Pack«-Muskel. Er gilt als ultimative optische Messlatte im Bereich der ästhetischen Fitnesswelt. Seine Eigenschaften und Fähigkeiten sind jedoch viel größer, als rein auf seine Optik reduziert zu werden.

Anatomie

Der M. rectus abdominis findet seinen Ursprung an der Außenfläche der 5.-7. Rippe und dem Schwertfortsatz (Proc. xiphoideus) des Brustbeins. Der Faserverlauf ist ebenso berühmt wie der Muskel an sich, er zieht senkrecht zu seinem Ansatz am Schambein (Os pubis) und wird von drei bis vier transversalen Zwischensehnen und der senkrecht verlaufenden Linea alba unterteilt. Nur diese Unterteilung, wenig Unterhautfett und ein wohltrainierter Muskelapparat ermöglichen den sichtbaren Waschbrettbauch. Sixpack übrigens nur, weil die unteren Abschnitte des Muskels auf Höhe der Linea arcuata (ca. 5 cm unterhalb des Bauchnabels) unter dem Faszienblatt der Rektusscheide liegen und ihre optische Definition ein weiteres Training und entsprechende Ernährung benötigen. Das 7.-8./10. Fach liegt flacher am Körper an, was die wechselnde Position in der Rektusscheide erkennen lässt.

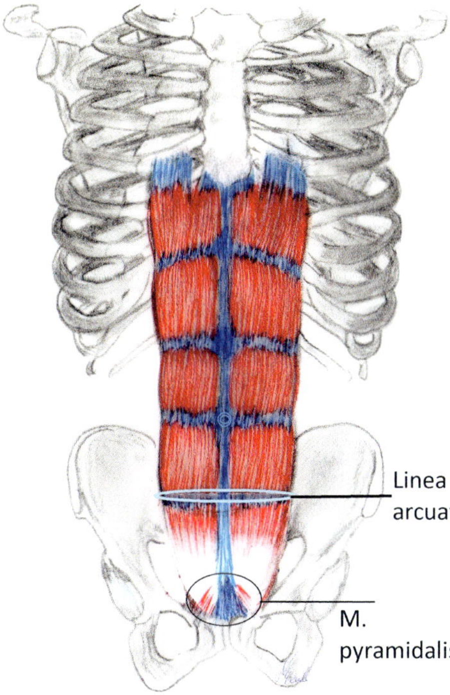

8.5. *M. rectus abdominis*

Funktion

Die Funktionen des geraden Bauchmuskels sind offensichtlich. Er hebt das Becken bei fixiertem Oberkörper, erwirkt eine Rumpfvorneigung bei fixiertem Becken, unterstützt die Bauchpresse und bildet quasi den elastischen, aber stabilisierenden »Verschluss« des Bauchhohlenmantels. Dieser Muskel kann unterschiedlich kontrahieren, denn er wird durch Zwischensehnen unterbrochen. Die Kompartimente können so differenzierter angesteuert werden und die Partner (Synergisten) des geraden Bauchmuskels in die verschiedensten Richtungen aktivieren und stabilisieren (Testübung: Bauchrollen!). Seine Aufgabenliste endet hier noch nicht. Er ist der direkte Gegenspieler des Rückenstreckers und zudem der innere Stützmuskel für eine stabile Rektusscheide. Unter all diesen Aspekten scheint er einer übergeordneten Laufbahn des Bauchmuskelsystems durchaus gerecht zu werden und ist nicht nur ein »Strandmuskel«, zum sportlich schönen Anblick verdammt.

Faszien

Linea alba: Bei der Vorstellung der anderen Teammitglieder haben wir schon das tiefe und vordere Faszienblatt, die Rektusscheide, erkannt oder wiedererkannt, aber die Linea alba blieb bisher nur am Rande erwähnt. Was ist ihre Aufgabe und was ist diese Linie eigentlich? Die weiße Linie (Linea alba) stellt eine senkrechte Fusionsline aus festen Bindegewebsfasern dar. Dieser Sehnenstreifen dient der Verflechtung für die Ansatzsehnen des »Schrägsystems« und teilt den M. rectus abdominis in zwei Hälften. Fusionslinien dieser Art heißen übrigens »Raphe« und kommen durchaus mehrfach im Körper vor. Sie sind mittig angesiedelt, um die Symmetrie, Stabilitat und Krattübertragung zu wahren. Dazu brauchen die Sehnenstreifen Spannung. Die Linea alba spannt sich vom Schwertfortsatz (Proc. xiphoideus) zum Schambeinast (Crista pubica) und gönnt sich bei ca. 80 % der Menschen einen eigenen Muskel, der ihre Spannung zusätzlich sichert: den Pyramidenmuskel (M. pyramidialis).

Wer aufgepasst hat, erkennt gerade im Bereich der Rippen und des Brustbeins effektive Vernetzungen in die Nachbarmuskeln. Hier findet eine recht direkte Kraftweiterleitung zwischen dem geraden Bauchmuskel und dem großen Brustmuskel statt. Die Rektusscheide insgesamt unterhält je nach Gewebeschicht weitere Verbindungen z. B. zwischen dem äußeren schrägen Bauchmuskel und dem vorderen Sägemuskel.

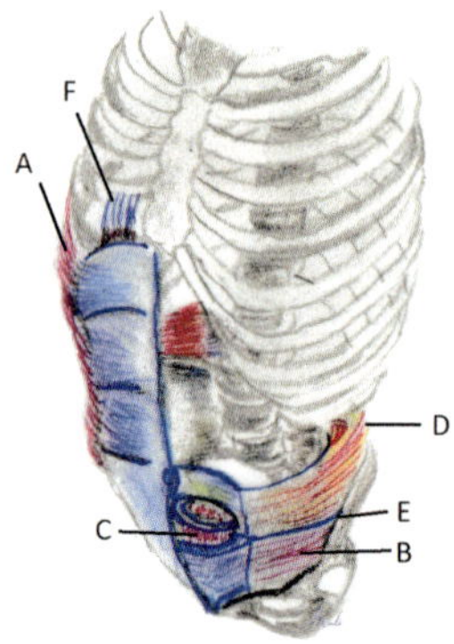

8.6. Bauchwandmuskulatur

Training

Die verschiedenen Möglichkeiten der Ansteuerung des M. rectus abdominis ermöglichen in den muskulären und faszialen Strukturen einen wichtigen stabilisierenden Abschluss. Ich fasse die wichtigsten Informationen kurz zusammen und ergänze.

Der M. rectus abdominis ...

- stellt den Antagonisten zum M. erector spinae dar. Extensionshemmer!
- wird im Alltagsgebrauch durch übermäßiges Sitzen stark gestaucht und sollte funktionell mit ausreichenden Streckphasen trainiert werden.
- benötigt eine funktionelle Gleitebene und differenzierte Ansteuerung.
- arbeitet optimal mit einer gut gespannten Rektusscheide (Korsettspannung).
- liebt exzentrisches und vorgedehntes Krafttraining mit langen Hebeln.

Meine Meinung:

Ersetzt den klassischen »Crunch« (hohe Fehlerquote, viele Ausweichbewegungen, suboptimale Funktionsauslastung, wenig Alltagsrelevanz ...) durch funktionelles Bauchtraining.

Die gesamte Bauchmuskelgruppe hat weitere Eigenheiten:

- Bei intraabdominalen Schmerzen (Organbereich oder ähnlich) kann sie nachhaltig reflektorisch verspannen. Nachhaltig, da die Verspannung über den Heilungszeitraum hinaus anhalten kann. Multidirektionale fließende Dehnungen (z. B. Seestern, siehe Seite 266) und leichte Kräftigung können die Verspannung reduzieren.
- Bei übermäßigem, einseitigem Training oder schlechter Ansteuerung des Bauchmuskelsystems leidet die Anpassungsfähigkeit der Rektusscheide empfindlich. Multidirektionale Kräftigungsübungen erhalten ihr koordinatives Gefüge.

- Durch den direkten Bezug zum großen Brustmuskel (M. pectoralis major) dienen lange Armhebel, rein physikalisch, aufgrund der Zugveränderung auf die Muskelfaserbelastungen (myofasziale Spannung ändert sich).
- Der direkte Bezug in den Beckenbereich sollte im Beckenbodentraining Beachtung finden! Die Bauchhöhle gleicht einem Luftballon: Diaphragma, Bauch- und Rückenmuskeln sowie Beckenbodenmuskulatur ergeben ein geschlossenes System. Gute Atemanweisungen sowie funktionelle Bauch- und Gesäßspannung wirken förderlich auf den Beckenboden!
- LACHEN IST ÜBRIGENS EIN SUPER FUNKTIONELLES BAUCHMUSKELTRAINING!!!

Uns allen steht der Wunsch danach, neue Bauchmuskelübungen in den Trainingsalltag zu integrieren. Da wir das Rad jedoch nicht neu erfinden können, gibt es die Möglichkeit der Veränderung mit Sektorenwechseln oder Intensitätsvariationen.

Das »Hassen oder Lieben« des Bauchtrainings ergibt sich häufig aus der Intensität der Übungen. Doch gilt das Motto: Je härter das Bauchtraining, desto besser der Bauch? Sicher nicht, ganzheitlich wäre viel effektiver. Spätestens jetzt ist klar, dass der Bauch eine sehr feine Förderung benötigt und den Rücken, das Gesäß und andere Partner mitberücksichtigen möchte. Mein wohlgemeinter Appell an alle Kursplaner: Bitte überdenkt, ob Kurse, die z. B. »Bauch pur« heißen, heute noch zeitgemäß sind.

Qualität sollte stets vor Quantität stehen.

Sinnvoll wäre diese Abfolge, um stets eine gesunde Förderung des Rumpfes zu erreichen:

1. Die gesamte Bauchmuskulatur ansteuern (funktionelle Anpassungsfähigkeit und Spannung der großen Rückenfaszie).
2. Auf die Gesäßaktivierung während der gesamten Übung Wert legen (spannt ebenfalls die TLF!).
3. Erst wenn die Wirbelsäulenstabilität gesichert ist, sollten die dynamischen Ausführungen – möglichst multidirektional – trainiert werden.

ÜBUNGEN zu diesem Thema findet Ihr auf den Seiten 272-289.

9. DIE HINTERE BAUCHWAND-MUSKULATUR

Nun kommen die bereits erwähnten Muskelpartner, die ebenfalls zur Gruppe der Bauchmuskeln gezählt werden. Die Mm. psoas und iliacus sind auch bekannt als »Hüftbeuger« und gelten häufig als Irrläufer der Gruppierung. Auch der quadratische Muskel (M. quadratus lumborum) kämpft um seine Berechtigung, in dieser Kategorisierung bleiben zu dürfen. Dabei ist die Einteilung schon recht logisch.

Anatomie

Hüftbeuger – M. iliopsoas

M. psoas major

Der große Lendenmuskel (M. psoas major) entspringt mit seiner oberflächlichen Schicht an den seitlichen Wirbelkörpern der Brust- und Lendenwirbelsäule (BWK 12 – LWK 4) und den zugehörigen Bandscheiben (Disci intervertebrales) der betreffenden Bewegungssegmente. Die tiefe Schicht begleitet den schlanken Muskelbauch, denn sie entspringt den hier kräftigen Quer-/Rippenfortsätzen (Procc. costales) sämtlicher Lendenwirbelkörper (LWK 1-5). Ein sehr vielseitiger Ursprung, der in seinem Faserverlauf über die innere Beckenschaufel unter dem Leistenband entlang zur hinteren Mitte des Oberschenkelknochens (posteromedial des Femurs) zieht. Hier findet er am kleinen Rollhügel des Femurs (Trochanter minor) seinen Ansatz. Ein langer Verlauf, der in delikater Nähe zum Nervengeflecht (Plexus lumbales) und dem Blinddarm (Appendix) liegt. Ein klassisches Anzeichen für einen entzündeten Blinddarm ist durch eine Psoasübung zu erkennen: Ein Hüftbeugen aus der Vordehnung (rechtsseitig) gegen Widerstand ist hierbei schmerzhaft (Psoas-Zeichen). Dies nur als kleine Info zwischendurch. Zu den Problemen gibt es später mehr, denn die Nachbarschaft wartet.

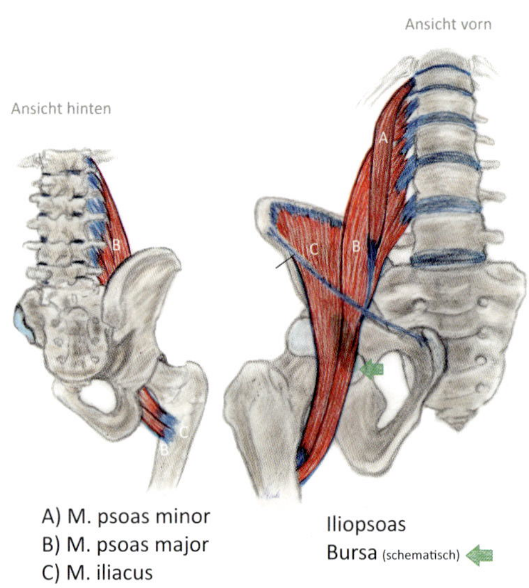

9.1. M. iliopsoas

M. psoas minor

Der kleine Lendenmuskel (M. psoas minor) hat die Eigenheit in vielen Menschen (bei ca. 50 %) gar nicht zu existieren. Ist das der Fall, ersetzt eine Sehne seinen Platz. In Anwesenheit findet er seinen Ursprung am 12. Brust- und 1. Lendenwirbel und verläuft mit einer sehr langen Ansatzsehne am M. psoas major entlang zum Darmbeinkamm (Arcus iliopectineus). In Teilen verbindet sich die Sehne mit der Ansatzsehne des M. psoas major und der Muskelbinde der Darmbeinmuskeln (Fascia iliaca). Durch diese Verbindungen besteht für den maximal synergistisch arbeitenden M. psoas minor ein Bezug zu den unteren Extremitäten. Seine Funktion scheint minimalistisch, denn er stellt sich als Hilfsmuskel für den großen Lendenmuskel und den folgenden M. iliacus dar. Sollte er jedoch verkümmern, verdichten oder einer funktionellen Steifigkeit unterliegen, kann er ein sehr schmerzhafter, unangenehmer »Mitbewohner« werden.

Funktion

Die Hauptfunktionen des großen Lendenmuskels bestehen vorrangig in der Stabilisation der Wirbelsäule, der Auflage-, Gleit- und Bewegungsfläche für verschiedene Organe (z. B. Nieren und Darm). Er steht im direkten Bezug zum Zwerchfell (Diaphragma) und den Mm. quadratus lumborum und transversus abdominis. Somit hat auch er Einfluss auf die TLF (Thorakolumbale Faszie). In puncto Bewegungsfunktion der passiven Strukturen (Skelett) ergibt sich eine überwiegend synergistische Tätigkeit. Im Stand erwirkt der Muskel eine Rotation der LWS zur Gegenseite, welche bei fehlender Unterstützung des Bauchmuskelsystems oft gestört wird. Die Tatsache, dass nur die Mm. psoas major und minor und der birnenförmige Muskel (M. piriformis) eine direkte Verbindung zwischen der Wirbelsäule und den Beinen herstellen, ergibt weitere Funktionen. Diese Verbindung unterstützt den aufrechten Stand und dient dem Gleichgewichtserhalt bei jedem Schritt sowie allen Bewegungen in aufrechter Position.

M. iliacus

Der Darmbeinmuskel entspringt flächig an der gesamten Innenseite des Darmbeins (Os ilium) und mit einigen Fasern der Gelenkkapsel des Hüftgelenks. Von hier verläuft er eingelenkig über die innere Hüfte zum kleinen Rollhügel des Oberschenkelknochens (Trochanter minor). Er wird durch die Ursprungsfasern als ein Kapselspanner des Hüftgelenks erwähnt und verbindet sich auf seinem Weg mit den Mm. psoas major und minor. Aus dieser Symbiose ergeben sich die gemeinsamen Funktionen.

Funktion

Der M. iliopsoas beugt (flektiert) und führt den Oberschenkel im Hüftbereich heran (adduziert). Auch eine leichte Rotationsfunktion des Beins, abhängig von Beinposition und Fixierung der Hüfte, möchte ich nicht unerwähnt lassen. Wie bereits erwähnt, verbindet der M. psoas major die unteren Extremitäten mit der Wirbelsäule. Somit hat die Bein- und

Hüftstellung einen direkten Einfluss auf die LWS-Lordose. Die maximale Beugekraft entwickelt sich übrigens in einer Hüftflexion von ca. 30 Grad.

Quadratischer Lendenmuskel – M. quadratus lumborum

Schon häufig erwähnt, möchte ich den quadratischen Lendenmuskel (M. quadratus lumborum) vorstellen. Er gehört zu den hinteren tiefen Bauchmuskeln und verläuft zwischen der Crista iliaca, dem Ligamentum iliolumbale zu seinen Ansätzen der 12. Rippe und den Querfortsätzen (Procc. costales) von LWK 1-4. Sein flacher Muskelbauch führt zwischen den prominenten Faszien (Fasciae transversalis und thoracolumbalis) entlang und bildet gemeinsam mit dem M. psoas major eine Vertiefung (Fossa lumbalis) im Lendenbereich, die als Lager für die Nieren dient.

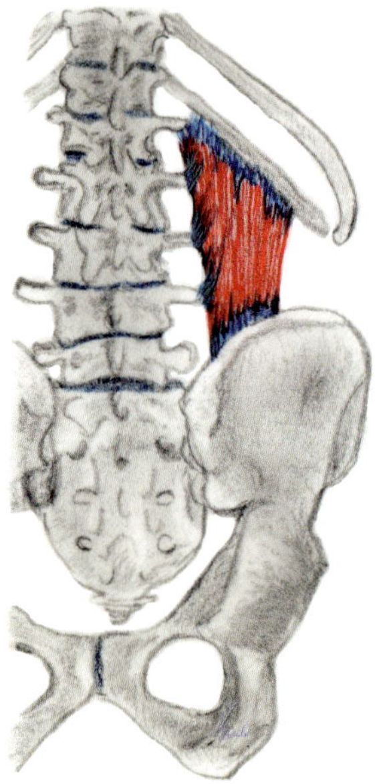

9.2. M. quadratus lumborum

Funktion

Der M. quadratus lumborum fixiert die unteren Rippen bei der Ausatmung. Einseitig kontrahiert unterstützt er die Lateralflexion des Rumpfes, seine beidseitige Kontraktion hilft bei der Extension der LWS. Insgesamt stellt der stabile, eher breite Muskelbauch einen stützenden Helfer für die hintere Bauchhöhle dar. Damit diese Funktion gewährleistet werden kann, sind einige fasziale Aspekte wichtig.

Faszien

Die faszialen Verbindungen machen die Komplexität dieser Region sehr deutlich. Die Faszie des M. iliopsoas wird teilweise als Fortsetzung der Transversusfaszie gesehen. Warum? Ganz einfach, sie bildet sich aus dem vorderen Blatt dieser Faszie.

Nicht stolpern: Die Muskelfaszie des M. transversus abdominis ist hier nicht die Auskleidungsfaszie des Bauchraumes (Fascia transversalis), sondern die mit lockerem Bindegewebe getrennte Muskelhülle.

Die Vernetzung ist wirklich komplex, erst recht, wenn man bedenkt, dass hier eine weitere Vernetzung zwischen der Iliopsoasfaszie und des vorderen Längsbands der Wirbelsäule besteht. Wir haben so den mehrfachen Bezug zur Wirbelsäule und den Bandscheiben herstellen können. Das allein sollte schon reichen, den Hüftbeuger als wirklich förderungswürdigen Muskel anzusehen.

Wer ihn faszial nur der Fascia iliaca zuordnet, sollte etwas höher schauen. Die Faszie des Iliopsoas bedeckt die Mm. psoas, quadratus lumborum und iliacus. Sie verschmilzt erst im Becken mit der Fascia iliacus, die sich später in die große Oberschenkelsehne (Fascia lata) einfügt. Ein verzweigter Weg, der sehr nervig werden kann.

»Nervig« wäre hier auch noch treffend und interessant zu erörtern. Kurz wurde die delikate Position des M. psoas major erwähnt. Genauer gesagt zieht unter der Faszie des Hüftbeugers das Lendennervengeflecht (Plexus lumbalis) entlang. Nur mal so als kleiner Einblick in die Aufgaben der hier verlaufenden Versorgungsäste:

- motorische oder anteilige motorische Versorgung der
  - Mm. obliquus internus abdominis, transversus abdominis und pyramidialis
  - Mm. iliopsas, pectineus, sartorius, quadriceps femoris, adductores, gracilis und obturatorius externus
- sensible Versorgung der Unterbauch-, Becken-, Hüftregion und der hinteren Oberschenkelregion
- sensible Versorgung einiger Hautareale im Beinbereich

Keine Sorge, die Nervenäste liegen, recht gut umhüllt und geschützt, im lockeren Bindegewebsbett. Und doch, wer mal schaut, was mit dem eigenen Kopfkissen passiert, wenn man es nicht regelmäßig ausschüttelt, kann sich vorstellen, wie es hier mitunter aussieht und welche Probleme sich aufgrund mangelnder Bewegung einschleichen können.

Problematik

Wir haben es bei Beschwerden mit gestressten Nervenbahnen zu tun. Die Suche nach dem Auslöser ist sicher Sache der Diagnostik, aber wir können vorbeugen und nachhaltig die Therapieerfolge sichern.

Der Iliopsoas hegt im Bereich des Leistenbandes ein enges, nachbarschaftliches Verhältnis zu den Beinnerven, -arterien und -venen. Ein sehr starker oder fester Psoas begünstigt nicht nur Fehlzüge auf die Wirbelsäule, er kann Schmerzen in der Becken-, Leisten-, Bauch- und Rückenregion auslösen. Auch Irritationen im Bein können ihm zugeordnet werden. Er wird gemeinsam mit dem M. quadratus lumborum als Schlüsselmuskel in der »Hexenschuss-Problematik« (Lumbago) angesehen. Über- bzw. Unterbelastungen können zur Reizung oder Entzündung des zum Schutz gedachten Schleimbeutels (Bursa iliopectinea), der faszialen Strukturen oder der Sehne des M. iliopsoas führen.

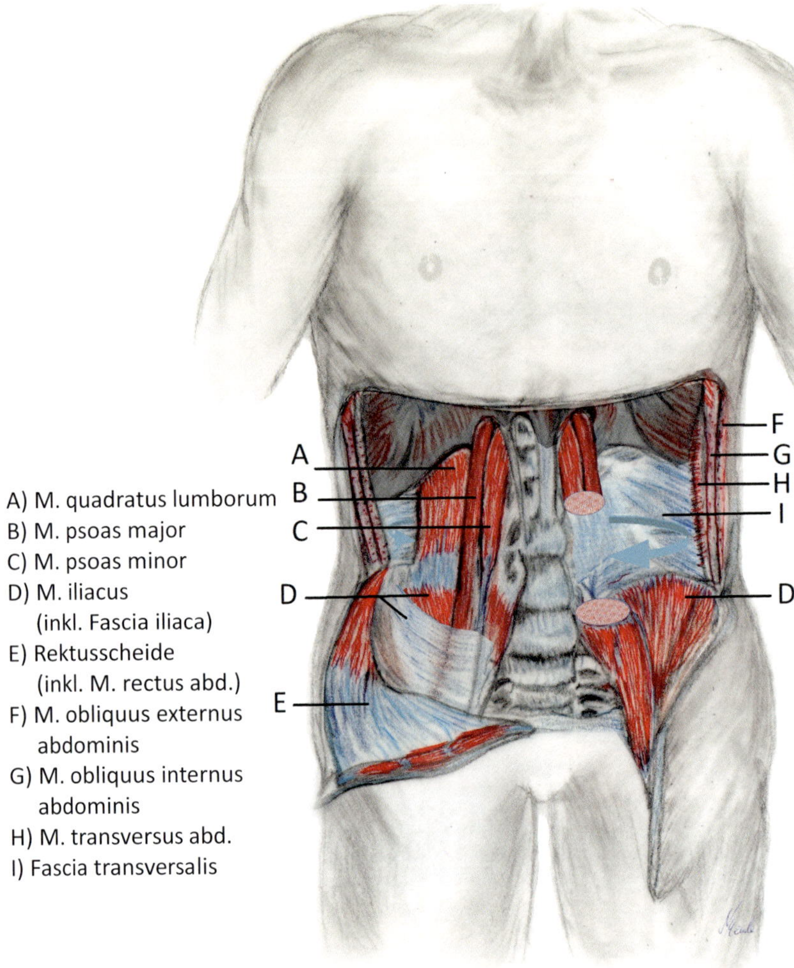

9.3. Hintere Bauchwand »Einblick«

Klassische Verletzungen/Traumata durch Fehlbewegungen werden bei einer schlechten Verfassung der Strukturen sicherlich massiv begünstigt.

Dies ist nur eine klitzekleine Auswahl an möglichen Einschränkungen. Es lohnt sich also, die einflussnehmenden Faktoren auf die Funktionalität des Iliopsoas zu kennen:

- trainingswirksame Reizsetzung: Bewegungsumfang, -intensität und -häufigkeit
- regenerative Phasen: liegende Ruhephasen und moderate Bewegungsphasen
- myofasziale Partnerstrukturen: s. o. Thema Faszien und Muskelpartner
- Hormonstatus: Belastung auf die Gewebestruktur beachten

- Wasserhaushalt: sichert die Gleitfähigkeit und den Kollagenstatus
- Sitzgewohnheiten: langes Sitzen vermeiden, Sitzpositionen mit einseitig gestreckter Hüfte einbauen.
- allg. Arbeitshaltungen: häufige Positionswechsel und Spannungspausen (tensegrale Spannung) einbauen
- Gelenkführungen der Hüft- und LWS-Region: auf qualitative Gelenkführung achten ...

Der M. Iliopsoas ist einer der größten Leidtragenden bei langem Sitzen. Es lohnt sich mehrfach auf die Sitzgewohnheiten aufmerksam zu machen:
DIE BESTE SITZPOSITION IST IMMER DIE NÄCHSTE!

Training

Ein funktionelles Hüftbeugertraining beinhaltet somit die Rücksichtnahme auf die oben aufgeführten Faktoren. Wir können, denke ich, mit der veralteten Meinung aufräumen, der Hüftbeuger darf nicht trainiert werden. Im Gegenteil, er muss tatsächlich gezielt trainiert werden. Nur so können wir sicherstellen, dass er sich im Alltag einsatzbereit zeigt.

Training bedeutet vorerst einen methodischen Aufbau aus mobilisierendem (volle ROM/Range of motion) und dynamisch stabilisierendem Training. Dies bitte mit möglichst verschiedenen Körperpositionen und Gelenkstellungen.

Bitte achtet auf die Ansteuerung des M. transversus abdominis. So vermeidet Ihr ein zu starkes »Hohlkreuz« und spannt die Partnerfaszien der hinteren Bauchwandmuskeln optimal.

Bleibt mir noch zu erwähnen, dass gerade die Core-/Korsettspannung den M. quadratus lumborum mit ins Boot holt. Möchtet Ihr ihn jedoch effektiv dehnen, braucht es diese Spannung ebenfalls. Ich kenne kaum ein besseres Beispiel, das dreidimensionale Netzwerk der Faszien praktisch zu erspüren.

ÜBUNGEN zu diesem Thema findet Ihr auf den Seiten 272-289.

10. DER BECKENBODEN

Grundsätzlich stellt sich die Frage, ob der eigentliche Beckenboden mit seinen trichterähnlich zulaufenden Abschnitten als alleiniges System funktionieren würde. Ich nehme die Antwort gleich vorweg. Nein, gerade hier ist ein funktionelles und gut abgestimmtes Teamwork der zahlreichen bindegewebigen, muskulären und neuronalen Partner nötig, um die Körperfunktionen der Fortpflanzung, unserer, salopp gesagt, »Müllentsorgung« und das Stützen der Beckenorgane aufrechterhalten zu können. Beginnen wir mit der anatomischen Aufschlüsselung der vielen Partner und konzentrieren uns auf die trainingsspezifischen Dinge.

Exkurs Beckenraum

Der Weg in unser eigentliches Thema startet mit der Gliederung des Beckenraums. Im sogenannten »kleinen Becken« liegt die Region der Beckenhöhle. Dieser tiefe Abschnitt der größten menschlichen Körperhöhle (Peritonealhöhle) liegt zwischen Bauchfell und Bauchfaszie (Peritoneum parietale und der Fascia transversalis). Ein wirklich spannendes System. Nehmt Euch einfach zwei Frischhaltebeutel und steckt sie ineinander. Im inneren Beutel liegen viele Organe (Magen, Leber, Milz ...), im Zwischenraum platziert sind u. a. die Nieren, Teile des Darms, große Gefäßbahnen etc. Die Organe unterhalb des Bauchfells lagern im unteren Beutel, der hier in viele kleine raumbildende Fächer eingeteilt werden kann. In ihnen befinden sich unsere Beckenorgane (Harnblase, Rektum, Prostata (m.), Vagina (w.) ...) an ihrem Platz. Sie sind großenteils umgeben von eigener Muskulatur und werden vom Bindegewebe stabilisiert und geführt. Zahlreiche kollagene Bänder ermöglichen hier die Aufhängung der Beckenorgane. Das Beispiel der zwei Beutel ist sicher ein sehr vereinfachtes Bild, es führt uns jedoch gut vor Augen, was die Strukturen unseres Beckenraumes und des sich darunter anschließenden Beckenbodens eigentlich sind.

Die Fasern des Beckenbodens sind fortlaufende, vernetzte Strukturen der Fascia transversalis!

Beckenbodenmuskulatur – perineale Muskulatur

Die Beckenbodenmuskulatur (perineale Muskulatur) wird in der oberen und mittleren Etage geschlechtsneutral unterteilt, erst die tiefe Schicht der Schließ- und Schwellkörper weist spezifische Unterschiede auf. Laden wir diese Strukturen auf ein »Stelldichein«, damit wir dieses meisterliche Verschlusssystem besser verstehen.

Anatomie

Die Einteilung erfolgt in logischen Etagen, die ich gern farblich abgrenzen möchte, um einen guten Überblick zu gewährleisten.

Etagen:
Diaphragma pelvis (obere Etage)
Diaphragma urogenitale (mittlere Etage)
Schließ- und Schwellkörpermuskeln (untere Etage – *wird hier nicht weiter beschrieben!*).

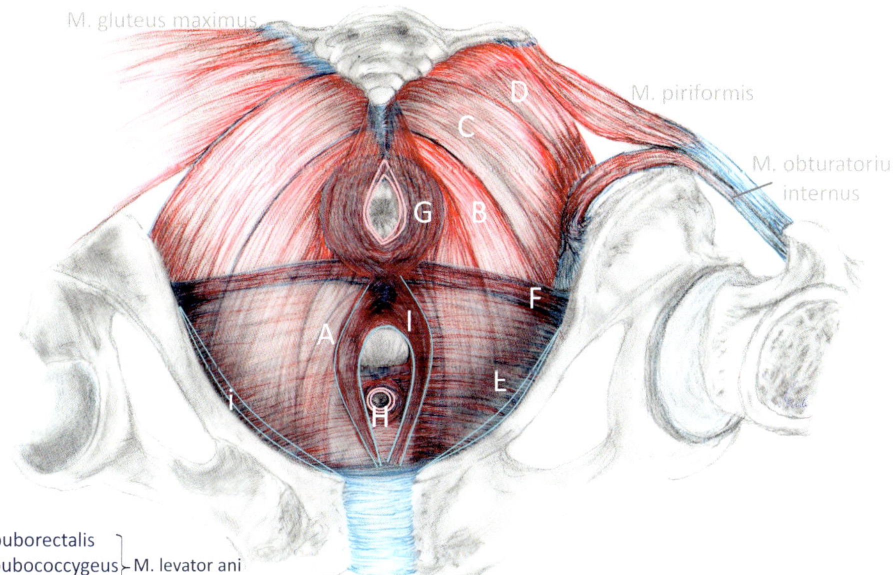

A) M. puborectalis
B) M. pubococcygeus } M. levator ani
C) M. iliococcygeus
D) M. coccygeus
E) M. transversus perinei profundus
F) M. transversus perinei superficialis
G) M. sphincter ani (externus & internus)
H) M. sphincter urethrae (externus & internus)
I) Mm. bulbospingiosus + ischiocavernosus

10.1. Beckenbodenmuskulatur

Diaphragma pelvis

Das Diaphragma pelvis bildet sich aus den **Mm. levator ani, coccygeus** und einem hohen faszialen Anteil. Er ergibt sich aus Abschnitten der Beckenfaszie (Fascia pelvis parietale), die sich hier als **Fascia diaphragmatis pelvis superior** und **inferior** darstellt. Die Beckenfaszie (Fascia pelvis parietale und viscerale) ist übrigens die Fortsetzung der Fascia transversalis. Die Aussage, der Beckenboden sei die Fascia transversalis, ist also gar nicht so verkehrt.

Vor allen Dingen im weiblichen Becken finden sich deutlich mehr bindegewebige Anteile, während die Ausbildung des männlichen Diaphragma pelvis stärkere Muskelanteile aufweist.

M. levator ani

Der »Afterheber« besteht aus drei Muskeln mit gleichen Ansätzen an einem straffen Band (Lig. anococcygeum) am Steißbein (Os coccygis) und einer faserigen Sehnenplatte des Damms (Centrum tendineum perinei). Die unterschiedlichen Ursprünge verlaufen entlang einer Linie der seitlichen Beckenwand (Arcus tendineus m. levatoris ani). Der M. puborectalis entspringt dieser Linie an beiden Seiten der oberen Schambeinäste (Os pubis) und verläuft bogenförmig bzw. schlingenförmig zu seinem Ansatz. So bildet er eine Art Torbogen (Levatortor) mit zwei Öffnungen (Hiatus levatorius), durch deren hintere Öffnung der Mastdarm (Rektum) zieht, während die Harnröhre (Urethra) und ggf. die Vagina (w.) vorn hindurchführen. Seine, je nach Füllstand des Darms, steigende Kontraktion ergibt einen »Quetschverschluss«, der eine ungewollte Darmentleerung verhindert. Diese Aktion wird auch von den tiefer verlaufenden Mm. sphincter ani externus und internus getragen. So ist es nicht verwunderlich, dass Fasern des M. puborectalis in den M. sphincter ani externus einstrahlen. Der M. pubococcygeus arbeitet indes als Harnfluss-Stopper. Er lässt sich anatomisch weiter unterteilen (Mm. puboperinealis, puboanalis, und M. puboprostaticus (m.) bzw. M. pubovaginalis (w.)). Uns reicht die Information seines Verlaufs vom Schambein und der Faszie des M. obturatorius internus zum gemeinsamen Ansatz direkt neben dem noch zu erwähnenden M. iliococcygeus, der von der Obturatoriusfaszie und dem Sitzbein (Os ischii) seinen Weg zum Steißbein antritt.

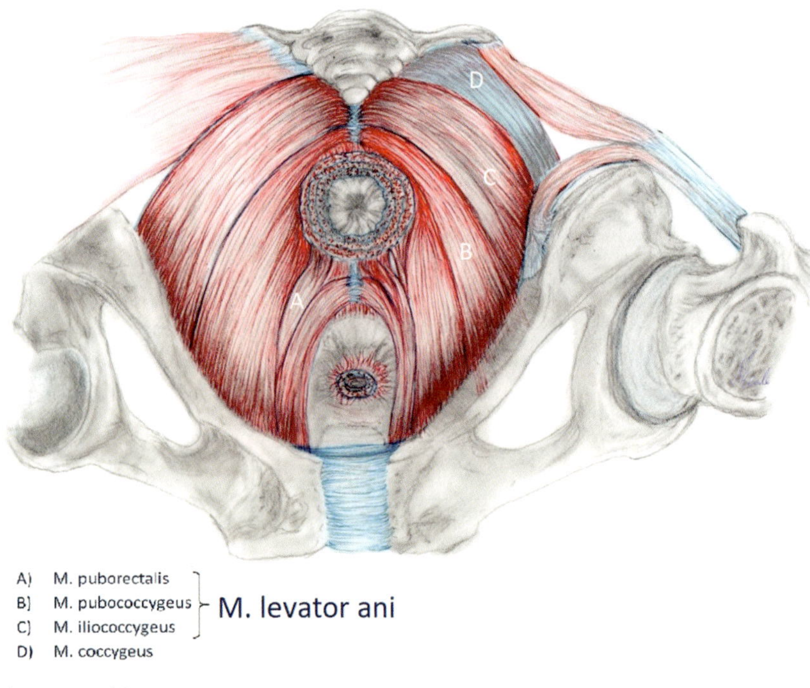

10.2. Diaphragma pelvis

M. coccygeus

Dieser flache Steißbeinmuskel ist nicht immer ausgebildet und verläuft direkt neben dem M. iliococcygeus vom Sitzbeinstachel (Spina ischiadica) zum Steiß- und Kreuzbein (Os ischii und Os sacrum). Fehlt er, wird er durch bindegewebige Fasern ersetzt.

Das Diaphragma pelvis bildet einen trichterförmigen »Kelch«, der sich unter Kontraktion abflacht und so den Bauchinnendruck unterstützt. Seine Beschaffenheit sollte sich geschmeidig und dennoch straff zeigen, denn nur so kann die Stützfunktion für die Organe, die Sexualfunktion und Kontinenz erhalten werden. Eine schwere Arbeitslast, die sich, evolutionär menschlicher Aufrichtung geschuldet, über jede Unterstützung freut. Diese erhält sie durch weitere Partner im tiefen Becken.

Diaphragma urogenitale

Hier spannt sich im vorderen Bereich des Beckens eine trapezförmige Platte aus geschichtetem Faszien- und Muskelgewebe. Ein mehrschichtiges, sprungtuchähnliches System zieht sich von den unteren Schambeinästen (Os pubis) zu den Sitzbeinen (Tuber ischiadicum). Die **Mm. transversus perinei profundus** und **superficialis** finden sich in diesem System als Unterstützung des Diaphragma pelvis.

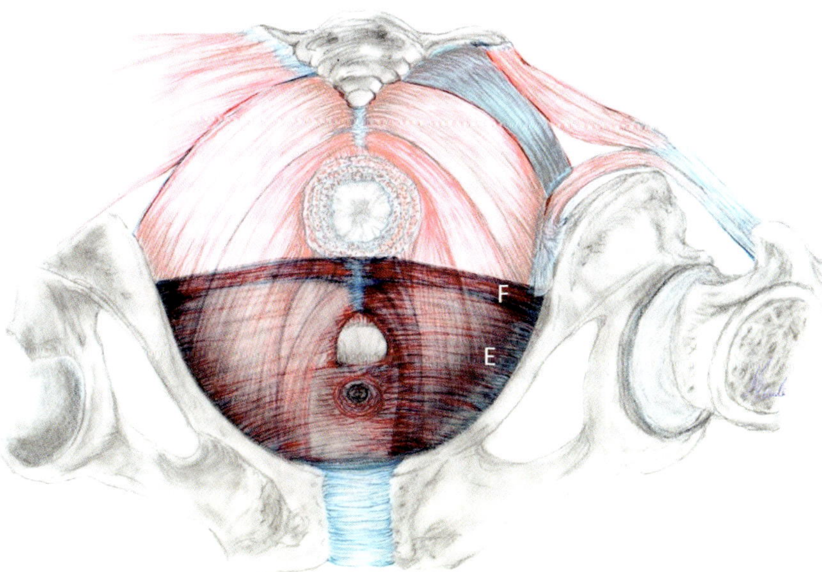

E) M. transversus perinei prof.
F) M. transversus perinei sup.
Diaphragma urogenitale

10.3. Diaphragma urogenitale

Mm. transversus perinei profundus und superficialis

Straff spannt sich der tiefe, quere Dammmuskel (M. transversus perinei profundus) wahrlich quer durch das Becken. Er zieht mit flachem Muskelbauch von beiden Seiten der unteren Scham- und Sitzbeinäste (Os pubis, Os ischii) in Richtung Gegenseite, zum Centrum tendineum perinei und zur Wand von Vagina (w.) und Prostata (m.). Seine Muskelfaszie (Fascia diaphragmatis urogenitalis superior/inferior) spannt sich auf seiner Innen-/Außenseite und trennt so die Fasern zum äußeren Blasenschließmuskel (M. sphincter urethrae externus). Wir können davon ausgehen, dass Fasern des Profundus in den M. sphincter urethrae externus einstrahlen.

Der schmale M. transversus perinei superficialis zieht sich quer durch die Mitte des tiefen Beckens zum Centrum tendineum perinei. Er unterstützt den großen Bruder beim Tragen der Organe und stabilisiert seine lange Faserstrecke in der Beckenmitte. Wie andere kleinere Muskeln ist auch dieser oberflächliche, quere Dammmuskel nicht bei allen Menschen vorhanden. In diesem Fall zeigt er sich als reine Faszienstruktur. Eine Aufgabe als Schließmuskel übernimmt er nicht oder nur in geringem Maße (bei vorhandenen Muskelfasern).

Schließmuskulatur

Die häufig nur »Sphincter« genannten Schließmuskeln sind dafür zuständig, Harn und Kot zu halten und zu gegebener Zeit abzugeben. Dies geht natürlich nur gut, wenn die Teamunterstützung der bisher genannten »Kollegen« und des Nervensystems einwandfrei funktioniert.

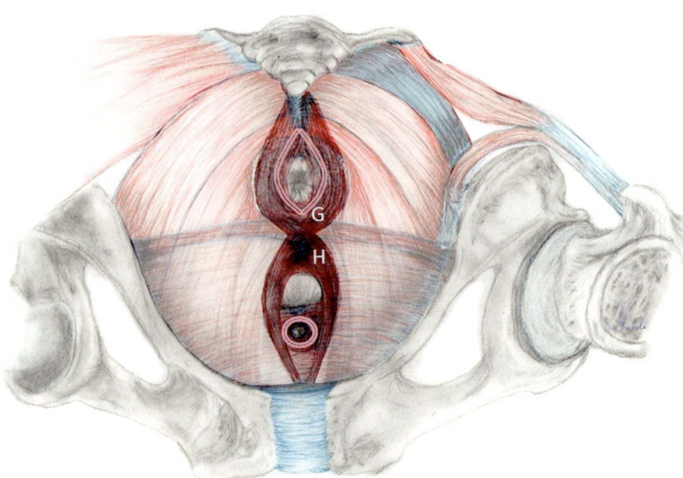

G) M. sphincter ani (ext. & int.)
H) M. spincter urethrae (ext. & int.)

10.4. Mm. sphincter

M. sphincter ani

Der äußere Afterschließmuskel (M. sphincter ani externus) bildet mit seinen Fasern einen zylindrischen Schlauch, der, wie der Name verrät, den Analkanal bis zum After verschließt. Die unterschiedlichen Muskelanteile (Pars profunda, superficialis und subcutanea) ziehen zum After. Seine Fasern ziehen von Hautabschnitt zu Hautabschnitt (Pars subcutanea), vom erwähnten Lig. anococcygeum zum Centrum tendineum perenei (Pars superficialis) und einmal um den Anus herum ab/bis Centrum tendineum perenei (Pars profunda). Er überlagert den inneren Afterschließmuskel (M. sphincter ani internus), der nicht willentlich steuerbar ist und mit seiner konstanten Kontraktion auch das Entweichen von Darmgasen verhindert.

M. sphincter urethrae

Mit der Blasen- oder Harnröhrenschließmuskulatur verhält es sich ähnlich. Der äußere Part, M. sphincter urethrae externus, entspringt den unteren Schambeinästen und zieht von dort ringförmig um die Harnröhre (bei Männern unterhalb der Prostata, bei Frauen unterhalb des Blasenausgangs) bzw. zusätzlich um die Vagina.

Er überdeckt den inneren Partner M. sphincter urethrae internus. Auch dieser ist nicht willentlich steuerbar. Seine Aufgabe ist das Zurückhalten des Urins. Ein zu hoher Harndruck lässt ihn krampfähnlich reagieren. Sicher ist es Euch schon einmal so ergangen: Lange schon drückt die Blase, und wenn endlich eine Toilette gefunden ist, mag die Entleerung nicht recht funktionieren. **Probiert in diesem Fall mal, nach dem ersten, meist verminderten Wasserlassen zweimal kurz aufzustehen und sich wieder zu setzen. Dann einfach den Bauchnabel fein massieren und schon kann sich die Blase entspannt entleeren.**

Funktion & Problematik

Hier kombiniere ich mal direkt, denn die Zusammenhänge zwischen Funktion und Problematik sind wirklich umfangreich.

Die Muskeln und Gewebestrukturen des Beckenbodens tragen die Organe und unterstützen die Fortpflanzungs- und Entleerungsfunktion des Körpers. Es liest sich so einfach und ist doch eines der komplexeren Systeme des Körpers. Wie jede Muskulatur leiden diese mitunter winzigen Muskeln bei Unterbelastung und werden von Bindegewebe und Fett durchsetzt. Man könnte sagen, es findet eine Umstrukturierung statt. Langes Sitzen ist hier ein unbemerkter Expresslieferant für diesen Gewebefilz, zudem unterbleibt die nervale Informationsleitung, denn natürlich werden diese Strukturen über den Spinalkanal versorgt. Hier stellt sich mir die Frage: Ist es eine Überbelastung der dauerhaft gepressten Strukturen mit konstanten Fehlzügen oder eine Unterbelastung dank Bewegungsmangel? Fakt: Beides lässt keine ausreichende Versorgung und Informationsleitung zu!

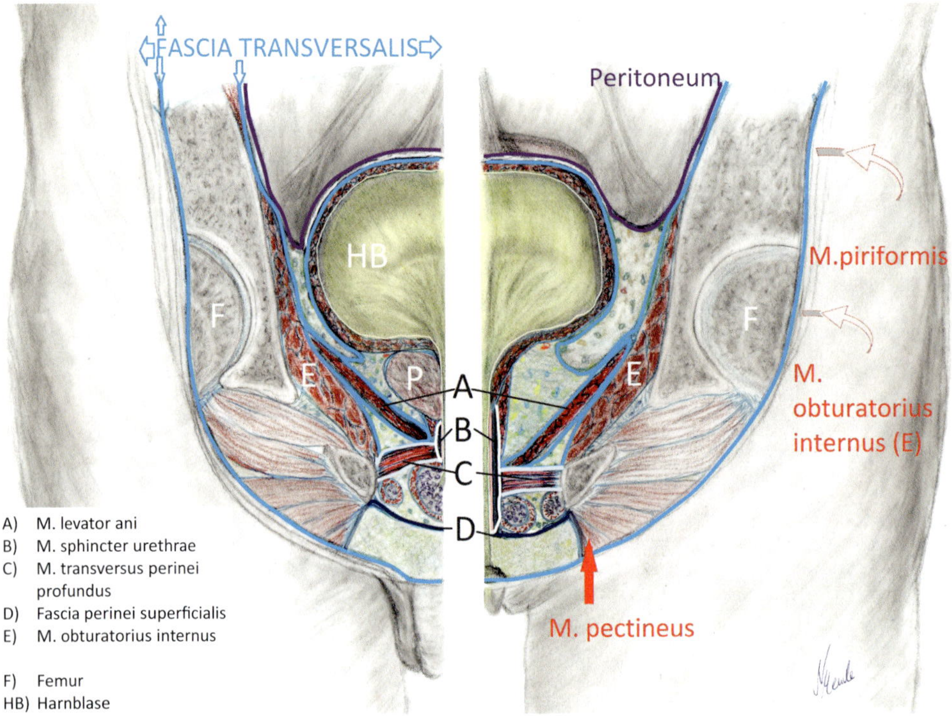

A) M. levator ani
B) M. sphincter urethrae
C) M. transversus perinei profundus
D) Fascia perinei superficialis
E) M. obturatorius internus

F) Femur
HB) Harnblase
P) Prostata

10.5. Fasziale Verbindungen in den Beckenboden

Traumatische Ereignisse im Bereich des Damms, z. B. Geburten, exzessives Radfahren oder auch Sexpraktiken, können dem Beckenboden ebenso schaden wie Beeinträchtigungen am versorgenden Nerv (z. B. Bandscheibenvorfall) oder negative Einflüsse auf das vegetative Nervensystem (Stress). Ein großes Problem, denn in dieser Region hat das oft unangenehme Folgen. Kontinenz und Potenz hängen sehr eng mit einem gesunden Beckenboden zusammen.

Inkontinenz

Bei Blasenschwäche (Harninkontinenz) stellt sich vorerst die Frage, welche Art und Problematik ihr zugrunde liegt. Die Symptomatik bleibt ziemlich gleich und die Notwendigkeit einer medizinischen Abklärung liegt auf der Hand. Verschiedene Kategorien geben Aufschluss, welches System gestört ist.

Beispiele:
Dranginkontinenz → sensorisch = Blasen-Tumor; Prostatadruck/motorisch = neurologische Nebenwirkung durch Krankheit oder Medikation
Belastungsinkontinenz → Muskelschwäche
Reflexinkontinenz → Nerven- oder Rückenmarksschädigung

All diese und natürlich auch verletzungsbedingte (traumatische) Inkontinenz sind nur ein paar mögliche Auslösemechanismen. Inkontinenz bedarf einer adäquaten Diagnostik! Für uns als Trainer ist es wichtig zu wissen, ob sich bereits eine Organsenkung eingestellt hat, ob eine vergrößerte Prostata (m.) vorliegt oder andere Erkrankungen wie z. B. Diabetes, die eine Blasenschwäche auslösen können. Ist dies abgeklärt, steht einem angepassten, funktionellen Beckenbodentraining nichts mehr im Wege.

Tipps bei/gegen Blasenschwäche

1. Ausreichend Wasser trinken! – Häufig unterlassen Betroffene das Trinken, was zu verminderter Blasenspülung (Infektionsgefahr!) und Wahrnehmungsstörungen führt.
2. Nach 19/20 Uhr das Trinken reduzieren. – Hilft gegen nächtlichen Harndrang (Nykturie). Gesunder, ungestörter Schlaf fördert die Regeneration sämtlicher Körpersysteme.
3. Nach jedem Toilettengang mit kurzen, festen Hüpfern (max. 30 Sek.) den Beckenboden in Schwingung versetzen. (NICHT DURCHFÜHREN BEI: vorliegender Organsenkung, massivem Übergewicht, schwerer Osteoporose!) – Aktiviert den Faserstoffwechsel und die reaktive Muskelarbeit auch bei sensomotorischer Wahrnehmungsstörung.
4. Dem Harndrang ab und zu mal für ein paar Minuten widerstehen (Bedarf ärztlicher Absprache!) – Die Rezeptoren beruhigen sich, ähnlich dem Stuhldrang, wieder und die funktionelle Blasenentleerung wird geschult.
5. Beim Urinieren möglichst entspannt bleiben, KEINE Unterbrechung üben! – Unterbrechung kann zu vermehrten Resten von Urin in der Blase führen. Eine vollständige Blasenleerung ist wichtig für den Funktionserhalt des Beckenbodens und beugt Infektionen vor.
6. Viele verschiedene Bein- und Rumpfbewegungen (z. B.: X- und O-Bein-Gang, weite- und kurze Schritte) in den Alltag integrieren. – Übertragende Bewegungskräfte aktivieren den Beckenboden.
7. Zur Wahrnehmung mal den eigenen Finger in den Bauchnabel piksen und dann verschiedene Bauch-Beckenbewegungen üben. – Der Bauchnabel ist direkt mit der Blase verbunden (Lig. umbilicale medianum), jeder »Piks«, jede Bauchnabelbewegung kommt im Blasenbereich an, ist dort zu spüren. Nabelbewegungen sind somit ein guter Trick zur sensorischen Orientierung.
8. Wenn es geht, einfach mal kurz mehrfach kopfüber hängen/stehen. – Die Gravitätsumkehr unterstützt die Faserbewegung im Becken und kann sowohl den Stoffwechsel als auch die Wahrnehmung fördern (Kontraindikationen erfragen! z. B. Bluthochdruck).
9. Langes Radfahren gegen Wandern austauschen. – Dauerhafter Satteldruck belastet die Beckenbodenstrukturen. (Dies ist eins von vielen Argumenten gegen E-Bikes.)
10. Lachen, soviel es geht. – Blasenschwäche ist kein Einzelschicksal, wichtig ist, positiv eingestellt zu bleiben. Lachen trainiert den Beckenboden optimal!

Faszien

Ihr habt hier sicher den hohen faszialen Aspekt entdeckt, richtig? Im Bereich des Beckenbodens befinden sich unzählige bindegewebige Strukturen und weitreichende Verbindungen. So sehr ich Fan dieser Gewebestrukturen bin, weiß ich: Ohne das funktionierende Team der Muskulatur ist dieser Bereich »verloren«. Hier ist es unerlässlich, die Ansteuerung zu erhalten. Schnelle Erfolge (unter vier Wochen) im Beckenbodentraining sind hier deutlich der muskulären Ansteuerung zuzuschreiben, denn eine Anpassung der faszialen Strukturen dauert länger. Die körperliche »Runderneuerung« des Gewebes (Turn over) liegt bei ca. sieben Monaten, Bewegung vorausgesetzt. Sicher reagieren Strukturen regional schneller, aber nicht schneller als vier Wochen. Langfristig sollte der Aspekt der Gewebeerneuerung absolut für ein rechtzeitiges Beckenbodentraining sprechen.

Training

Richtige Atemtechnik: Nicht nur der durch tiefe Atemzüge generierte, intraabdominale Druckwechsel zwingt den Beckenboden zu ständigen Tonuswechseln, auch ständig wechselnde Einflüsse über die Bauch- und Beinmuskulatur sind zweckmäßig, um den Urogenitalbereich zu fördern. Probiert die tiefe Bauchatmung (gern als reine Nasenatmung) mit wechselnden Intensitäten (ggf. mit Lippenpressen beim Ausatmen oder mit hörbaren Lauten, die das System unter Schwingung setzen).

Natürlich hilft es schon beim Herz-Kreislauftraining, die Atmung zu kontrollieren. Die Nasenatmung nutzt nicht nur der gezielten Intensitätslimitierung, sie lässt uns funktionell die Bauchatmung ansteuern.

Wahrnehmung und Ansteuerung: Ein unerlässlicher Partner ist die neuronale Komponente; die Wahrnehmung und Ansteuerung. Ohne sie geht wirklich nichts! Wer sie nicht hat, kann meistens mit komplexen, intimen Übungsanweisungen wenig anfangen. Tatsächlich scheint dies die schwerste Hürde zu sein, aus der Misere »Inkontinenz« herauszukommen.

1. Blase und Darm möglichst vor dem Trainieren leeren. Gerade diese neurologische Komponente benötigt entspannte und »aufmerksame« Rezeptoren. Bei nervöser Blasenschwäche hilft es häufig, die Konzentration gleich auf externe Feedbacktools (Beispiele siehe Punkt 3) zu leiten.
2. Den Bauchnabel involvieren. Er ist ein guter Orientierungspunkt und, wie beschrieben, spürbar mit der Blase verbunden. Bewegt sich der Bauchnabel, bewegt sich in gewissem Maße der Beckenboden.
3. Externe Tools bemühen. Feedbacktools (eigene Finger, deepRING, Bälle, Körnerkissen ...) erhöhen die Qualität der Bewegung, übertragen günstigenfalls taktile Reize auf den Beckenboden. Hierzu nutze ich meinen deepRING, denn die Kugeln geben ein sehr deutliches Feedback und erreichen so nicht nur die Rezeptoren der Auflageregion. Durch das

hörbare Kugelgeräusch kann ein differenziertes Arbeiten mit der Bauchdecke oder der entsprechenden Muskulatur gewährleistet werden. Sensomotorisch wirklich sinnvoll. Tipp: Habt Ihr keinen deepRING, dann füllt einfach mal einen Luftballon mit getrockneten Erbsen. Pustet den Ballon auf und lasst die Erbsen tanzen!

Krafttraining: Der Beckenboden ist muskulär über die Mm. obturatorius internus, pectineus und piriformis direkt mit den Beinen verbunden. Über die Wirbelsäulenrotation und jede Bauchbewegung überträgt nicht zuletzt die Fascia transversalis alle gehenden, drehenden, rumpfkapselverändernden Bewegungen in den Beckenboden. Eine wichtige Unterstützung, denn nur so wird der gesunde Faserstoffwechsel begünstigt. Muskeln und Faszien brauchen zwingend trainingswirksame Reize! Im Sitzen ist das schwer bis gar nicht zu erreichen. Vor allem, wenn wir uns mit einem durch Sitzen ausgelösten Problem befassen.

1. Für den Beckenboden sind Übungen mit Beinrotationen, Ab- und Adduktion und Bauchaktivierung äußerst zielführend.
2. Die funktionelle Bewegungsamplitude (ROM) sollte großzügig ausgenutzt werden.
3. Bei vorliegender Beckenbodenschwäche hilft eine beckenentlastende Rückenlage, ggf. mit erhöhtem Gesäß.
4. Sehr effektiv wirken externe, elektrische Stimulationen (EMS oder Vibration).

Der große Vorteil von EMS (Elektrische Muskelstimulation) und Vibration liegt, von vielen Studien bestätigt, in der intensiven muskulären Ansteuerung durch externe, gerätegesteuerte Reizsetzung. Sie wirken sehr effektiv, denn auch Menschen mit Ansteuerungsproblematiken erreichen die Reizstärke auf die Muskulatur optimal. Trotz aller Effektivität sollte der sensomotorische Alltagskontext (ohne externe Stimulation) parallel trainiert werden.

Faszienorientiertes Training: Last but not least. Selbstverständlich sollten die bindegewebigen Strukturen eine hohe Förderung erhalten. Natürlich sind sie bei jedem Training mit im Boot, aber hier darf es explizit noch ein bisschen mehr sein. **Die fasziale Reizschwelle wird erreicht, wenn kurze, eher feste Schwingungen, gezielte Druckbelastungen und gut aufgespannte Rumpfstrukturen fokussiert werden.** Der bereits bekannte Kollagenstatus ist hier ein wichtiger Faktor. Ihn gilt es zu fördern!

1. Die Schwingungen können mit kurzen Sprüngen und unterschiedlich wechselnden Lauf- und Atemtechniken geübt werden.
2. Die Bewegungsrichtung häufig wechseln. So erreicht man die verschiedensten Faserverläufe.

3. Für den »Release« (die strukturelle Entlastung nach Druckbelastung) gibt es mittlerweile viele Hilfsmittel. Die Palette erstreckt sich von intimen Tools bis zu gängigen Bällen oder Rollen. Nutze in Kursen die Tools, mit denen sich die Teilnehmer wohl fühlen. Intimität beachten!
4. Jegliche Druck- und Schwungbelastungen können mit Aktivierung der myofaszialen Partner und dem Aufspannen des gesamten Körpers (Tensegrity) an Effektivität gewinnen.

Gut zu wissen

So komplex und »delikat« der Beckenboden mit all seinen Systemen auch ist, mit Training können wir ihn gut erreichen. Tun wir es rechtzeitig und integrieren relevante Übungen in den Alltag, hat es eine Blasenschwäche schwer und die Potenz erfreut sich bester Gesundheit.

Auch Übungen zu den Ab- und Adduktoren sowie den Mm. piriformis und transversus abdominis sind für den Beckenboden relevant.

ÜBUNGEN zu diesem Thema findet Ihr auf den Seiten 290-297.

11. DIE GESÄSS- UND HÜFTMUSKULATUR

Vielleicht habt Ihr mal bemerkt, dass es namentlich keine Abduktoren gibt? Diese Gruppe bildet sich aus verschiedenen Muskelgruppen des Gesäßes, die das Abspreizen des Beins im Hüftgelenk erwirken.

Großer Gesäßmuskel – M. gluteus maximus

Starten wir mit dem großen Gesäßmuskel (M. gluteus maximus). Er ist der prominente Teamplayer der Hüfte. Gut trainiert ein optischer Leckerbissen, zu schwach ausgebildet sitzt leider keine Jeans wirklich gut und, schlimmer noch, der Rückenschmerz ist oft nicht weit.

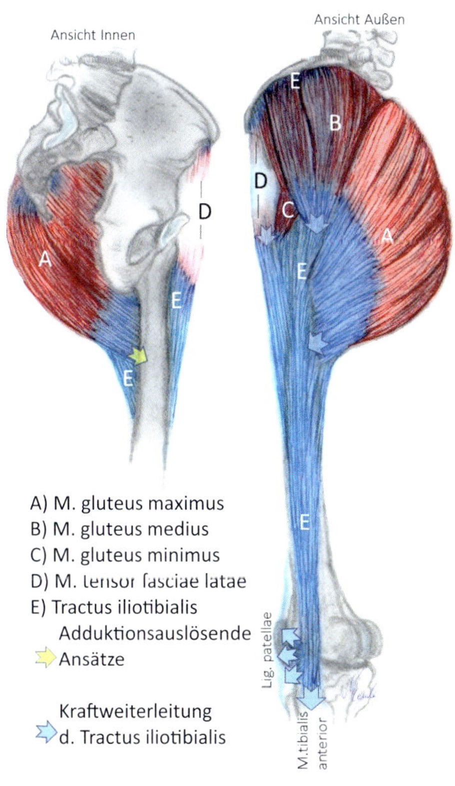

11.1. Gesäßmuskulatur und M. tensor fasciae latae

Anatomie

Der M. gluteus maximus ist der volumenreichste Muskel im menschlichen Körper und verfügt über einen weitverlaufenden Ursprung mit sehr fester, langer Ansatzsehne. Er entspringt an Teilen der unteren großen Rückenfaszie (Fascia thoracolumbalis), dem hinteren Darmbeinkamm (Crista iliaca), dem seitlichen und rückwärtigen Teil des Darmbeins (Os Ilium) sowie an der rückwärtigen Fläche des Steiß- und Kreuzbeins (Os occygis und Os sacrum). Auch das Ligamentum sacrotuberale (Abb. 11.7.) dient als Ursprungsort.

Seine Fasern verlaufen in einem massiven Verbund zu verschiedenen Ansätzen. Circa ein Drittel der Maximusfasern führt es zum oberen, hinteren Oberschenkel (dorsaler Femur – Tuberositas glutealis). Drei Viertel aller Fasern strahlen in die sog. Traktussehne (Tractus iliotibialis) ein. Diese große Beinaponeurose (Abb.11.1./E) verstärkt die Oberschenkelfaszie (Fascia lata) und zieht über das Knie hinab bis an den seitlichen Schienbeinknöchel (Condylus lateralis tibiae). Diese Verbindung wird durch den Schenkelbindenspanner (M. tensor fasciae latae) partnerschaftlich geführt und gespannt.

Funktion

Die Hauptfunktion des großen Gesäßmuskels liegt in der Hüftextension und Beinaußenrotation. Die oberflächlichen Fasern, vorrangig in den Tractus iliotibialis einstrahlende Fasern, erwirken eine Abduktion des Beins, die tiefen Anteile (Abb. 11.1./gelber Pfeil) jedoch eine Adduktion. Eine weitere essenzielle Aufgabe ist die Unterstützung im Spannen der Traktussehne. Somit überträgt der Gluteus seine Kraft bis in das Schienbein und hat Auswirkungen auf die gesamte Fascia lata.

Faszien

Es kommt vor, dass die Beinfaszie (Fascia lata) häufig als Traktussehne erwähnt wird. Das ist nicht ganz richtig, denn die Beinfaszie umschließt die recht breite Aponeurose (Tractus iliotibialis) und wird, als Dank, von ihr gespannt. Zum besseren Verständnis der Fascia lata könnte das Bild einer engen, aber elastischen Leggings (als Fascia lata) mit starker Seitennaht bis unter das Knie (als Tractus iliotibialis) herhalten. Ziehen wir an der Seitennaht, wird der Zug am gesamten Verlauf zu spüren sein. Führen wir die Verbindung über den Gluteus weiter in den kontralateralen Rücken, ergibt sich die direkte Verbindung zur Fascia thoracolumbalis. Bingo! So sichert der M. gluteus maximus die Spannung der großen Rückenfaszie (TLF). Und Ihr könnt mal in Euren Lauf- und Trainingshosen schauen, welcher Anbieter diesen Verlauf eventuell, rein zufällig, in sein Modell eingebaut hat. Zieht eine solche Hose mal an, dann erkennt ihr die Zugunterstützung deutlich.

Schenkelbindenspanner – M. tensor fasciae latae

An dieser Stelle ist die Vorstellung des Schenkelbindenspanners sinnvoll. Er kann als embryonale Abspaltung des mittleren Gesäßmuskels (M. gluteus medius) gesehen werden, wird häufig leider nur randläufig erwähnt und dient doch als funktionelle Unterstützung des großen Gesäßmuskels.

Anatomie

Sein Ursprung liegt am vorderen, oberen Darmbeinstachel (Spina iliaca anterior superior) und dem Beckenkamm (Crista iliaca). Der kurze Muskelbauch strahlt mit seinen Ansatzfasern in die lange Traktussehne und die Fascia lata ein. So findet er dieselben Ansätze unter dem Knie wie der große Gesäßmuskel. Dieser Muskel ist mechanisch gesehen zu klein, um wirkliche Bewegungsleistungen zu steuern. Er kann nur unterstützend wirken z. B. bei Hüftflexion,- abduktion und der Innenrotation. Eine Unterstützung in der Kniestreckung

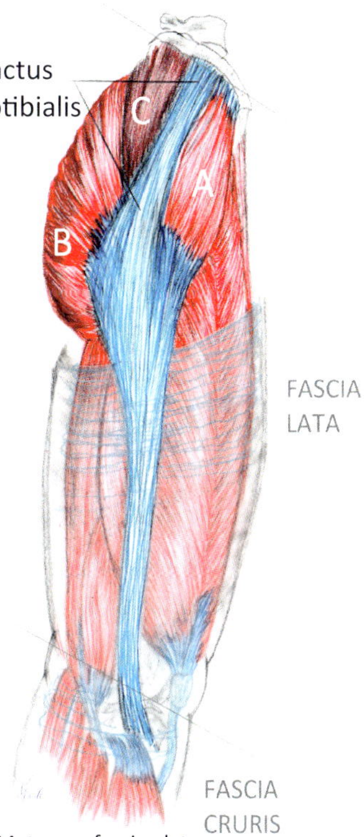

A) M. tensor fasciae latae
B) M. gluteus maximus
C) M. gluteus medius

11.2. Muskelzüge im Faszienkontext

ist, kraftlastbedenkend, eigentlich nicht möglich. ABER: Er spannt Teile der Fascia lata und, wie wir jetzt wissen, den Tractus iliotibialis wie eine leicht schräge Zuggurtung. Hiervon ist eben auch der große Gesäßmuskel abhängig. Ein wichtiges System, das Ihr sehr leicht nachvollziehen könnt. Steckt Eure Finger (ohne den Daumen) bis zum Grundgelenk in die vorderen Hosentaschen und spürt, was mit den Hosenbeinen passiert. Dieser praktische Versuch zeigt ziemlich genau die Funktion des Schenkelbindenspanners und seine ungefähre Lage und Größe. Wollt Ihr sein Leid nachvollziehen? Dann versucht Euch zu setzen oder geht lange Laufen, ohne die Finger aus der Tasche zu nehmen. Ihr werdet unmissverständlich verstehen, dass übermäßiges Laufen und Sitzen der »Feind« dieses Muskels sind. Eine Überbeanspruchung tritt hier recht schnell ein und macht sich mit Schmerzen im Knie oder am vorderen Hüftbereich bemerkbar.

Problematik

Unangenehm wird es also mit der Fascia lata und dem Tractus iliotibialis, wenn der Zug zu stark, zu schwach oder ungleich wird. Wir merken das leider zu spät. Schwierigkeiten beim Aufstehen oder eine laterale Knieinstabilität können nach diesem Verständnis auf einen zu schwachen, atrophierten M. gluteus maximus und eine schlecht gespannte Traktussehne hinweisen. Läufer andererseits kämpfen oft mit Knieschmerzen, die evtl. einer zu starken Sehnenspannung zuzuschreiben sind.

Mittlerer und kleiner Gesäßmuskel – Mm. glutei medius und minimus

Die zwei kleineren Gesäßmuskeln liegen in den tieferen Schichten der Hüfte und bilden eine funktionelle Einheit.

Anatomie

Den mittleren Gesäßmuskel (M. gluteus medius) führt es fächerartig, ca. einen Querfinger unterhalb des Darmbeinkamms, von der Darmbeinschaufel (Os Ilium) zum Rollhügel des Oberschenkelknochens (Trochanter major). Die Fasern des »Medius« verwinden sich im Verlauf zu ihrem Ansatz. So führt der vordere Anteil des Muskels etwas überlappend über den hinteren Anteil hinweg. Dieser Muskel bildet die zweite Schicht der Hüftmuskeln, denn er wird z. T. vom M. gluteus maximus und vom Tractus iliotibialis bedeckt (schematische Blauschattierung in Abb. 11.1.).

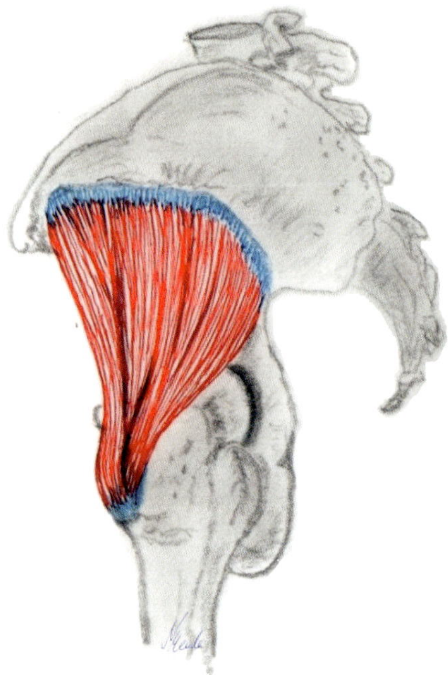

11.3. M. gluteus minimus

Der kleine Gesäßmuskel (M. gluteus minimus) verläuft noch eine Schicht tiefer. Sein Ursprung und Ansatz befindet sich leicht versetzt, unter dem des M. gluteus medius. Als funktionelle Einheit erfüllen sie für uns absolut notwendige Aufgaben.

Funktion

Sie stabilisieren und bewegen, gemeinsam mit dem großen Bruder (M. gluteus maximus), die Hüfte bei jedem Schritt, den wir unternehmen. Dies geschieht im rhythmischen Wechsel: Standbein = stabilisiert das Becken vs. Spielbein = hebt das Becken und bewegt das Bein. Mit weiteren Partnern ermöglichen sie das Abspreizen (Abduktion) des Beins bzw. bei fixiertem Bein die Seitneigung des Rumpfes. Ihr seht, Punctum fixum und Punctum mobile sind wie immer ausschlaggebend. Je nach Hüft-Bein-Position und angesprochenem Faseranteil unterstützen die Mm. glutei medius und minimus eine Beininnenrotation und Hüftflexion → ventrale Fasern bzw. eine Außenrotation und Extension → dorsale Fasern. Eine Lähmung, Atrophie oder Störung dieser fleißigen Helfer wird durch starke Beckenrotationen (Watscheln) und den dauerhaften Hochstand des Beckens sichtbar. Auch ein »Wegsacken« des Beins beim Gehen kann vorkommen.

Problematik

Eindeutig das SITZFLEISCH! Für das Gros unserer industriellen Welt gilt: Wir sitzen zu viel! Leidtragend ist u. a. das Gesäß. Habt Ihr schon einmal versucht, einen sitzenden Gluteus als Anatomiebild bei Google zu finden? Es ist nahezu unmöglich, denn dieser Muskel ist funktionell dem aufrechten Gang/Stand gewidmet, wird entsprechend in seiner Funktionsstellung abgebildet. Nur ergibt sich das »urbane« Schmerzproblem sitzend. Wir sind manchmal zusätzlich ein bisschen blind und trainieren dieses System teilweise sogar sitzend. Ein großer Fauxpas, denn wir erwirken durch langes Sitzen eine Unwucht im System. Ein geschmeidiges Gleiten der Muskelbäuche gegeneinander ist nicht gewährleistet, denn die

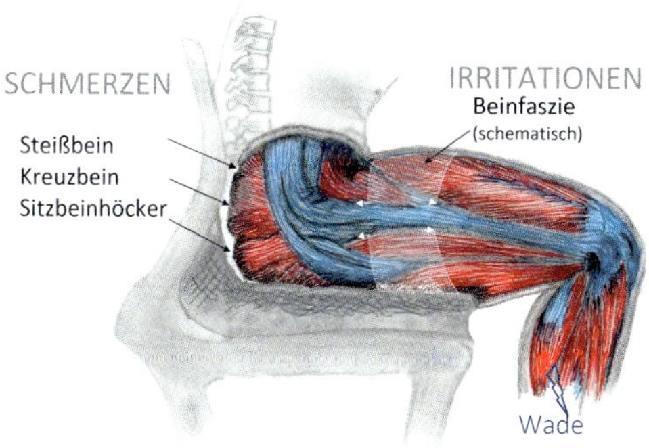

11.4. Sitzfleisch

hierzu beauftragten myofaszialen Strukturen verdichten und versteifen. Auflageflächen (Abb. 11.4./schwarze Zonen!) werden nicht ausreichend durchblutet. Eine unausweichliche Atrophie der Gesäßmuskeln sowie deren konstante Gewebekompression in den Beckenkamm, den Steiß- und Sitzbeinbereich ist oft Auslosemechanismus für Schmerzen in Rücken, Hüfte oder im Knie, sogar im Fuß. Die Zugmechanismen des Tractus iliotibialis und auch der Bein- und Rückenfaszie (TLF) werden, wie beschrieben, massiv gestört.

Die folgende Aussage polarisiert sicherlich, aber leider trifft sie nur allzu häufig zu.

Je flacher, schwächer das Gesäß, desto häufiger leidet der Inhaber an Rückenschmerzen.

Training

Wir Trainer sollten uns auf ein stets funktionelles Training, darf ich sagen, einschwören?! Das bedeutet für den Bereich der Hüfte:

- **P**artnerfunktionen: Nutzung der funktionellen Ketten
- **O**ptimale ROM: volle Bewegungsamplitude
- **S**icherung: dynamische und statische Stabilität
- **I**ntensiv: ausreichender Trainingsreiz
- **T**echnische Ausführung: sensomotorische Ansteuerung
- **I**mpuls: reaktive Förderung
- **V**iskoelastisch: Mobilisieren der Gleit- und Fließeigenschaften

Diese Umsetzung lässt sich natürlich auf fast alle Regionen anwenden. Jedoch erscheint es für ein effektives Training dieser Muskelpartner wirklich erwähnenswert.

»PO-sitive« Sportarten

Betrachten wir ausschließlich die Gluteusfunktionen, sollten wir möglichst abwechslungsreiche, multidirektionale Sportarten im Stand wählen. Es bieten sich im Fitnessmarkt unendlich viele Auswahlmöglichkeiten. Für mich findet sich hier eine nachhaltige Bestätigung, das gute alte Kursmodell der Step-Aerobic weiterhin anzubieten. Aber auch alle Walking-, Lauf-, Sprung-, Kletter- und Tanzkurse haben bei der Gesäßförderung die Nase vorn.

Egal, welche Kursart gewählt wird, wir sollten versuchen unsere Teilnehmer ausreichend »standhaft« zu belasten. Sitzkapazitäten haben wir in den Industrienationen mehr als genug. Dauersitzen beginnt übrigens ab 4,5 Stunden täglich. (A. Lopéz-Valenciano 2020)

Exkurs Schmerzfrei durch »Schrubben«

»Schrubbt« bzw. reibt in Rückenlage mit aufgestellten Füßen das Gesäß so schnell wie möglich am Boden. Hierbei ergibt sich eine sehr angenehme Wärme, die durch die Verschiebung der bindegewebigen Steißbeinstrukturen in den Rücken, das Gesäß und die Beine weitergetragen wird. (Wirkt schmerzlindernd im Bereich Gesäß und unterer Rücken.) Die Übung darf gern in ein Rückwärtsrobben am Boden erweitert werden.

Tiefliegende Hüftrotatoren – Mm. piriformis, obturatorius externus und triceps coxae

Die kleinen Gesäßmuskeln erwirken, wie bereits erwähnt, eine Rotation der Hüfte. Sie haben für diese Funktion tiefliegende Teamkollegen, die Euch eventuell bekannt sind, der M. piriformis allen voran. Nicht nur dieser Muskel ist ein guter Grund, die »Gewebehygiene« im Hüftbereich zu pflegen.

Anatomie

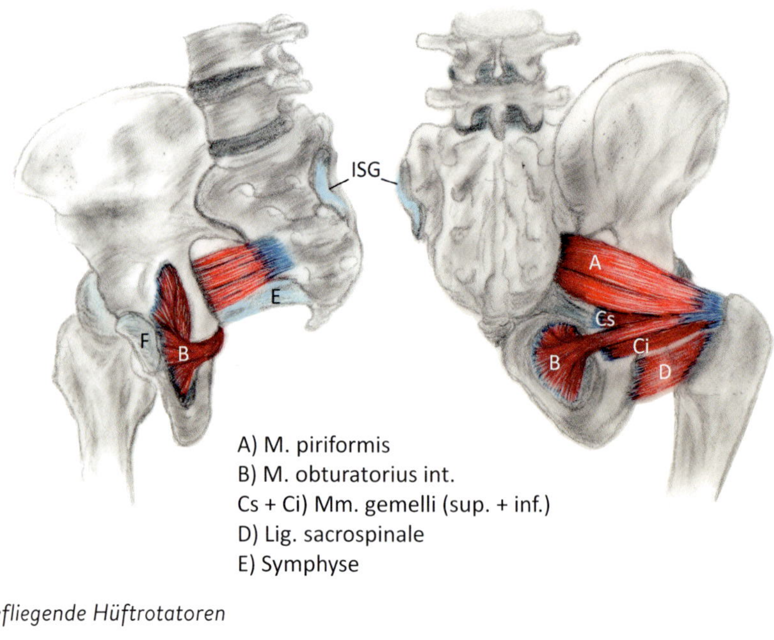

11.5. Tiefliegende Hüftrotatoren

M. piriformis

Der M. piriformis wird auch als der »birnenförmige Muskel« bezeichnet. Diesen Namen verdankt er seinem birnenförmigen Erscheinungsbild. Er ist mit dem M. psoas major der einzige Muskel, der die Wirbelsäule mit den unteren Extremitäten verbindet. Seinen Ursprung findet er an der inneren Seite des Kreuzbeins (Os sacrum), genauer gesagt an seinen seitlichen Öffnungen (Foramina sacralia pelvina) und einer deutlichen Knocheneinkerbung (Incisura ischiadica major) am Rand des Hüftbeins (Os coxae). Von hier zieht es den M. piriformis an die Innenseite der Oberschenkelkopfspitze (Trochanter major). Hier setzt er ziemlich genau »on top« an. Seine schichtmäßig tieferliegenden Nachbarn, die Mm. gemelli superior und inferior und der M. obturatorius internus, werden als dreiköpfiger Hüftmuskel (M. triceps coxae) bezeichnet. Ihre Verläufe unterscheiden sich minimal, aber ihr Ansatz und die Funktionen dieser drei kleinen Hüftmuskeln sind identisch.

M. triceps coxae

Drei eigenständige Muskeln bilden den M. triceps coxae. Der M. gemellus superior liegt direkt unterhalb des M. piriformis. Er entspringt der Außenfläche des Sitzbeins (Spina ischiadica). Sein Zwilling, der M. gemellus inferior, setzt etwas weiter außen, am sog. Sitzbeinhöcker (Tuber ischiadicum), einem rauhen Knochenvorsprung des Sitzbeins (Os ischii), an. »Zwilling« ist übrigens die Übersetzung dieser Muskeln. Hier passt nicht nur der Name: Die Unterscheidung der Gemelli liegt im Ursprung, der Verlauf ist nahezu identisch. Die Gemellifasern strahlen in den M. obturatorius internus ein, der mit den Gemellibrüdern gemeinsam an einer Vertiefung des Oberschenkels (Fossa trochanterica) ansetzt. Dieser innere Hüftlochmuskel (M. obturatorius internus) hat einen interessanten Verlauf. Seine Ursprungsfläche findet sich in der inneren Bindegewebsfläche (Membrana obturatoria) zwischen Scham- und Sitzbein (Os pubis und Os ischii). Von der Membrana obturatoria führt es ihn erst aufwärts (kranial) bis zum Sitzbeinrand, wo er nahezu rechtwinklig umgelenkt wird und seitlich (lateral) zum bereits erwähnten Ansatz weiterzieht.

Mm. obturatorius externus und quadratus femoris

Wenn es einen inneren Hüftlochmuskel gibt, gibt es auch einen äußeren? Ja, den gibt es. Der M. obturatorius externus entspringt der Außenseite der Membrana obturatoria, zieht ebenfalls zur Fossa trochanterica, allerdings etwas weiter in den vorderen (ventralen) Bereich. Faseranteile strahlen manchmal in die Gelenkkapsel des Hüftgelenks ein. Er ist schwer darstellbar, arbeitet aber als Partner der Außenrotatoren.

Dies tut auch der quadratische Schenkelmuskel (M. quadratus femoris). Dieser tiefe Hüftmuskel zieht, direkt neben dem M. gemellus inferior, vom Sitzbein (Tuber ischiadicum) zum »Rollhügel« am Oberschenkel (Crista intertrochanterica). Er zählt zu den Außenrotatoren und dient unterstützend der Adduktion.

Funktion

Die Muskeln des M. triceps coxae und der M. piriformis werden als die »kurzen Außenrotatoren« bezeichnet. Bei gestreckter Hüfte erwirken sie tatsächlich eine **Außenrotation** des Oberschenkels. Zudem unterstützen sie die **Abduktion** im Hüftgelenk vor allen Dingen bei gebeugter Hüfte. Eine wichtige Aufgabe ist die **Stabilisierung** der Hüfte. Sie sind die kleinen, tiefliegenden Mitglieder der funktionellen Einheit zur natürlichen Bewegungsmotorik des Hüftgelenks.

Der Piriformis stabilisiert zusätzlich das Kreuz-Darmbeingelenk (Iliosakralgelenk/ISG je nach Literatur auch SIG). Er vermag es sogar leicht zu bewegen, indem er es aus einer minimalen Verschiebung zurückzieht. Man nennt dies eine **Gegen- oder Kontranutation.** Wirkliche Bewegungen sind diesem Gelenk nicht zugedacht, denn es handelt sich hier ja nicht um ein echtes Gelenk, sondern um ein bandhaft gehaltenes Nebengelenk, das Darmbein (Os illium) und Kreuzbein (Os sacrum) verbindet. Besser verständlich wird die Bewegung des ISG, wenn Ihr zwei Finger leicht beugt, diese eng umwickelt und dann probiert, zu welchen Bewegungen die Finger fähig sind. Sie werden in minimalem Umfang verschieblich sein. Bewegt nun die Hand und Ihr spielt quasi Piriformis (Kontranutation) oder Gluteus maximus (Nutation).

Bleibt noch die Nennung der Funktionen des M. obturatorius externus. Er hat dieselben Funktionen wie der M. triceps coxae, nur wird ihm zusätzlich eine adduzierende Funktion im Sitzen zugeschrieben.

Problematik

Um die Problematik der Hüfte kurz zu erläutern, sollten wir uns bewusst machen, dass das Hüftgelenk ein Kugelgelenk mit einer enorm großen Bewegungsamplitude und verhältnismäßig kleiner Gelenkfläche ist. Die Verbindung zur Wirbelsäule ist, wie oben beschrieben, beweglich, muss aber gleichfalls stabil genug sein, den Beckenbereich in funktioneller Haltung zu erhalten. Durch viel zu häufiges Sitzen werden die Funktionen unserer Hüfte leider massiv gestört. Ihr merkt schon, es ist mir sehr wichtig Euch davon zu überzeugen, dass es keine artgerechte Sitzhaltung gibt. Dazu möchte ich mit der rückwärtigen Vergleichsansicht (sitzend zu stehend) einen erweiterten Erklärungsversuch starten.

Ihr seht in Abbildung 11.6. ein massives Ungleichgewicht im Spannungsverhältnis der Faserverläufe der oben beschriebenen Muskelgruppen. Diese passive Dauerdehnung belastet nicht nur die jeweiligen Muskeln und die Sehnen, sondern bringt zudem die faszialen Strukturen der Region in eine funktionelle Notlage:

Die roten Pfeile machen darauf aufmerksam, dass die Kraftweiterleitung in den M. latissimus dorsi gestört wird und eine schmerzauslösende Belastung aus Zug und Kompression u. a. auf der Fascia thoracolumbalis herrscht.
Die gelben Pfeile weisen auf den raumschließenden, zangenähnlichen Effekt des Piriformis im Bereich der Austrittstelle des Ischiasnervs hin.
Die grünen Sterne markieren den sich massiv ändernden Faserverlauf des M. piriformis.
Die blauen Pfeile stehen für den funktionell gestörten Zug der regionalen Ansatzsehnen und Bänder.
Die grauen Pfeile deuten auf den massiven, konstanten Gewebedruck hin, der zwangsläufig den Faserstoffwechsel blockiert.
Dunkler gezeichnet ist die schlecht versorgte linke, sitzende Seite. Hier sind nicht nur die Sitzbeinhöcker (Tuber ischiadicum) einem konstanten Druck ausgesetzt, auch der M. gluteus maximus, die Ursprungssehnen der ischiocruralen Muskulatur sowie sämtliche im Gesäßbereich verlaufenden bindegewebigen Strukturen neigen durch Kompression zur Verdichtung bzw. bilden Fehlzüge aus – die bereits erwähnte Notlage!

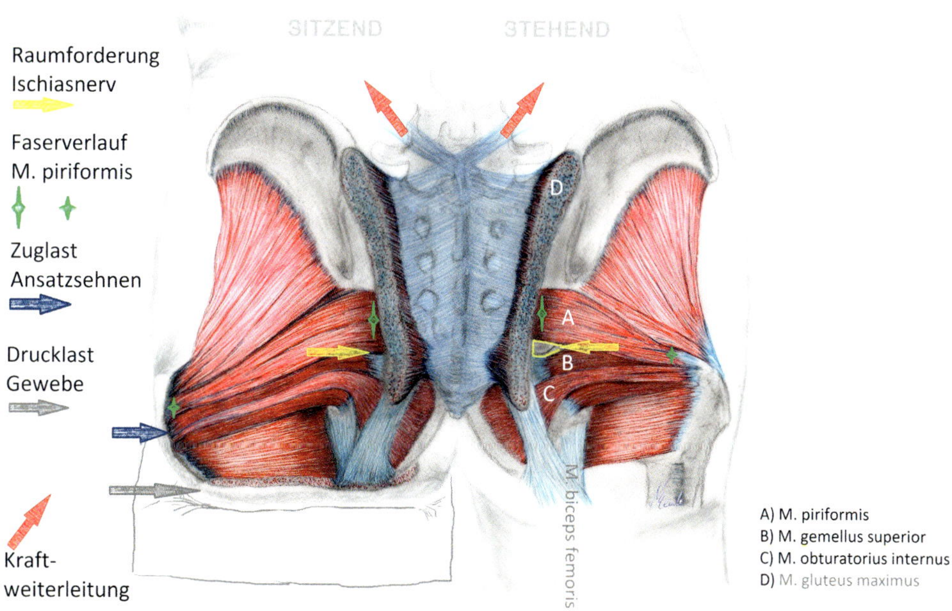

11.6. Sitzproblematik

- Der Zellwasseraustausch und die Durchblutung werden auf Dauer gestört.
- Die wichtige Unterstützung der Darmbewegung (Peristaltik) unterbleibt.
- Langfristig besteht die Gefahr auch für den passiven Bewegungsapparat. Hier fehlt die gesunde Zuglast der Muskeln und der nur unter reaktivem Druck arbeitende Knochenstoffwechsel verebbt.
- Alle betroffenen Gelenke werden mangels guter muskulärer Führung instabil und die Gelenkflächen neigen zu Abnutzung (langfristige Gefahr einer Arthrose). Die Gefügelockerung führt zu Verschiebungen (Blockaden) des passiven Bewegungsapparates. Man könnte hier von »Sitzblockaden« sprechen.

Dies sind längst nicht alle Folgen. Dauerhafte Fehlbelastungen führen zu den verschiedensten Einschränkungen, die meist äußerst schmerzhaft sind und oft zu einem chronischen Problem anwachsen. Einige der gängigsten Schmerzproblematiken möchte ich Euch gern kurz vorstellen:

Ischialgie/Piriformis-Syndrom: Bei »ISCHIAS« bzw. Ischialgie handelt es sich um einen Sammelbegriff für Schmerzproblematiken des Ischiasnervs (Nervus ischiadicus). Der genaue Auslösemechanismus ist bei diesem Begriff noch nicht eingegrenzt. Das Piriformis-Syndrom wird deutlich spezifischer. Es beschreibt die Reizung des Ischiasnervs durch erhöhten, dauerhaften Druck des M. piriformis oder zusätzlich des M. gemellus superior bzw. des Lig. sacrospinale auf die nervalen Strukturen. Es kommt hier auf die anatomische Situation des Betroffenen an.

Der Nervus ischiadicus führt:

a) meistens unter dem M. piriformis entlang
b) teilweise durch den M. piriformis hindurch
c) selten auch über ihn hinweg in die Beine

Die Faszienforscherin Carla Stecco beschreibt in ihrem Buch »Atlas des menschlichen Fasziensystems« eine Fortsetzung der Piriformisfaszie als Umscheidung (umhüllende Faszienschicht) des Ischiasnervs. Diese Hülle reicht bis in die Kniekehle. Aha, damit kommen wieder die Gewebeverdichtungen ins Spiel. **Ein kurzer Reminder: Faserstrukturen verdichten bei einseitiger oder ausbleibender Bewegung, als Folge wird das muskuläre Gleiten beeinträchtigt.** Diese Problematik erwächst häufig aus zu langem Sitzen, kann natürlich auch ein Trauma oder eine dauerhafte Fehlbewegung als Auslösemechanismus haben. Hier wird mittlerweile vermutet, dass die Faszien und Scheidewände (Septen) der Mm. piriformis, obturatorius int. und gemelli zur Symptomatik einer Ischialgie führen. Die wenigen Menschen der Situation »c« (der Ischiasnerv verläuft über dem M. piriformis) haben das Glück, diesem Auslösemechanismus der Ischiasreizung zu entkommen. Nur wissen sie das nicht,

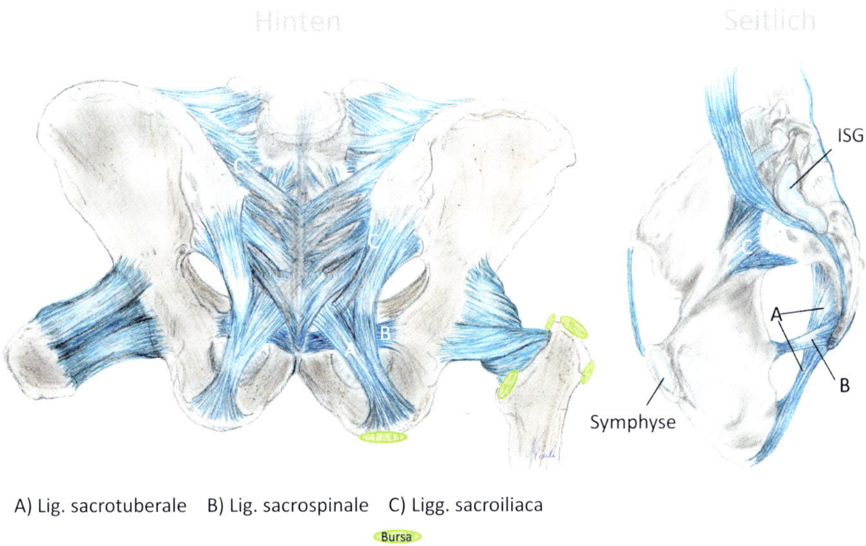

11.7. Bandapparat Becken und Hüfte

denn die Reizung kann durchaus andere Gründe haben. Auch zu feste Muskeln und Faszien der hinteren Oberschenkel (ischiocrurale Strukturen) begünstigen die Ischiasreizung. Viele Läufer werden dies sicher bestätigen. Die Folgen einer Reizung sind ausstrahlende Schmerzen, Kribbeln oder Taubheit im Gesäß bzw. im Versorgungsgebiet der betroffenen Nervenfasern (Irritationen der Füße sind keine Seltenheit!). Eine ganzheitliche Förderung der Hüftregion ist also sinnvoll und nachhaltig.

Trochantertendinose/Bursitis: Um das Sehnenmaterial am großen Rollhügel (Trochanter major) vor Reibung und Druck zu schützen, wird es von Schleimbeuteln (Bursae) umgeben. Zu hohe, einseitige Bewegung oder Traumata überlasten diese Schleimbeutel, der Schutzmechanismus erlischt. Je nach Einwirkungsgrad reagiert das betroffene Material, Sehne (Tendo) oder Schleimbeutel (Bursa) (hellgrün in Abb. 11.7.), gereizt bis entzündlich. Sehr unangenehme, brennende, druckempfindliche und andauernde Schmerzen sind die Folge. Diese Problematik erwächst häufig aus zu schwachen und schlecht angesteuerten Abduktoren. Die Brücke zum Vielsitzerproblem ist hier schnell geschlagen, aber auch Stolpertraumata oder andere Hüftverletzungen können Auslöser dieser Problematik sein.

ISG-Problematik: Das Kreuz-Darmbeingelenk ist, wie bereits erwähnt, minimal beweglich. Verschiebt sich diese straffe Gelenkfläche und blockiert in der Fehlstellung, wird das umliegende Gewebe gereizt und wird nach geraumer Zeit Schmerz signalisieren. Diese Schmerzen treten meist nur im Zeitraum der Dyslokalisation auf. Manifestiert sich diese, wird die Reizung der umgebenen Strukturen stärker und die Schmerzbehandlung langwieriger. Oftmals denken Menschen, sie hätten eine ISG-Blockade, obwohl sie stattdessen evtl. eher eine deutlich zu feste tiefe Lumbalfaszie haben. Diese reagiert bei zu langem Sitzen oder eintönigem Stehen mit brennenden Schmerzen. Das Gute daran ist, dass sich diese Schmerzen meist durch Mobilisation und fasziale Entspannung (Release) gut reduzieren lassen.

Grundsätzlich kann ich hier viel schreiben, denn egal, um welche Schmerzproblematik es sich handelt: Eine rechtzeitige Diagnostik, Therapie und aktive Bewegungskonzepte ersparen bei all diesen Problematiken einen chronischen Leidensweg!

Training

Im Training erreichen wir diese Muskeln mit eigentlich jeder Gesäßübung, die sich mit einer Hüftrotation kombiniert. Eigentlich heißt dies, es sollte natürlich eine spezifische Sorgfalt enthalten:

- Die dynamische Stabilität fördern: stehend, gehend, laufend trainieren
- Sitzende Geräte meiden: Fasergleiten unterbleibt u. a.
- Ansteuerung üben: feine Bewegungsabläufe ohne große Muskelpartner üben
- Aktive Mobilisation fördern: große ROM mit kleinen Verschiebungen kombinieren
- Wichtig: Da der M. piriformis direkt mit dem Beckenboden verbunden ist, sollte er während einer Schwangerschaft eher mobilisiert werden. Der Beckenbereich wird im Verlauf der Schwangerschaft u. a. hormonell geschmeidig gehalten. Das Hormon Relaxin sorgt u. a. für weiche Gewebestrukturen. Ein mobiler Piriformis unterstützt hier den natürlichen Geburtsverlauf.
- Beckenboden aktivieren: Wandern und viele schwungvolle Fußmärsche tun nicht nur dem Piriformis gut, sie können auch Blasenschwäche eingrenzen, die sich leider häufig dazugesellt, wenn schwache Gesäßmuskeln vorliegen.

Tipp

Portemonnaies oder Mobiltelefone gehören nicht in die Hosentasche! Die Gesäßregion reagiert auf derartige Unwuchten äußerst empfindlich.

SITZGELEGENHEIT

Wie sollen wir nun unseren Kunden das Sitzen verträglicher machen? Wir wissen schon, »Die beste Sitzposition ist immer die Nächste«, aber wenn die Gesäßregion erst einmal schmerzt, was dann? In diesem Fall empfiehlt es sich natürlich, die betroffene Seite häufig zu entlasten. Probiert, wenn Aufstehen gerade nicht geht, die Hüfte so gerade wie möglich zu halten z. B. im AUSFALL-SITZ an der Sitzkante. Oder übt mal den REITERSITZ gegen die Stuhllehne, so ist wenigstens der Faserverlauf etwas entlastet. Auch das kurzzeitige UNTERSCHLAGEN eines Beins auf der Sitzfläche hilft. LÜMMELN ist auch mal erlaubt! Es gibt Studien, die uns sehr deutlich aufzeigen, dass eine Stunde Sport am Tag das konstante Sitzen nicht aufwiegen kann, aber zwischendurch kurz die Treppe nehmen, weite Wege zum Kopierer, Drucker oder Kollegen zurücklegen, kurz durchlockern, springen, dehnen, einfach bewegen wirkt nachhaltig.

ÜBUNGEN zu diesem Thema findet Ihr auf den Seiten 298-313.

12. DIE BEINMUSKULATUR

Vordere Oberschenkelloge – Mm. quadriceps femoris und sartorius

Die Runde der Oberschenkelmuskeln beginnt mit dem M. quadriceps femoris, dem vierköpfigen Beinstrecker. Welche Eigenheiten die vier Teamkollegen dieses Muskels haben, und warum der M. Sartorius in den Einteilungen der Oberschenkelmuskeln keinen rechten Platz findet, schauen wir uns hier mal an.

Anatomie

Der M. quadriceps femoris setzt sich aus vier verschiedenen Muskeln zusammen, die alle über denselben Ansatz verfügen. Der Name, »quad« (lat. vier), weist deutlich auf diesen Umstand hin, denn in der Übersetzung heißt er vierköpfiger Oberschenkelmuskel. Schauen wir uns die vier Parteien genauer an:

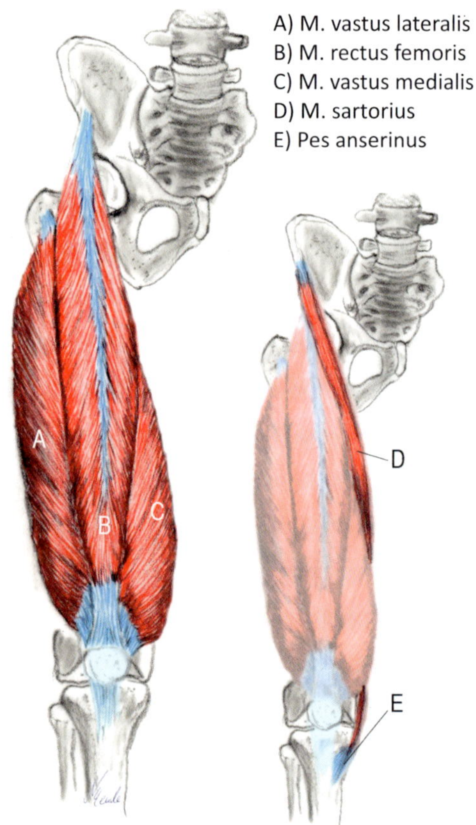

12.1. Mm. quadriceps und sartorius

M. rectus femoris

Der gerade Oberschenkelmuskel entspringt zweiköpfig am vorderen, unteren Darmbeinstachel (Spina anterior inferior/ Caput rectum) und ebenfalls am Oberrand der Hüftgelenkspfanne (Acetabulum/Caput reflexum). So fasst er die Beckenschaufel praktisch mit zwei kraftübertragenden »Fingern« außen und innen an. Als einziger zweigelenkiger Muskel des Beinstrecker-Quartetts führt ihn sein Weg über das Hüft- und Kniegelenk zur vorderen Schienbeinkante (Tuberositas tibiae). Hier finden alle vier Muskeln ihren Ansatz über die Patellasehne, die sie gemeinsam bilden.

Faszien

Vielleicht ist es nützlich zu wissen, dass diese gemeinsame Ansatzsehne nur einen Teil des Kniescheibenbands (Lig. patellae) ausmacht. In dieses eingebettet liegt die Kniescheibe (Patella), ein Knochen der Gattung »Sesambein«, der von außen zwar den Anschein einer flachen Scheibe erweckt, in der körpernahen Seite jedoch eine durchaus nützliche Auswölbung aufweist. **Die Patella ist mit einer schützenden Knorpelschicht überzogen und bietet eine Art Gelenkschutz oder Abstandshalter und Kraftoptimierung des Muskelzuges.**

Sesambein: Solch ein Schutz findet sich an Gelenken, in denen Sehnen eingebettet sind, z. B. auch am Grundgelenk der Großzehe. Sesambeine sichern die funktionelle Gelenkbewegung und gewährleisten eine gute Kraftübertragung auf den Knochen. Diese Art der effektiven Kraftübertragung, per »Umlenkung«, könnt Ihr gut nachvollziehen, wenn Ihr Euch ein Gummiband über zwei nebeneinanderliegende Fingergelenke spannt. Zwei Finger sind nötig, um die Kondylen der Gelenkpartner gut darzustellen. Der Zug des Gummis führt zum Grundgelenk. Fertig? Dann bewegt die Finger einmal ohne Unterlage und danach erneut z. B. mit einem Centstück als Unterlage. Ihr werdet feststellen, der Kraftzug optimiert sich durch die Unterlagerung und das Gummi belastet die »Gelenkfläche« nicht mehr. Ein geniales System, von dem nicht nur die Oberschenkelmuskulatur profitiert. Zurück zu unseren Muskelpartnern.

M. vastus medialis

Der innere weite Oberschenkelmuskel liegt der Körperachse am nächsten. Seine weit verteilten Ursprungsorte liegen an einer rauen Knochenleiste am medialen Femurschaft (Linea aspera und Linea intertrochanterica), den Sehnen der »Schenkelanzieher« (Mm. adductor longus und magnus) und einer bindegewebigen Faserschicht im seitlichen Oberschenkel (Septum intermusculare mediale). Dieses »Septum« trennt die Oberschenkelmuskulatur in funktionelle Logen (Abb. 12.3.). Möchte man die Plätze an der gemeinsamen Ansatzsehne differenziert einordnen, bekäme der M. vastus medialis den innenliegenden Platz und einen Ansatzpunkt über die seitlichen Kniescheibenbänder (Retinaculae patellae). Sie liegen am seitlichen Schienbein, genauer gesagt, an der äußeren Kapselschicht des Kniegelenks.

M. vastus lateralis

Der äußere weite Oberschenkelmuskel ist zugleich der größte Einzelmuskel dieses Quartetts. Außen an den schon genannten rauen Knochenleisten des Oberschenkels (Linea aspera und Linea intertrochanterica) liegen seine Ursprünge. Auch dieser Muskel strahlt mit einigen Ansatzsehnen in die Haltebänder der Kniescheibe ein, nur liegen diese an der äußeren Seite des Kniegelenks. Dieser mächtige Muskel bildet meist den größten Partner des Beinstreckers und ist, gut trainiert, äußerlich ebenso sichtbar wie sein Partner am inneren Knie (M. vastus medialis).

M. vastus intermedius

Kommen wir zum noch fehlenden Muskel der glorreichen Vier. Er wird in der Norm komplett vom geraden Oberschenkelmuskel überdeckt und stellt den kleinsten Muskel der Beinstrecker dar. Als mittlerer weiter Oberschenkelmuskel führt ihn sein Weg vom oberen Femurschaft (Vorderseite – proximale 2/3) natürlich über die Patellasehne an das Schienbein. Seine kurzen Ursprungssehnen verbinden den Muskelbauch über einen langen Weg des Oberschenkelknochens mit ihm. Die Kraftübertragung auf den Knochen ist somit deutlich vorhanden.

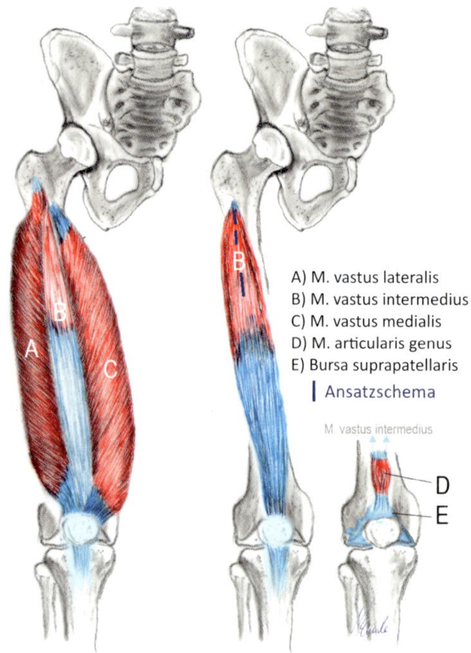

12.2. Mm. vastus l., i., m. und Schleimbeutelschema

M. articularis genus

Direkt unter dem M. vastus intermedius entspringen seinen Ursprungssehnen und dem Femur weitere kleine Muskelfasern, die selten erwähnt werden, aber nicht ganz unwichtig sind. Sie werden als M. articularis genus benannt und ziehen in einen großen Schleimbeutel (Bursa suprapatellaris) hinein. Durch diese Verbindung verhindern sie das Einklemmen des Schleimbeutels, denn sie spannen ihn während der Streckphase im Kniegelenk (Knieextension). Der Schleimbeutel wiederum gewährleistet das reibungsfreie Gleiten des Quadriceps. **Nur mit einem funktionierenden M. articularis genus kann das größte Muskelteam des Körpers seine Funktionen ungestört ausüben.**

Funktion

Der Quadriceps hat als Hauptaufgabe die Beinstreckung und Stabilisation (Beugeverhinderung beim Gehen, Stehen, Laufen ...) im Kniegelenk zu erledigen.

Als weitere funktionsfördernde Aufgabe sollte die Sicherung bzw. Positionierung der Kniescheibe (Patella) nicht unerwähnt bleiben. Durch die zugbringende Verbindung über das Hüftgelenk erwirkt der M. rectus femoris zusätzlich eine Hüftbeugung (Flexion). Diese hüftbeugende Funktion ist gleichfalls dem M. sartorius zuzuschreiben, der in diesem Kontext auch einmal vorgestellt werden sollte.

M. sartorius

Der Schneidermuskel gehört nicht in die Funktionsabteilung der Beinstrecker. Er wird, je nach Literatur, dennoch dieser Extensorenloge/vorderen Beinloge zugeordnet. Diese Zuordnung ist etwas schwierig, denn seine Funktionen sind vielfältig und dem regional wechselnden Verlauf geschuldet. Entspringend vom oberen Darmbeinstachel (Spina iliaca anterior superior) windet sich der schmale, zweigelenkige Muskelbauch oberhalb des M. quadriceps femoris an den inneren Schienbeinrand (Tuberositas tibiae). Hier findet er gemeinsam mit den noch unbeschriebenen Mm. gracilis und semitendinosus seinen Ansatz.

Funktion

Seine Funktion gab dem M. sartorius seinen Namen. Er führt alle Bewegungen aus, die für einen Schneidersitz nötig sind. In der Hüfte erwirkt er eine Beugung (Flexion) und Abspreizung (Abduktion) sowie die unterstützende Auswärtsdrehung (Außenrotation) des Beins. Im Knie wirkt er als Stabilisator (gleiche Funktion wie die Mm. gracilis und semitendinosus), beugt (Flexion) und rotiert es im unbelasteten Zustand leicht nach innen (Innenrotation). Auch die Stabilisation des Kniegelenks gehört in sein Aufgabenfeld. Ein vielseitiger, langer Muskel, der Funktionen aus jeder Loge übernimmt. Je nachdem, auf welcher Höhe dieser Muskel am Oberschenkel entlangzieht, gastiert er in einem anderen Logenbereich und hat zusätzlich seine eigene kleine bindegewebige Hülle.

Faszien

Zu den Logen sei erwähnt, dass es nach strenger muskulärer Zuordnung nur die vordere und hintere Loge gibt, da die Adduktoren und Teile der Abduktoren der Hüftmuskulatur zugeordnet werden. Wir nutzen dennoch die dreiteilige, durchaus gängige Variante und finden im oberen Bereich der vorderen Loge Teile des M. iliopsoas als Logengast. In der oberen, medialen Loge darf sich zudem noch der M. obturatorius externus aufhalten. So betrachtet, erschließt sich einmal mehr die kraftübertragende, fasziale Verbindung der Muskelgruppen untereinander.

Problematik

Die Muskeln dieser vorderen Loge werden häufig nach optischen Gesichtspunkten trainiert. Da sie, wie auch der gerade Bauchmuskel, zu den »dekorativen«, gern gezeigten

Muskeln gehören, kann es durchaus zu Überlastungen dieser Struktur kommen. Diese Überlastung kann z. B. durch Faktoren wie einseitiges Krafttraining, fehlenden Ausgleich beim Laufen oder schlechte Regenerationsphasen ausgelöst werden. Das Patellaspitzensyndrom wird auch unter dem Begriff »Springerknie« geführt. Es entsteht durch solche Überlastungsprozesse. Hier wird die Patellasehne übermäßig hohem Zug ausgesetzt. Sie reagiert mit belastungsabhängigen, stechenden Knieschmerzen, z. B. beim Treppensteigen oder langen Wanderungen bergab.

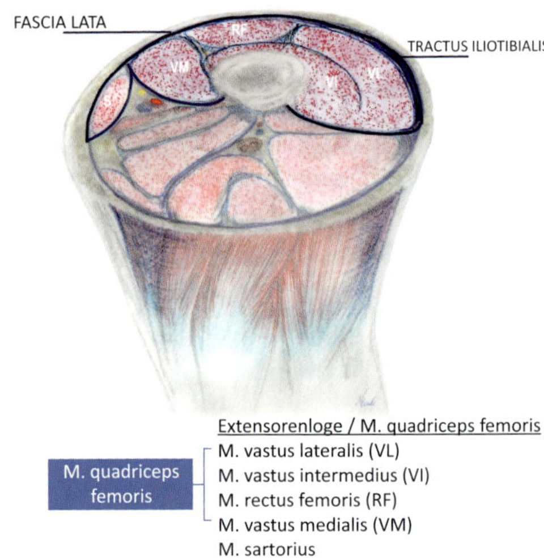

12.3. Beinlogen – Fokus vordere Loge

Diese Art Schmerzen reduzieren sich unter Wärme bzw. nach ausreichendem Warm-up und treten erst nachträglich wieder auf. Bei ausbleibender Therapie wächst dieses Problem gerne zu chronischen Schmerzen heran, so läuft der Geplagte Gefahr, langfristig einen Patellasehnenriss aufgrund von Fehlzügen und gestörtem Faserstoffwechsel zu erleiden. Ihr erinnert Euch evtl. an den kleinen schleimbeutelspannenden M. articularis genus? Er und auch die Schleimbeutel profitieren enorm von funktionellen Übungsmustern und Regenerationszeiten. Bleiben diese aus, leidet die Gleitfähigkeit der Quadricepsstrukturen und der Schleimbeutel wird gereizt. Weitere Schmerzproblematiken ergeben sich aus über- oder unterbelasteter Bewegung der Beinfaszien und Kraftmangel der einzelnen Muskelpartner.

Training

Der funktionelle Aspekt sollte grundsätzlich Beachtung finden, denn die Oberschenkelmuskulatur sorgt für unsere Fortbewegung und dank großer Muskelflächen für einen guten Stoffwechsel und viel Lebensenergie im Alltag.

Exkurs Mitochondrien

In den Muskelzellen und vielen anderen Körperzellen sitzen unzählige Zellorganelle (u. a. Mitochondrien). Sie sind die Kraftwerke unseres Körpers. Meist werden sie leider nur im Zuge der trainingsrelevanten Energieproduktion, der Ausschüttung von ATP (Adenosintriphosphat), genannt. Schade, denn sie sind absolute Leistungsträger. Sie erzeugen die Zellenergie, ermöglichen die Zellatmung und kommunizieren in einem unfassbar großen Netzwerk mit ihren Teamkollegen in sämtlichen Regionen des Körpers. Sie entscheiden mit über Leben und Tod einer Zelle (Apoptose). Oxidativer Stress steht in der Diskussion, den Kraftwerken das Leben zu erschweren und Anomalien der Zellorganellen herbeizuführen. Ob diese These nun stimmt oder nicht, werden wir hier nicht lösen können. Wichtig ist der Fakt: **Je größer die Anzahl gut trainierter Muskelfasern ist, desto besser wird der gesamte Zellstoffwechsel gefördert! → Die Mitochondrien werden angeregt, die Zellenergie, -atmung und -kommunikation zu optimieren.**

Warum erwähne ich das in diesem Kapitel? Weil ich hoffe, mehr und mehr Menschen davon zu überzeugen, diese Muskeln im Training und im Alltag vermehrt adäquat zu belasten.

Im Gesundheitssport wäre es sinnvoll,

- die Kursinhalte zu zwei Dritteln den großen Muskelgruppen zu widmen.
- Kombinationen langer Ketten stehend zu unterrichten.
- Sitzgymnastik zu überdenken und den Stuhl als effektives Trainingshilfsmittel zu nutzen.
- tiefe Kniebeugen in sicherem Umfang zu integrieren.
- bei Schmerzproblematiken ein Ansteuerungstraining vor die Belastung zu setzen.

Tipp

Bei Knieschmerzen während einer Kniebeuge hilft häufig das Anheben der Zehen. Diese winzige Aktion aktiviert helfende Strukturen der Kniestabilisatoren und unterstützt die Wahrnehmung der Gelenksansteuerung.

Richtig oder falsch?

Vielleicht sollten wir an dieser Stelle ein wenig darüber diskutieren, ob es überhaupt »richtige« oder »falsche« Übungen gibt. Häufig werden mir Übungen vorgestellt, um genau diese Frage beantwortet zu bekommen. Schwierig, denn für mich gibt es grundsätzlich keine »falschen« Übungen. Manche sind nicht zielführend oder teilweise sogar schädigend für den Einen, aber evtl. nützlich für den Anderen. Wir können nicht in die Teilnehmer hineinsehen und ihre angeborenen Gelenkstellungen oder den jeweiligen degenerativen Fortschritt erkennen. **Schutz und optimale Förderung des Trainierenden sind unser oberstes Gebot.** Daher hat sich einst die Sicherheitsregel »Maximal 90 Grad bei der Kniebeuge« entwickelt. Heute wissen wir es besser. In dieser Position ist der Druck auf die Gelenkflächen extrem hoch und die Scherbewegung wirkt »knorpelschälend«. Dennoch brauchen einige Sportarten diese Position und müssen sie trainieren. Betrachten wir also lieber Ziel und aktuelle Gegebenheiten. Lösungsvorschlag: **Wir sollten nicht nur bei der Kniebeuge eine individuelle Übungsausführung erarbeiten und bei auftretenden Problemen entsprechende funktionelle Anpassungen vornehmen.**

ÜBUNGEN zu diesem Thema findet Ihr auf den Seiten 314-325.

Hintere Oberschenkelloge – Ischiocrurale Muskulatur

Erinnert Ihr Euch an die Erwähnung des Muskelverfalls im Armbeuger? Er ist schon für die Arme schlimm, nur in den Beinen wirkt sich ein muskulärer Verfall deutlich schlimmer aus. Der beinbeugende Bereich wird meines Erachtens absolut stiefmütterlich behandelt, er braucht dringend Förderung. Rechtzeitig und langfristig. Gemeint ist die ischiocrurale Muskulatur. Sie beschreibt drei Muskeln, die das Sitzbein (Os ischii) und den Unterschenkel (Crus) verbinden. Sie sind als Hamstrings, Ischios oder Beinbeuger bekannt und übernehmen, als enge Partner des M. gluteus maximus, wichtige Aufgaben in der Kniestabilität. Viele Sportler verbinden diese Muskeln mit einem langwierigen Leidensweg, Rückengeplagte auch, sie wissen es nur nicht. Warum? Schaut selbst!

Anatomie

Der Blick auf die Oberschenkelrückseite zeigt große, lange Muskelbäuche, die vom Gesäß zum Knie verlaufen. Auf der äußeren, lateralen Beinseite verläuft der zweiköpfige Schenkelmuskel (M. biceps femoris), während auf der inneren, medialen Seite der Halbsehnenmuskel (M. semitendinosus) im Bett des tieferliegenden halbmembranösen Muskels (M. semimembranosus) seinen Weg findet. Trügerisch könnte man meinen, die zweiköpfige Außenansicht des hinteren Oberschenkels gehöre rein zum M. biceps femoris, nur ist das nicht so.

M. biceps femoris

Der zweiköpfige Beinbeuger (M. biceps femoris) entspringt mit dem langen Kopf (Caput longum) dem Sitzbeinhöcker (Tuber ischiadicum) und dem sehr festen, breiten Beckenband (Lig. sacrotuberale). Von diesen Ursprüngen aus verlaufen die Fasern zum seitlichen Wadenbeinköpfchen (Caput fibulae), wo sie, vereint mit dem kurzen Kopf des Beinbeugers, ihren Ansatz finden. Einige Sehnenfasern des gemeinsamen Bizepsansatzes (Caput commune) strahlen in die Faszie des Un-

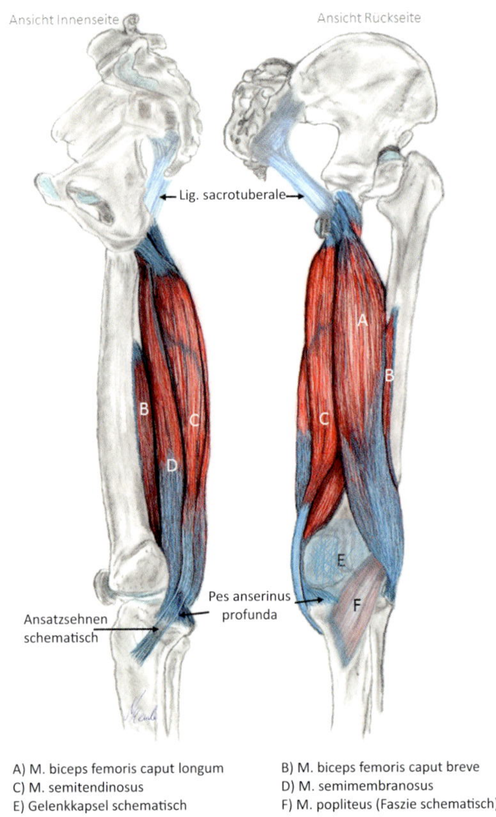

12.4. Ischiocrurale Muskulatur

terschenkels (Fascia cruris) ein. Auf seinem Weg zu diesem Ansatzpunkt bildet er im unteren Drittel ein sehr langes und festes Sehnenmaterial aus. Hier gesellt sich auch der kurze Beinbizepskopf (Caput breve) dazu. Er zieht zu ca. zwei Drittel seiner Länge von einer rauen Knochenleiste (Linea aspera) und einer bindegewebigen Faserschicht (Septum intermusculare femoralis laterale) zum genannten Wadenbeinköpfchen. Mit seinen kurzen, den Muskelbauch begleitenden Ursprungssehnen wird eine ausreichende Fixierung und Kraftübertragung auf den passiven Bewegungsapparat gewährleistet.

Der kurze Kopf des M. biceps femoris gehört, wenn man nur die funktionellen Aspekte betrachtet, nicht zur Gruppe der ischiocruralen Muskulatur. Er zieht ausschließlich über das Kniegelenk. Dennoch ist er Teil dieses Systems, denn die »Ischios« teilen sich eine funktionelle, bindegewebige Hülle, die Flexorenloge.

M. semitendinosus

Auf der innenliegenden Seite findet sich ein Muskel, der sich seinen Ursprung mit dem langen Kopf des M. biceps femoris teilt. Der M. semitendinosus, auch der Halbsehnenmuskel genannt. Ihn führt es, eingebettet in den M. semimembranosus, an die Seite des Schienbeins (Tibia). Er windet sich etwas von schräg hinten um das Kniegelenk und bildet gemeinsam mit dem M. semimembranosus den äußerlich sichtbaren zweiten Muskelbauch der Beinrückseite. Ihr könnt die Ansatzsehnen gut ertasten. An der inneren Kniekehle fühlt Ihr die Sehnen der Mm. semitendinosus und semimembranosus, am äußeren Bereich gleitet die Sehne des M. biceps femoris entlang. Seinen Namen verdankt der Halbsehnenmuskel übrigens seiner sehr langen, schmalen Ansatzsehne (lat. Sehne – Tendo). Mitunter ist der schmale Muskelbauch mit einer schrägverlaufenden Zwischensehne verbunden. Die lange Ansatzsehne dieses Muskels wird bei Kreuzbandoperationen als körpereigenes Ersatzmaterial genutzt. In diesem Fall wird der Muskel an den »Semimembranosus« genäht und findet in ihm seinen neuen Ansatzpunkt.

M. semimembranosus

Wie bereits erwähnt, liegt der Ursprung der »Ischios« nahezu am selben Ort. Der Unterschied bei diesem halbmembranösen Muskel liegt u.a. in dem Tatbestand, dass er etwas tiefer am Sitzbeinhöcker (Tuber ischiadicum) entspringt. Die Ursprungssehne zieht als lange, aber sehr flache, membranähnliche Gewebestruktur in den voluminösen, starken Muskelbauch. Unterhalb des Kniegelenks und seines stabilisierenden Innenbands (Lig. collaterale mediale) teilt sich der halbmembranöse Muskel in drei Ansatzsehnen. Sie setzen am kräftigen medialen Knochenwulst des Schienbeins (Condylus tibialis medialis) an und ziehen des Weiteren in die Faszie des Kniekehlenmuskels (M. popliteus) hinein. Der dritte Sehnenanteil strahlt in die Hinterwand der Kniegelenkkapsel ein. Zusammenfassend wird dieser sehr breit werdende, einem Gänsefuß ähnelnden Ansatz als Pes anserinus profunda (lat. pes = Fuß, lat. anserinus = kleine Gans) bezeichnet.

Wer für die Lage dieser Muskeln eine Eselsbrücke braucht, kann sich Verlauf und Volumen anhand des Namens gut merken:

Der Semi **T** *endinosus verläuft in der Mulde*
des Semi **M** *embranosus.*

Hier sei noch kurz erwähnt, dass der M. semimembranosus als der stärkste Anteil der ischiocruralen Muskulatur angesehen wird. Grundsätzlich ist es aber das feinabgestimmte Teamwork, das unsere Bewegungen gesund und Leistungen effektiv macht.

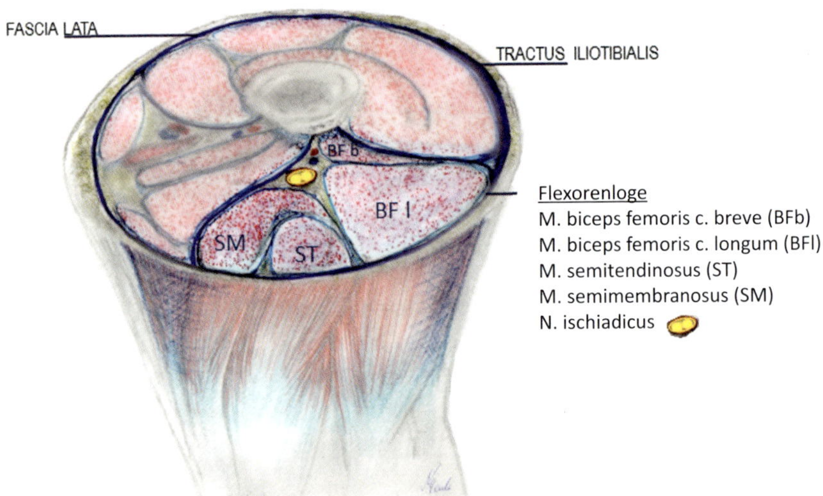

12.5. Beinloge – Fokus hintere Loge/Flexorenloge

Faszien

Ein kleiner Exkurs zu den Partnerstrukturen ist sicher klärend und nützlich, um die Beinfunktionen gut zu verstehen. Die beinumhüllende Faszie (Fascia lata) habt Ihr bereits kurz kennengelernt. Eine strumpfähnliche Bindegewebshülle, die derb und zweiblättrig regional unterschiedlich benannt wird.

- Oberschenkelfaszie → Fascia lata
- Unterschenkelfaszie → Fascia cruris
- Fußfaszie → Fascia dorsalis pedis + Plantarfaszie*

  * *Die Plantarfaszie wird als Fußaponeurose geführt und nicht direkt der oberflächlichen Faszie zugeschrieben.*

Damit die verschiedenen Muskelbäuche geschmeidig gegeneinander gleiten können, verlaufen sie in bindegewebigen Abschnitten, sogenannten Logen oder Kompartimenten. Die Hamstrings teilen sich die hintere Loge, auch Flexorenloge des Oberschenkels (Compartimentum femoris posterius) genannt. In Abb. 12.5. erkennt Ihr deutlich die verschiedenen Logen des Oberschenkels. Hier ist zudem gut zu erkennen, dass der allgemein bekannte Ischiasnerv in dieser Loge verläuft. Er besteht hier übrigens aus der Bündelung zweier Nervenstränge (Nervus tibialis und Nervus fibularis) in einer gemeinsamen Hülle, die sich im Verlauf aufteilt, um mit den jeweiligen Nerven in ihre Regionen weiterzuziehen. Auch hier ist es von Mutter Natur schlau eingefädelt, die Versorgungssysteme gut gebettet, eher innenliegend verlaufen zu lassen. Sie konnte ja nicht ahnen, welch Freude der Mensch am langen Sitzen entwickeln würde.

Die gute Polsterung in der hinteren Loge schützt und führt nicht nur die Strukturen, sie hat auch einen erheblichen Anteil an den Bewegungsfunktionen.

Funktion

Mit dem Verständnis der anatomischen Gegebenheiten erscheint es unmöglich, die Funktion eines dieser drei Muskeln separat zu nutzen. Die Funktion der Beinbeuger ist viel komplexer, als sich mancher bei diesem Namen denkt. Sie ermöglicht eine Hüftstreckung und verhindert so durch Stabilisation die Hüftflexion, z. B. beim Stehen, Laufen und Gehen. Auch ein Heranführen des Beins (Adduktion) ist möglich. Die Mm. semitendinosus und semimembranosus unterstützen eine Hüft- und Knieinnenrotation, während der M. biceps femoris bei der Hüft- und Knieaußenrotation mitarbeitet. Bitte bedenkt, dass der kurze Kopf des M. biceps femoris im Hüftgelenk nicht ansässig ist und somit dort nicht mitspielt. Im Kniegelenk erwirken alle gemeinsam eine Beugung (Knieflexion) und stellen einen wichtigen Kniestabilisator dar. Die einstrahlenden Ansatzfasern des Semimembranosus wirken als zusätzlicher Kapselspanner des Kniegelenks. Soweit zu den gängigen, offensichtlichen Funktionen. Da die zweigelenkigen Muskeln unseres Körpers neueren Studien zufolge deutlich mehr »Feedbackrezeptoren« besitzen als eingelenkige Muskeln, die informationstechnisch vorrangig auf Muskelrezeptoren zurückgreifen, können sie ein hohes Maß an Feinabstimmung erarbeiten. Wirklich spannend ist hier eine paradoxe Funktion zweigelenkiger Muskeln, die vor allen Dingen der ischiocruralen Muskulatur zugeschrieben wird.

Lombardsches Pardoxon

Probiert mal aus der tiefen Hocke, also mit maximal gebeugtem Hüft- und Kniegelenk, aufzustehen ohne den Hüftwinkel zu verändern. Lenkt dabei Eure Aufmerksamkeit auf die Beinbeuger. Ihr könnt tatsächlich mit der Hand am Muskel eine deutliche Aktivierung ertasten. Komisch ist doch, dass das theoretisch gar nicht sein kann, denn gerade haben wir gelernt, dass ihre Aufgabe Hüftstreckung und Kniebeugung ist, jedoch wird dies bei dieser Art aufzustehen gar nicht benötigt. Mit der Erklärung hierzu hat 1903 der französische Arzt W. P. Lombard Medizingeschichte geschrieben. Er fand heraus, dass die Hamstrings unter gewissen Umständen Kniestreckungen ermöglichen und unterstützen.

Lombardsches Paradoxon

Die Funktionsumkehr zweigelenkiger Muskeln findet statt, wenn das Hebelarmverhältnis (Abstand von Ursprung - Ansatz) und die Drehachsen der beteiligten Gelenke (z. B. Hüft- und Kniegelenk) sich spezifisch verändern und zusätzlich eine geschlossene kinematische Kette besteht (z. B. Fuß oder Hüfte fixiert).

So kann man nach einer intensiven Laufeinheit einen schweren Ischio-Muskelkater theoretisch erklären, denn nach logischem Verständnis müssten wir auch das Gesäß oder die Beinstrecker spüren. Es mag daran liegen, dass die Beinbeuger kurz vor dem Aufsatz des Fußes in der Schwungphase (Laufen, Gehen) hochaktiv arbeiten und in der exzentrischen Phase die myofaszialen Strukturen überlastet werden.

Problematik

Die ischiocrurale Muskulatur gehört zu den verletzungsanfälligen Muskelgruppen. Eine schnelle Hüftbeugung mit gleichzeitiger Kniestreckung (z. B. Kick oder ein Sprint mit langer gestreckter Flugphase, Hürdensprung ...) führt bei fehlender Vorbereitung, unausgewogenem Training oder einem Leistungsungleichgewicht im Beuger und Strecker häufig zu Muskelzerrungen, Faserrissen oder ähnlichen Verletzungen. Da die Liste der Einflussfaktoren sehr lang ist, stelle ich diese tabellarisch vor.

Betrachten wir unseren meist unbeweglichen Alltag, muss ich leider noch einmal das Sitzen als Problemfaktor erwähnen. Nur ganz kurz, denn es wurde bereits in mehreren Kapiteln ausreichend geschildert. Hier liegt es auf der Hand, dass die Bewegungskontrolle vom Gehirn (efferent) an die ischiocrurale Muskulatur ein Stück weit verlernt wird. Und die beschriebenen, informationsbringenden (afferenten) Rezeptoren dieser Zone »plattgesessen« werden. Eine Art sensomotorische Amnesie (SMA), die nicht den Kern der SMA-Theorie nach T. Hanna trifft, aber einen gewissen Verlust unserer Bewegungskontrolle beschreibt. Die faszialen Strukturen leiden ebenso wie die in ihnen befindlichen Gefäß- und Nervenstrukturen. Eine Durchblutungsstörung (Ischämie) wird in diesem Zusammenhang häufig aufgeführt.

Geschlecht	Ischiocrurale Verletzungsanfälligkeit bei Männern statisch höher
Anatomie	Faserzusammensetzung, Gelenkhebel…
Alter	Beschaffenheit der Gewebestrukturen, Hormonstatus (kann tlw. beeinflusst werden)
Verletzungshistorie	Aufbereitung alter Verletzungen im Rumpf-, Becken- und Beinbereich
Rumpfstabilität	Neuromuskuläre Bewegungsfähigkeit Rumpf-/Beckenstellung
Dehnfähigkeit	Optimale Faserlängenveränderung von Muskelschlingen und Einzelstrukturen
Kraftverhältnis Beuger-Strecker	Kraftdefizit der „Ischios" erhöht Verletzungsgefahr (optimaler Quotient =1)
Myofasziale Partner	Gesäß und Wade benötigen ausreichend Muskelkraft
Exzentrische Kraftfähigkeit	Mangelnde exzentrische Kraftfähigkeit belastet die Muskel-Sehnen-Übergänge
Sportartspezifische Fähigkeiten	Koordinative Fähigkeiten und Technikoptimierung senken die Verletzungsgefahr
Regeneration	Übermüdung stört die Kollagensynthese und die neuromuskuläre Bewegungskontrolle
Ernährung	Unausgewogene Ernährung und Wassermangel beeinflussen Zellstoffwechsel, Regeneration…
Psyche	Das vegetative Nervensystem beeinflusst die Leistungsbereitschaft (Ehrgeiz, Stress…)
FESTER PARAMETER	VERÄNDERBARER PARAMETER

12.6. Risikofaktoren für die ischiocrurale Muskulatur

Die bisher beschriebenen Ausführungen erreichen die Komplexität dieser Körperstrukturen natürlich nicht. Sie geben uns jedoch einen Einblick, wie wichtig ein ausgewogenes Training der Beinbeuger ist.

Training

Um dieses Team ausgewogen und gesund zu erhalten oder es zu einer adäquaten Leistungssteigerung zu führen, solltet Ihr im Training folgende Punkte beachten:

- funktionelle Übungsabläufe: Förderung sämtlicher Bewegungsmuster von Knie- und Hüftgelenk
- sensomotorische, reaktive und kräftigende Fähigkeiten schulen: lange Kettenbewegungen auf unterschiedlichen Gründen (stabil vs. instabil) progressiv mit verschiedenen Geschwindigkeiten und ausreichender Reizstärke nutzen
- wahrnehmende und flexibilitätsfördernde Aspekte in hohem Umfang berücksichtigen: lösende Dehnungstechniken (in die Schwerkraft arbeiten oder Anspannungs-Entspannungsdehnen …) nutzen. Sie setzen die Aktivität in der Loge effektiv herab.
- stoffwechselförderndes Training integrieren: langes und wirklich moderates Training (z. B. Cycling mit wenig Widerstand, freies Wassertreten o.ä.) mit großem Bewegungsradius sind wahre Helfer bei festen Beinbeugern.

Also kurz gesagt: ALL IN! Aber bitte mit progressiver Steigerung.

Tipp

Eine Wahrnehmungsförderung sowie eine kurzfristige Entspannung erreicht Ihr mit sensomotorischem Klopfen.

Das Ausklopfen der Beine gilt als alte Tradition in Kampfsportarten. Probiert es mal mit z. B. einer Rolle oder einfach den Händen aus. Testet hierzu gern den Finger-Boden-Abstand (FBA) im Rahmen einer Rumpfbeuge vor und nach dem Klopfen! Ein verkleinerter FBA und ein sehr intensives, entspanntes Feedback der Beinstrukturen werden Euch hoffentlich überzeugen!

ÜBUNGEN zu diesem Thema findet Ihr auf den Seiten 314-325.

Mediale Oberschenkelloge – Adduktoren

Bei den Adduktoren der Beine handelt es sich um eine sehr große Muskelgruppe. Sie gehören zu unseren wichtigen Hüftstabilisatoren und werden gerade bei Start-Stopp-Sportarten stark gefordert. Das Training an Geräten findet für diese Gruppe leider häufig im Sitzen statt. Ein sehr ungünstiger Ausgangspunkt, denn diese Muskeln werden bei gebeugter Hüfte nicht optimal trainiert und zusätzlich leiden auch sie unter langanhaltenden Sitzpositionen. Warum das so ist, erklärt sich vielleicht schon anhand der anatomischen Fakten.

Anatomie

M. pectineus

Den »obersten« der schenkelanziehenden Muskeln bildet der M. pectineus, auch Kammmuskel genannt. Er entspringt entlang der oberen Knochenkante am Schambeinast (Ramus superior ossis pubis) bis zum Schambeinhügel (Tuberculum pubicum). Sein kurzer Muskelbauch setzt am rückwärtigen Oberschenkelknochen (Linea pectinea und Linea aspera) knapp unter dem kleinen Rollhügel (Trochanter minor) des Oberschenkels an. Ihr kennt diesen Muskel bereits im Zusammenhang mit dem Beckenboden. Er stellt die direkte Verbindung zur tiefen Beckenmuskulatur her.

Spezifische Funktion

Der kurze und nahezu quere Verlauf des M. pectineus unterstützt die Hüftbeugung, allerdings nicht in vollem Bewegungsumfang. Ab einem eher spitzen Hüftwinkel kann der dann vollständig kurze Muskelbauch nicht mehr mitarbeiten. Ähnlich sieht es mit der Unterstützung bei der Außenrotation in der Hüfte aus. **Kurzum, der Kammmuskel liebt den Stand oder das Arbeiten aus der gestreckten Hüfte.**

Mm. adductores minimus und magnus

Direkt neben und teilweise hinter dem M. pectineus verläuft der M. adductor minimus. Er wird häufig nicht als eigenständiger Muskel angesehen, denn dieser flache Muskel spaltet sich in Teilen vom oberen Anteil des M. adductor magnus ab und kreuzt mit einigen Fasern über diesen Muskel. So wird er gern als sein oberer Abschnitt angesehen. Dies ist sicher auch den zum Teil gleichen Ursprüngen der Mm. adductores minimus und magnus geschuldet. Sie entspringen am Schambein und der »rauen Knochenleiste« des hinteren Oberschenkels (Linea aspera). Der große Schenkelanzieher (M. adductor magnus) wird dementsprechend häufig in drei Abschnitte eingeteilt. Den kurzen Anteil (Pars adductoris minima) haben wir bereits kennengelernt. Für die Eigenständigkeit des Minimus sprechen hier wohl die überkreuzenden, eigenständigen Fasern. Den mittleren Anteil (Pars medialis) finden wir ausgehend vom Schambein bis zum Sitzbeinhöcker (Tuber ischiadidum). Von diesen Ursprüngen verläuft dieser Abschnitt schräg abwärtsführend und setzt mit kurzen Sehnen entlang der Oberschenkelrückseite (Linea aspera bis Hiatus tendinosus adductoris) an. Der dritte, untere Anteil (Pars ischiocondylaris) verläuft vom Sitzbeinhöcker steil nach unten zum inneren Kniegelenkfortsatz des Oberschenkels (Femurkondyle). Dieser ist als typischer wulstiger Knochenkopf äußerlich gut zu erkennen.

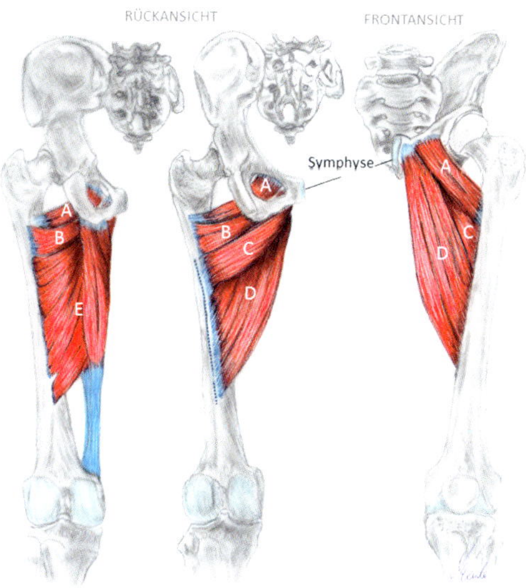

A) M. pectineus
B) M. adductor minimus
C) M. adductor brevis
D) M. adductor longus
E) M. adductor magnus (Ansatzschema ⋱)

12.7. Adduktoren der Hüfte

In Abb. 12.7. seht Ihr, dass der Magnus ein Loch über dem Knie bildet. Es wird als Adduktorenschlitz (Hiatus tendinosus adductoris) bezeichnet und stellt so das Ende der Fascia lata bzw. den Kniekehlenübergang (Fascia poplitea) zur Unterschenkelfaszie (Fascia cruris) und auch das Ende eines wichtigen Adduktorenkanals (Canalis adductorius) dar.

Spezifische Funktion

In ihrer Hauptfunktion unterstützt der obere Abschnitt (M. adductor minimus/magnus pars minima) die Hüftbeugung, während der restliche Magnus die Extension der Hüfte unterstützt.

Mm. adductores longus und brevis

Direkt neben dem mächtigen Magnus führen die Muskelbäuche der Mm. adductores longus und brevis, teilweise überlappend, vom Schambeinast (Ramus ossis pubis) an den hinteren Oberschenkel. Hier setzen sie direkt vor dem großen Bruder an. Der M. adductor longus zieht vom Schambeinast (Ramus ossis pubis sup.) und der vorderen Symphyse diagonal bis steil hinab zum mittleren Drittel des Oberschenkels (Linea aspera). Anteile seiner Ansatzsehnen strahlen in die Aponeurose des Adduktorenkanals (Membrana vastoadductoria) ein. Verletzungen dieses Muskels könnten somit dieses schützende System stark beeinträchtigen. Der M. adductor brevis verläuft, ausgehend vom oberen und unteren Schambeinast (Rami ossis pubis sup. + inf.), tiefliegend zwischen den Mm. pectineus und adductor longus an die Linea aspera, genau genommen an die sich hier bildende Aponeurose, die als vielfach genutzter bindegewebiger Ansatzpunkt für verschiedene Muskeln wirkt.

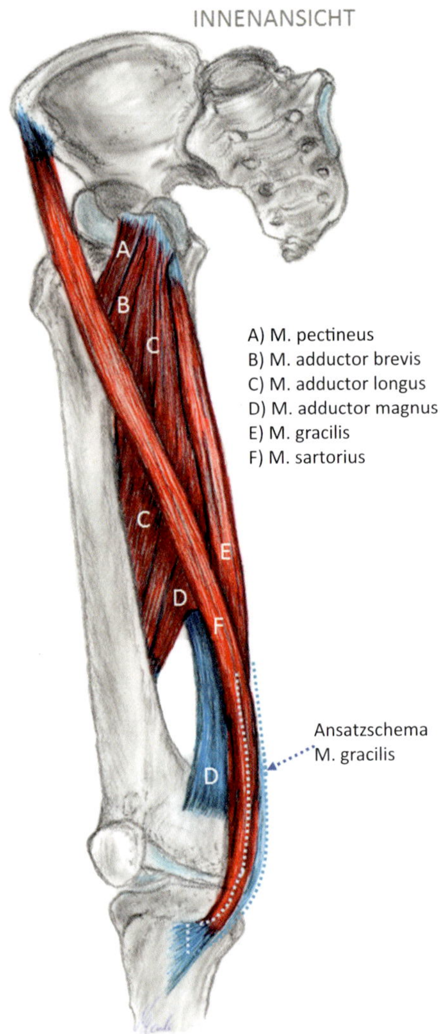

12.8. Adduktorengruppe und Sartorius

Linea aspera: Ansatzaponeurose für die Mm. adductores magnus, longus, brevis und pectineus. Sogar der M. gluteus maximus findet sich hier direkt oder in unmittelbarer Nachbarschaft (Tuberositas glutealis).

Linea aspera: Ursprungsaponeurose für die Mm. vastus lateralis, medialis und den biceps femoris caput breve

Spezifische Funktion

Diese zwei langen und breiten Schenkelanzieher haben eine kleine Eigenart in ihrer Funktion: Sie unterstützen bis zu einem Hüftwinkel von 70 Grad die Hüftflexion und danach die Hüftextension.

M. gracilis

Der als Schlankmuskel bezeichnete M. gracilis bildet den oberflächigsten und gleichfalls längsten Muskel der Adduktorengruppe. Ihn führt es vom Schambein (Os pubis) und dem unteren Rand der Beckensymphyse über den gänsefußähnlichen Sehnenverbund (Pes anserinus superficialis) an einen rauen Knochenfortsatz am Schienbein. Wer genau gelesen hat, findet hierin, sehr richtig, den gemeinsamen Ansatzpunkt mit den Mm. semitendinosus und semimembranosus. An dieser Stelle möchte ich kurz den engen myofaszialen Partner M. sartorius oder auch Schneidermuskel erwähnen. Er spannt sich vom Darmbeinstachel schraubenähnlich an denselben Ansatzpunkt wie der Gracilis, auch er stabilisiert das Knie und begünstigt die entsprechende Innenrotation. Auch gehen beide mit ihren Faszienscheiden in die große Beinfaszie (Fascia lata) über. Trotz all dieser Gemeinsamkeiten wird der M. sartorius der Extensorengruppe zugeteilt.

Spezifische Funktion

Der Verlauf zeigt deutlich, dass der M. gracilis der einzige zweigelenkige Adduktor ist, der hier einen wichtigen Stabilisator im Kniegelenk darstellt und auch eine Innenrotation im Kniegelenk erwirken kann.

Gemeinsame Funktionen

Die Adduktoren befinden sich in einem eigenen bindegewebigen Fach, der Adduktorenloge bzw. medialen Oberschenkelloge, die deutlich funktionsunterstützend arbeitet. Welche

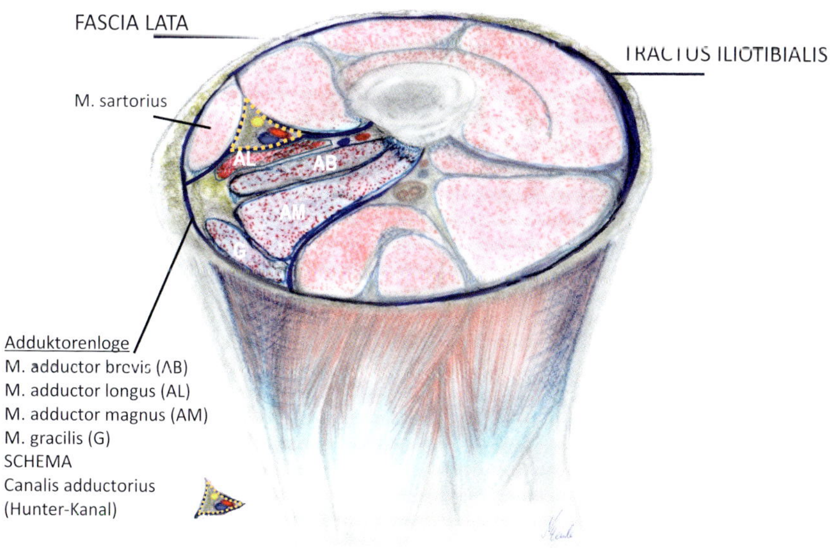

12.9. Beinlogen – Fokus mediale Loge

Funktionen sind nun dieser Muskelgruppe zuzuschreiben? Wie der Name verrät, besteht die Hauptaufgabe im Heranführen des Beins, also der Adduktion im Hüftgelenk. Ebenso wichtig ist die Stabilisation des Beckens. So verhindern vorrangig die hüftnahen Muskelstrukturen eine Ausrenkung (Luxation) des Oberschenkelkopfes im Hüftgelenk. Auch die richtungsausgleichende Stabilisation z. B. beim Gehen, Laufen und einbeinigen Aktionen werden von den Adduktoren gewährleistet. Die Flexion der Hüfte wird unterstützt, wobei die Differenzierungen bei den Mm. adductores longus und magnus bereits erwähnt wurden.

Faszien/Adduktorenkanal

Wie wir schon wissen, gibt es in dieser Adduktorenloge im Bereich des Kniegelenks den sogenannten Adduktoren- oder auch Hunterkanal. Er wird hier von den Mm. adductores magnus, longus und M. vastus medialis begrenzt, besser gesagt von deren Muskelfaszien. Im hüftnahen Bereich befindet sich der Beineinstieg des Adduktorenkanals. Hier wird er als Schenkelkanal oder »Scarpa-Dreieck« (Trigonum femorale) bezeichnet. Unterhalb der Leistenregion ist die weiche, empfindliche, dreieckige Vertiefung im Oberschenkel gut zu erkennen und deutlich tastbar. Dieser Kanal führt, hier begrenzt durch Leistenband und die Mm. sartorius und adductor longus, den Beinnerv (Nervus femoralis) und die Gefäße (Arteria und Vena femoralis) sowie wichtige Lymphknoten ins Bein hinein und aus ihm heraus. In der Tiefe dieses Dreiecks bilden die Faszien der Mm. pectineus und iliopsoas den Kanalboden. Die Gefäße hier sind durch Fetteinlagerung gut gepolstert, doch langanhaltende, abdrückende Positionen stören dieses System trotzdem sehr. Ähnlich sieht es mit zu festem lokalem Druck aus. **Rolltechniken, übermäßige Dehnungen oder explosive große Bewegungen sollten wir dementsprechend vorbereiten und auf das Feedback dieser Region Rücksicht nehmen.**

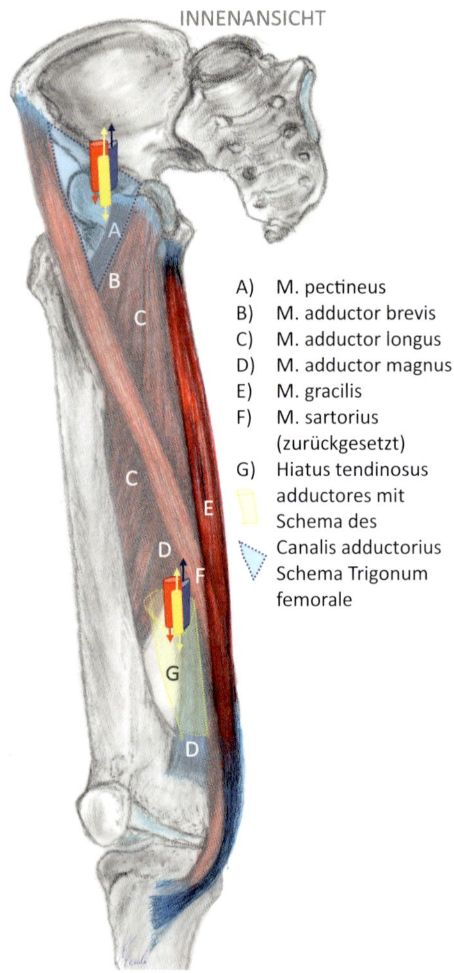

12.10. Adduktorenkanal und M. gracilis

Problematik

Ein Großteil der Muskelverletzungen beim Fußball sind den Adduktoren zuzuordnen. Im Alltag treten diese Verletzungen als Fehltritte oder Stolperreaktionen auf. Die resultierenden Schmerzen machen sich als Leistenschmerz bemerkbar, sofern das Trauma in Ursprungsnähe des verletzten Muskels auftritt. Ursprungsferne Adduktorenverletzungen werden nicht in der Leiste angezeigt, sondern treten, lokal schmerzend, meistens in der jeweiligen Ansatzregion auf. Diese Verletzungen führen zwangsläufig zu Kraftverlust, Funktionseinschränkungen und lokalen Druckschmerzen. Um das System der Schenkelanzieher in diesem Fall nicht weiter zu schädigen, ist eine schnelle und umfangreiche Diagnostik wichtig. Eine gut ausgeführte passive und aktive Therapie folgt. Man geht bei Faserverletzungen mittlerweile davon aus, dass eine sanfte, stoffwechselfördernde Belastung heilungsanregend wirkt. Die Betreuung hierzu obliegt dem ausgebildeten Therapeuten. Eine gute Vernetzung zwischen Therapeut und Trainer optimiert die Regeneration des Sportlers. **Leistenschmerzen im Trainingsalltag können auf unterschiedliche Auslösemechanismen hindeuten. Auch mit Blick auf die Gefäßführung gehört eine medizinische Abklärung an erste Stelle.**

Sind die Ab- und Adduktoren in einem kräftemäßigen Ungleichgewicht, hat das auf Dauer Fehlstellungen des Hüftgelenks zur Folge. Um degenerative Prozesse in der Hüftregion zu verlangsamen, lohnt es sich, die Adduktoren funktionell zu trainieren.

Training

Wie eingangs erwähnt, wird diese Muskelgruppe häufig sitzend trainiert. So werden leider nicht alle Trainingsparameter der Adduktoren erreicht.

- Der Hüftwinkel, die Rotationsfähigkeit, die Kniegelenkspositionen sowie die Gleitfähigkeit der myofaszialen Strukturen sollten Beachtung finden. → Sämtliche Bewegungsfunktionen in Be- und Entlastung trainieren!
- Der Sinn eines funktionellen Trainings liegt nicht zuletzt in der sehr differenzierten Förderung der Funktionen der einzelnen Partner und in dem Ziel, die bindegewebigen Strukturen optimal zu fördern. → Differenzierung durch z. B. verschiedene Fußstellungen (Sektorenwechsel) und Beinspannungen einbauen!
- Der Adduktorenkanal sollte geschmeidig erhalten werden, um Nervenreizungen oder Lymphstau vorzubeugen bzw. zu reduzieren. → Hüftnahe Entlastungsübungen (z. B. freies Beinpendeln in die Schwerkraft) regelmäßig ausüben!

Tipp

Bei unvermeidbar langen, sitzenden Positionen empfiehlt sich das zeitweise Sitzen im einseitig sitzenden Ausfallschritt oder dem weit ausgestellten »Einpobackensitz«. So wird die Hüftregion wechselseitig entlastet. Setzt Euch hierzu an die Seite des Stuhls und schiebt das überhängende Bein mit dem Knie in Richtung Boden. Oder stellt es seitlich weit raus und verdreht gerne mal den Oberkörper.

Zusätzliche Gesäßspannung und das Zurücklehnen des vorgespannten Oberkörpers unterstützen die Hüftöffnung. Ist das nicht möglich (z. B. im Auto), hilft ein kurzzeitiges Auswärtsdrehen des Beins. Die Gesäßspannung ist hier wirklich wichtig. Dreht die Rückenlehne hierzu gern etwas nach hinten, so könnt Ihr das Becken leicht heben und mit dem Rücken unterstützenden Druck auf die Rückenlehne ausüben. Sicherheit geht vor! Bitte übt das nur, wenn im Stau die Langeweile ausbricht, und auf jeden Fall ohne die Fahrsicherheit zu gefährden.

ÜBUNGEN zu diesem Thema findet Ihr auf den Seiten 314–325.

Hintere Unterschenkelloge – Wadenmuskulatur

Vielfach denken wir, die Wadenmuskulatur bestünde aus dem Zwillingswadenmuskel (M. gastrocnemius) und dem Schollenmuskel (M. soleus). Diese beiden bilden zwar den dreiköpfigen Wadenmuskel (M. triceps surae), sie sind aber nicht die einzigen Muskeln in unserem hinteren Unterschenkel.

Tatsächlich befinden sich in unserer Wade viele verschiedene Muskelpartner. Sie sind vielschichtig angeordnet, mit zahlreichen faszialen Schichten getrennt und arbeiten doch meist zusammen und unterstützen sich in ihrer Arbeit.

M. gastrocnemius

Der Zwillingswadenmuskel hat, wie sein Name verrät, zwei Muskelbäuche, die aus verschiedenen Ursprüngen an den seitlichen Knochenvorsprüngen des Oberschenkels (Epicondylus medialis/lateralis femoris) in recht mächtige Muskelbäuche ziehen. Wenn der Name Zwilling auf extreme Gleichheit schließen lässt, wäre der Zwillingswadenmuskel ein zweieiiger Typus. Die sehnig durchsetzten Muskelbäuche unterscheiden sich geringfügig in der Stärke und Form. Sie sind gerade bei Läufern und Radfahrern gut als zwei teilweise tennisballgroße Auswölbungen an der Wade zu erkennen. Der M. gastrocnemius zieht von der Kniekehle bis zum Fersenbein. Sein Weg führt ihn, wenn man genau hinschaut, über vier Gelenke. Diese sind Knie- und Fußgelenk. Macht erst zwei? Nein, denn das Fußgelenk besteht aus drei Einzelgelenken: oberes (OSG) und unteres Sprunggelenk (USG), wobei sich das untere Sprunggelenk wieder aus zwei Gelenken zusammensetzt, dem vorderen und hinteren Anteil des USG. Zurück zu unserem Zwillingswadenmuskel. Er teilt sich seine

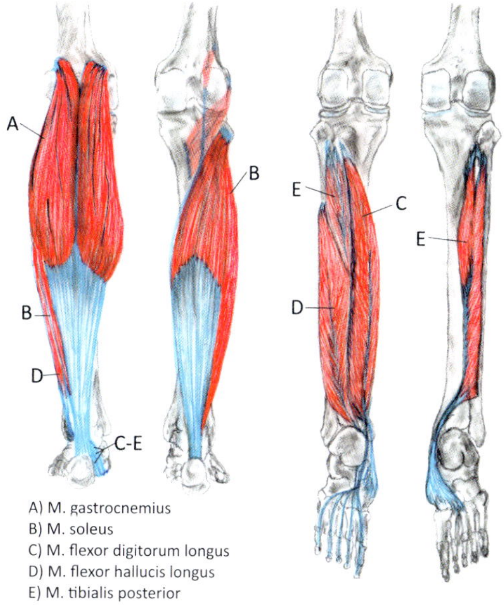

12.11. Wadenmuskulatur

sehr kräftige, lange Ansatzsehne mit dem Schollenmuskel. Die Achillessehne (Tendo calcaneus)! Sie findet am hinteren Fersenbein (Tuber calcanei) ihren Ansatz.

Faszien

Es wird diskutiert, ob die Fasern um das Fersenbein herumziehen. Jedoch zeigt sich meist tatsächlich ein deutliches Ende dieser Sehne am Fersenbein. Neuere Studien konnten aber einen interessanten mechanisch wichtigen Verlauf der knöchernen Strukturen im Fersenbein belegen. Dieser zeigt ein Weiterlaufen der Achillessehnen durch das Fersenbein hindurch zum unteren vorderen Fersenbein – nur eben in der Knochenstruktur (Zwirner et al., 2020). Dies könnte Kraftwege in die Fußsohle erklären, die bei Fersenläufern zu ungünstigen Belastungen und Kraftverlust führen würden. Der andere, logische Weg, Kräfte in und aus der Fußsohle zu übernehmen, gelingt über die myofaszialen Verbindungen und die oberflächliche Faszienschicht.

M. soleus

Mit dem Schollenmuskel ist der M. soleus gemeint. Er entspringt am Wadenbeinköpfchen (Caput fibulae), der benachbarten Schienbeinkante und dem dazwischenliegenden Sehnenbogen (Arcus tendineus m. solei). Dieser Bogen verbindet nicht nur Schien- und Wadenbein, er führt den Schienbeinnerv (Nervus fibularis). Der eher platte, gefiederte Muskelbauch des M. soleus zieht von hier aus ebenfalls in die Achillessehne hinein. Hier setzt er, genau wie sein über ihm verlaufender zwillingsbäuchiger Partner, am Fersenbein an. So bildet sich aus diesen beiden Partnern ein dreiköpfiger Muskel, der als M. triceps surae bekannt ist. Drei Köpfe, zu denen in vielen Nachschlagewerken ein vierter Kopf oder dritter Partner gezählt wird.

M. plantaris

Der Fußsohlenmuskel (M. plantaris) wird in den gängigen anatomischen Leitwerken dem Trizeps surae zugehörig beschrieben. Warum ist das so? Nun, er zieht aus seinem Ursprung, direkt neben dem Ansatz des Gastrocnemius, über die Kniekehle hinweg zum Fersenbein. So klein und schmal der Muskelbauch ist, so lang ist die Ansatzsehne (ca. 30-40 cm!). Spannend ist hier, dass dieser Muskel nur bei ca. 25 % der Menschen vorkommt. Und wenn er vorhanden ist, ist er definitiv kleiner als die Zeichnungen es uns glauben machen. Stellt Euch seine Sehne vor wie ein herkömmliches Blumenbindeband, diese grünlichen Bänder, die schöne Sträuße zusammenhalten. Sein Muskelbauch ist winzig, vielleicht so groß wie ein flacher Lakritzsalino. So kann dieser kleine Muskel absolut vernachlässigt werden, wenn es um Funktionen geht und der M. triceps surae bleibt dreiköpfig! Zur besseren Orientierung sind der M. plantaris und der folgende M. popliteus nur schattenhaft gezeichnet (Abb. 12.11.).

M. popliteus

Der Kniekehlenmuskel (M. popliteus) zieht diagonal über das hintere Kniegelenk. Von der lateralen Kondyle des Oberschenkelknochens und dem Außenmeniskus (Cornu posterius menisci lat.) des Knies kommend, überspannt er das Knie diagonal bis zum hinteren oberen Schienbeinschaft (Tibia). Seine Fasern ziehen aus der Kniegelenkskapsel hinaus und verankern auf diesem Weg einige Fasern in der Kapsel. Muskeln seiner Größe brauchen gerade an solch beweglichen Gelenken Unterstützung. Der Kniekehlenmuskel bekommt die nötige Verstärkung durch die direkte Verbindung zum hinteren Kreuzband (LCP – Lig. cruciatum posterius) und dem Kniekehlenband (Lig. popliteum arcuatum). Die Hülle dieses Muskels dient, wie Ihr schon wisst, dem M. semimembranosus als Ansatz. Nicht nur das, an ihr entlang führen wichtige Gefäße und Nervenbahnen. Ein guter Grund, diesen kleinen Muskel nicht außer Acht zu lassen. Die direkte Verbindung zu Außenmeniskus und LCP legt einen weiteren wichtigen Grund offen.

Funktion

Der Kniekehlenmuskel zieht während jeder Kniebeugung den Außenmeniskus nach hinten. So gewährleistet er das einwandfreie Gleiten der seitlichen Oberschenkelkondyle und verhindert eine schädigende Einklemmung des Puffers im Kniegelenk. Seine Fasern spannen Teile der Gelenkkapsel, können aber bei großen Bewegungen maximal unterstützend wirken. Wirklich erwähnenswert ist die Tatsache, dass der M. popliteus bei entriegeltem Knie tiefensensibel aktiv ist. Er hilft, das Knie in entsperrter Position zu stabilisieren – aktiver Stand. Ist er aktiv, kann dem Knie erstmal nicht allzu viel passieren. Ein guter Grund, häufig durchgestreckte Kniepositionen zu meiden, oder? Allerdings ist die dauerhafte Aktivierung auch nicht förderlich, dieser kleine Muskel wird mit dem Tragen hoher Absätze schnell überfordert, da diese selten mit durchgestreckten Beinen getragen werden. So kann eine dauerhafte Überforderung zu einem instabilen Kniegelenk führen.

M. flexor digitorum longus

Entfernt man mit dem M. triceps surae die oberflächliche Beugeloge, kommen weitere wichtige Muskeln zum Vorschein: die tiefliegende Wadenmuskulatur mit dem M. flexor digitorum longus. Der lange Zehenbeuger hat kurze, aber weit nach unten verlaufende Ursprungssehnen. So findet sich der Ursprung vom hinteren Schienbein bis etwa zur Mitte des Schienbeinschaftes (Facies posterior tibiae). Lasst Euch nicht vom Namen verwirren: »Facie« bedeutet in der Übersetzung »Außenfläche« oder »Oberfläche«. So zieht also der lange Zehenstrecker zu den Endgliedern der Zehen. Also hat er fünf Ansätze, an jedem Zeh einen (Endphalangen I-V). Zählt ruhig mal nach, über wie viele Gelenke dieser Muskel zieht. Sein Weg zu den Fußspitzen führt am inneren Fersenbein entlang und kreuzt im Bereich der Fußsohle unseren nächsten Kandidaten, den M. flexor hallucis longus.

M. flexor hallucis longus

Dieser lange Großzehenbeuger verläuft auf der Wadenbeinseite mit ebenfalls kurzen, aber weiten Ursprungssehnen von der Fläche des rückwärtigen Wadenbeins (Facies posterior fibulae) und der zwischen Schien- und Wadenbein liegenden Membran (Membrana interossea cruris) zum Endglied der Großzehe (Endphalanx der Großzehe). Um zu seinem Ansatz zu gelangen, muss der Muskel von der Beinaußenseite zum inneren Fersenbein ziehen, um hier weiter zur Großzehe zu gelangen. Ihr könnt diesen Weg gut erspüren, wenn Ihr den Fuß fest auf den Boden stellt und dann die Großzehe nach außen bewegt. Mit dieser Bewegung wird dieser Muskel deutlich aktiv. So spielt er eine untergeordnete Rolle im Kampf gegen den häufig auftretenden »Ballenzeh« (Hallux valgus) (siehe S. 168).

M. tibialis posterior

Bleibt noch der hintere Schienbeinmuskel (M. tibialis posterior). Er liegt zwischen den langen Zehen- und Großzehenbeugern und findet seine Ursprünge an den Rückseiten von Schien- und Wadenbein und vor allen Dingen der zwischenliegenden Membran (Membrana interossea curis) (siehe auch S. 170). Die sehr kurzen Ursprungssehnen des M. tibialis posterior entspringen dieser Membran nahezu im gesamten Muskelverlauf bis kurz vor seiner Umlenkung am inneren Fersenbein. Auch dieser Muskel zieht hier in die Fußsohle, setzt aber schon am kleinen Höcker des Kahnbeins (Os naviculare), dem Keilbein (Os cuboideum) und den Mittelfußknochen von Zeige-, Mittel- und Ringzeh (Os metatarsale II-IV) an.

Um die Funktionen der Unterschenkelmuskeln zu verstehen, lohnt sich ein kurzer Exkurs in die Bewegungsmöglichkeiten der Sprunggelenke.

Exkurs: Sprunggelenk des Fußes

Oberes Sprunggelenk (OSG) (Articulatio talocruralis)

- Plantarflexion = Fußsohle (Planta) zum Körper = im Tanzjargon »Flex«
- Dorsalflexion/-extension = Fußrücken (Dorsum pedis) zum Körper = im Tanzjargon »Point«

Im unteren Sprunggelenk (USG) handelt es sich um zwei Gelenkanteile. Aus ihnen ergeben sich Hebebewegungen der Fußränder. Sie gleichen denen der Handkanten:

Unteres Sprunggelenk (USG) (Articulatio talotarsalis = Art. subtalaris + Art. talocalcaneonavicularis)

- Supination = Innerer Rand gehoben (Daumen hoch: SUPer!)
- Pronation = Äußerer Rand (trinkend: PROst!)

In den Fußgelenken können Funktionen direkt kombiniert werden. So ergibt sich die:

Kombination OSG & USG

- Inversion = Supination & Plantarflexion & Adduktion (Rollen über die Außenkante auf die Fußspitze)
- Eversion = Pronation & Dorsalextension & Abduktion (Rollen von der Fußspitze über die Innenkante zum Fersengang)

Das »Kreisen« des Fußes ist eine Kombination aller möglichen Funktionen der Sprunggelenke.

Dies sind auf den ersten Blick verwirrende Funktionsbeschreibungen, denn die Plantarflexion sieht aus, als würde man das Fußgelenk strecken. Um der Verwirrung noch mehr Substanz zu geben, sind als Bezeichnung sowohl »Dorsalflexion« als auch »Dorsalextension« möglich.

Funktion

Was tun nun diese unzähligen Muskelpartner? Sie sind, wie auch der Oberschenkel, in fachähnlichen Logen eingebettet und verfolgen gemeinsame oder ähnliche Ziele. Bezugnehmend auf die Fußgelenke, die alle erwähnten Muskeln überspannen, ermöglichen sie hier das Wegschieben der Fußspitze vom Körper (Plantarflexion), also den Zehenspitzenstand/-gang.

Die Inversion können tatsächlich nur die tiefliegenden Wadenmuskeln, vor allen Dingen der M. tibialis posterior, erwirken. Betrachten wir die Funktionen etwas differenzierter, unterstützt der M. gastrocnemius zudem die Kniestabilisierung und Beugung im Kniegelenk (Flexion). Diese Stabilisierung des hinteren Kniegelenks könnt Ihr schnell und effektiv erspüren: Umfasst jeweils das gegenüberliegende Handgelenk und versucht diesen Griff zu lösen. Ein fester und sicherer Griff, wie ihn Trapezkünstler nutzen. So sieht auch das Muskelschema des rückwärtigen Kniegelenks aus. Der M. plantaris stabilisiert hier, wenn vorhanden, eher über die Sehnenspannung.

Die Wadenmuskulatur ist elementar für die Füße, denn sie stabilisiert das Fußgelenk, während die Mm. flexor digitorum longus und hallucis longus, je nach Ansatz, die entsprechenden Zehen beugen (Flexion).

Problematik

Bei so umfangreichen Funktionen bleiben Probleme nicht aus. Auch zeigt der Beinschnitt deutlich die vielen derben Trennschichten (Septen), die alle Funktionen der Muskelpartner sichern. Gerade in diesen faszialen Hüllschichten kommt es bei Überbelastung, z. B. durch Sprung- und Laufsportarten, zu Gewebesteifigkeiten, Krämpfen und Durchblutungsstörungen. Sie treten meist unter Belastung auf und ebben nach Beendigung dieser wieder ab. Werden diese Symptome missachtet, kann sich daraus ein chronisches funktionelles Kompartmentsyndrom entwickeln. Wie der Name verrät, kommt es durch Überlastung der faszialen Logen (Kompartimente) zu Ödembildungen, die den Druck auf die

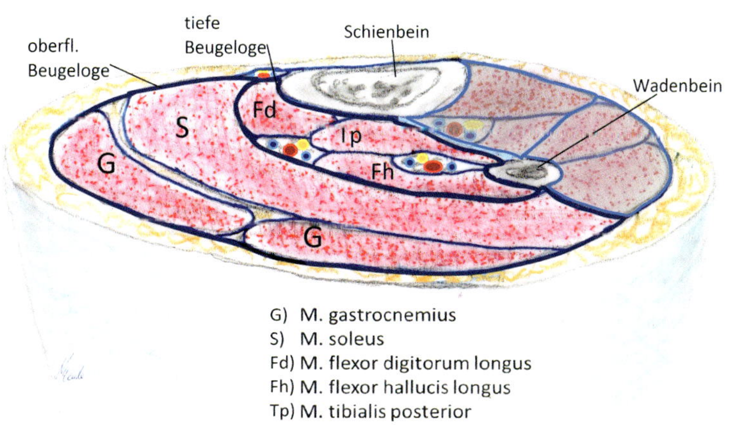

12.12. Unterschenkellogen – Wade

Gefäße massiv erhöhen und notfalls eine Operation erforderlich machen. So sollten wir die Waden im Regenerationsprozess und der geschmeidigen Gleitfähigkeit nicht vergessen. Andersherum ist es wichtig, eine gut ansteuerbare Wadenmuskulatur zu erhalten, denn sie fördert den optimalen Rückfluss in unseren Beinvenen und unterstützt den Lymphtransport in den Lymphgefäßen (Muskelpumpe). Fußproblematiken wie Hallux valgus oder andere Zehendeformationen (Hammerzeh ...) können mit differenziertem Waden- und Fußtraining gut vorgebeugt, verlangsamt oder sogar behandelt werden.

Wadenkrämpfe

Da Wadenkrämpfe ein sehr prominentes Problem sind, möchte ich dazu motivieren, eine individuelle Analyse, was genau diese Krämpfe auslöst, durchzuführen, bevor einfach nur »gegengedehnt« oder Magnesium zugeführt wird.

Im Folgenden erhaltet Ihr eine kurze Liste möglicher Auslösemechanismen:

- Muskuläre Überforderung dank zu wenig Muskelkraft, somit eine Art Schutzspannung, oder eine Überforderung dank zu reichhaltiger Muskelleistung.
- Die faszialen Verbindungen reichen weit hinauf bis in die Rücken- und Gesäßregion. Häufig wird übersehen, dass sich in entfernteren Regionen Probleme einnisten, die erstmal gar nicht mit der Wade in Verbindung gebracht werden. Gute Kenntnisse der Verbindungen und der Kontext zu den versorgenden Nervenbahnen können so tatsächlich kurz- und langfristig Linderung verschaffen, wenn es zu Krämpfen kommt. Lösende Übungen helfen!
- Ernährungsspezifische Faktoren wie zu wenig Wasser, Mineralstoffe, Spurenelemente können ebenso krampffördernd wirken wie zu reichhaltiger Haushalts-/Industrie-Zuckerkonsum (Zuckerempfehlung WHO/DGE = 25 Gramm/Tag). Auch Überreaktionen auf Inhaltsstoffe (z. B. Gluten, Mononatriumglutamat, Soja ...) sind zu beachten.
- Krankheiten (z. B. Diabetes mellitus, Polyneuropathien ...) und auch Medikamente sollten ganz oben auf der Suchliste stehen.

Es ist durchaus sinnvoll, die Faktoren der Liste kombiniert zu überprüfen, denn sie kommen gern gemeinsam vor. Vor allem, wenn wir bedenken, dass die gesunden Ernährungsfaktoren uns grundsätzlich nur nützen, nicht aber schaden können.

Training

Zum Thema »**Dehnung**« möchte ich kurz erwähnen, dass sich, trotz Antidehnkampagne, bei manchen Trainingszielen das Dehnen doch förderlich zeigt. Vergessen wir nicht, dass Dehnen durchaus Geschmeidigkeit erarbeiten kann und immer eine Reizsetzung auf die Rezeptoren auslöst. Es ist, wie so oft, die Frage »Was dehnen, wann und wie?«. Möchten wir unsere Wade dehnen, empfiehlt es sich im Knie sowohl Beuge- als auch Streckpositionen zu wählen. Die effektive Dehnung der tiefen Schichten erfolgt erst mit gebeugtem Kniegelenk. Auch das Spielen mit den Sprung- und Zehengelenken ist empfehlenswert. Es erreicht stets andere Fasern und Strukturen.

Der **Stoffwechsel** steht hier hoch im Kurs. Zur Förderung empfehlen sich fortlaufende Bewegungen der gesamten Beine inkl. Hüfte und spezifische Übungen, am liebsten kombiniert. Hierzu sind gerade mit dem »Faszienhype« gute Methoden etabliert worden. Das Ausrollen der Beine sowie Vibrations- und Klopftechniken setzen effektiv den Muskeltonus herab und helfen, die Regeneration der Wade anzuregen. Als langkettige Übung ist z. B. moderates »Radeln« mit stetiger Fußbewegung oder das lockere Paddeln der Füße und Beine im Wasser stoffwechselfördernd und zu empfehlen. Zumal der Wasserdruck zusätzlich eine leichte Kompression auf die Beine erwirkt und exzentrische Kräfte komplett ausbleiben. Die monotone Fußwippe oder ein isoliertes, wadenbewegendes »Gaspedaltreten« aus der Rückenlage schaffen keinen großen Austausch der Stoffwechselprodukte, dafür aber immerhin eine Verschiebebewegung in den Logen.

Die **Ansteuerung** ist vielleicht ein Schlüssel zu gesunden Waden. Sie zu fördern, heißt Unebenheiten einbauen, wechselnde Fußpositionen wählen. Erst die Wade gezielt aktivieren, bevor die großen Bewegungen folgen. Überforderungen ergeben sich hier schnell. Wackelstandübungen sind meist die Kanonen, die den Spatz in der Wade buchstäblich abschießen. So heißt es hier: **Meldet die Wade Steifigkeiten, sollte die Ansteuerung der Bein- und Fußmuskulatur überprüft werden.**

Müdigkeit und spürbare Steifigkeit (Stiffness) sind ein Nebenprodukt im Krafttraining. **Kraft** ist natürlich absolut relevant, nur bitte erst, wenn die Ansteuerung funktioniert. Kräftigung kann geführtes Lasttraining sein oder auch ein Sprung- und Reaktionstraining. **Katapultartige, wiederkehrende (oszillierende) Bewegungen haben zudem einen hohen Einfluss auf die Achillessehne. Sie braucht eine gut ausgewogene Steifigkeit, damit die Rissanfälligkeit niedrig, die Kraftübertragung aber hochgehalten wird.**

Für ein ausgewogenes Training eignen sich Kombinationen wie: Stoffwechsel + Ansteuerung + Kraftaufbau oder Geschmeidigkeit durch Stoffwechsel + Dehnung + Ansteuerungsoptimierung. Unter dem Strich sollte die gesunde, funktionelle Wadenkraft gefördert werden.

ÜBUNGEN zu diesem Thema findet Ihr auf den Seiten 326-339.

Vordere Unterschenkelloge – Schienbeinmuskulatur

Die vordere Unterschenkelmuskulatur findet all ihre topographischen Ursprünge unterhalb des Kniegelenks. Man könnte vermuten, sie hat keine Auswirkungen auf den Körper oberhalb des Knies.

Die feste Sehne, die Ihr deutlich erkennen könnt, wenn sich nur die Innenkante Eures Fußes hebt, gehört dem vorderen Schienbeinmuskel. Mit ihm und seinem spindelförmigen, langen Muskelbauch starten wir die anatomische Reise in das Schienbein.

M. tibialis anterior

Der vordere Schienbeinmuskel (M. tibialis anterior) entspringt dem seitlichen Schienbeinkopf (Condylus lateralis tibiae) und der zwischen Schien- und Wadenbein gespannten Membran (Membrana interossea cruris). Von hier aus zieht dieser spindelförmige Muskel von außen über Schien-, Wadenbein und das Fußgelenk an die untere Fläche des mittleren Fußwurzelknochens/Keilbeins (Os cuneiforme I) sowie den ersten Mittelfußknochen (Os metatarsale I). Zur besseren Ortung: **Die Einordnung der Fußknochen benennt die Großzehe als römisch Eins (I) und zählt bis zum kleinen Zeh bis Fünf (V).** Diesen Muskelverlauf könnt Ihr spätestens auf Höhe des Fußgelenks deutlich von außen erkennen und ertasten. Stellt einfach Euren Fuß auf einen Stuhl, haltet die Zehen mit der Hand fest und kippt die Fußinnenkante etwas hoch. Schon hebt sich die feste Tibialissehne markant ab.

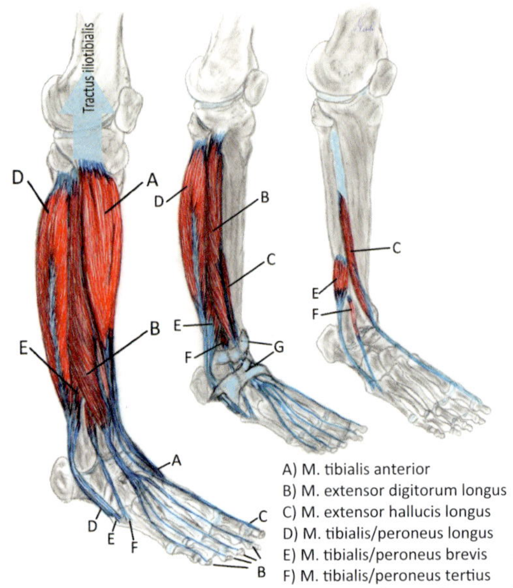

12.13. Schienbeinmuskulatur

M. extensor digitorum longus

Der lange Zehenstrecker (M. extensor digitorum longus/EDL) folgt dem gerade beschriebenen Fußheber ebenfalls vom seitlichen Schienbeinkopf und der Membrana interossea cruris. Nur findet sich sein Ursprung dem Kniegelenk etwas näher und leicht nach außen versetzt. Außerdem leistet sich dieser lange, schmale Muskel weitere Ursprungsorte am vorderen Wadenbeinköpfchen (Fibula) und einer der derben Faszienschichten (Septum intermusculare cruris), die die Muskeln voneinander trennen und das funktionelle Gleiten der Strukturen gewährleisten. Im Verlauf teilt sich dieser Muskel in vier Sehnenstränge, die zu den kleineren Zehen ziehen und dort ihren Ansatz finden (Dorsalaponeurose und Basis der Endphalangen II-V). Auch diesen Verlauf könnt Ihr mit dem Heben der kleineren Zehen sehr gut spüren und sehen.

Faszien

Wer gerade beim Ursprung genau hinschaut, erkennt eine sehr enge Nachbarschaft zum Ansatzpunkt des Tractus iliotibialis. Zur Wiederholung: Dies ist die breite Verstärkung der Oberschenkelfaszie (Fascia lata), die starke Sehnenplatte (Aponeurose) vom großen Gesäßmuskel (M. gluteus maximus) und dem Schenkelbindenspanner (M. tensor fasciae latae). Im Ansatzbereich dieser Sehnenplatte am Knie finden sich nachweislich faserige Ausläufer und Verbindungen zu den Strukturen des Schienbeins, die eine Kraftübertragung ermöglichen. Sicher sind die Mm. gluteus maximus und tensor fasciae latae für die Spannung der Traktussehne zuständig, aber was wäre diese ohne die stabile Grundlage auf dem gut trainierten M. vastus lateralis, der den Tractus von unten aufspannt? Oder was wäre die Unterschenkelfaszie (Fascia cruris) ohne den gut gespannten Zug der Traktussehne und einer funktionsfähigen Oberschenkelfaszie (Fascia lata)? Die enge Beziehung der Fascia lata zum Rücken und seiner großen Faszie (Fascia thoracolumbalis) wurde schon häufig erwähnt. Die Funktionstüchtigkeit der diversen Muskeln in unserem Körper führt so zwangsläufig zu einer ganzheitlichen Einheit:

Form und funktionelle Kraftentwicklung hängen von der mechanischen Funktionsfähigkeit aller Partnerstrukturen und ihrer neuronalen Ansteuerung ab.

M. extensor hallucis longus

Zurück zu unserem Schienbein. Zwischen den bereits beschriebenen Schienbeinmuskeln liegt der lange Großzehenanzieher (M. extensor hallucis longus/EHL). Er wird von den bereits erwähnten Schienbeinmuskeln weitgehend überdeckt und findet seinen Ursprung etwas weiter fußwärts, entlang des mittleren Wadenbeinschaftes (Facies anterior fibularis) und der Membrana interossea. Er verläuft etwas schräg über das Schienbein, um dann nahezu senkrecht über das Fußgelenk zur großen Zehe (Dorsalaponeurose und Basis der Endphalanx I) zu ziehen. Auch die Sehne dieses Muskels kann durch Anheben der Großzehe gut ertastet und gesichtet werden.

Exkurs Ballenzeh – Hallux valgus

Problematik

Der M. extensor hallucis longus (EHL) spielt eine erhebliche Rolle in der Problematik des Ballenzehs (Hallux valgus). Die erworbene Zehendeformation (z. B. durch Veranlagung, unfunktionelles Schuhwerk ...) hebelt die Ansatzsehne des EHL aus ihrer Führung am Grundgelenk und dreht die Großzehe später im Grundgelenk. Vorangegangen ist meist der »Einbruch« des querverlaufenden Fußgewölbes (Spreizfuß). Das typische Bild zeigt einen über den »Zeigezeh« lagernden großen Zeh und ein deformiertes und verdicktes Grundgelenk des Großzehs. Meist kommt dieses Übel nicht allein, sondern löst zudem weitere Probleme aus. Die unfunktionelle Gelenkstellung reizt den Schleimbeutel im Bereich des Grundgelenks, und die eingebrochene Statik des Fußes fördert zusätzlich das Einrollen der anderen Zehen. Hier wird, je nach Art der Deformation, unterteilt in:

- Krallen-/Klauenzeh (Digitus flexus): Das Grundgelenk ist konstant gebeugt.
- Hammerzeh (Digitus malleus): Das Grundgelenk ist konstant überstreckt, die Endgelenke sind gebeugt.
- Malletzeh: Das Endgelenk ist konstant gebeugt.

Diese Situation hat, verständlicherweise, negativen Einfluss auf die Funktion des gesamten Fußes und somit auch auf den langen Großzehenanzieher. **Im fortgeschrittenen Verlauf eines Hallux valgus kann das Abspreizen der Großzehe nicht mehr gewährleistet werden.**

Hilfe und Training bei Hallux valgus

Leider fangen Hallux-Betroffene meist sehr spät mit aktiven Therapien an. Zusätzlich wird der Fuß gerade hier ungünstigen Belastungen ausgesetzt. Damit meine ich nicht nur das enge Schuhwerk mit zu hohen Absätzen. Nein, im Training wird hier gern das Heranziehen der Großzehe trainiert, nur ist das mitunter der Weg, der das Problem untermauert. Wenn Ihr genau hinseht, verlagert sich der Sehnenverlauf nach innen. So wäre es sicher logisch, den Rückweg zu fördern. Ich beherberge, dank einer recht üppigen Fußverletzung in meiner Kindheit, selbst einen Hallux. Er ist mittlerweile recht zahm, denn ich habe ihn wieder ganz gut im Griff. Mein persönliches Konzept:

Aktive Hilfe

- Ausrollen der Fußsohle, viele Positionen mit gespreizten Zehen (täglich bis alle zwei Tage)
- Ausrollen des gesamten Unterschenkels (das knöcherne Schienbein auslassen oder mit einem elastischen Ball ausrollen)

- Vier-Punkt-Gang (immer mal wieder zwischendurch; siehe S. 326)
- Differenziertes Bewegen der Fuß- und Zehengelenke (möglichst oft)
- Entspannung des Gewebes durch Cupping mit warmen/eiskalten Cups (je nach Bedarf)
- Sockfuß- bzw. Barfußgehen auf gemischten Untergründen

Passive Hilfe

- Bei temporärer Verschlechterung (meist im Winter) hilft tapen mit Kinesiotape. Bitte das Tape von einem Experten setzen lassen!
- Nächtliches Tragen eines weichen Zehenspreizers (Wichtig, die Großzehe darf nicht umschlossen sein! Bei Silikontrennern schneidet ggf. die Schlaufe für die große Zehe ab, da dieser Zug kontraproduktiv auf die Gelenkstellung wirkt.)
- Gutes Schuhwerk → keine passive Schubbelastung auf die Zehen

Mm. fibularis longus, brevis und tertius

Zurück zur Anatomie. Der vorderen Loge fehlen noch die folgenden Muskelpartner. Sie werden unter verschiedenen Namen geführt. Die Bezeichnung »Mm. peronei longus, brevis und tertius« birgt jedoch die veraltete Bezeichnung und somit geht es hier um die sog. Wadenbeinmuskeln (Mm. fibularis longus, brevis und tertius). Diese Muskeln entspringen auf verschiedener Höhe dem Wadenbein.

Der lange Wadenbeinmuskel (M. fibularis longus) startet am Wadenbeinkopf (Caput fibulare) und der gelenkigen Kapsel von Schien- und Wadenbein (Articulatio tibiofibularis). Seine steil abfallende, lange Ansatzsehne zieht hinter dem außeren Knöchel unter den Fuß und verbindet sich dort mit dem Mittelfußknochen der Großzehe (Os metatarsale I) und dem Fußwurzelknochen (Os cuneiforme I). Ja richtig, unter dem Fuß hindurch, daher trägt er teilweise auch den Namen »Steigbügelmuskel«. Der mittlere kurze Wadenbeinmuskel (M. fibularis brevis) folgt etwa auf halber Strecke vom Wadenbein (Fibula) und der vorderen und hinteren Beinaponeurose (Septum intermusculare cruris). Er setzt jedoch bereits am fünften Mittelfußknochen (Os metatarsale V) außen an. Hierher führt es auch den kleinsten Partner M. fibularis tertius. Er stellt eine Abspaltung des M. extensor digitorum longus (EDL) dar und entspringt ca. eine Handbreit über dem Knöchel am vorderen Wadenbein (Fibula). Wie einige andere der kleineren Muskeln ist auch er nicht in allen Menschen vorhanden.

Funktionen

Wie einige der Muskelnamen verraten, heben die Mm. tibialis anterior, extensor digitorum und hallucis longus den Vorfuß aktiv vom Boden ab (Dorsalextension) und verhindern sein vorzeitiges Abfallen in der Gangbewegung (dynamisch exzentrische Aktivität). Fehlt diese

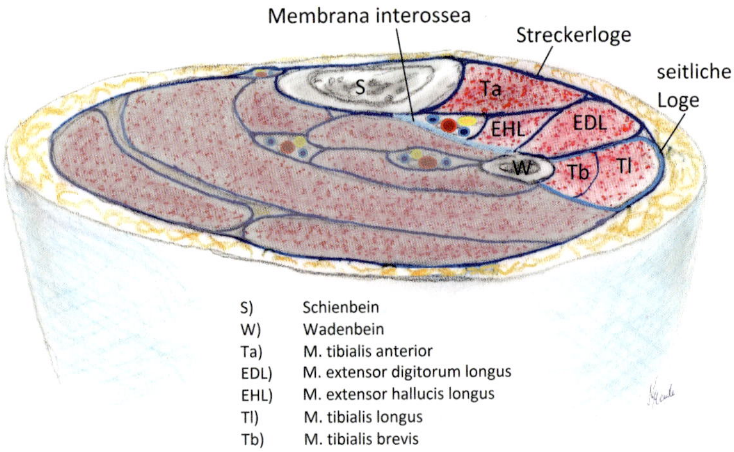

12.14. Unterschenkellogen - Schienbein

Funktion, spricht man von einer »Fußheberschwäche« und die Stolpergefahr steigt immens. Diese Schwäche ist an einem »klatschenden« Gangbild erkennbar. Die Mm. tibialis longus und brevis reihen sich funktionell u. a. bei der Wadenmuskulatur ein. Sie unterstützen die Plantarflexion (OSG) und das Heben des äußeren Fußrandes, die Pronation (USG). Gemeinsam mit dem M. tibialis anterior hilft der M. fibularis longus bei der Verspannung des Mittelfußes. Die Eversion ist Aufgabe des gesamten Teams der Mm. fibularis. Beim Heben der Zehen, der Extension, stehen dann wieder die Mm. extensor digitorum longus (Zehe 2-5) und extensor hallucis longus (Zehe 1) zur Verfügung. Das Teamwork aller hilft bei der aktiv dynamischen und auch passiven Stabilisation im Fußgelenk.

Faszien

Die Nachbarschaft von Schien- und Wadenbein verbindet ein wichtiges membranöses Gewebe, die Syndesmose des Unterschenkels (Membrana interossea cruris). Diese zweilagige, faserige Verspannung dient als Ansatzpunkt für verschiedene Muskeln (Mm. tibialis ant. + post., extensor hallucis long., extensor digitorum long., fibularis tert., flexor hallucis long.) aus allen Logen des Unterschenkels. So überträgt es auch deren Bewegungsimpulse und leitet die Kräfte über das Sprunggelenk in den Fuß weiter. Wenn Ihr mal eine Frischhaltefolie um beide Unterschenkel wickelt, könnt Ihr die Kraftweiterleitung spüren und werdet ebenso deutlich die wirksame Stoßdämpfung nachempfinden können. Bohrt Euren Finger durch die zweilagige Schicht zwischen den Unterschenkeln und zieht leicht an der Folie (Schema Ursprungssehne). So wird die Übertragung der Muskelzüge noch klarer. Solch eine stabilisierende und stoßdämpfende Membran findet sich natürlich auch im Armbereich zwischen Elle und Speiche. Vielen Ballsportlern (Hockey, Fußball) ist diese Struktur schmerzlich bekannt. Große Krafteinwirkung (Verwringungen) führen hier zu schmerzhaften Rissen (Ruptur der Syndesmose).

Damit all diese Faserverläufe gut sortiert und funktionsfähig bleiben, spannen sich zahlreiche Verstärkungen der Beinfaszie im Bereich des Fußgelenks. Diese Verbindungsbänder (Retinacula) führen die verschiedenen Sehnen, die in diesem Bereich von Sehnenscheiden geschützt werden. Diese Sehnenscheiden sind mit Gelenkschmiere (Synovia) gefüllt. Ihr könnt Euch dies wie eine Art Kabelkanal vorstellen, in dem etwas »öliges« Wasser für ein reibungsloses Gleiten sorgt.

Problematik

Fehlzüge in den Faszienlogen oder Überbeanspruchung der jeweiligen Sehnen führen gerade in diesem Bereich häufig zu Entzündungsprozessen. Sehnenscheidenentzündung (Tendovaginitis) oder Reizungen (Tendinopathien). Sie sind schmerzhaft und allzu häufig nicht nötig, wenn man die »Unwucht« rechtzeitig erkennt. Außer bei den typischen Verletzungen wie Umknicken, was eher den Bändern zu schaffen macht, haben hohe Schuhe, harte Absätze und übermäßige, eintönige Lauf- und Gehbewegungen die rote Karte für die Sehnenscheiden in der Tasche. Hierbei spielt, wie Ihr sicher bemerkt habt, auch die Wadenmuskulatur eine erhebliche Rolle. Dem M. tibialis anterior ist vor allen Dingen statische Hebearbeit (z. B. beim Autofahren) ein Graus. Der Vorteil hier: Diese Beschwerden werden oft direkt erkannt und sind lokal gut zu bekämpfen (z. B. Stoffwechseltraining und Massagen).

Training/Förderung

Eine gute Zusammenarbeit der gesamten Unterschenkelpartner wirkt sich nicht nur positiv auf diese Region aus. Sie unterstützt die funktionelle Gesunderhaltung der gesamten Beine.

Für den Schienbeinbereich ist es trainingstechnisch gut,

- aktive Dehnungstechniken bei Trainingsstart zu integrieren. Die Pre-Stretch-Diskussion ist zwar bis heute hochaktiv, doch möchte ich hier den Anspruch an die nervale Informationsleitung fördern und die Kompartimente effektiv mobilisieren.
- differenzierte Fußhebetechniken zu nutzen: Allein die Stellung der Zehen wirkt auf die Kraftweiterleitung. So eignen sich wechselnde Fußbelastungen und Zehenbewegungen, um möglichst viele Fasern/Myofaszien zu erreichen.
- exzentrische Phasen betont trainieren: Wenn ein Training die Fußheber fokussiert, ist die Betonung der bremsenden Bewegung sinnvoll und absolut alltagstauglich.

ÜBUNGEN zu diesem Thema findet Ihr auf den Seiten 326-339.

13. DIE FUSSSTRUKTUREN

Vor diesem Kapitel graute mir etwas. So viele verschiedene Strukturen auf kleinstem Raum. Sechsundzwanzig Knochen wollen verbunden, gestützt und funktionell geführt werden. Da braucht es ein wirklich ausgeklügeltes System, das sogar den Maximalbelastungen des Alltags Widerstand leisten kann. Ein System, das die gesamte Last des Körpers trägt und als Dank oft die schlechtesten Schuhe ertragen muss. Wenn es um die Füße geht, schalten wir leider zu früh ab. Viele finden sie gruselig bis eklig. Das haben die Füße nicht verdient.

Anatomie

Passive Fußstrukturen

Um die Füße gut zu verstehen, starte ich mit einem Exkurs der passiven Strukturen. Ein evolutionär perfektioniertes System aus gut verspannten Knochen teilt den Fuß in Zehen (Ossa digitorum pedis), Mittelfuß (Metatarsus) und Fußwurzelknochen (Tarsus). Sie werden mit mehrfachen Bandverspannungen gesichert und zusätzlich muskulär verbunden. Bis zu den Grundgelenken (Eigelenke) der Zehen finden sich eher minderbewegliche »straffe Gelenke« (Amphiarthrosen). Dafür sind die Verbindungen der Zehenglieder (Phalangen) gut bewegliche Scharniergelenke.

Dieser Verbund bildet spannungsleitende Gewölbe im Längs- und im Querverlauf. So kann bei jedem Schritt die Kraft aus dem Fuß weitergeleitet bzw. abgefedert werden.

Plantarfaszie/Plantaraponeurose

Kraftweiterleitung, eine schwere Aufgabe, die dank einer derben Sehnenplatte in der Fußsohle Unterstützung bekommt. Ihr kennt sie als Plantarfaszie oder Plantaraponeurose mit kraftübertragender Verbindung zur Achillessehne. Die Verbindung ist mit bloßem Auge nicht zu erkennen. Erst über Bildgebungsverfahren (MRT) zeigt sich die Faserverbindung in der Knochenhaut (Periost).

Anatomie

Die Plantarfaszie spannt sich, mit einem breiten Sehnenblatt beginnend, vom Fersenbeinhöcker (Tuber calcanei) bis zu den Zehenspitzen. Bereits am Ende des Fersenbeins (Os calcanei) teilt sich die Sehne in fünf Abschnitte, die am Mittelfuß und im Bereich der Grundgelenke mit Querverspannungen (Ligg. metatarsalia transversa superficiale

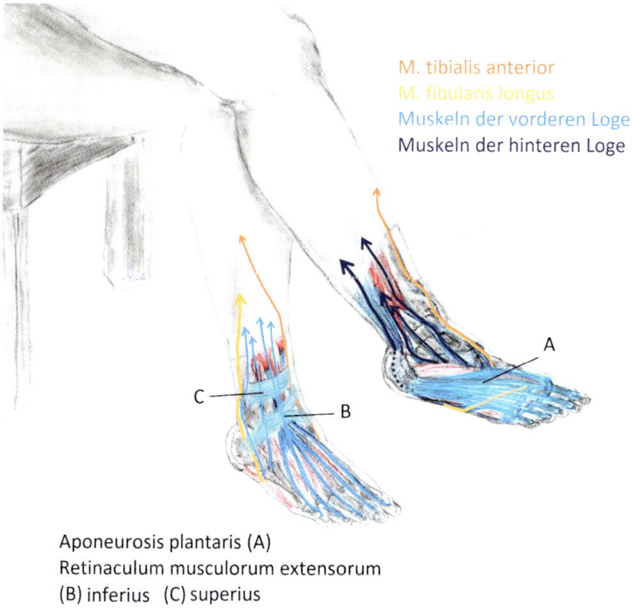

13.1. Plantarfaszie und die Kraftzüge der Füße

und Fasciculus transversus) durchzogen werden. Außerdem wird dieser Struktur eine direkte Verbindung zum Y-förmigen, starken Stabilisationsband (Retinaculum extensorum inferius pedis) und einem der Außenbänder (Lig. calcaneometatarsale) zugeordnet.

Damit diese natürliche Sohle nicht verrutscht, wie eine zu kleine Einlegesohle im Schuh, sind die Fasern der Plantarfaszie direkt mit der Haut verbunden. Zwischen den zahlreichen Verbindungsfasern bilden sich kleine Fächer für die Lagerung von polsternden Fettzellen. Ihr kennt dieses Fettdepot als »Fersenpolster«, das sich im Laufe des Lebens abbaut.

Funktion

Ein schlechter Platz für Fettreduktion! Ohne dieses Polster verebbt der wichtige Druckschutz auf Faszie, Muskeln und Knochen. Die Fußsohle ist reich innerviert, meldet somit Fehlbelastungen. Das Fersenpolster schützt nicht nur die Rezeptoren, es unterstützt zudem die Führung der Plantarfaszie sekundär. Eine gute Spannung und fein abgestimmte Führung sind wichtig, denn sie dienen als Verspannungsgrundlage, Auflage für die Fußsohlenmuskeln und deren Schutz. **Multidirektional verspannt und vernetzt bildet die Plantarfaszie eine gute passive Stabilisierung von Längs- und Quergewölbe.** Sie verfolgt somit dieselbe Idee wie jede Schuhsohle oder fester gewebte Sockensohle. Jeder von Euch hatte schon einmal ein Loch oder nur eine Falte in der Sockenferse oder einen klitzekleinen Stein im Schuh, richtig? Dann könnt Ihr nachvollziehen, dass die kleinste Unwucht in diesem System wortwörtlich nervt und dauerhaften Schaden verursachen kann.

Bekommt die Plantarfaszienspannung aktive muskuläre Unterstützung? Theoretisch nicht. Sie dient zwar einigen Muskeln als Teilursprung, eine gute mechanische Kraftübertragung erscheint aber eher gering und die Fasern zu fest. Die Kraftweiterleitung in die Achillessehne ist denkbar klein, somit als Spannungshelfer eigentlich nicht effektiv möglich. Und jetzt kommt ein großes ABER: Im Fuß finden sich unzählige fasziale Verbindungspunkte und Logen, die miteinander arbeiten und sich vernetzen. Versucht die Wade anzuspannen, ohne die Spannung der Fußsohle zu aktivieren. Schwierig, richtig? Da wären wir bei dem Teamwork aller Strukturen. Wir sollten niemals die nerval angesteuerte Kettenreaktion außer Acht lassen und bedenken, dass die wohl stärksten Fußmuskeln aus dem Unterschenkel in den Fuß ziehen. Zur Erinnerung: sämtliche Schienbeinmuskeln und die tiefliegenden Wadenmuskeln: Mm. flexor hallucis longus, flexor digitorum longus, tibialis posterior.

Fakt: Ohne einen gut trainierten Unterschenkel hat es ein gesunder Fuß wirklich schwer.

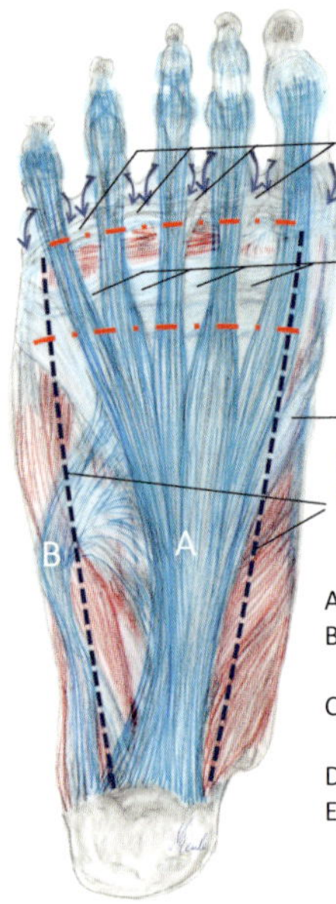

13.2. Plantaraponeurose und Gewölbeschema

Problematik

Gesund ist das Stichwort. Natürlich gibt es im Fuß einen großen Katalog möglicher Fußverletzungen. Den »Ballenzeh« (Hallux valgus) und seine üblen Partner haben wir bereits kennengelernt (S. 168). Bezugnehmend auf die passiven Strukturen kommen häufig traumatische Verletzungen wie Brüche oder Bandverletzungen vor. Sie werden meist therapeutisch versorgt und sollten gut ausgeheilt werden. Passiert das nicht, kann dies schleichende, verschleißfördernde Prozesse unterstützen. Diese sind im Bereich der Plantarfaszie sehr häufig anzutreffen und treiben u. a. als gemeiner »Fersen- oder Kalkaneussporn« (Fasziitis plantaris) ihr Unwesen. Hier lagert sich, als Reaktion auf kleine Verletzungen oder dauerhafte Fehl- und Überbelastungen, neues Knochenmaterial im Fersenansatz der Plantarfaszie ab.

Bedingt durch:

- schlechtes Schuhwerk
- Gewölbeeinbruch
- feste Wadenmuskulatur
- langes Stehen auf festem Boden
- Überbelastung durch Sport
- Übergewicht
- Fußfehlstellungen ...

wirkt der Körper der immensen Last auf den Sehnenübergang entgegen.

Er arbeitet hier allerdings nicht geheim, überrascht uns nicht akut auftretend mit der neuen Knochennase. Nein, dies ist bereits ein chronisches Resultat. Vorweg gehen die genannten traumatischen Verletzungen und entzündlichen Reizprozesse, die durchaus spürbar sind. Es muss übrigens nicht einmal ein Knochenauswuchs stattfinden. Die Schmerzen können auch ohne diese »Knochennase« chronisch werden. Sie machen sich mit Anlaufschmerz, einer schlechten Mobilität des OSG (Dorsalextension) oder einer unangenehmen Dauerspannung in der Fußsohle bemerkbar. Klare Alarmsignale, sich mehr und nachhaltig um die Gesundheit der Füße und Beine zu bemühen!

Solche Alarmsignale verebben allerdings z. B. bei fortgeschrittenem oder unbehandeltem Diabetes mellitus. Die aus dieser Krankheit resultierende Begleiterkrankung des Nervensystems (Polyneuropathie in verschiedenen Varianten) unterbindet jede Schmerzwahrnehmung. Zudem schränkt eine Durchblutungsstörung (schlechte Kapillarisierung) den Faserstoffwechsel ein. Das Resultat wären Entzündungsprozesse, die zu einer Verdichtung der Plantarfaszie führen. Es zeigen sich typische massiv verdickte Strukturen, die bei chronischer Entzündung (Fasziitis plantaris) standardmäßig auftreten. Nicht nur das: Gerade bei Diabetespatienten steigt die Gefahr offener Stellen (Diabetischer Fuß), die nur schwer heilen. Rechtzeitige und tägliche Zuwendung sind somit bei Fußschmerzen nötig. Die adäquate Betreuung gehört definitiv in die Hände der Medizin, doch wir Trainer und Therapeuten können präventiv sowie begleitend rehabilitativ sehr gut unterstützen. Dazu sollten wir im Fokus »Fuß« einiges beachten:

Bei vorliegendem Bluthochdruck, Diabetes oder Neuropathien:

- Vermeiden von umwickelten festen Grifftechniken mit Widerstandsbändern (Therabänder, Exertubes o. ä.) und punktuellen Druckbelastungen
  - offene gepolsterte Griffe nutzen
  - Indoorcycling (Schuhe und Sattel prüfen!)
  - harte Untergründe abpolstern (Matten nutzen!)
- Vermeiden von langen, monotonen Belastungsphasen auf harten Untergründen
  - Rollen nur schmerzarm und mit guter Wahrnehmung
  - beim Einbeinstand kurzfristig das Standbein wechseln; ggf. Matten unterlegen und taktile Hilfestellung nutzen
- Motivieren zu täglichen Alltagsaktionen (quasi »Zähneputzen« für die Füße)
  - ausreichend Wasseraufnahme und möglichst zuckerarm essen (Kapillarisierung fördern – Blutzucker natürlich niedrig halten). ACHTUNG: Blutzucker regelmäßig prüfen lassen! Möglicherweise besteht die Gefahr einer Unterzuckerung.
  - Gangtechniken im täglichen Tagesablauf trainieren (Fußgewölbetraining)
  - Das moderate Ausrollen der Füße. Die massierende Kraft langsam steigern (Faserstoffwechsel und Wahrnehmung fördern), Dehnen der Fußsohle und der Wade

- Venengymnastik (z. B. Spaziergänge auf verschiedenen Untergründen), Step-Aerobic, Wassergymnastik (verbesserte Kapillarisierung fördert den Faserstoffwechsel)
- Treppensteigen, ggf. rückwärts absteigen (Kopplung der sensomotorischen Fähigkeiten) ACHTUNG: Sicherheit beachten – Geländer nutzen!

Bevor es an die praktische Erläuterung geht, werfen wir einen Blick auf die aktiven Strukturen des Fußes.

Aktive Fußstrukturen

Muskeln des Fußrückens – Kurze Zehenheber

Hier brauchen nur die fehlenden, reinen Fußrückenmuskeln ergänzt werden, denn ihre großen Partner, die Muskeln der vorderen Unterschenkelloge, habt Ihr bereits kennengelernt.

Anatomie

Mm. extensor digitorum brevis und extensor hallucis brevis

Übrig bleiben zwei Muskeln, die ihren Ursprung leicht versetzt auf der obenliegenden, dorsalen Fläche des Fersenbeins (Calcaneus) finden. Von hier führen der kurze Zehenstrecker (M. extensor digitorum brevis) und der kurze Großzehenheber (M. extensor hallucis brevis) zu den Grundgliedern der entsprechenden Zehen. Der kurze Zehenheber zieht zu den drei mittleren Grundgliedern (Phalangen II-IV), genau dorthin, wo auch der lange Zehenheber (M. extensor digitorum longus) seinen Ansatz findet. Der kurze Großzehenheber hat ein ähnliches Schema, er zieht zum Grundglied der Großzehe (Phalanx I), neben den Ansatz des M. fibularis tertius. Damit wird klar, warum wir die Zehen so unterschiedlich schwer heben können und warum die drei mittleren Zehen scheinbar einen Verbund bilden. Es ist tatsächlich ein Team.

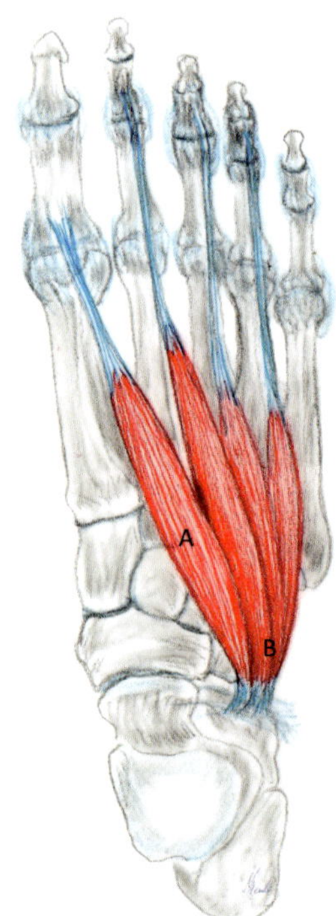

A) M. extensor hallucis brevis
B) M. extensor digitorum brevis

13.3. Muskulatur Fußrücken

Funktion

Die Aufgaben dieses Teams sind schnell erörtert. Sie sind mit den großen Partnern verantwortlich für das Heben der entsprechenden Zehen. Ihr vermisst einen funktionellen Partner für den kleinen Zeh? Richtig, er wird tatsächlich nur vom langen Zehenheber (M. extensor digitorum longus) direkt bedient. An dieser Stelle möchte ich der Halluxproblomatik eine letzte, kleine Information hinzufügen. Ist der große Zeh erst einmal aus dem Gelenk gehebelt, bzw. verdreht, verhindert der aktive Großzehenheber eine Rückführung. Im logischen Schluss heißt dies: Ein unterstützendes Tape sollte nicht leichthin gesetzt werden. Wird dieser Muskellauf unterstützt, fördert er die Progression der Halluxproblematik.

Faszien

Auf dem Fußrücken finden sich viele Sehnen, die von Sehnenscheiden geschützt eine gute Führung benötigen. Diese Aufgabe übernehmen zwei stabile Führungsbänder. Sie können als Verdickung der oberflächlichen Faszie gesehen werden, haben jedoch einen recht gut sortierten Faserverlauf. Während am unteren Schienbein das Retinaculum extensorum superius pedis quer über Schien- und Wadenbein verläuft, zieht das Retinaculum extensorum inferius pedis, in einer Art Y-Verlauf, am Sprunggelenk über den Fußrücken. Es überspannt die Sehnenfasern der Mm. tibialis anterior und extensor hallucis brevis und dient als Teilursprung für Fasern des M. extensor digitorum longus. Ist es verletzt, bedeutet dies gemeine langwierige Probleme.

Ich habe vorhin die Faszienspannung erwähnt, sie funktioniert so: Die Sehnen des Fußrückens sind mit einer sogenannten Streckerhaube bedeckt. Diese führt über die Zehen und vernetzt sich im quer unter dem Vorfuß verlaufenden Band (Lig. metatarsale transversum profundum). Schaut mal in der Abbildung 13.2. nach den unzähligen Querverbindungen der Zehen. Ihr werdet feststellen, dass eine Hebebewegung der Zehen dieses transversale Band im Bereich des vorderen Quergewölbes spannt. Eine Art Zuggurtung, könnte man sagen, und sicher eine passive Stabilisierung des vorderen Quergewölbes.

Problematik

Das typische Trauma ist sicherlich das Umknicken mit großen Winkel- und Krafteinwirkungen. Dies kommt vermehrt im Profisport vor. Bei den leider häufigen alltäglichen Bänderrissen im Sprunggelenk sind meist die seitlichen Führungsbänder betroffen. Eine »mobile« Ausheilung hilft der schnellen Wiederherstellung der Funktionen erst recht, wenn ein sensomotorisches Training einbezogen wird.

Ich möchte noch eine andere »Happy summer«-Problematik beschreiben, die häufig eher die Schienbeinmuskulatur betrifft. Oder vielleicht auch nicht? Durch die starke »Umlenkfunktion« des Y-förmigen Bandes sind Schmerzen im Bereich des Knöchels häufig die Warnung, auf die unfunktionelle Arbeit in der Fuß- und Unterschenkelarbeit Acht zu geben. Gerade wenn wir die »Flip-Flop-Saison« starten und den Füßen wieder die Freiheit lassen, sich bei jedem Schritt frei zu bewegen. Ohne Vorwarnung wird die Umlenkung im Bereich der Sehnenscheiden Meldung geben, denn sie ist mit der neuen Belastung genauso überfordert wie die arbeitende Schienbeinmuskulatur. Gleichzeitig versuchen die »Flexoren« in der Fußsohle, die mobil gleitende Sandalensohle zu führen. Sie greifen bei jedem Schritt suchend in den Boden. Es ist meist die Frage, welche Struktur sensibler reagiert. Ein ähnliches Szenario zeichnet sich übrigens auch bei neuen Laufschuhen und sehr harten Sohlen ab oder wenn wir ungewohnt lange bergab gehen. Präventive Gewöhnung ist hier hilfreich.

Fußsohle	Fl	Ab	Ad	S	Notiz
Plantaraponeurose				XX	Stabilisiert das Längs- und Quergewölbe passiv
1. Muskelschicht					
M. abductor hallucis	X(I)	X(I)		X	Bildet den Großzehballen Entspringt tlw. der Plantarfaszie
M. flexor digitorum brevis	X (II-V)			X	Zweigespaltene Ansatzsehnen Entspringt tlw. der Plantarfaszie
M. abductor digiti minimi	X (V)	X(V)		X	Bildet die laterale Fußkante Entspringt tlw. der Plantarfaszie
2. Muskelschicht					
M. quadratus plantae	X (I-V)			X	Zieht in die Sehne des M. flexor digitorum longus
Mm. lumbricales	X (II-V)				Entspringen der Sehne des M. flexor digitorum longus
3. Muskelschicht					
M. flexor digiti minimi brevis	X (V)			x	
M. flexor hallucis brevis	X (I)			X	Entspringt u.a. der Sehne des M. tibialis posterior – 2 Ansatzköpfe
M. adductor hallucis				XX	Zieht 2-köpfig diagonal und quer Stabilität für Längs-u. Quergewölbe
4. Muskelschicht					
M. interossei dorsales	X (II-IV)	x		x	
Mm. interossei plantares			X (III-V)	x	

Funktion: **Fl**: Flexion Zeh (I-V)
Ab: Abduktion Zeh (I-V)
Ad: Adduktion Zeh (I-V)
S: Stabilisation des Fußes
XX sehr gute funktionelle Leistung – x minimale funktionelle Leistung

13.4. Tabelle kurze Fußsohlenmuskeln

Muskeln der Fußsohle – Gewölbestabilisatoren in vier Schichten

»It´s just a jump to the left« singen sie bei der Rocky Horror Picture Show, wahrscheinlich ohne die leiseste Ahnung zu haben, wie viele kleine Muskeln und fasziale Partner jeden Sprung im Fuß abfedern. In der Fußsohle haben wir es mit zehn bis elf Muskeln in einem vierschichtigen System zu tun. Die Schichten befinden sich auch hier in faszialen Logen (Großzehen-, Mittel- und Kleinzehenloge). Diese sind im Fuß nicht eindeutig unterteilbar und werden in der Literatur sehr unterschiedlich eingeordnet.

Anatomie

Um den praktischen Bezug zu erhalten, erläutere ich kurz die Muskeln in ihren jeweiligen Schichten, beginnend von der ersten, oberflächlichen Schicht (direkt über der Plantarfaszie aufsteigend) bis zur vierten, tiefliegenden Schicht. Für den schnellen, funktionellen Überblick nutzt bitte einfach die Tabelle (Abb. 13.4.).

Erste Schicht der Fußsohlenmuskeln

- **M. abductor hallucis** zieht vom Fersenbein (Tuber calcanei proc. medialis) und mit einigen Fasern aus der Plantarfaszie zur Grundphalanx des Großzehs und teilweise in seine Kapsel hinein. Er kann den großen Zeh abspreizen (abduzieren) und ihn im Grundgelenk beugen (Flexion).
- **M. flexor digitorum brevis** zieht vom Fersenbein (Tuber calcanei proc. medialis) und mit einigen Fasern aus der Plantarfaszie zu den vier Phalangen (II-V). Er beugt sie und unterstützt die Spannung des Längsgewölbes.
- **M. abductor digiti minimi pedis** zieht vom Fersenbein (Tuber calcanei proc. medialis) und mit einigen Fasern aus dem Bindegewebe zwischen Fersenbein und Mittelfußknochen zur seitlichen Grundphalanx des kleinen Zehs. Er beugt diesen Zeh im Grundgelenk und spreizt ihn ab.

Zweite Schicht der Fußsohlenmuskeln

- **M. quadratus plantae** zieht vom Fersenbein (Tuber calcanei proc. medialis), etwas tiefer als die Muskeln der ersten Schicht, zur Sehne des M. flexor digitorum longus. Er unterstützt und verstärkt den Sehnenzug, beugt so die Zehen (II-V).
- **Mm. lumbricales pedis** ziehen aus der Sehne des M. flexor digitorum longus zu den seitlichen Phalangen (II-V). Sie beugen die Zehen (V) im Grundgelenk und unterstützen deren Heranführung (Adduktion).

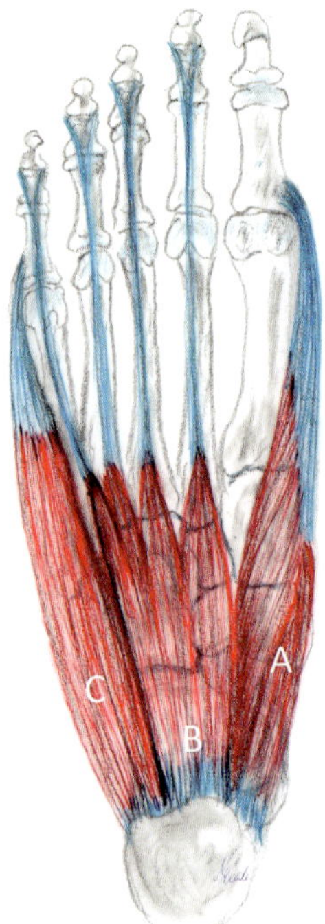

A) M. abductor hallucis
B) M. flexor digitorum brevis
C) M. abductor digiti minimi pedis

13.5. Erste Schicht der Fußsohlenmuskeln

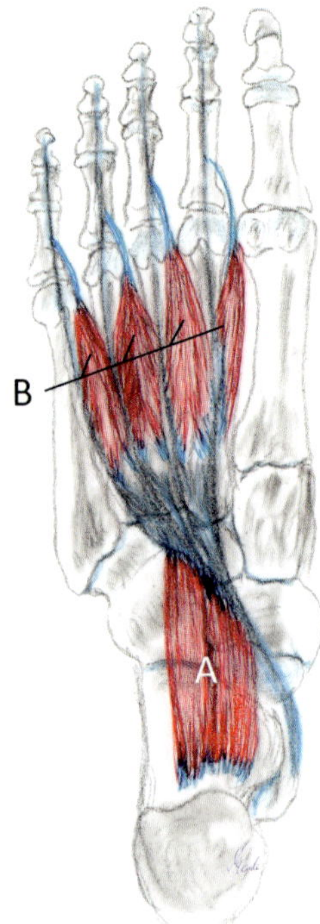

A) M. quadratus plantae
B) Mm. lumbricales

13.6. Zweite Schicht der Fußsohlenmuskeln

Dritte Schicht der Fußsohlenmuskeln

- **M. flexor hallucis brevis** formt mit seinen zwei Ansatzköpfen im Bereich der Grundphalanxbasis den Ballen des großen Zehs. Seine Ursprünge liegen an Würfel-, Keilbein III (Ossis cuboideum und cuneiforme III) und der Sehne des M. tibialis posterior. Er beugt das Grundgelenk des großen Zehs und wirkt als starke Spannungshilfe für das Längsgewölbe.
- **M. adductor hallucis** zieht zweiköpfig quer aus den Grundgelenkskapseln und dem Lig. metatarsale transversum profundum sowie schräg aus unterschiedlichen Ursprüngen an Mittelfußknochen II, III + tlw. IV (Ossa metatarsalia II, III tlw. IV) und hier liegenden Bändern zur inneren Grundphalanx des großen Zehs und seinem medialen Sesambein. Er führt den großen Zeh im Grundgelenk heran (Adduktion) und bildet einen starken Unterstützer für die Spannung des Quergewölbes.
- **M. flexor digiti minimi brevis pedis** zieht vom V. Mittelfußknochen (Os metatarsale V) und der Sehnenscheide des M. fibularis longus zur Grundphalanx des kleinen Zehs (Phalanx proximalis). Er beugt den kleinen Zeh im Grundgelenk und hilft, das vordere Längsgewölbe zu unterstützen.

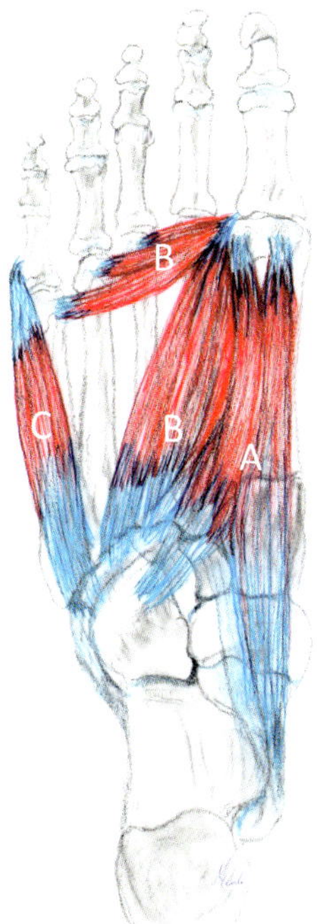

A) M. flexor hallucis brevis
B) M. adductor hallucis
C) M. flexor digiti minimi brevis

13.7. Dritte Schicht der Fußsohlenmuskeln

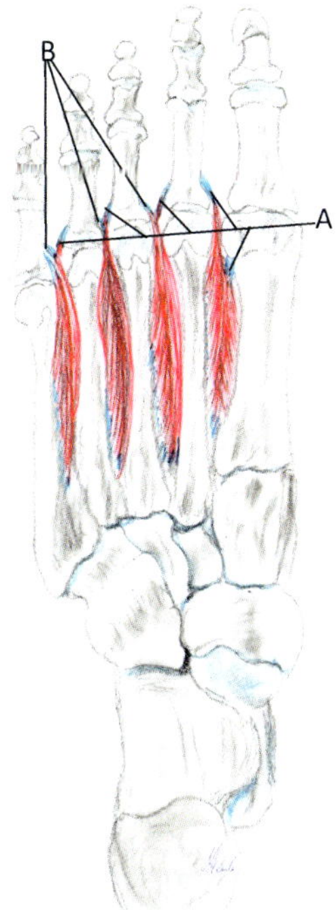

A) Mm. interossei dorsales pedis
B) Mm. interossei plantares

13.8. Vierte Schicht der Fußsohlenmuskeln

Vierte Schicht der Fußsohlenmuskeln

- **Mm. interossei dorsales pedis** ziehen von den Seitenflächen der Mittelfußknochen zu den Grundphalangen der Zehen II-IV. Sie unterstützen das Zehenspreizen (Abduktion) sowie eine Beugung (Flexion) der Zehen II-IV im Grundgelenk und eine Streckung der Mittel- und Endglieder.
- **Mm. interossei plantares** ziehen von den unteren Seitenflächen der Mittelfußknochen III-V zu deren Grundphalangen und ihren kapselverstärkenden Bändern (Ligg. accessoria plantaria). Sie unterstützen das Heranführen der Zehen III-V (Adduktion), wirken ihrer Überstreckung im Grundgelenk entgegen und heben die mittleren Zehenglieder (III-V).

Funktion

Ihr seht, es sind viele Muskeln, die uns einen abrollenden und sicheren Gang ermöglichen. Sie sind dafür verantwortlich, die Gewölbestruktur längs- und quer stabil zu erhalten. Gelingt das nicht, brechen die Gewölbe ein. Es entstehen die berühmten Senk-, Spreiz- oder Plattfüße. Sie begünstigen Schwielen unter den Ballen oder eben die erwähnten Problematiken wie u. a. Fersensporn.

Quergewölbe → Einbruch im Ballenbereich quer → Spreizfuß → Gefahr von Schwielenbildung

Längsgewölbe → Einbruch im Mittelfuß längs → Platt-/Senkfuß → Gefahr der Überlastung der Wade + Plantarfaszie

Wie im Rücken sind es die kleinen tiefliegenden Muskeln, die unser Gleichgewicht im Stand sichern. Wackeln wir, greifen sie sofort ein. Zumindest, wenn sie einem gesunden Aktivismus unterliegen. Stellt Euch kurz auf die Zehenspitzen und prüft die Aktion Eurer Fußspitzen. Ihr werdet feststellen, die Zehenspitzen krallen direkt haltend in den Boden. Heben wir sie an, fehlt uns die Sicherheit im Stand auf den Fußballen. Der Fuß reagiert automatisch und schnell auf jede kleine Bewegung. Er ermöglicht, mit einer Abfolge muskulärer Aktivitäten, die Abdruck-, Schwung- und Landephase jedes Schritts. Schaut man auf die Ausgewogenheit, übernehmen die Flexoren, sicher evolutionsbedingt, eine übergeordnete Arbeitsrolle. Dieses Schema gleicht dem unserer Hände. Sie machen uns deutlich, Greifen ist überlebenswichtig. So greifen die Füße täglich in den Boden, um zu stabilisieren, was der restliche Körper feinmotorisch häufig vergisst. Stellt Euch nochmal locker auf die Füße und spielt mit der Aktivität Eurer Beine und der Körperachse, schließt ruhig mal die Augen. Was fällt auf? Die Füße reagieren auf dieses Spiel hoffentlich merkbar. Ist das nicht der Fall, ist es höchste Zeit, die Füße differenziert zu trainieren.

Training

Ein Fußtraining bedeutet nicht, dass es ausschließlich um die Füße geht. Gerade hier sollte das alltägliche Belastungsprocedere und der gesamte Körper Beachtung finden. Die Belastung der Füße findet in jedem Training mit einem mehr oder weniger positiven Effekt statt.

Wir sollten auf folgende Dinge achten:

- Die Fußwahrnehmung sehr genau schulen. Dies hat wenig mit esoterischer Wahrnehmung zu tun, sondern verbessert die direkte Bewegungsansteuerung und Reaktionsfähigkeit. Je besser sie angeleitet wird, desto größer wirkt der Schulungseffekt.
- Die Ansteuerung kann in jede stehende Übung einbezogen werden. Die Position, Belastung und Spannung der Füße hilft der Intensitätsregulation der Arbeitsmuskulatur.
- Krafttraining für die kurze Fußmuskulatur benötigt immer auch einen sensomotorischen Aspekt. Bedenkt, die kleinen Muskeln melden kaum Überlastungsreaktionen. Daher bitte vorsichtig steigern!
- Ein optimales Fußtraining benötigt immer die Waden- und Schienbeinmuskulatur in voller Amplitude (ROM). So wird die Mobilität in den faszialen Logen, die Ansteuerung und die optimale Kraftleitung geschult.

- Roll- und Massagetechniken der Füße maximal mit gut auszuhaltenden »Wohlfühlschmerzen« ausüben. Die Nervenrezeptoren sind hier sehr empfindlich, aber anpassungsfähig. Das Ausrollen der Füße kann somit von sanft nach fest gesteigert werden, ohne negative Schmerzerlebnisse durchleben zu müssen.
- Mobilität und Stabilität sollten hier sehr ausgewogen trainiert werden. Eine zu große Mobilität belastet die Gewölbespannung. Es empfiehlt sich daher, tägliches Ausrollen mit z. B. dem Vier-Punkt-Gang (S. 326) zu kombinieren.

Hornhaut hat anscheinend keine negative Auswirkung auf die Wahrnehmung der Fußsohle, Schuhsohlen schon!

Die Frage nach Schuhwerk sollte wiederkehrend gestellt werden. Es gibt Sportarten, die sich für ein Barfußtraining eignen, und Sportarten, die bitte nur mit guten Schuhen gestartet werden sollten.

Barfuß trainieren ist gewünscht:

- ohne Zusatzgewichte (z. B. Hanteln)
- ohne einschneidende Hilfsmittel (z. B. Widerstandsbänder)
  → ACHTUNG BEI DIABETES! Einschneidende Hilfsmittel fördern Blutstau.
  Bei Diabetikern ist die Wahrnehmung der Fußsohle gestört (Polyneuropathie), die Person merkt evtl. nicht, dass der Zug/Druck zu fest ist!
- ohne monotone Dauerbelastungen auf die Füße (z. B. Jumping, Wandern)
- ohne wiederholende, reaktions- oder druckreiche Belastungen (z. B. Step bzw. Indoorcycling)
- Mit Gewährleistung eines sicheren Untergrundes (z. B. Rasenflächen ohne spitze Gegenstände). Bitte Untergründe kontrollieren!
- Wenn ein sicheres, schmerzfreies Auftreten möglich ist. Ist das Fersenpolster zu dünn, wird fester Boden als schmerzhaft empfunden. Ggf. auf einer rutschfesten Matte trainieren.

ÜBUNGEN zu diesem Thema findet Ihr auf den Seiten 326-339.

14. EXKURS DEGENERATIVE ERKRANKUNGEN

Arthrose

Vielleicht habt Ihr Euch beim Lesen der ganzen Seiten zuvor gefragt, warum ich das Thema Gelenkverschleiß (Arthrose) kaum erwähnt habe. Ganz einfach, es ist für jedes Kapitel relevant, sicher eines der häufigsten Krankheitsbilder unserer Zeit und erfordert nicht selten einen (Teil-)Ersatz der betroffenen Gelenke. Dieses Thema wird teilweise überbewertet und sicher manchmal zu früh operativ »gelöst«. Für die Betroffenen zählt nur eins: das zwingende Bedürfnis, die eigenen Schmerzen zu lindern. Werden diese nun durch Arthrose ausgelöst oder gibt es die klassischen »Arthroseschmerzen« gar nicht? Eine interessante Frage, die ein wenig Substanz benötigt. Eines möchte ich gleich vorwegnehmen: Es wird hierzu sicher keine endgültige, klar definierte Antwort geben. Vielleicht aber ein paar nützliche Information zum Umgang mit dieser Problematik.

Was ist Arthrose?

Wir haben es mit dem Abbau des Gelenkknorpels ohne Entzündungsprozesse zu tun. Der Gelenkschutz trägt durch verschiedenste Faktoren irreparable Verletzungen davon. **Der schwindende Knorpel zieht eine Mikroinstabilität im Gelenk nach sich, die durch Bildung von knöchernen Auswüchsen (Osteophyten) zu einer unfunktionellen Gelenkflächenvergrößerung führt.**

Die Liste der verschleißfördernden Faktoren unterteilt sich in primäre und sekundäre Auslösemechanismen. Zu den primären Faktoren zählen:

- genetische Disposition oder angeborene Gelenksdisposition
  - ohne erkennbare Auslösemechanismen
  - Fehlbildung des Gelenks (Dysplasie)
- altersbedingte Degeneration *(wird auch zur genetischen Disposition gezählt)*
  - strukturelle Beschaffenheit (hyaliner Knorpelstoffwechsel verändert die Qualität. → Rissanfälligkeit des Gewebes)
  - vermehrte Entzündungsprozesse im Gelenk (aktivierte Arthrose)
- andauernde Fehl- oder Überbelastungen
  - Übergewicht (mechanische Überlast + ernährungsbedingte Beeinträchtigung des Stoffwechsels)
  - Leistungssport (sportartspezifische Bewegungsabläufe)

  - monotone Arbeitshaltungen (hohe berufliche Dauerbelastungen)
- Verletzungen (posttraumatische Prozesse)
  - Knochenbruch (Fehlstellung des Gelenks nach Ausheilung)
  - Gelenkverletzung (Trümmerreste im Gelenkspalt)
  - Bänderriss (schlechte passive Gelenkführung)
- ungesunder Lebensstil
  - zu wenig aktive Bewegung im Alltag (fehlende Muskelmasse und Stoffwechselaktivierung)
  - einseitige Ernährung (fehlende Aufnahme von Mikronährstoffen)

Zu den sekundären Faktoren zählen Krankheiten, die im späteren Verlauf eine Arthrose begünstigen. Hier sind rheumatische Erkrankungen und entzündliche Stoffwechselerkrankungen zu nennen (z. B. Gicht – in der Harnsäure enthaltene Uratkristalle schädigen den Knorpel).

Die Auslösemechanismen kombinieren sich durchaus. Sie frühzeitig zu entlarven, hilft uns vor allen Dingen, den Verschleiß präventiv zu verlangsamen oder anfängliche Einschränkungen effektiv zu lindern. Eine schwere Arthrose können wir nicht zurücksetzen.

Arthrose-Stufen

Je nach Schwere bzw. Abbau der Knorpelmasse wird die Arthrose in vier Stadien unterteilt.

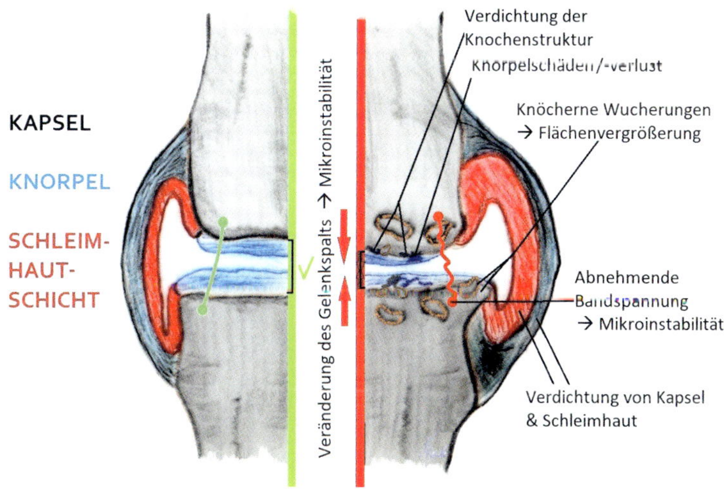

14.1. Verlaufsschema der Arthrose

- **1. Stadium** (normaler Gelenkspalt) → leichte Knochengewebeverhärtung unter der Knorpelschicht (subchondrale Sklerosierung)
- **2. Stadium** (leicht verkleinerter Gelenkspalt) → unregelmäßige Gelenkfläche mit Knochengewebeverhärtung + Bildung von knöchernen Anbauten (Osteophyten)
- **3. Stadium** (deutlich verkleinerter Gelenkspalt) → deutlich unregelmäßige Gelenkfläche mit vermehrter Osteophytenbildung
- **4. Stadium** (minimaler Gelenkspalt bzw. direkte Auflage der Gelenkpartner) → Deformierung der Gelenkflächen + kompletter Verlust der Knorpelmasse

Für die Diskussion der Schmerzeinordnung besteht ein wichtiger Hinweis in der Abnahme des Gelenkspalts. Sie erwirkt eine stärker werdende Unwucht im umliegenden Gewebe (Kapsel, Bänder, Myofaszien, Muskelzüge). Diese Strukturen reagieren entsprechend mit Verdichtungen und führen später zu entzündlichen Prozessen. Die aus der Unwucht resultierenden Reaktionen machen häufig einen Teil der Schmerzen aus und erwirken die klassischen »frühen« Symptome:

- Gelenksteifigkeit und Anlaufschmerzen nach Ruhephasen
- Ermüdungsschmerz bei längeren Belastungen
- stechender Belastungsschmerz bei spezifischen Bewegungen
- Endphasenschmerzen in der Überstreckung des betroffenen Gelenks
- Schmerzausstrahlung in die Nachbarregion

Leider findet der Abbau des Knorpels eher schleichend statt und wird erst bemerkt, wenn Symptome auftreten. Gut für den, der schon im frühen Stadium die Signale wahrnimmt und darauf angemessen reagiert. **Abwarten ohne eine diagnostische Abklärung und eine Umstellung der Lebensgewohnheiten fördert den Verschleiß.** Dieser wächst im späteren Verlauf zu Ruhe- oder Dauerschmerz und der Bewegungseinschränkung des Gelenks an.

Spätestens wenn der Knorpelverlust eintritt, stellen sich entzündliche Prozesse ein. Hier spricht man von einer aktivierten Arthrose, die eine Unterform der Arthritis darstellt.

Was ist Arthritis?

Arthritis oder Polyarthritis beschreibt die entzündlichen Prozesse in einem oder mehreren Gelenken. Ihre verschleißfördernde Fähigkeit ist entsprechend hoch, die Auslösemechanismen sind vielfältig.

Der Krankheitsverlauf ist, abhängig vom Auslöser, oft schneller und schmerzhafter als Arthrose. Meist ist die Behandlung schwerer und deutlich langwieriger. Hier gilt es, den Auslöser möglichst schnell zu finden, die Therapie nachhaltig zu gestalten und den eigenen Lebensstil der Krankheit entsprechend anzupassen (Ernährungsgewohnheiten, Bewegung, Ruhephasen ...).

Beispiele der Auslöser von Arthritis:

- **Infektionen:** bakterielle Arthritis, virale Arthritis, Pilzarthritis
- **rheumatologische Erkrankungen:** rheumatoide Arthritis, Psoriasis-Arthritis, Polymyositis, Morbus Bechterew ...
- **Immunschwäche:** reaktive Arthritis bei und nach Infektionen
- **Kristallablagerungen:** Gicht
- **fortlaufende Entzündungsprozesse:** aktivierte Arthrose

Gelenkersatz

Ist der Verschleiß fortgeschritten, stellen sich viele Menschen die Frage, ob sie sich für einen Gelenkersatz entscheiden sollen. Hierzu werden wir häufig um Rat gebeten. Ein gefährliches, ganz dünnes Eis, das wir nicht betreten sollten. Wir können und dürfen hier keine Meinung äußern, höchstens den Rat zur Zweit- bzw. Drittmeinung weiterer Spezialisten geben. Trotzdem können wir etwas Positives tun. Wir können Mut machen und das Körperverständnis schulen, die Muskelkraft und körperliche Konstitution VOR der möglichen Operation aufbauen, damit sich die Rehabilitation zügig und schmerzarm gestaltet.

Eine gute körperliche Konstitution (Muskelkraft und allgemeine Fasergesundheit) unterstützt die postoperativen Heilungsprozesse!

Nach einem operativen Eingriff kommen motivierte Kunden oft recht zügig wieder zum Training. Wir sollten dann dafür Sorge tragen, dass sich die regionale Belastung nicht auf eine Leistung von 100 % beläuft. Die Belastbarkeit wird im OP-Bericht mit 100 % beschrieben, allerdings betrifft diese Information nur das Implantat. Die aktiven Strukturen sind hierbei nicht berücksichtigt. Sie wurden massiv traumatisch belastet und benötigen eine individuelle, progressive Belastungssteigerung, die vorerst den Physiotherapeuten zugedacht ist. Ein gutes Netzwerk sichert hier die perfekte Betreuung.

Kommen wir zurück zur Fragestellung des Schmerzauslösers. Ihr erkennt sicher, dass es eigentlich gar nicht um die Fragestellung der spezifischen Schmerzauslöser geht, richtig? Es ist nicht an uns, diese Einordnung oder medizinische Beratungen vorzunehmen. Viel wichtiger ist es, die Problematik an sich zu erkennen und dem Gelenk eine hohe Qualität an Bewegungen zukommen zu lassen.

Eine gute muskuläre Führung, kombiniert mit dem Erhalt des Kollagenstoffwechsels, verhindert oder verlangsamt den degenerativen Prozess der Arthrose. Die Gefahr Entzündungsprozesse zu erleiden sinkt.

Training

- hoher Umfang, niedrige Belastung (Stoffwechsel fördern)
- Aquatraining hilft bei starken Schmerzen (exzentrische Phase entfällt)
- Übungspositionen ständig überprüfen (Qualität und Ansteuerung betonen)
- unter Last das Bewegungsausmaß reduzieren (ROM reduzieren – Scherkräfte vermeiden)
- funktionelle Ketten trainieren (gelenkumspannende Muskelgruppen unterstützen die Gelenkführung)
- sensomotorisches Training (tiefe Muskelgruppen trainieren)
- Hilfsmittel nutzen (EMS oder Vibrationstechniken zur Muskelstimulation)
- schmerzfrei trainieren (bei verbleibendem Schmerz nach 3-4 Wiederholungen: Übungsabbruch!)

alltagsfördernd

- Alltagsbewegungen integrieren (z. B. angesteuerte Kniebeugen üben, Treppensteigen schulen ...!)
- Mobilisieren der gesamten Strukturen (Fokus jedoch auf die gelenkführenden Strukturen)
- Körperachsen täglich trainieren (z. B. Vier-Punkt-Gang und Wandstand)
- monotone Belastungen finden und eliminieren (z. B. Arbeitshaltungen)
- Ernährung überprüfen (Ernährungsmediziner können zusätzlich den Kontext zu Medikationen überprüfen)
- Gleichgewicht zwischen Last- und Ruhephasen prüfen (Schlaf- und Bewegungsgewohnheiten)

Bei Entzündungszeichen (aktivierte Arthrose/Arthritis) sollte die Trainingsbelastung mit einer spezifischen physikalischen Therapie ersetzt werden. Die Wiederaufnahme des Trainings steht in der Abstimmung mit dem Therapeuten. Dies bedeutet nicht, dass das Training ausfallen muss. Im Gegenteil, die Region temporär auszusparen, ist sinnvoll. Das Training moderat auf den restlichen Körper wirken lassen, ist ebenfalls sinnvoll. So bleiben die körperlichen Stoffwechselprozesse aktiv.

Osteoporose

Auch diese Thematik betrifft viele Regionen des Körpers. Die Knochenmasse schwindet, die Struktur wird bruchanfällig. Im Volksmund ist der Knochenschwund (Osteoporose) weithin bekannt, aber die Notwendigkeit, ihm rechtzeitig präventiv zu begegnen, braucht noch ein wenig Unterstützung.

Was ist Osteoporose?

Vereinfacht gesagt, ist es die Lehre des Gleichgewichts von »Klauen« und »Bauen«. Der stetige Umbauprozess im Knochen benötigt Osteoklasten (K=Klauen) für den Abbau (Osteolyse) alten Knochenmaterials und Osteoblasten (B=Bauen) zum Neuaufbau (Osteogenese). Der organische und anorganische Materialschwund (Kollagen und Proteoglykane + Mineralien, vorrangig Calcium) führt zu einer verringerten Knochendichte.

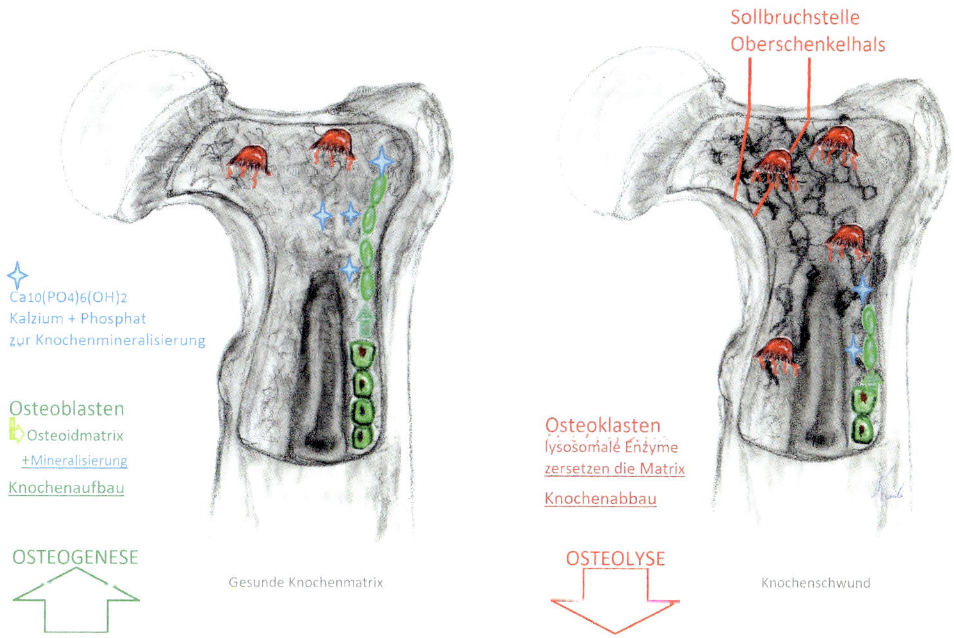

14.2. Knochendichte braucht Balance

Auch dieser Prozess schleicht im Laufe des Lebens unbemerkt voran, kann aber durchaus beschleunigt oder verlangsamt werden. Hierzu finden sich verschiedene Faktoren wie:

Primäre Faktoren

- bei Frauen: hormonelle Unterversorgung (Postmenopause oder eine frühe Menopause). Ein niedriger Östrogenspiegel erwirkt eine verringerte Knochenmasse (Postmenopausale Osteoporose).
- Osteoblasteninsuffizienz: Mit zunehmendem Alter verringert sich die Anzahl der Osteoblasten (Senile Osteoporose).
- idiopathische juvenile Faktoren: unbekannte Auslöser im jugendlichen Alter (Idiopathische juvenile Osteoporose).

Sekundäre Faktoren

- metabolische Faktoren: massive Fett- oder Magersucht, Diabetes Mellitus und mineralstoffarme Ernährung stören den Knochenstoffwechsel.
- Bewegungsarmut/Immobilisation: Muskelmasse fördert die notwendige Druck- und Zuglast für den Knochenstoffwechsel. Immobilität lässt den Stoffwechsel stagnieren.
- hormonelle Faktoren: Schilddrüsenüberfunktion (u. a.) stören den Hormonhaushalt und haben einen negativen Einfluss auf das Knochensystem.
- medikamentöse Nebenwirkungen: Einige Langzeitmedikationen stören den Knochenstoffwechsel (allen voran Cortison und ebenfalls Heparin, Aromatasehemmer, Magensäurehemmer ...).
- onkologische Erkrankungen: Tumorerkrankungen des Knochensystems
- Vitamin-D-Mangel: Sonnenlichtmangel oder Niereninsuffizienz hemmen den Knochenstoffwechsel.
- antiandrogene Therapien: Diese wirken ebenfalls störend auf den Knochenstoffwechsel (z. B. bei Prostatakrebs oder einer Hormontherapie bei Geschlechtsangleichung).
- ...

Eine lange Liste, in der sich auch ein ungesunder Lebensstil eingliedern lässt. Rauchen gilt übrigens ebenfalls als limitierender Faktor für den Knochenstoffwechsel.

Wenn auch die Masse der schweren Osteoporosefälle bei den primären Faktoren zu finden ist, sollten wir die gesamte Liste beachten, um weitere Störfaktoren auszuschließen.

Die Symptome treten leider sehr spät auf oder sie werden falsch interpretiert. Kraftverlust im Rücken und Knochen- oder Rückenschmerzen ordnet man lange Zeit anderen Problemen zu. Sie sind ein typisches Signal der Osteoporose, die fortschreitend für einen massiv schmerzenden Rundrücken (Wirbelkörpereinbrüche), Zahnausfall und grundlose Brüche sorgt. Ihre Einteilung geschieht nach Knochendichtemessung mit dem T-Score.

T-Score

Gesund → bis 1,0
Osteopenie → 1,0-2,5
Osteoporose → über 2,5
Manifeste Osteoporose → über 2,5 + Wirbelkörperfrakturen ohne ersichtlichen Grund
Fortgeschrittene Osteoporose → über 2,5 + multiple Frakturen ohne Grund

Wichtig bei Osteoporose: Hier muss zwingend und schnell der Auslöser bzw. die Ursache gefunden werden. Treten Symptomatiken auf, schickt die Betroffenen bitte umgehend zur Diagnostik.

Prävention

Genug der Masse an schmerzenden Informationen. Interessanter ist doch die Möglichkeit der Prävention. Was hilft unserem Knochenstoffwechsel?

Präventive Maßnahmen:

- Der Mineral- und Vitaminhaushalt (Calcium/Magnesium/Vitamin D3/Vitamin K) ist wichtig für den Knochenaufbau. Die Synthese funktioniert hervorragend unter Bewegung und Muskelleistung.
- Eine frische, ausgewogene Ernährung bringt alle nötigen Inhaltsstoffe mit sich und hilft, das Körpergewicht dauerhaft zu normalisieren (Reduktionsdiäten vermeiden!).
- Auf »Kalziumräuber« achten: Alkohol, Salz, Oxalsäure, Rauchen und Bewegungsarmut beeinflussen den Knochenstoffwechsel negativ.
- Viel frische Luft und etwas Sonne auf der Haut. Moderate Sonneneinstrahlung ist zwingend nötig, um den körpereigenen Vitamin-D-Spiegel zu erhalten. Vitamin D ist eigentlich ein Hormon, es wird unter Sonneneinstrahlung in der Haut gebildet. Über die Nahrung kann es nur in kleinen Anteilen aufgenommen werden (z. B. Lachs oder Hering).
- **Der Knochenstoffwechsel braucht DRUCK! Bei einer gesunden, gut aufgebauten Muskulatur wird dieser gewährleistet.**

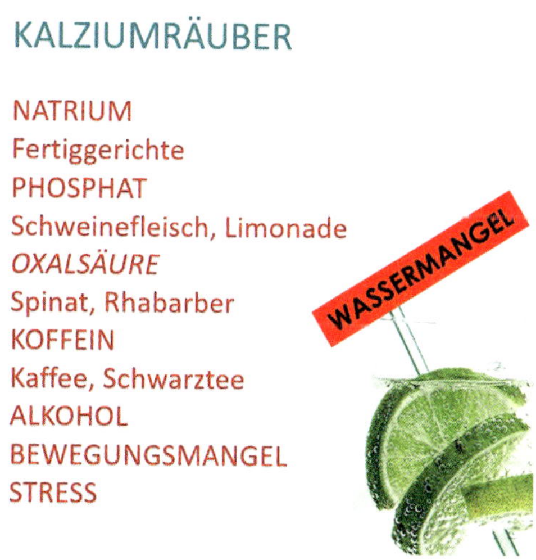
KALZIUMRÄUBER
NATRIUM
Fertiggerichte
PHOSPHAT
Schweinefleisch, Limonade
OXALSÄURE
Spinat, Rhabarber
KOFFEIN
Kaffee, Schwarztee
ALKOHOL
BEWEGUNGSMANGEL
STRESS
WASSERMANGEL

14.3. Kalziumräuber

Training

- Krafttraining (Bei fortgeschrittenem Stadium unbedingt die Bruchgefahr beachten und das Training therapeutisch überwachen!)
- Ansteuerungstraining (Koordination, Sensorik)
- Impact angepasst nutzen (Schweregrad der Osteoporose beachten!)
- motorische Abläufe fördern (Angstabbau!)
- funktionelle Ketten (auf Sturz und Verletzungsgefahren achten!)
- schmerzfrei trainieren (Schmerz nach 3-4 Wiederholungen: Übungsabbruch!)
- bei Schmerzen: im warmen Wasser arbeiten
- Zusatzstimulation nutzen (Vibration + EMS fördert Kraftaufbau massiv. Auch hier sollten Kontraindikationen beachtet werden!)
- Alltagsbewegungen integrieren (z. B. Hinlegen und Aufstehen schulen!)
- alltägliche Bewegungsabläufe manifestieren

Ein gesunder Knochenstoffwechsel unterstützt das Immunsystem und ein gesundes Immunsystem trägt zu einer guten Knochendichte bei. Das Procedere beschreibt Prof. Dr. Schett des Forscherkonsortiums »Osteoimmunology – IMMUNOBONE – A Program to Unravel the Mutual Interactions between the Immune System and Bone« recht anschaulich und deutlich. Ich möchte es Euch nicht vorenthalten und zitiere ihn sehr gern: *»Der Knochen stellt dem Immunsystem einen Kommunikationskanal zur Verfügung, welcher die Entwicklung und Funktion des Immunsystems erst ermöglicht. Umgekehrt modellieren Prozesse des Immunsystems, wie Entzündung, den Knochen. Die Interaktionen der beiden Systeme sind vergleichbar mit denen in sozialen Netzwerken. Man könnte behaupten, dass unsere Zellen miteinander twittern – Sie senden Botenstoffe aus, um eine Reaktion zu provozieren oder einen neuen Prozess in Gang zu setzen. Ganz ähnlich wie im Internet: Es werden Beiträge gepostet, die Diskussionen in Echtzeit auslösen und mittels der komplexen Vernetzungen unter den Mitgliedern in weitere Netzwerke gelangen. Vermutlich funktioniert die Zusammenarbeit des Knochen- und Immunsystems ähnlich.«*

Eine, wie ich finde, leicht verständliche und logische Beschreibung, die sich sicherlich auf das gesamte Teamwork unseres Körpers ausweiten lässt. Denn das Netzwerk endet nicht, das Immunsystem kommuniziert nachweislich mit vielen Zellen des Körpers. Diverse Botenstoffe flitzen durch unser System auf der Suche nach Störenfrieden und mit vielen Informationen im Gepäck. Unterstützen wir sie mit einem gesunden und bewegungsreichen Lebensstil!

Bevor wir uns nun in die praktische Umsetzung stürzen, möchte ich mit Euch meinen persönlichen »Trainerkodex« teilen. Ich hoffe, Ihr stimmt mir zu.

Unsere Kunden vertrauen uns! Dieses Vertrauen sollten wir nicht missbrauchen. Wir können noch so sicher sein, eine medizinische Problematik erkannt zu haben, es liegt nicht in unserem Ermessen, eine Diagnose zu stellen. Wir haben die Chance, mit den Menschen, aufgrund einer adäquaten medizinischen Therapie, ein motivierendes, solides Bewegungskonzept zu erarbeiten. Wir haben das Glück, mit unseren Kunden in einer privaten Atmosphäre arbeiten zu dürfen, die an sich schon für Entspannung ihrer Probleme sorgt. Wir haben die Pflicht, unsere Kunden nachhaltig und gesundheitsfördernd zu betreuen. Das gelingt nur, wenn wir uns stetig weiterbilden und offene Fragen recherchieren.

Vielen Dank für Euer Interesse und nun viel Spaß bei der praktischen Umsetzung! ☺

Es bedarf der ständigen Bewegung, um den Zustand des Gleichgewichts zu erhalten.

PRAKTISCHE UMSETZUNG

15. BEVOR IHR LOSLEGT

Ich habe lange überlegt, wie ich die Übungen logisch einsortiere, denn natürlich gibt es unzählige Übungen, die für mehrere Muskelgruppen genutzt oder einfach variiert werden können. Ihr habt nach dem Lesen der theoretischen Grundlagen die Fähigkeit, den Übungsfokus nach eigenem Bedarf zu lenken. So sortiere ich die Übungen regional bzw. funktional in einer grundsätzlichen Einteilung:

Sensomotorisch: Die Grundübung liegt mit ihrem Fokus eher im Bereich der Wahrnehmung oder Ansteuerung.

Stabilisierend: Die Grundübung fokussiert die dynamische oder statische Stabilität. Eine Reizstärke wird hier nicht oder nur selten angegeben, denn hier entscheidet das Leistungslevel.

Mobilisierend: Die Grundübung richtet sich an die Geweberegeneration, Förderung der Gelenkbewegung (ROM) oder Mobilität längerer Muskelketten (Myofasziale Leitbahnen).

Myofaszialer Benefit: Hier benenne ich anfangs mehr, später weniger Möglichkeiten, Übungen mit einem hohen Anspruch auf die bindegewebigen Strukturen zu erweitern. Warum die Infos abebben? Weil Ihr verstehen werdet, wie es grundsätzlich funktioniert. Später könnt Ihr es also allein. Einige Übungen sind grundsätzlich faszienorientiert. Sie werden farbig markiert.

Außerdem habe ich mich dazu entschlossen, die Grundsatzübungen nur in Variation vorzustellen. So werdet Ihr keine klassische Kniebeuge finden, was nicht heißt, sie sei nicht gut. Nein, Grundsatzübungen sind perfekt geeignet und haben sich über lange Zeit bewährt. Ich nutze sie viel und habe sie vielfältig variiert. Ich hoffe, ich kann Euch so ein paar neue Eindrücke liefern.

16. AUSGANGSPOSITIONEN

Stand

Hüftbreit oder schulterbreit: Diese Ausgangspositionen unterscheiden sich im Abstand der Füße voneinander. Hüftbreit lässt sich als Lot unter der Hüfte beschreiben. Funktionell erreicht man diese Position recht gut, indem Ihr einfach zwei bis drei kurze Hüpfer (ohne führende Beinausrichtung!) durchführt. So landen die Füße meist in ihrer aktuellen Funktionsstellung hüftbreit. Im Durchschnitt ergibt dies einen ein bis zwei Fuß breiten Abstand zwischen den Füßen.

Die Schulterbreite ergibt sich aus dem Lot zum Schultergelenk. Diese Position lässt sich nicht so einfach hüpfend erreichen. Hier gilt das Augenmaß mit einem größeren Abstand als der hüftbreite Stand, ca. zwei bis drei Fußbreiten.

Breiter Stand: Diese weit aufgestellte Position benötigt zwingend eine leicht auswärts gedrehte Fußstellung. Auch hier hilft es, kurz breitstehend zu hüpfen und dann nur leicht zu korrigieren.

Ausfallschritt: Bei dieser langen Schrittposition sollte der vordere Unterschenkel senkrecht unter dem Knie stehen. Auch wenn es hier unzählige Meinungen gibt, ist diese Position meiner Erfahrung nach angenehm und doch anspruchsvoll. Ich gebe gerne die Zusatzaufgabe, die Zehenspitzen leicht vom Boden zu lösen. So lagert der Fuß auf der Außenkante und der Ferse und ist automatisch im Gewölbe aktiv. Der Oberkörper richtet sich senkrecht aus, in der hinteren Hüfte wird eine Streckung spürbar. Der Rücken wird durch die übliche Core-/Korsettspannung abgeflacht.

Die Breite dieser Position unterscheide ich in Gleisen. Je breiter der Ausfallschritt, desto leichter fällt meist die Übung. Probiert gern diese Art der Kombination:

Dreigleisiger Ausfallschritt:	Schulterbreite Schrittstellung
Zweigleisiger Ausfallschritt:	Hüftbreite Schrittstellung
Eingleisiger Ausfallschritt:	Schrittstellung der Füße direkt hintereinander

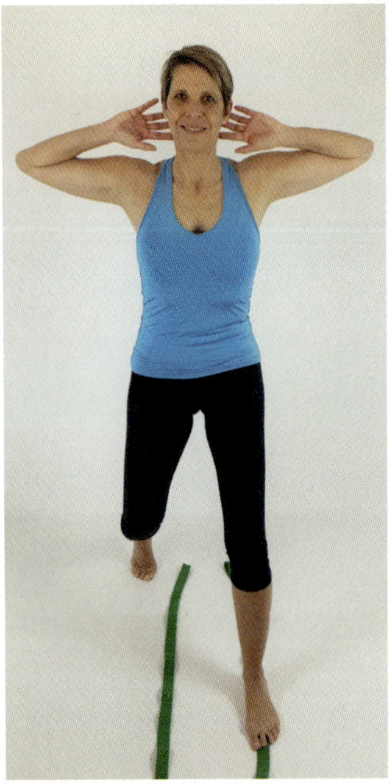

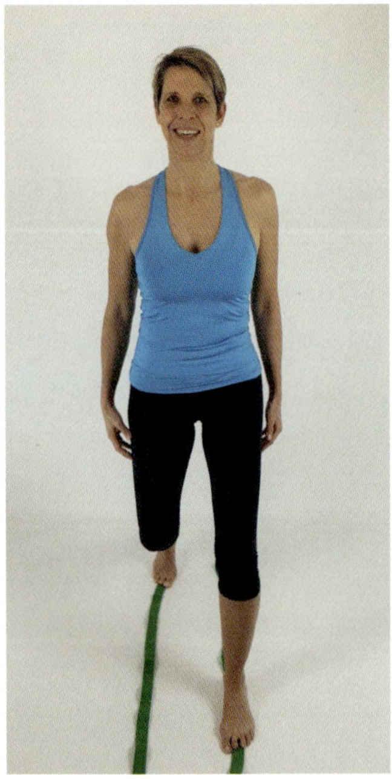

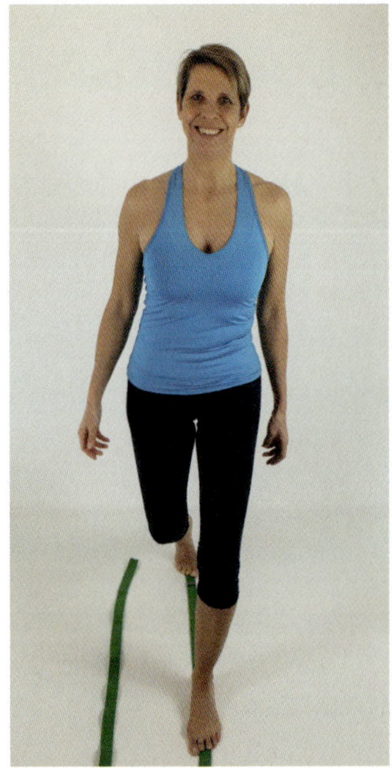

Einbeiniger Stand: Hier ist die Position wohl jedem klar. Bleibt nur die Bitte, Übungen im Einbeinstand genau anzuleiten und den Reiz progressiv zu steigern. Bevor Menschen auf weichen Untergründen sensomotorisch überfordert werden oder sich zusätzlich festhalten müssen, sollten wir lieber den Untergrund fester gestalten.

Kanutenstand: Diese Position beschreibt eine tiefere Etage des Ausfallschritts. Grundsätzlich ist es ein Ausfallschritt mit abgelegtem hinterem Knie. Eine gute Ausgangsposition für Übungen mit Oberkörpervorneigung.

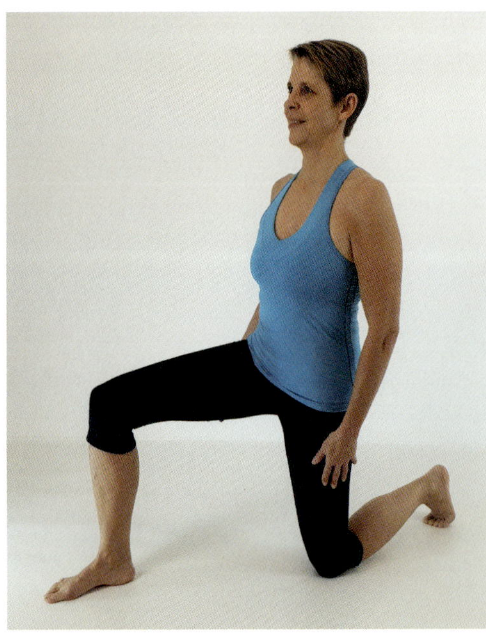

Boden

Bankposition: Diese Position wird auch als »Vierfüßlerstand« oder »auf allen Vieren« bezeichnet. Die Unterscheidung »hohe« und »tiefe« Bank liegt in der Lagerung auf den Händen bzw. den Unterarmen unterhalb der Schultergelenke. Die Knie stützen unterhalb der Hüftgelenke und der Rücken hält sich flach mit leicht gespanntem Core/Korsett.

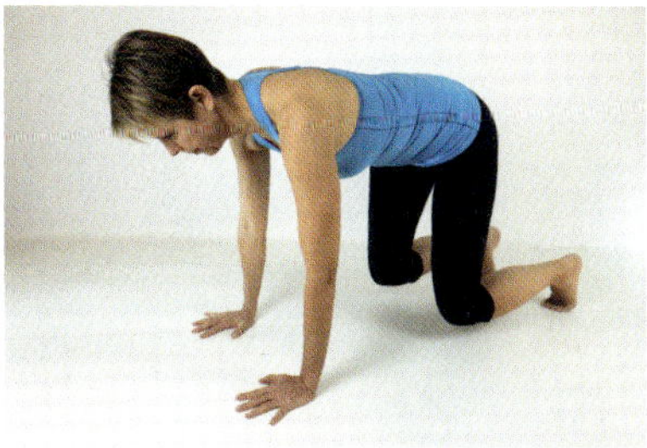
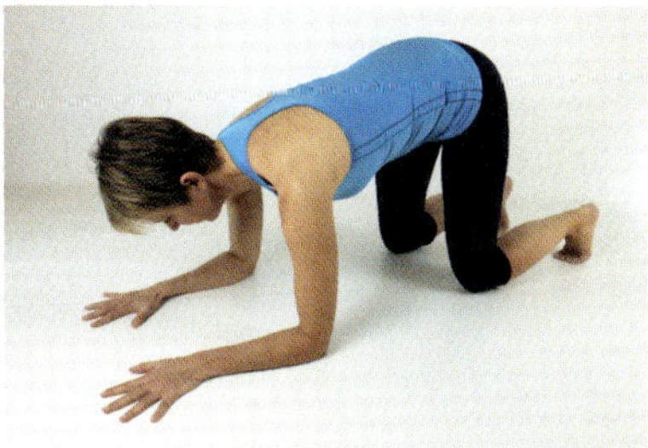

Plank: Auch wenn die Plank eine eigene Übung darstellt, wird sie gerne als Ausgangsposition genutzt. Sie kann als Variante der Bankposition gesehen werden. Setzt einfach die Beine rückwärts unter der Hüfte heraus und vergrößert so den Hüftwinkel, ohne den Schulterwinkel zu verändern. Bei einer Plank muss der Rumpf Spannung aufbauen, um den Stütz zu halten. Spürt Ihr die Spannung nicht, wird der Körperschwerpunkt zu weit in Richtung Hüfte gelagert sein.

Kurze Plank: Knie und Hände (ggf. Unterarme bei der tiefen, kurzen Plank) befinden sich am Boden.

Lange Plank: Die Beine sind gestreckt und die Hände (ggf. Unterarme bei der tiefen, langen Plank) stützen am Boden.

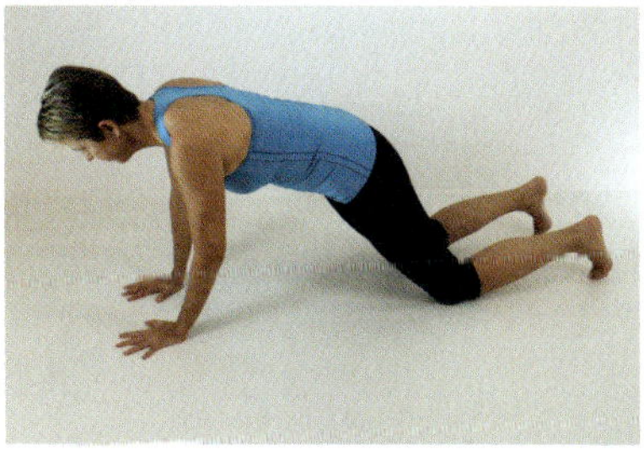
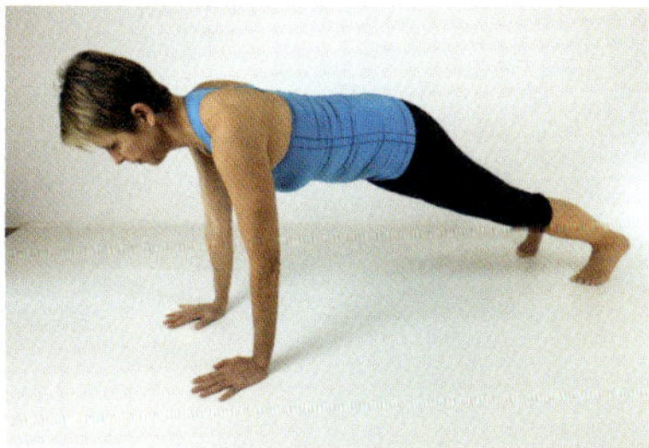
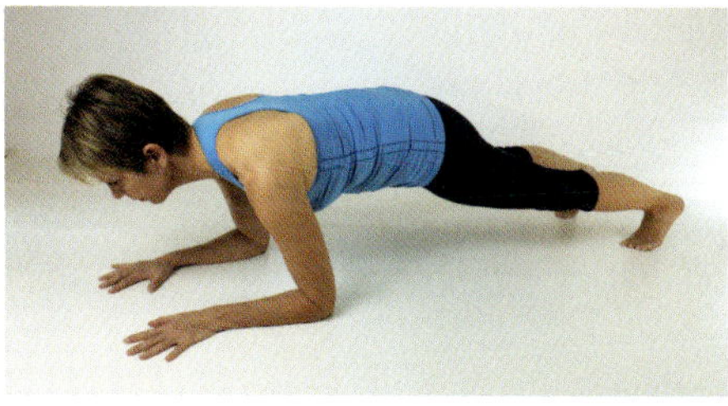

Bauchlage: Diese Position benötigt sicher keine weitere Beschreibung. Beachte lediglich die verschiedenen Druckbelastungen der Wirbelsäule, die sich je nach Übung ergeben können. Auch wenn heute lange Beinhebel wieder »erlaubt« sind, sollten sie unter Beachtung der Bandscheibensicherung stattfinden. Kannst Du während einer Hebelübung keinen »flachen«, somit vorgespannten Rumpf erhalten, sollte die Intensität verringert werden.

Rückenlage: Hier verhält es sich ähnlich wie bei der Bauchlage. Eigentlich logisch, nur ist hier die Sicherung der Wirbelsäule wichtig. Auch wenn ich ständig von »Full range of motion« spreche, das Kopfgelenk und der untere Rücken möchten nicht geknickt werden. Eine vorgespannte Rumpfmuskulatur schützt nicht nur vor diesem Knick, sie hilft sogar, den Anspruch auf die unterschiedlichen Partner und die faserigen Strukturen zu erhöhen.

Seitenlage: Je nach Ziel lagert der Körper hier mit funktioneller Wirbelsäule auf einer Körperseite. Der Kopf kann unterlegt werden (z. B. Handtuch, Unterarm, Hand) und die Beckenschaufeln stehen nahezu senkrecht übereinander. Sobald eine Übung diese Position auflöst, gilt auch hier die Sicherung des Rumpfes. Die Core-/Korsettspannung ist somit ein essentieller Partner für sämtliche kraftrelevanten Übungen in Bodenlage.

Exkurs Atmen: Oftmals stellt sich im Training die Frage »Wann atme ich ein bzw. aus?«. Tatsächlich ist einatmen sinnvoll, wenn der Brustkorb sich im Übungsverlauf weiten kann. Gerade in der Bodenlage neigen vielen Trainierende zur »Pressatmung« oder gar dazu die Luft anzuhalten. Sie versuchen zwanghaft, die Atmung korrekt durchzuführen, darunter leidet jedoch meist die Qualität der Übung und auch die der Atmung. Also wäre es sicher sinnvoller, vorerst das gleichmäßige Atmen anzuweisen, ohne den Zeitpunkt genau vorzugeben. Das Erinnern an die fortlaufende Atmung steht im absoluten Fokus. Es gibt natürlich Ausnahmen, zum Beispiel das Üben der richtigen Korsettspannung.

Exkurs Core-/Korsettspannung: Sie wurde schon erwähnt und soll hier kurz erklärt werden. Die Corespannung ist auch als »Powerhouse« oder »tensegrale Corespannung« bekannt. Ich nenne sie bildhaft die »Korsettspannung«. Dieses Bild beschreibt den Muskelzug optimal. So ziehen die rumpfspannenden Muskeln den Bauchraum zusammen wie ein Stützkorsett. Übt das Zusammenschieben der Rippenbögen in Kombination mit der Ausatmung oder zieht den Bauchnabel in Richtung Wirbelsäule beim Einatmen und senkt die Rippen über den Bauch beim Ausatmen. Steht Ihr auf einem Bein, springt im schlauen Körper die Korsettspannung übrigens automatisch an.

17. ÜBUNGEN FÜR DIE HALS- UND NACKENREGION

Endlich praktisch! Ihr könnt mit einem »Nicken« starten und die Hals-Nackenregion ist schon gefördert. Drückt und schiebt die Zunge im Gaumen und Mundboden umher, so wird die Förderung noch effektiver. Erinnert Euch in der Praxis immer mal wieder daran, den Zungenmuskel mit in die Übung einzubeziehen. Wir wissen ja jetzt, dass diese Aktion das gesamte System aktiviert und stimuliert. Ähnlich verhält es sich natürlich mit den Augen und der mimischen Muskulatur. Augen auf, Übung fokussieren und los geht es!

Sensomotorisch

1. **Scheich** Ich weiß, es sieht exotisch aus, aber der Erfolg gibt mir bei dieser Übung recht. Von Ansteuerung bis Wahrnehmung ist in dieser Übung alles enthalten. Der deepRING by Togu wird auf dem Kopf fest platziert (funktioniert mit einem Handtuch sehr gut). Bewegt Euch (z. B. mit weiten Kniebeugen o. ä.), ohne die Kugeln aus der Balance zu bringen. Bringt die Kugeln in eine gleichmäßige, feine Rotation (nur mit dem Kopf bzw. nur mit dem Körper).

   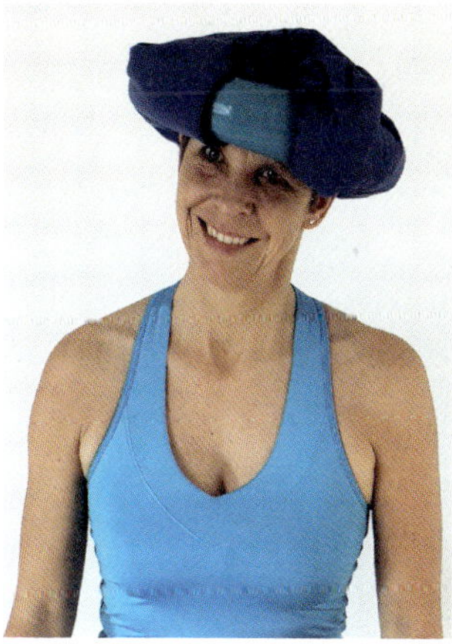

   Übt max. zwei Minuten, nehmt den deepRING ab und spürt den Effekt (Er setzt zeitverzögert ein.)!

   NICHT DURCHFÜHREN BEI EPILEPSIE ODER STARKEN SCHWINDELANFÄLLEN!

   Myofaszialer Benefit: Teamwork at its best! Hier fördert der fest aufgesetzte Ring sowohl die auditive als auch die taktile Wahrnehmung sowie den Zellwasseraustausch der Kopffaszien. Die reflektorische Aktivierung der Hals-Nackenstrukturen hilft nicht nur der Stabilisation, auch die Feinmotorik kommt voll auf ihre Kosten.

   Das Übungsvideo gibt's hier: https://kurzelinks.de/2vvq.

2. **Schildkröte** Beginnt in der hohen Bankposition, die Hände stützen unterhalb des Schultergelenks. Schiebt die Schulterblätter in Richtung Gesäß und gleichzeitig den Kopf aus dem Schultergürtel heraus (A). Bevor die Bewegungsrichtung umkehrt, drückt die Zungenoberfläche stark gegen den Gaumen und gleichzeitig die Hände in den Boden (B). Entspannt mit eingerollten Schultern und eingezogenem Kopf.

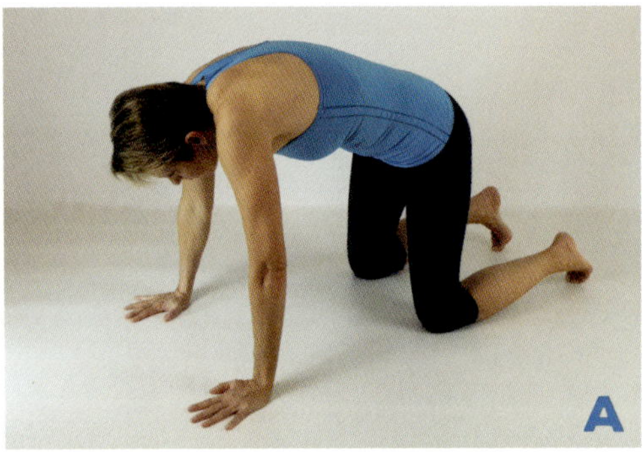
A

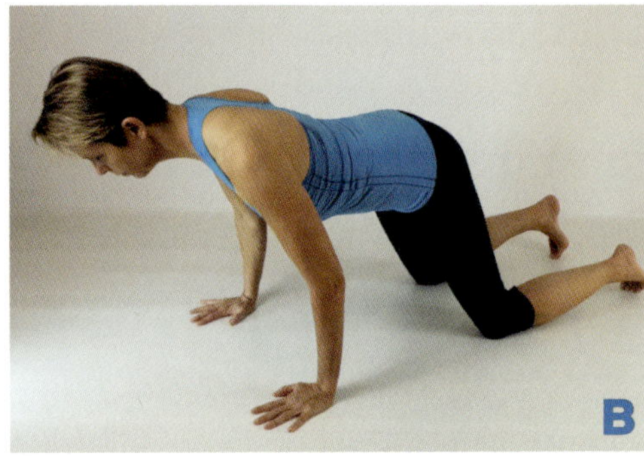
B

3. **Stirnrolle** Neigt Euch im Fersensitz vor und legt die Stirn auf einen Ball (weich oder fest ist hier Geschmackssache), die Arme auf dem Boden (A). Rollt den Ball mit der Stirn in verschiedene Richtungen, ohne ihn zu verlieren (B). Variationen sind gewünscht. Zum Beispiel das Kinn auflagern oder den Wangen- und Kieferbereich miteinbeziehen (C).

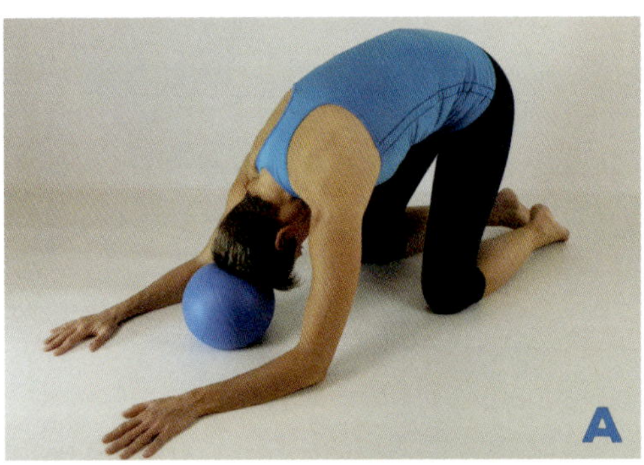
A

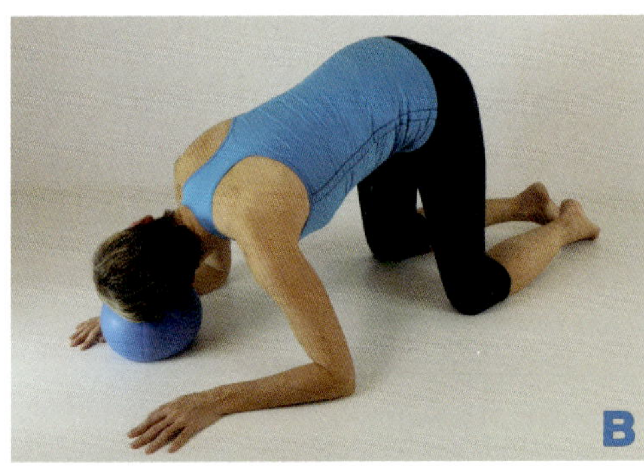
B

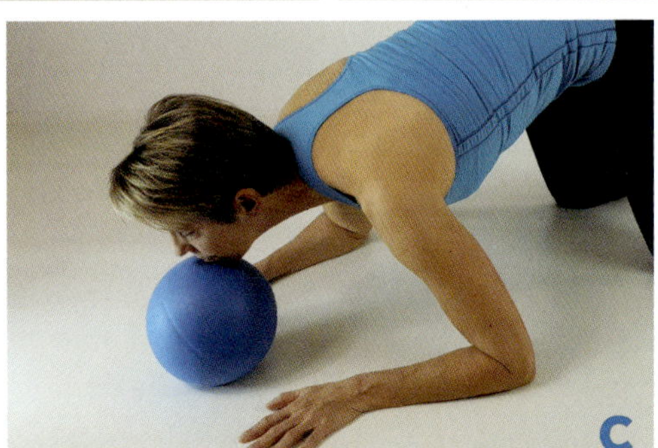
C

4. **Ellenkuss** Aus dem geraden Stand legt Ihr die rechte Hand auf die linke Schulter (A). In das sich ergebende Dreieck schiebt der Kopf vor, Küsschen in den Ellenbogen (B) und zurück in die gerade Körperposition. Optimal spür- und kontrollierbar ist diese Übung im Stand an der Wand. Richtig, auch die Mobilisation wird hier gefördert.

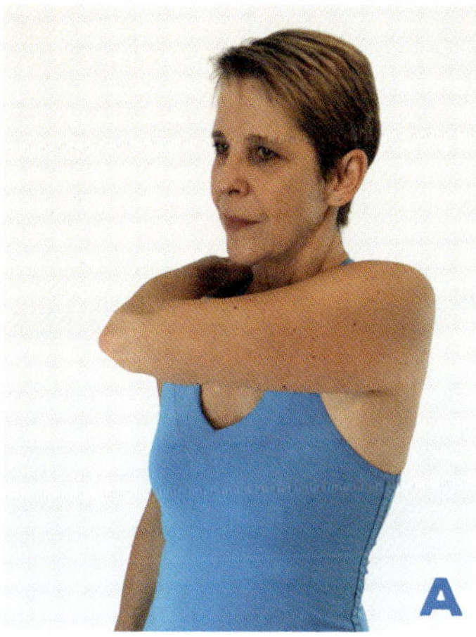

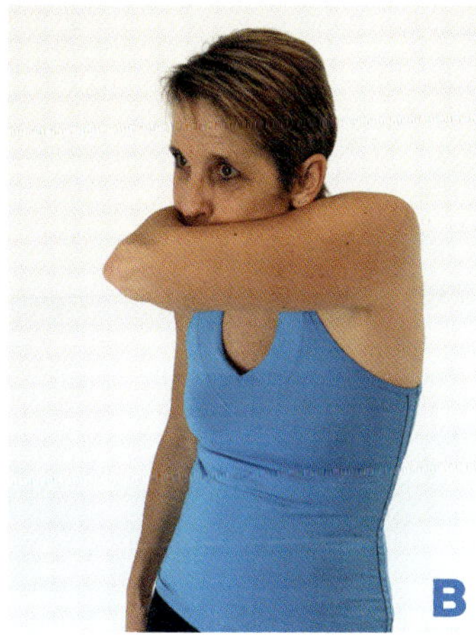

Stabilisierend

5. **Nackenfedern** Legt aus der Seiten- oder Rückenlage den Kopf auf einen weichen Ball (hier Redondoball). Presst den Kopf in den Ball und dreht ihn einmal hin und her (A). Wieder geradeausschauend lasst den Pressdruck los. Der Kopf »federt« hoch (B). Lasst das Federn zu, bis der Kopf zur Ruhe kommt. Nach kurzer Pause erneut beginnen.

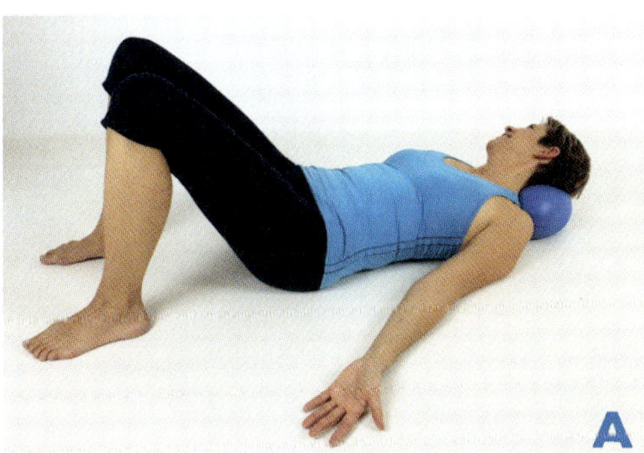

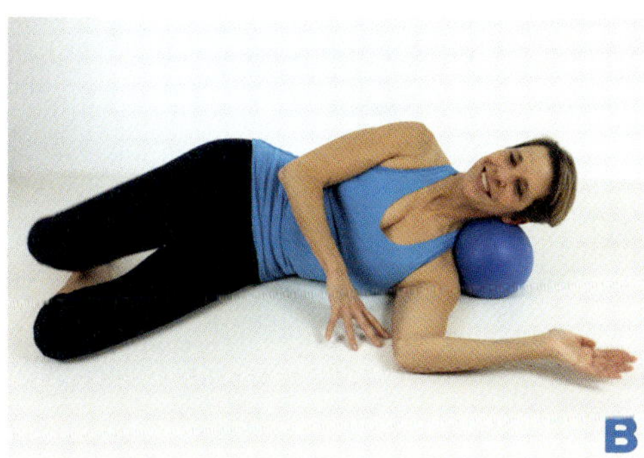

6. **Kopfpresse** Legt beide Hände flach auf Euren Kopf und übt mäßigen Druck aus (A). Ihr werdet feststellen, dass der Körper sich automatisch aufrichtet. Erhaltet das und beginnt – unter gleichbleibendem Kopfdruck – die Schulterblätter zu heben und zu senken. Bitte die Übungszeit extrem kurzhalten, ich empfehle max. 30 Sekunden Belastungszeit. Danach den Kopf in feinen Bewegungen, ohne Druck, ausrichten.

   Für eine feine Ansteuerung (sensomotorisch) probiert das Kopfpressen mit Blutdruckmanschette in der Rückenlage (B).

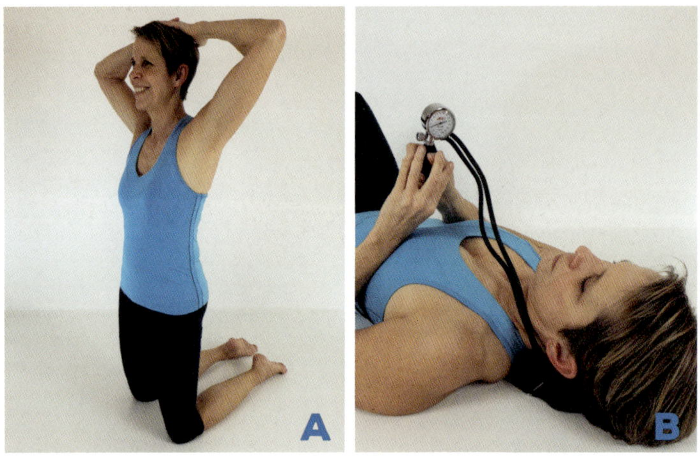

7. **Plank & Press** Eine gute Kombination (lohnende Pause) für die Plank. Stützt das Kinn oder die Stirn in ein mit den Händen gespanntes Handtuch (A). Nun presst mit variablen Bewegungen den Kopf in das Handtuch und wechselt die Belastung in Kombination mit Rollbewegungen im gesamten Rücken. Später könnt Ihr die Übungen vereinen. Probiert es auch mit Kinnpressen (B). Vermeidet eine massive Überstreckung (Hyperlordose) in der Halswirbelsäule. Wichtig: Überstreckungen der HWS vermeiden!

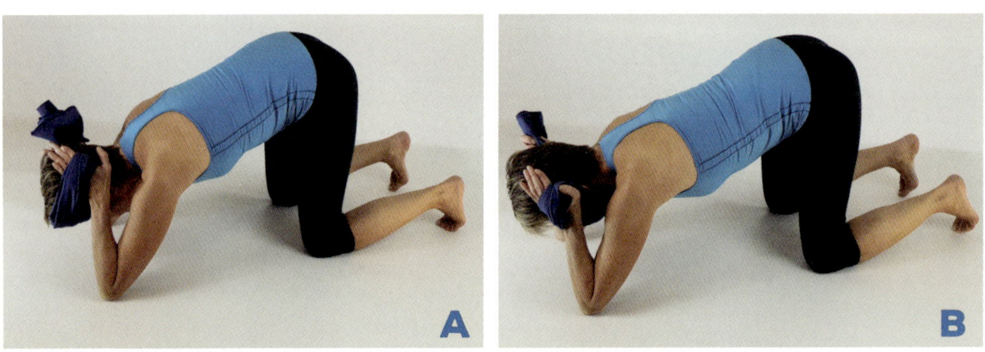

Mobilisierend

8. **Schulter-Nackenrolle** Schiebt aus der hohen Bankposition den linken Arm unter dem Körper hindurch zum rechten Knie und legt Kopf und Schulter linksseitig ab (A). Der Rücken beginnt mit verschiedensten Bewegungen, während der Arm am Bein blockiert liegt (B). Fühlt es sich gut an, deutet schaukelnd eine Rolle über die linke Schulter an, ohne die Armposition aufzulösen.

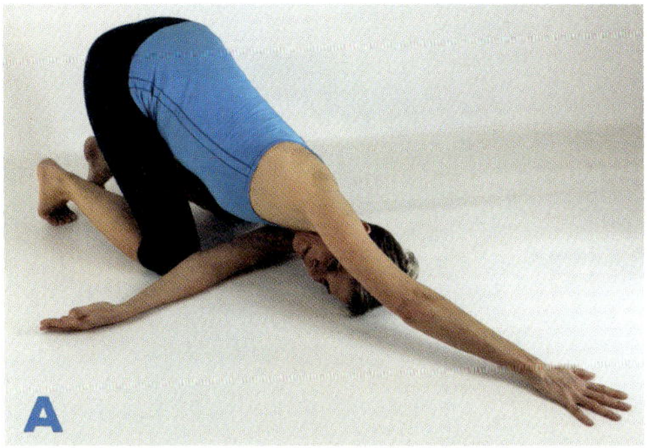

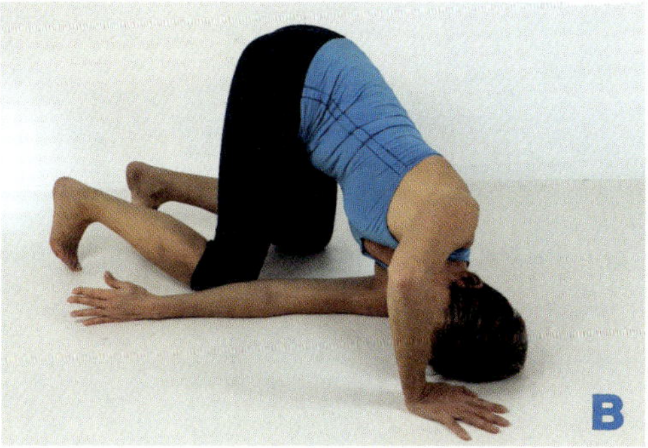

9. **Schlingenpendel** Mit einem Schlingentrainer lässt sich die Halsregion sehr gut entspannen. Stellt die Schlingenlänge ca. eine Handbreit über dem Boden ein und lagert den Kopf auf Höhe der Schädelbasis darin. Je weiter der Körper das Schlingenlot verlässt, desto höher wird der Zug auf die Halsstrukturen. Bitte vorsichtig arbeiten – »Less is more«, lautet hier die Devise.

   Myofaszialer Benefit: Wollt Ihr die Wahrnehmung und feine Abstimmung (Refinement) des Körpers üben, bewegt den Kopf geschmeidig fließend, ohne Stopps, in möglichst viele Richtungen. Stellt Euch diesen Bewegungsfluss als Wasserpflanze in einem klaren Fluss vor. Dieses Bild beschreibt nicht nur die Bewegung, sondern auch die Wirkung im Körper. Fließendes Zellwasser!

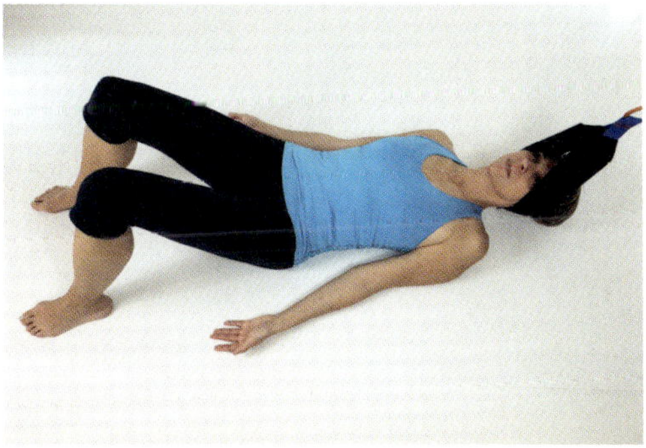

10. **Eigenmassage** Um die Muskelhüllen im Trapez oder Kopfwender zu erreichen, umfasst den entsprechenden Muskelbauch mit zwei bis drei Fingern recht fest, aber schmerzfrei (A). Bewegt den Muskel aktiv in allen erdenklichen Positionen ohne ihn loszulassen für ca. eine Minute. Dann einfach loslassen und nachbewegen. Die Reaktion setzt verzögert ein, meist fühlt sich die Region dann leicht und erfrischt an.

Myofaszialer Benefit: Egal wo im Körper Verspannungen auftreten, leichtes Zupfen, krallenähnliches Klopfen (B) oder flaches Klatschen (C) lösen Verspannungen, Irritationen und leichte Krämpfe temporär und kurzfristig auf. Zupfen wirkt in der direkten Nachbarregion intensiver als direkt im Schmerzbereich.

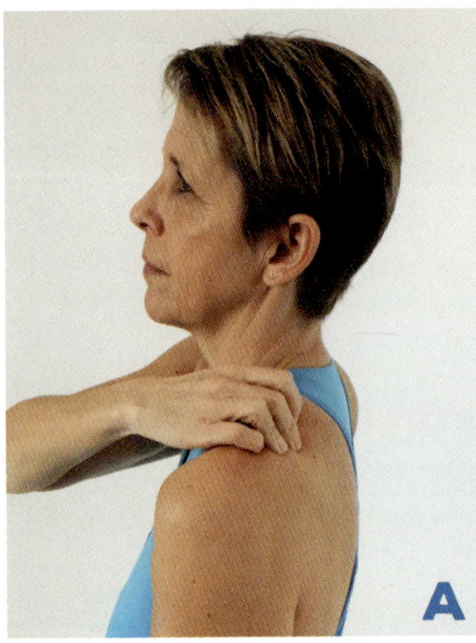
A

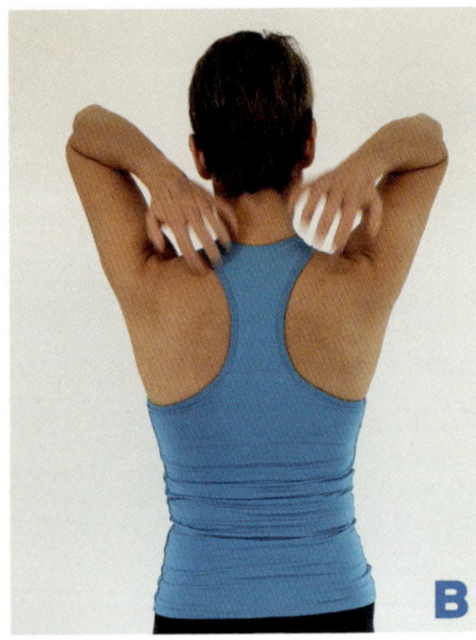
B

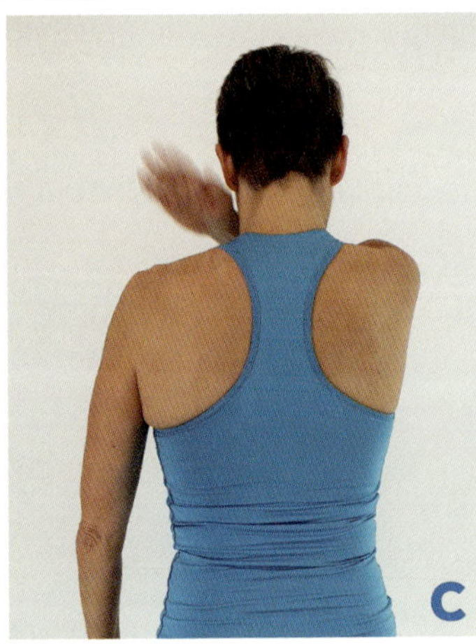
C

18. ÜBUNGEN FÜR DIE SCHULTER UND DEN SCHULTERGÜRTEL

Sensomotorisch

11. **Führungsrollen** Aus der tiefen Bank, dem Seit- oder Fersensitz legt Ihr einen Ball (ca. 16 cm) unter die seitlich abgelegte Hand (A). Führt nun den Ball mit allen denkbaren Hand-, Schultergürtel- und Körperbewegungen ohne ihn zu verlieren (B+C). Das Ergebnis wird ein sehr gut spürbarer, mobilisierter Schultergürtel sein.

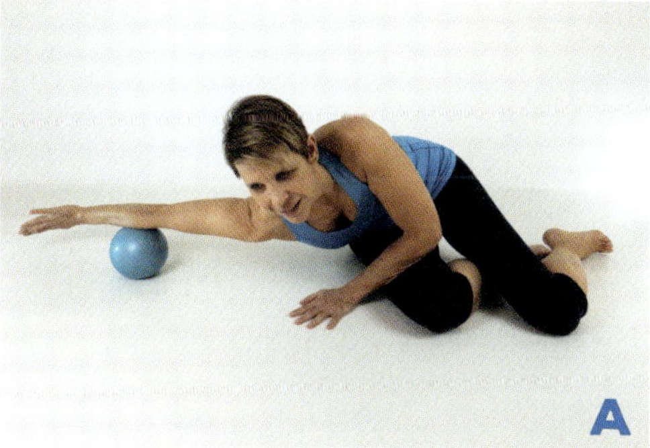

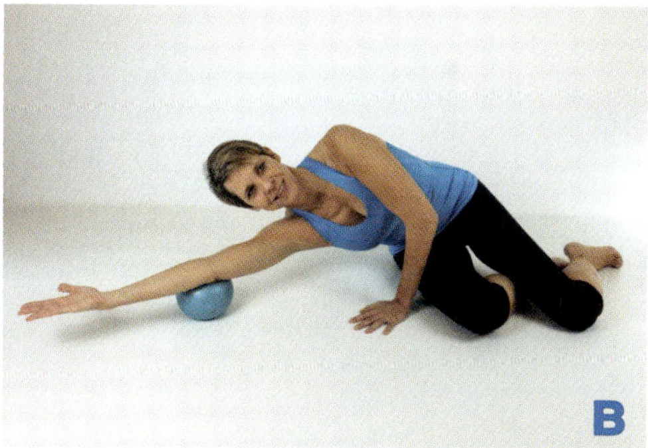

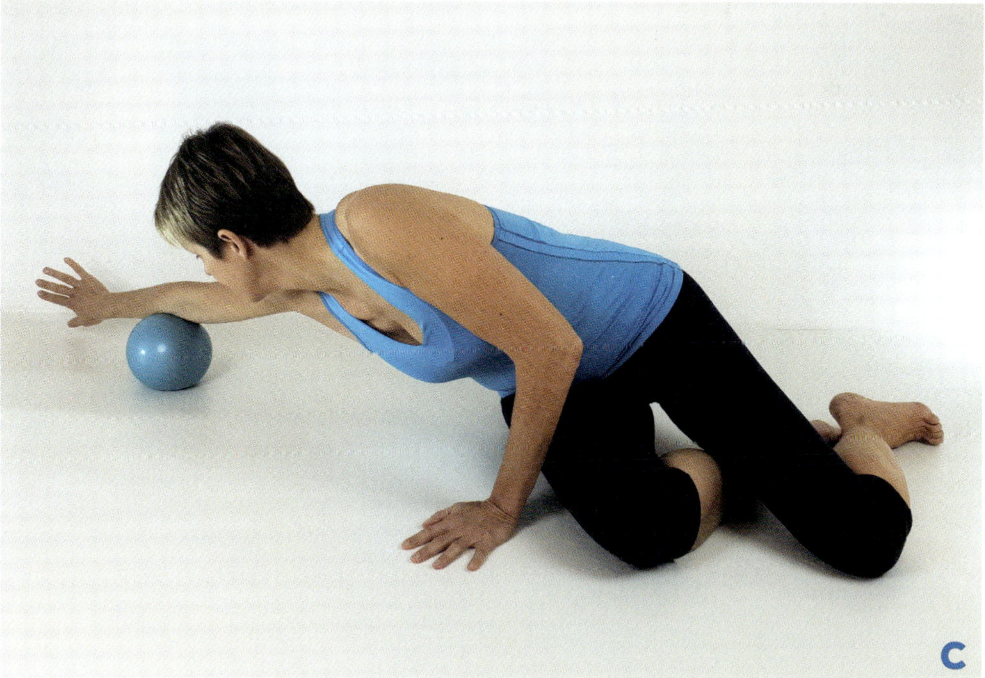

12. **Kontaktschieben** Aus der Rückenlage schiebt Ihr die gebeugten Arme (A) über den Kopf, bis sich die Fingerspitzen berühren (B). Die Ellenbogen und Handrücken sollten möglichst Bodenkontakt halten. Variiert mit fixierten und mobilen Schulterblättern. Funktioniert das gut, probiert es stehend an der Wand (C+D).

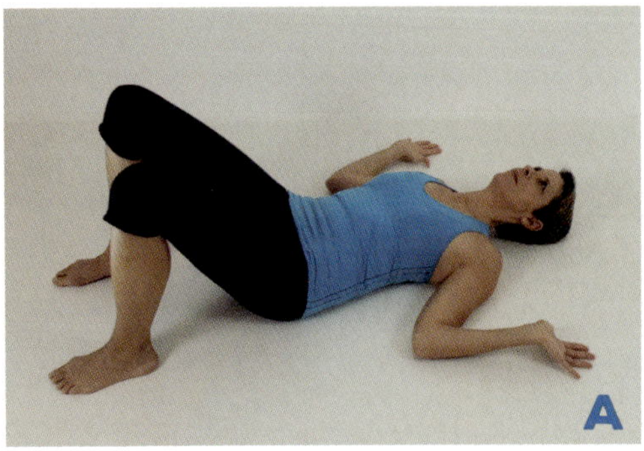

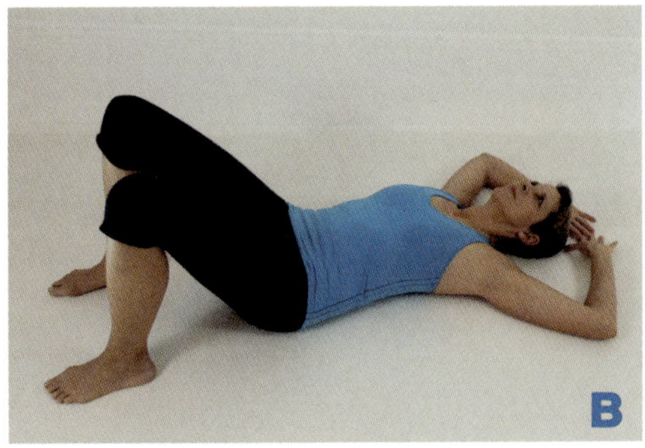

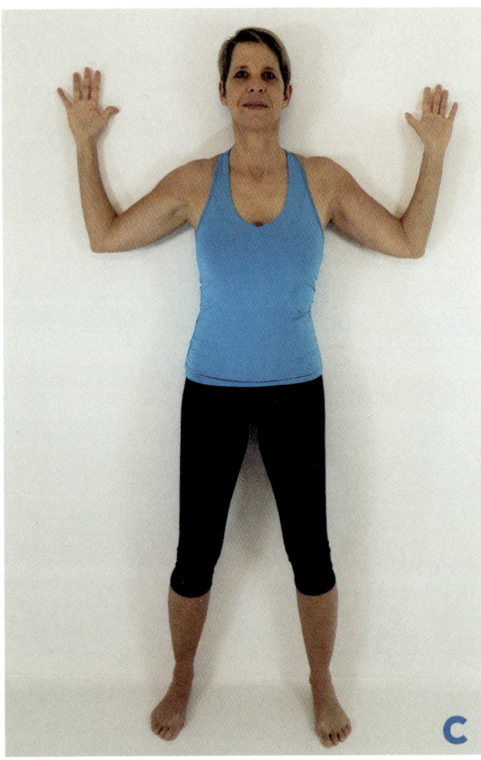

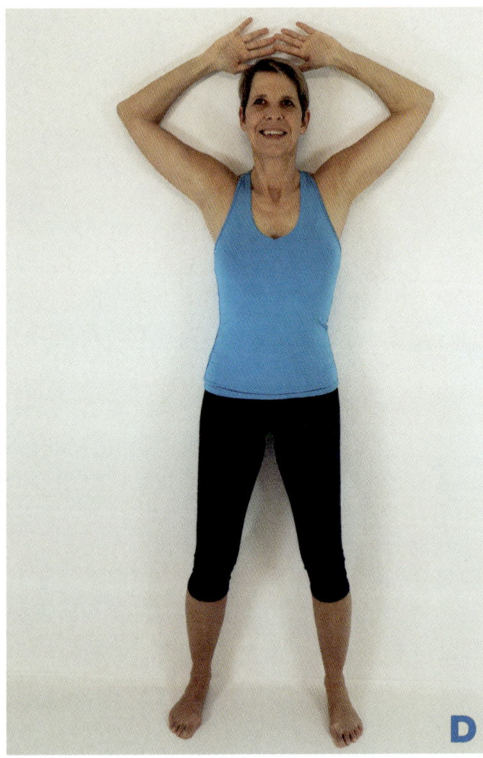

13. **Pezzifrosch** Auch gegen die Schwerkraft kann die Ansteuerung geübt werden. Legt Euch, gleich einem Frosch, über einen mittelgroßen Pezziball. Optimalerweise berühren sich die Fußsohlen und der Rücken entspannt sich (A). Hebt die vor dem Körper verschränkten Arme mit Hilfe der Schulterblattbewegung vom Boden, ohne den Rücken stark zu aktivieren (B). Hebelvariationen der Arme verändern den Anspruch an die Ansteuerung (C).

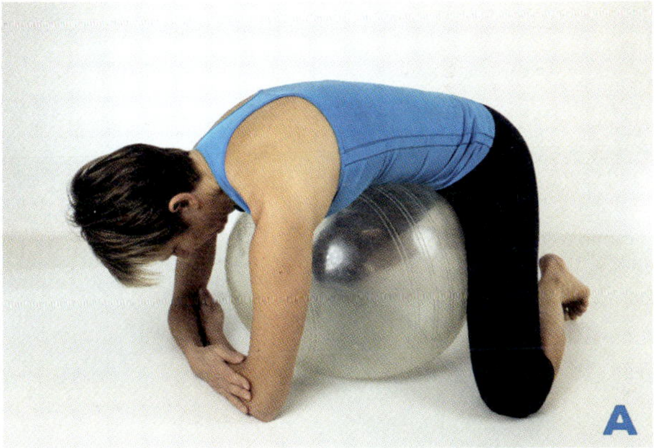

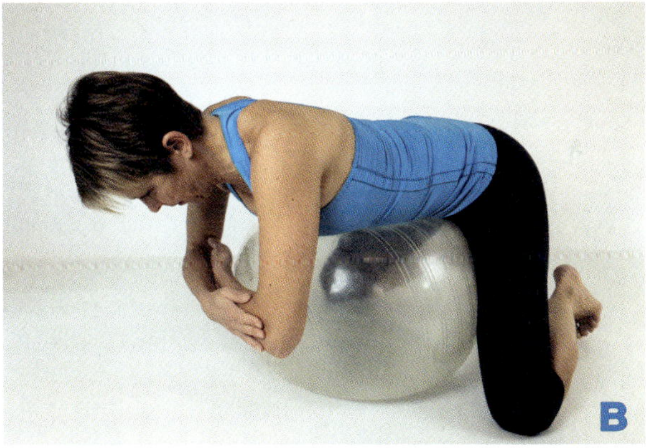

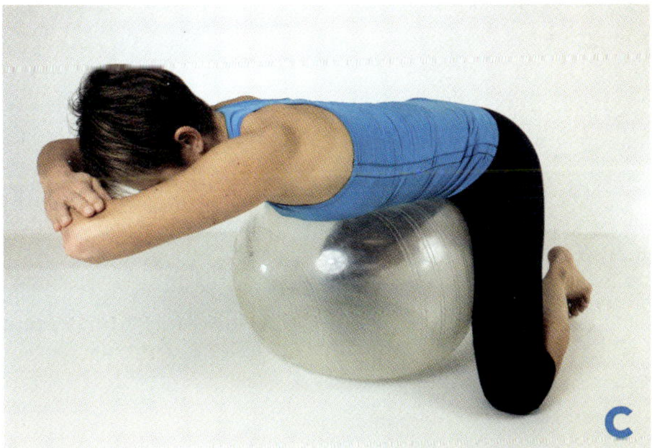

14. **Release +** Um die Schulterblattmuskeln zu massieren und gleichzeitig die feine Ansteuerung zu proben, legt einen Gymnastikball (hier Fascial Coach Ball) unter die rechte hintere Achsel (A). Die Schulter beginnt, den Ball kreisend zu bewegen. Massiert mit dem Ball Schulter und Schulterblatt (myofaszialer Benefit!). Für mehr Schultermobilität bewegt den Ball nur über die Bewegungen des Schulterblatts oder probiert, den Ball komplett mit dem Arm zu umkreisen (B). Als stabilisierende Variante zieht den Ball mit Druck von der Hand zum Ellenbogen und zurück (instabiler seitlicher Stütz).

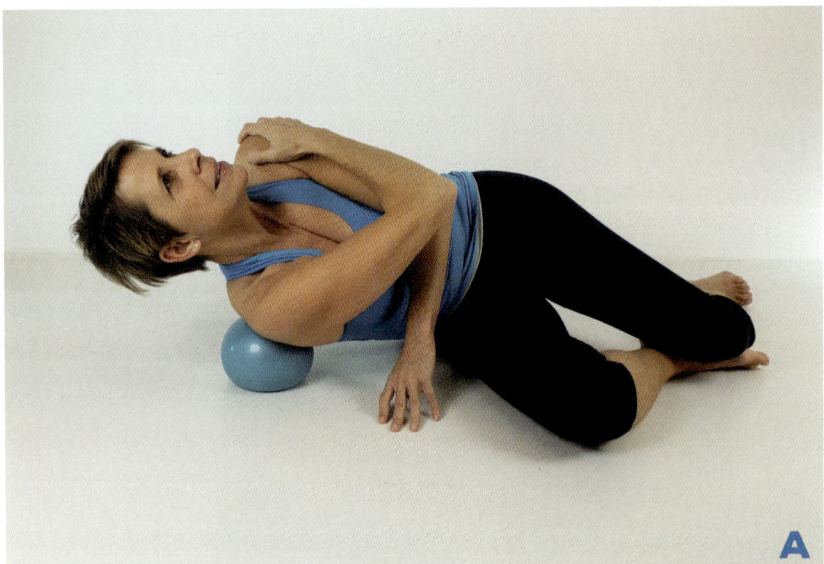

A

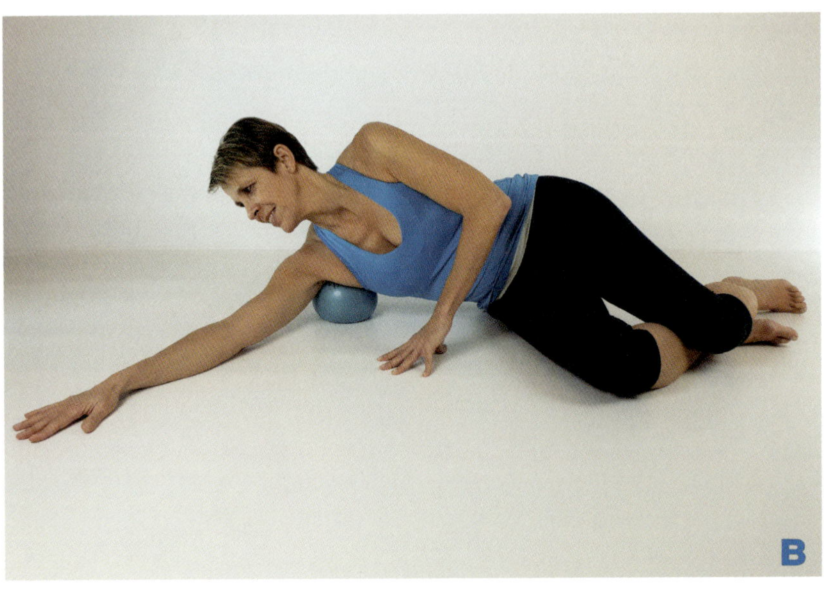

B

15. **Handtuchbattle** Greift ein Handtuch außenrotiert mit beiden Händen (A+B). Vorerst übt nur die saubere Positionierung der Schulterblätter und die Schultersenkung. Fester Körperstand und das stabilisierende Battle kann beginnen. Der rechte Arm rotiert nach rechts, der linke Arm hält gegen und gewinnt später. Klemmt Ihr einen weichen Ball oder Luftballon zwischen Ellenbogen und Schulter, wird die Sensomotorik vermehrt gefördert.

Myofaszialer Benefit: Bringt die linke Seite bis zum absoluten Endpunkt und »federt« hier minimal unter hoher Last nach, bis die Muskelkraft nachlässt. Haltet dann die Position, während die rechte Seite zieht. Nutzt die Bremskraft (exzentrische Phase) vollständig aus. Ggf. darf die rechte Zughand umfassen!

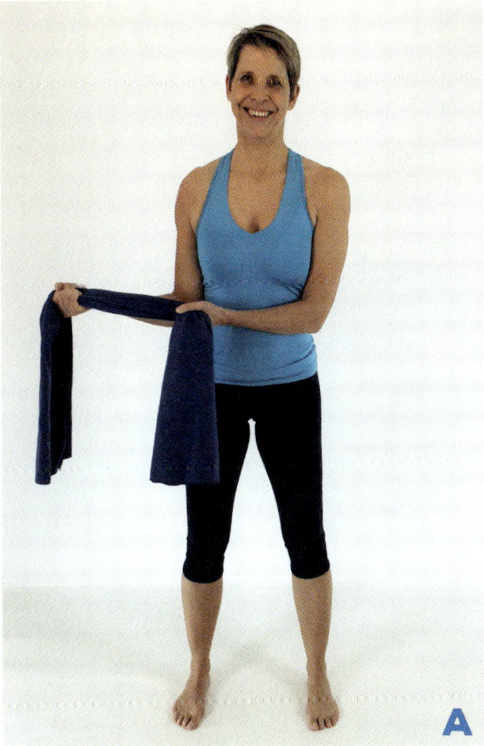
A

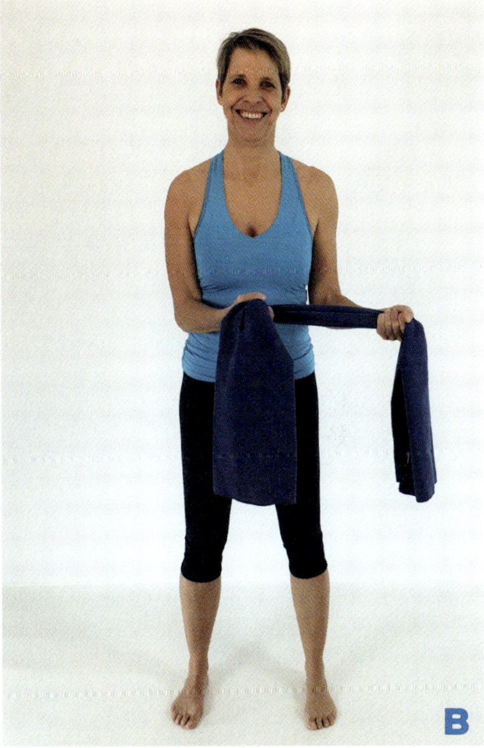
B

16. **Kippeln aus der Seitlage** Legt in der Seitlage den oberen Oberarm auf dem Körper ab und durchfasst mit der Hand den deepRING (1,5 kg Gewicht) (A) oder legt eine leichte Hantel (ca. 0,5-1 kg) auf dem gespreizten Handrücken ab. Hebt den Unterarm bis auf Ellenbogenhöhe und dreht nun den Unterarm bzw. die Hand fein hin und her (B). Der deepRING gibt ein schubsendes Feedback. Variierend kann der Arm aufgedreht werden (außenrotiert) und winkend arbeiten. Die Kugeln im deepRING sollten fein schaukeln (C).

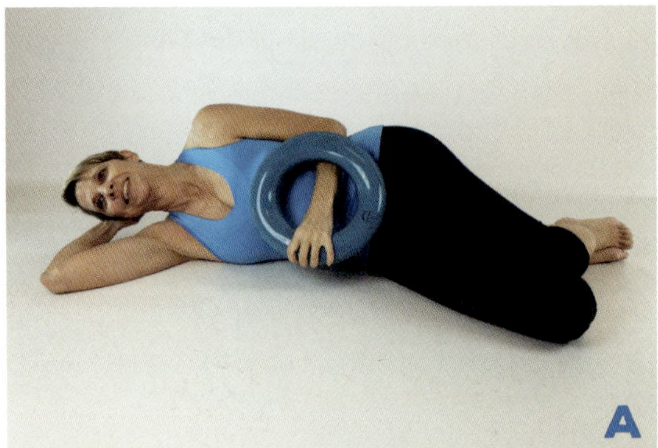

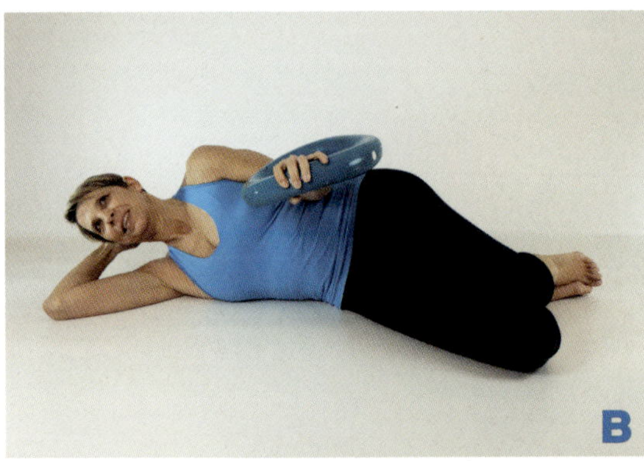

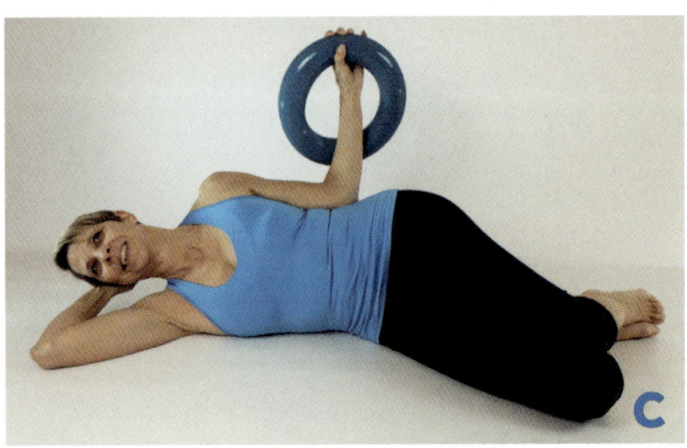

Stabilisierend

17. **Handtuchüberzüge mit Partner** Mit einem Handtuch könnt Ihr nicht nur allein aktiv werden, sondern auch z. B. im Groupfitness für Muskelkraft sorgen. Stellt Euch rückwärts zueinander in einem rechtsseitigen Ausfallschritt. Das Handtuch liegt jeweils über der rechten Schulter. Greift das Handtuch auf Schlüsselbeinhöhe und hebt es über den Kopf. Nun beginnt eine Sägebewegung unter dauerhaft hoher Handtuchspannung. Diese kann als Überzug einfach gerade oder in Kombination gerade vs. diagonal durchgeführt werden. Auch bieten sich unterschiedliche Fassarten an. Sollte ein Partner sehr viel stärker sein, verändert einfach seine Standstabilität. So kommt jeder auf seine Kosten.

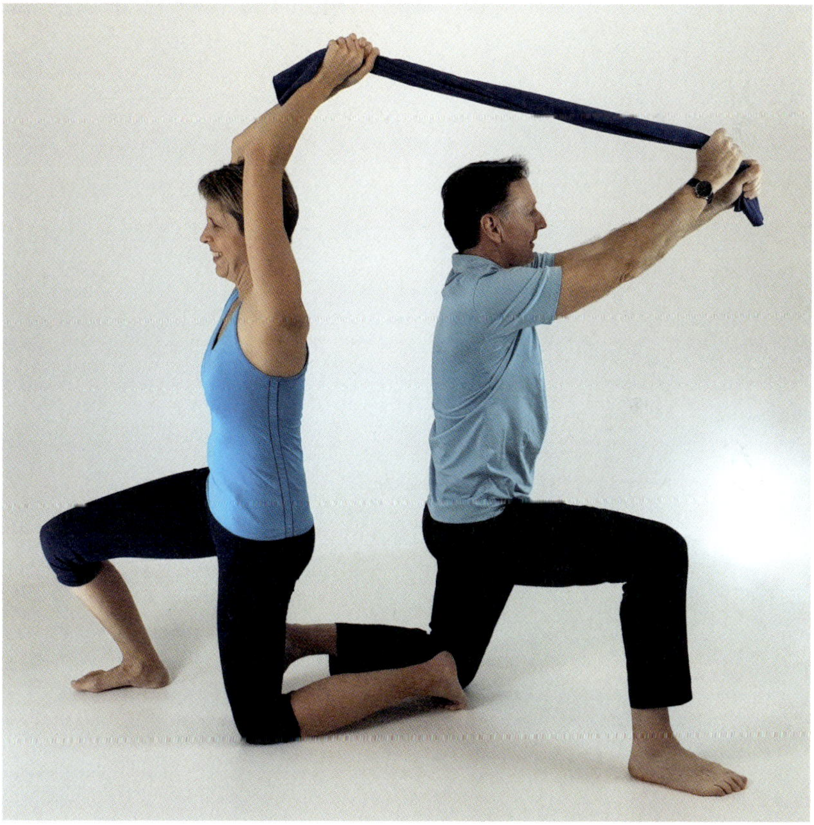

18. **Pezziballdips reverse** Nutzt gern mal die Rückenlage, um die trainierte Ansteuerung in Stabilität umzusetzen. Die Bewegung des Schulterblatts lässt sich so leichter erspüren. Legt Euch auf den Rücken, Beine aufgestellt, und drückt einen mittelgroßen Pezziball mit den Händen (A). Führt die Arme mit gleichbleibendem Druck hinter den Kopf (B) und wieder zurück. Wichtig! Die Schulterblätter sollten konstant adduziert gehalten und leicht Richtung Gesäß geschoben werden. Die Ellenbogen orientieren sich gleichbleibend Richtung Körpermitte.

Den Umkehrpunkt findet Ihr dort, wo das Schulterblatt seine Position nicht mehr halten kann.

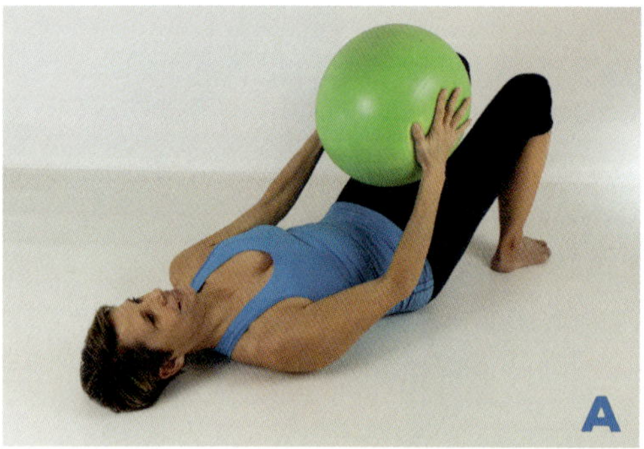

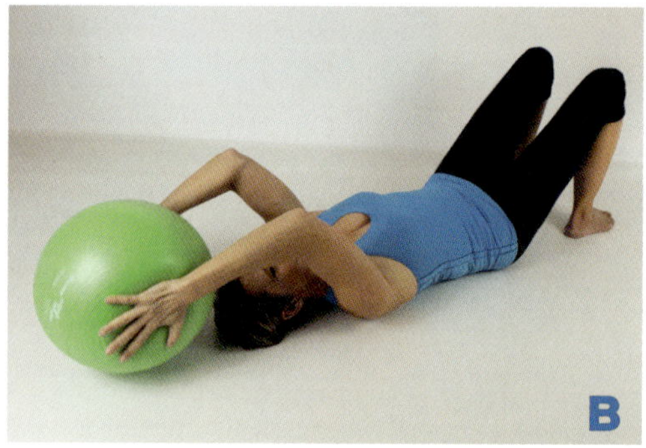

19. **Buckeln gegen Widerstand** Spannt ein Widerstandsband über Euren oberen Rücken und startet aus der Plank oder der Bankposition (A). Die Brustwirbelsäulenbewegung wechselt zwischen rund und gerade (B). Varianten können Positionswechsel der Arme oder Hände sein.

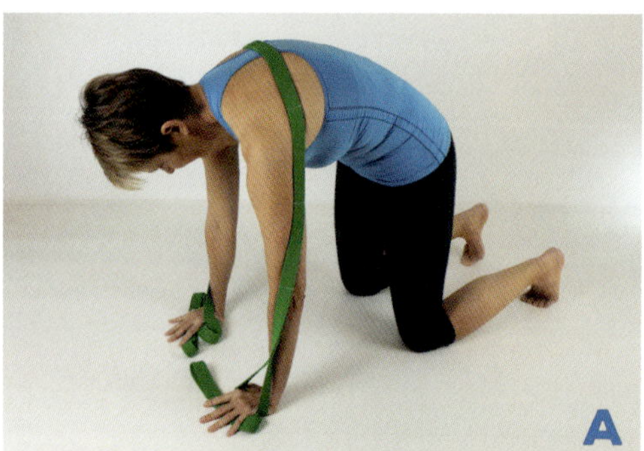

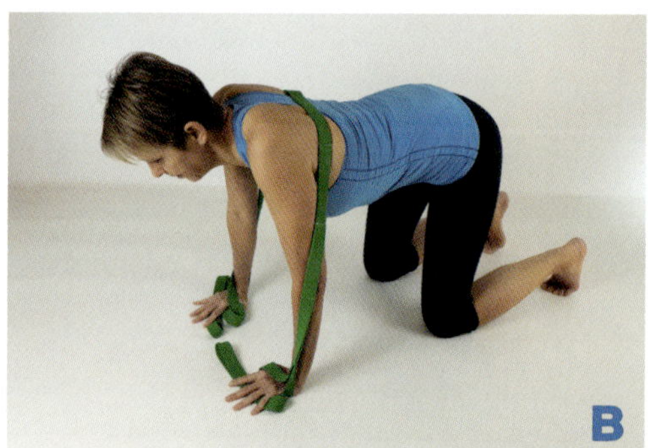

20. **Flügelschlag** Spannt ein Widerstandsband über Eure Füße und begebt Euch in die Rückenlage. Die Beine positioniert über der Hüfte (A). Wenn möglich fixiert die Bandenden an den Ellenbogen und die Hände lagern unter dem Kopf. Der Flügelschlag ergibt sich aus dem Heben und Senken der Ellenbogen (B). Ist keine Fixierung am Ellenbogen möglich, greift das Band mit den Händen. Variationen sind mit Einrollen, einbeinig o. ä. möglich (C+D).

Myofaszialer Benefit: Arbeitet bis zur temporären Muskelermüdung. Mit letzter Kraft in maximaler Kontraktion des Trapezius p. a. (→ Schulterblätter komplett gesenkt und adduziert) minimal nachfedern.

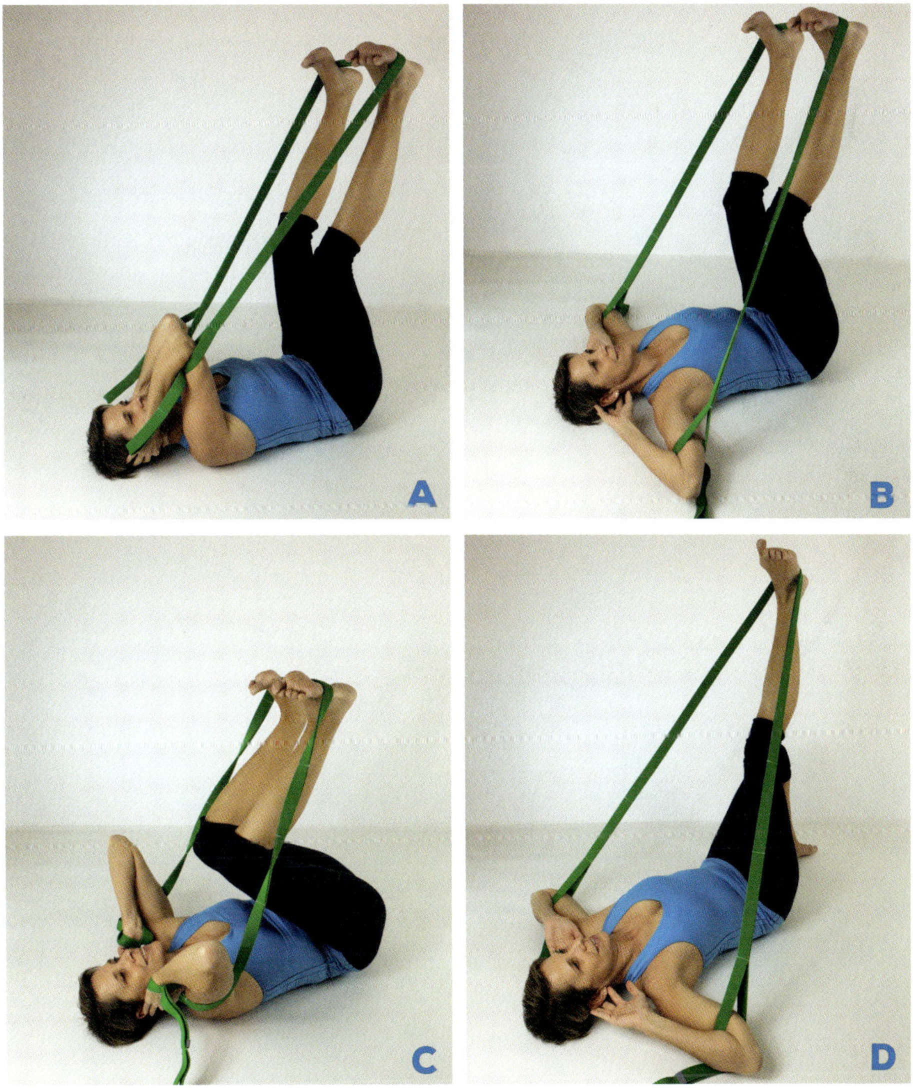

Trapezmuskel – M. trapezius

Der Trapezmuskel ist mehr oder weniger an allen Schulter-Nackenbewegungen beteiligt. So sind sämtliche Übungen aus den bisherigen Kapiteln auch für ihn förderlich. Hier kommen einige mit vollem Fokus auf den Kapuzenmuskel in seinen drei Abschnitten.

Sensomotorisch

21. **Scapula senken** Stützt Euch kopfüber (Herabschauender Hund) möglichst steil auf die Hände (A). Die Schulterblätter werden automatisch hochschieben (Elevation). Nun senkt in der höchsten Position die Schulterblätter mehrmals so gut es geht und löst die Position auf (B). Es sind anfangs nur wenige Wiederholungen möglich. ACHTUNG: Nicht bei Bluthochdruck durchführen!

    Eine leichtere Variante findet stehend oder sitzend mit gespanntem Handtuch über dem Kopf statt. Das Handtuch bleibt fest gespannt in seiner Position, während sich die Schulterblätter heben und senken (siehe auch »Handtuchschieben«).

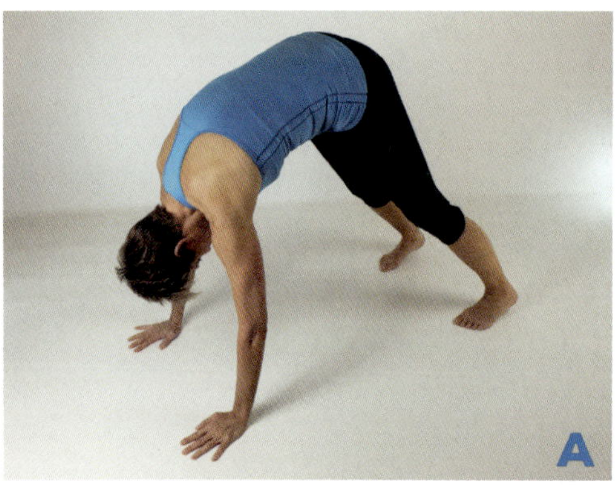

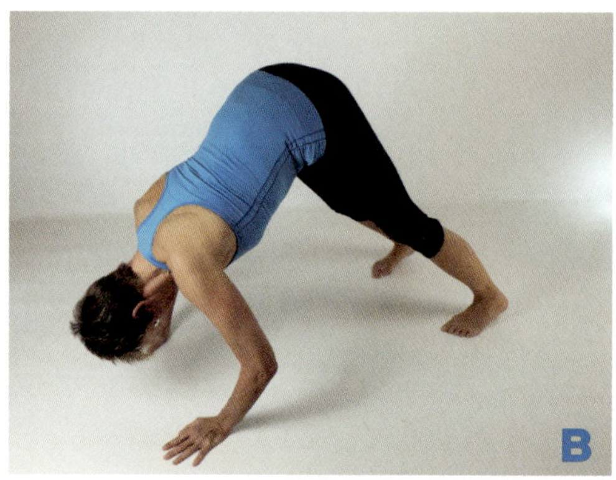

Stabilisierend

22. **Rudern sitzend** Spannt ein Handtuch um den Fuß und »rudert« gegen einen konstant hohen Widerstand (A). Die Hände drehen während der Ruderbewegung auswärts, der Fokus richtet sich auf das vollständige Heben und Senken der Schulterblätter (B). Variiert durch Heben der Ellenbogen oder Kopfdrehungen.

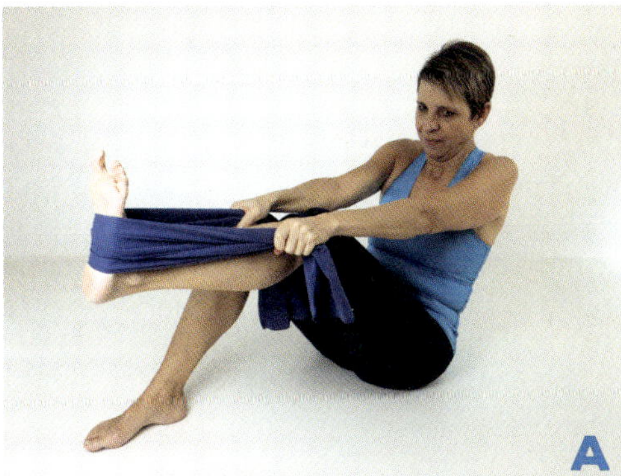

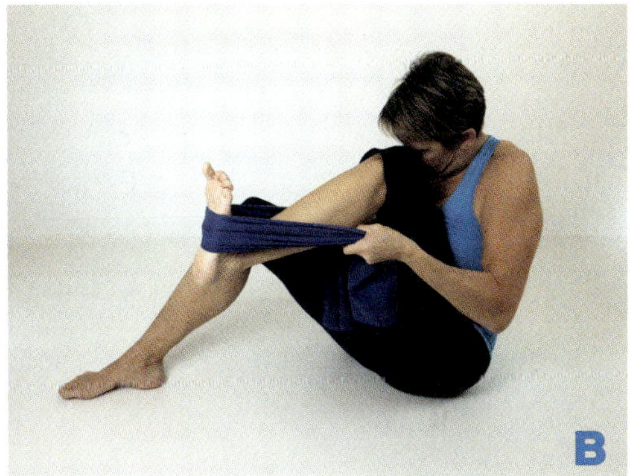

23. **Nackenpresse** Schlagt ein Handtuch um das linke Knie und fixiert es durch Abstützen mit dem rechten Unterarm (A). Den linken Arm hebt Ihr mit konstantem Druck seitlich und leicht in Richtung Kopf (B). Die Schulterblätter bleiben fixiert! Hier funktioniert auch die Übung »Scapula senken« (S. 216) hervorragend.

Für alle Kraftübungen mit Handtuch gilt: Das Handtuch bitte unter Dauerspannung halten!

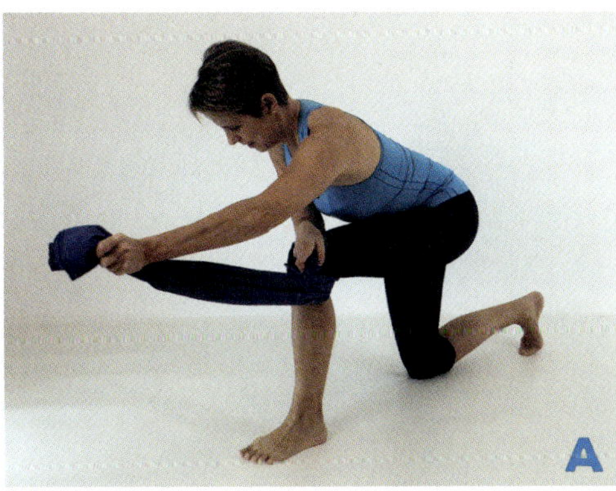

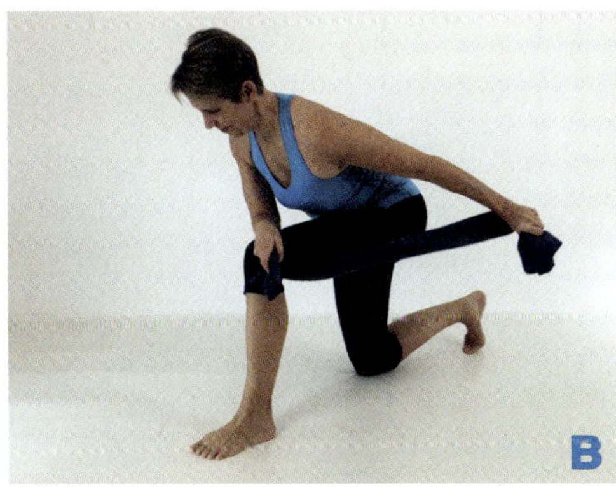

Mobilisierend

24. **Schärpe** Spannt ein Handtuch diagonal über den Nacken und zieht es mit beiden Händen angenehm stramm. Der Lastzug an der tiefen, hinteren Seite kann über das Stützen an der Hüfte minimiert werden. Nun bewegt Ihr den Kopf und die überspannte Schulter variantenreich. Löst nach ca. einer Minute und bewegt erneut Kopf und Schulter.

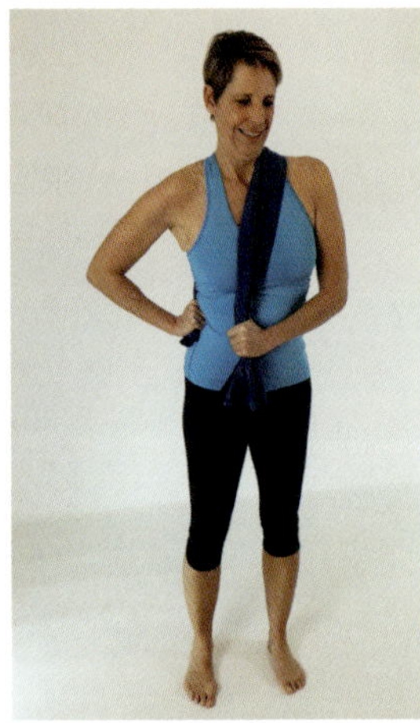

25. **Knoten** Klemmt das Handtuch einmal rund um das Schultergelenk und zieht es dann in den Nacken. Kurzes Ende vorn (A); langes, hinteres Ende unter dem Arm hindurch nach vorn (B) über den Nacken zur Gegenschulter ziehen (C).

Faszialer & myofaszialer Benefit: Die Nacken- und Schulterstrukturen werden in verschiedenen Dehnpositionen zusätzlich komprimiert, Zellwasser kann so besser ausgepresst/ausgetauscht werden.

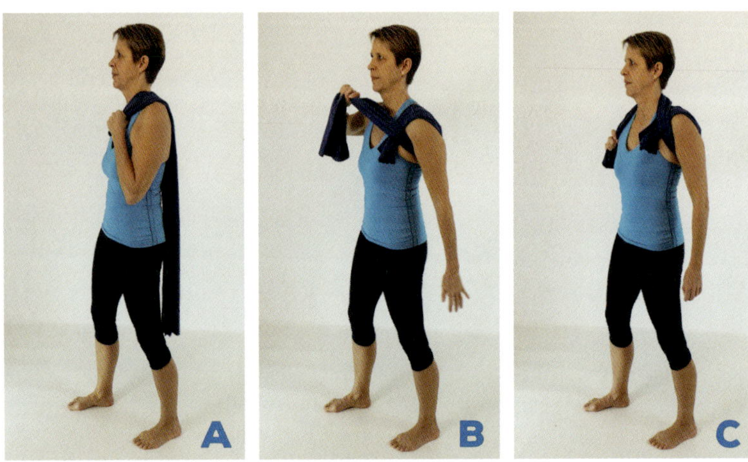

26. **Anhalter** Der deepRING eignet sich prima, um die Außenrotation, mit Feedback der sauberen Bewegungsausführung, zu trainieren. Greift ihn mit rückwärtszeigendem Daumen (A). Unterlagert den langen Hebel, indem der deepRING auf Unterarm und Handfläche (B) ruht. Dann beginnt, die Kugeln rückwärts zu beschleunigen. Ein gleichmäßiges Rollen bestätigt die korrekte Bewegung. Als Variante verändert die Position. Die Oberkörpervorneigung mit vertikaler oder offener Ringhaltung (C+D) erschwert das Training.

Myofaszialer Benefit: Variiert die Oberkörpervorneigung, bis die Kugeln nicht mehr sauber rotieren können, dann schwingt den deepRING unter dem Körper hindurch (full ROM!), um jedes Mal in der Ausgangsposition zu stoppen. Nach drei Runden probiert, die Kugeln erneut rückwärts kreisen zu lassen. **Vorsicht! Diese Übungsvariante ist hochintensiv, bitte langsam steigern.**

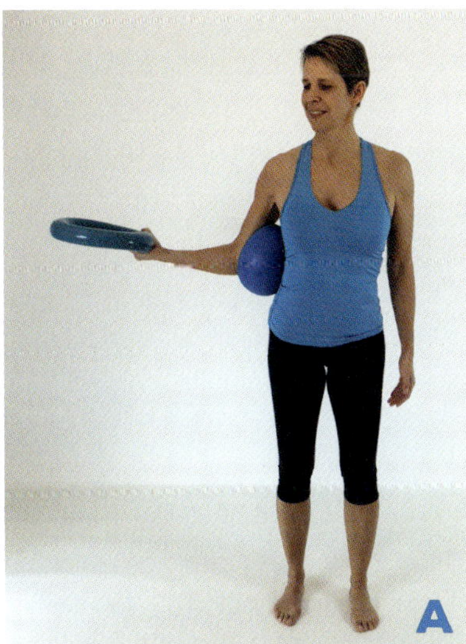
A

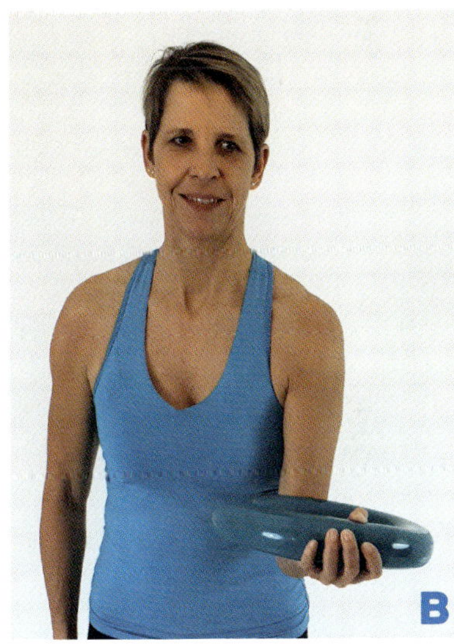
B

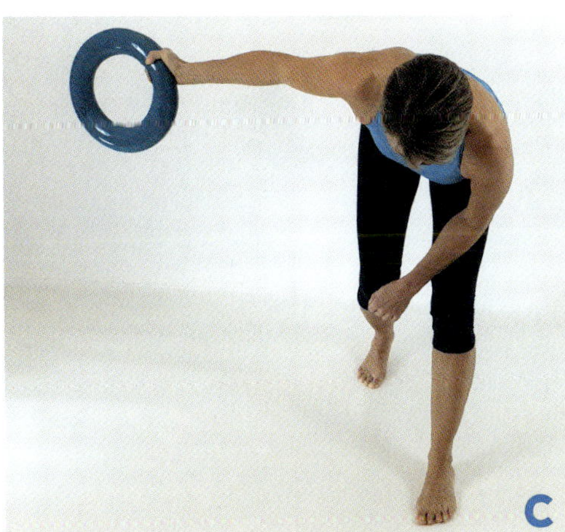
C

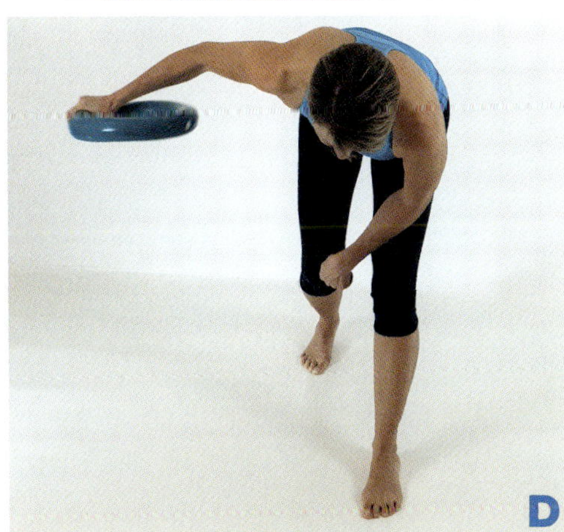
D

27. **Schürzengriff rudernd** Wickelt ein langes Widerstandsband um Eure Füße oder steckt die Füße durch zwei mittlere Schlaufen in einem Multiband und fasst die langen Enden (A). Führt die Hände hinter Eurem Rücken zusammen (B). Die Hände rotieren nach innen. Bevor Ihr den Rückweg antretet, richtet den Oberkörper auf und versucht, jeglichen Hand-Rücken-Kontakt zu vermeiden. Als progressive Variante arbeitet im vorgeneigten Ausfallschritt. Das Band wird über den vorderen Fuß geführt (C).

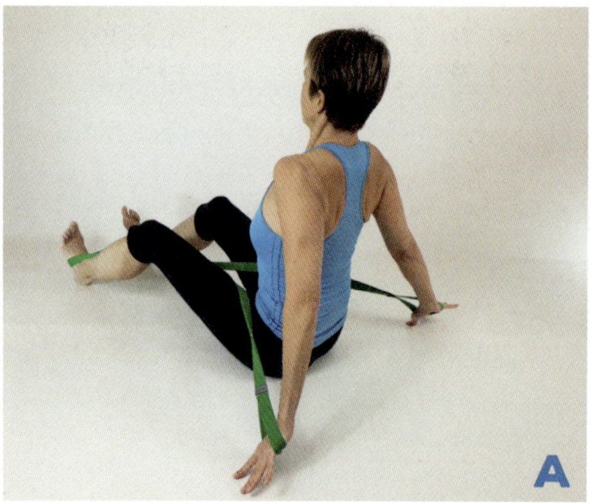
A

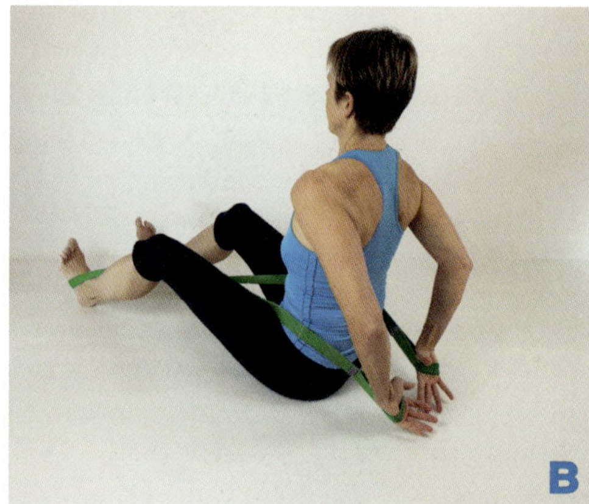
B

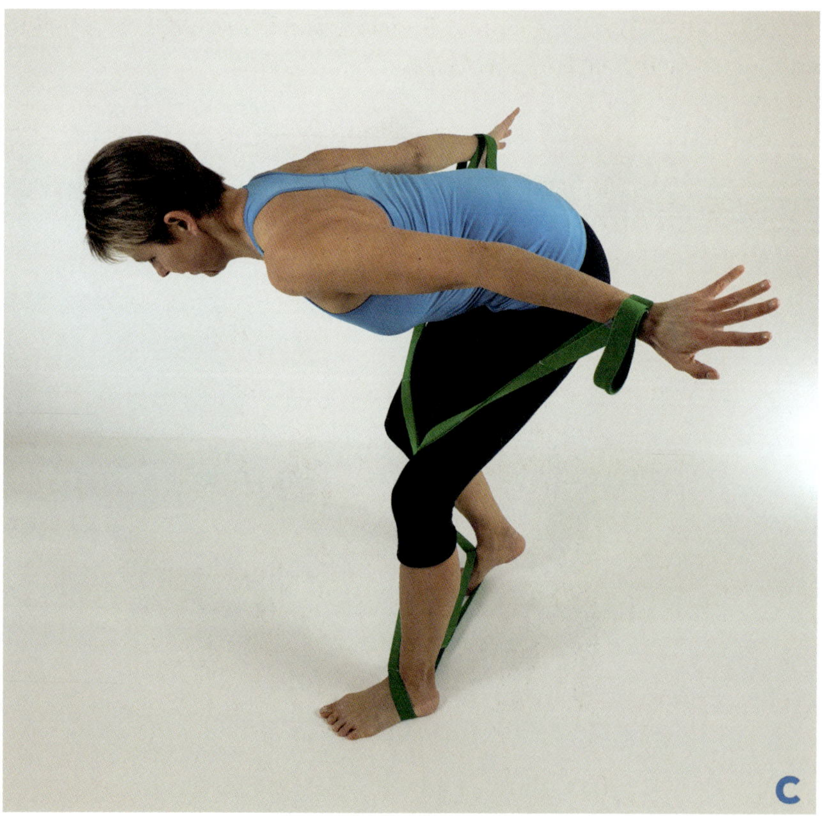
C

28. **Krebs** Als Variation und Erweiterung des Schürzengriffs rudernd könnt Ihr den Schürzengriff mit dem »Krebs« kombinieren. Setzt die Hände direkt hinter dem Gesäß auf (A) und stützt kurz den Rumpf hoch (B). Wer nun noch mit den Armen Hebevarianten einfließen lassen mag, darf dies gern tun.

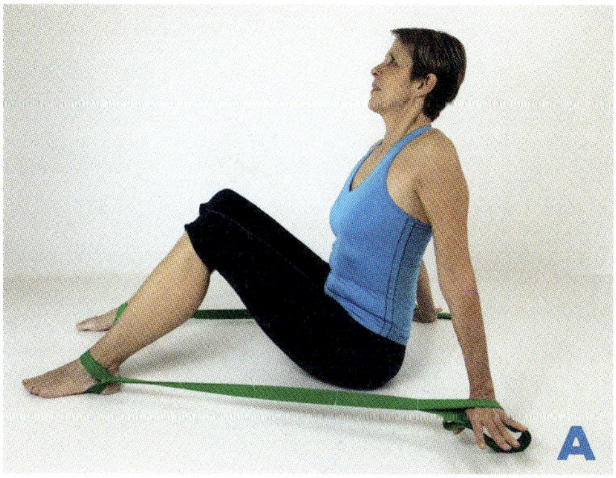

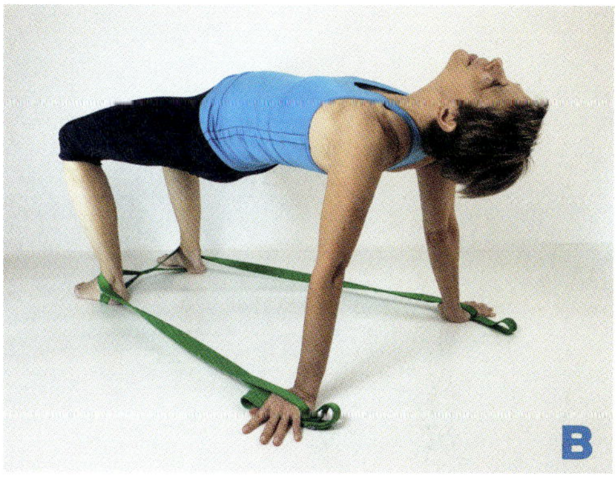

29. **Blockdehnung des Schultergelenks** Unterlegt die Schulter mit einem dicken, festen Handtuch oder einem Ball. Legt den so geblockten Arm hinter dem Rücken fest oder nutzt zusätzlich Traktion mit einem Gewicht (ca. 1,5-4 kg) (A). Druck und Führung erhaltet Ihr im seitlichen Stand an der Wand (B).

Faszialer & myofaszialer Benefit: Kopfbewegungen mit feinen, endgradigen Federungen können eine zusätzliche Nervendehnung und Dehnung vorrangig der Arm- und Nackenfaszien erreichen. Wichtig: Bei Irritationen oder Schmerzen sollte das Gewicht reduziert bzw. die Dehnung gelockert werden.

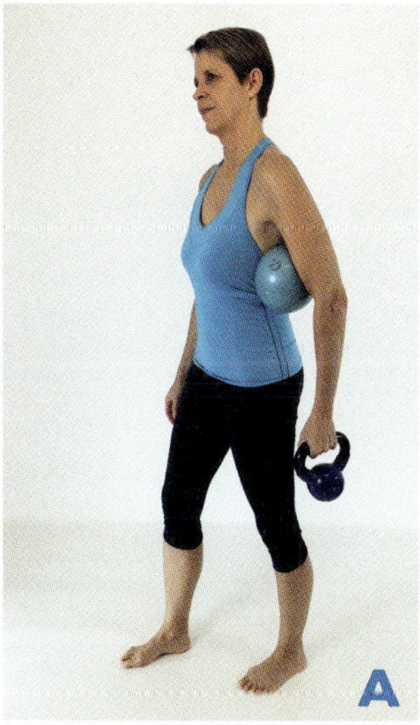

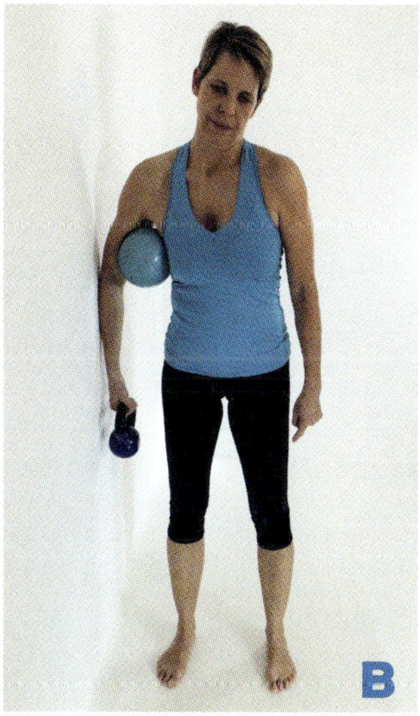

30. **Scapulamobilisation mit Cupping** Dies sind sehr gute Übungen für das Personal Fitness Training (PFT). Setzt Eurem Kunden einen Satz Cups (hier Original BellaBambi®) jeweils in die Muskelursprungs- und -ansatzregion. Dann lohnt sich eine funktionelle Bewegung mit optimaler Längenveränderung des jeweiligen Muskels. Diese Unterdruckmethode hat einen sehr hohen faszialen Benefit. Auch die Wahrnehmung und Ansteuerung kann so gefördert werden.

Beispiele:

M. levator scapulae - Versucht erst nur das Schulterblatt zu heben (A) und steuert erst dann die Schulter an (B).

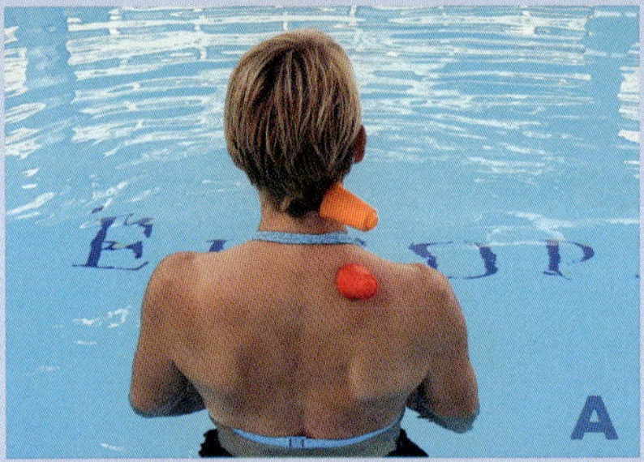

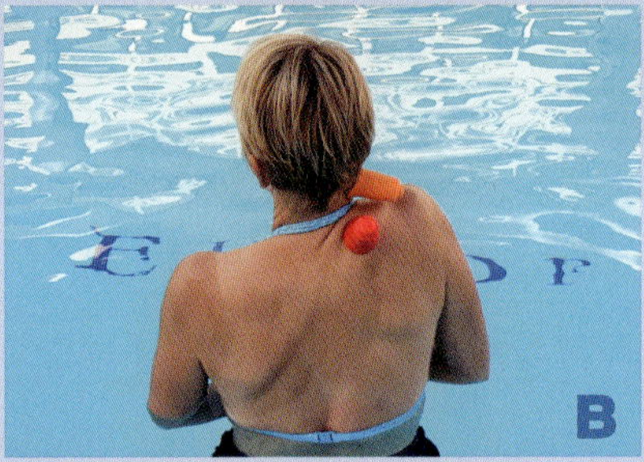

Mm. rhomboidei und trapezius p. a. Um auch die oberflächliche Faszie gut zu bewegen, lohnt sich die zusätzliche Bewegung des Kopfes und der Arme. Auch die innere Rumpfspannung (Powerhouse, Core, Korsettspannung) hilft. Die Schulterblätter weit zur Wirbelsäule führen (A+B). Variabel kann hier eine Zickzack-Cup-Linie gesetzt werden (C).

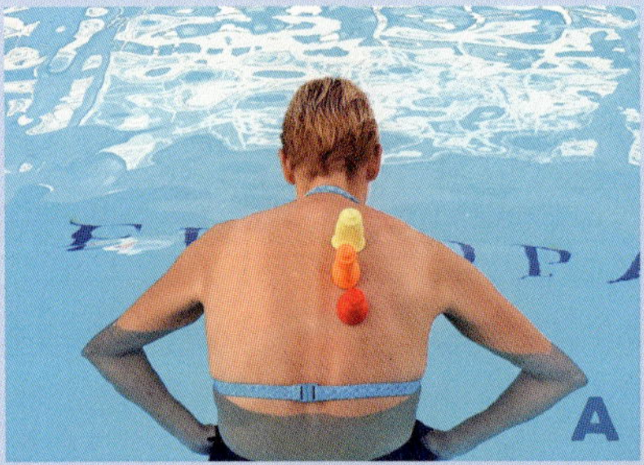

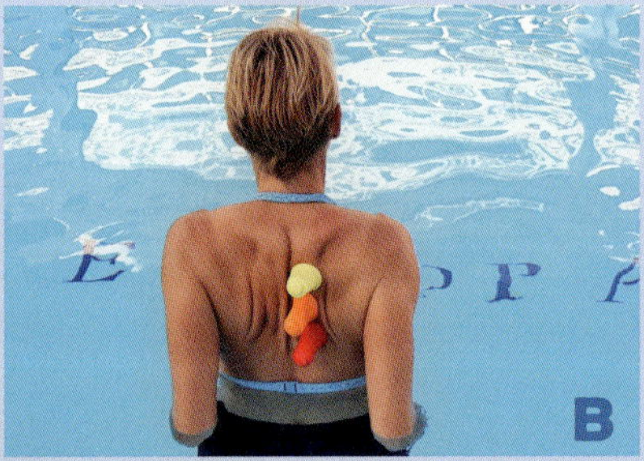

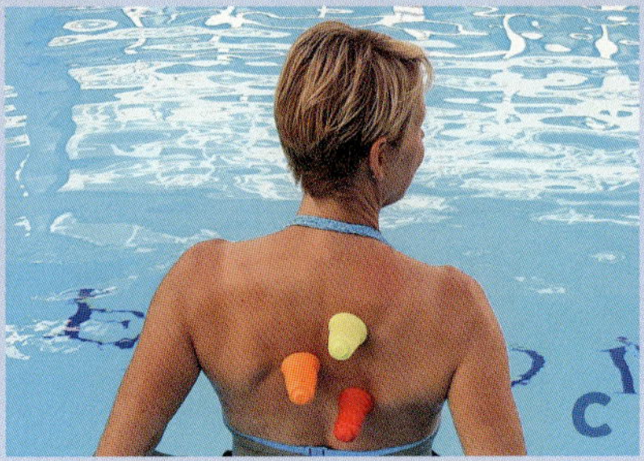

M. serratus anterior (Cups hier nur auf dem Muskelbauch) – Bewegt sowohl das Schulterblatt als auch den Brustkorb inkl. Atemtechnik. Die Drehachsen von Kopf und Arm haben eine große Wirkung auf diese Unterdruckübung (A-C).

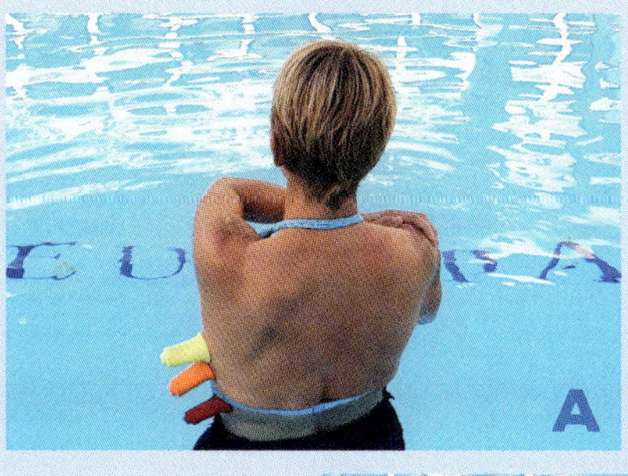

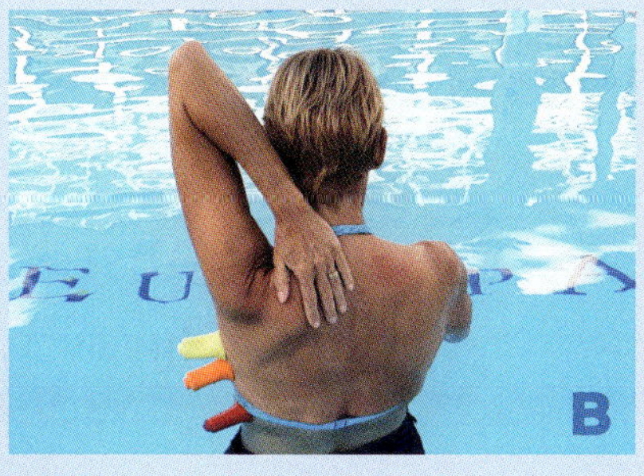

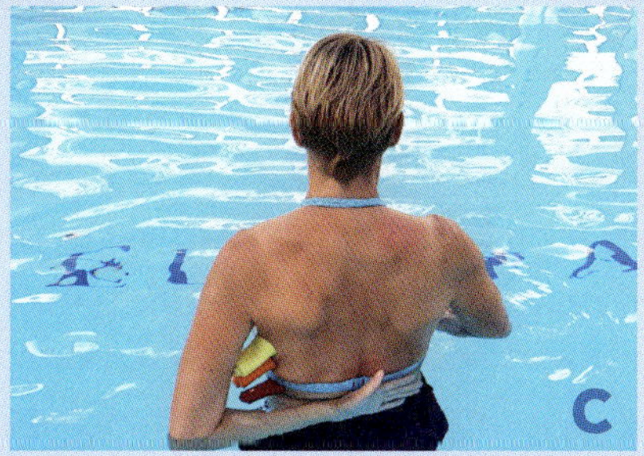

Pro Position bewegt der Trainierende das Schulterblatt für ca. 1-2 Minuten in all seinen Bewegungsfunktionen. Unbedingt die Atemtechnik beachten. Tiefe, brustkorbweitende Atemschübe anweisen. Dann einfach die Cups abnehmen und nachbewegen lassen. Bitte dringend auf der anderen Körperseite ebenfalls anwenden.

19. ÜBUNGEN FÜR DIE ARME

Armbeuger & Partner (M. biceps brachii ...)

Da ich das reine Krafttraining (Hypertrophie + Maximalkraft) in diesem Bereich gern den Profis dieses Bereichs überlasse, möchte ich Euch die funktionelle Förderung anbieten.

Sensomotorisch

31. **Punktlandung** Eine Kombination aus Bicepscurl und koordiniertem Absetzen von Gewicht findet sich in dieser Übungskombination. Nehmt eine einseitig beladene Langhantel und eine Hantelscheibe (eher leicht) schräg vor Euch am Boden liegend. Die Langhantel nahe der Scheibe fassen und nach vorn führen, der Arm beugt sich im Ellenbogen bis 90 Grad (Hantelstange senkrecht). Auf dieser Position supiniert der Unterarm (A), der Bicepscurl wird mindestens zwei Wiederholungen sauber ausgeführt. Die Hantelstange wird senkrecht einmal in die Hantelscheibe am Boden eingetippt (B) und wieder zurück in die Ausgangsposition gebracht. Wenn das funktioniert, Blickrichtung auf einen Punkt im Raum fokussieren oder die Augen schließen.

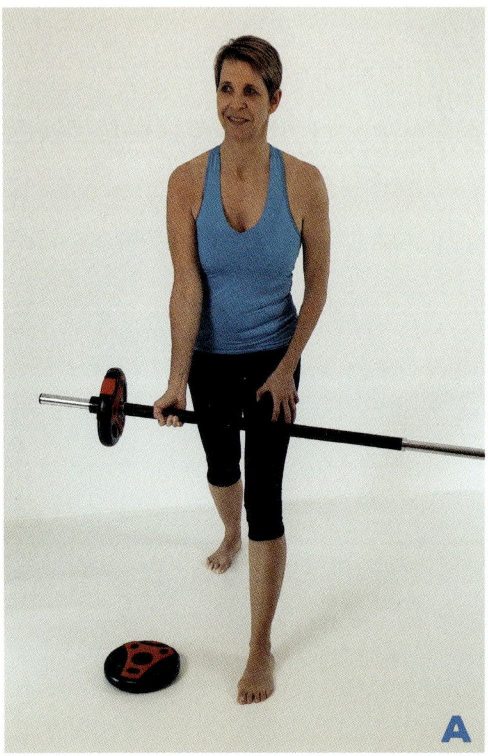
A

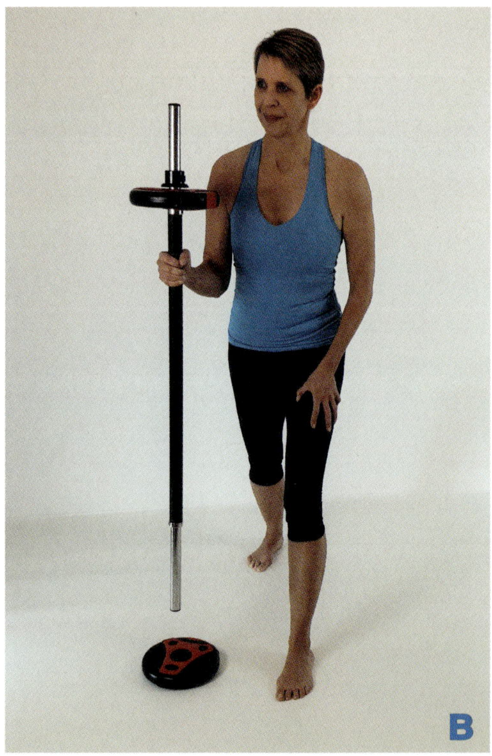
B

32. **Einweiser** Mit dem deepRING kann man die Armbeuger fördern und fordern. Hierzu liegt der Ring auf dem Unterarm auf (A) und die Kugeln werden, vor dem Körper, kreisend auswärts bewegt. Befinden sie sich im gleichmäßigen Lauf, kann beschleunigt und eine Hebelvariante (B) nach vorn (Anteversion) gewählt werden. Progressiv steigern könnt Ihr zum Beispiel mit Hebelveränderung oder Auflagern des deepRING auf einem Medizinball.

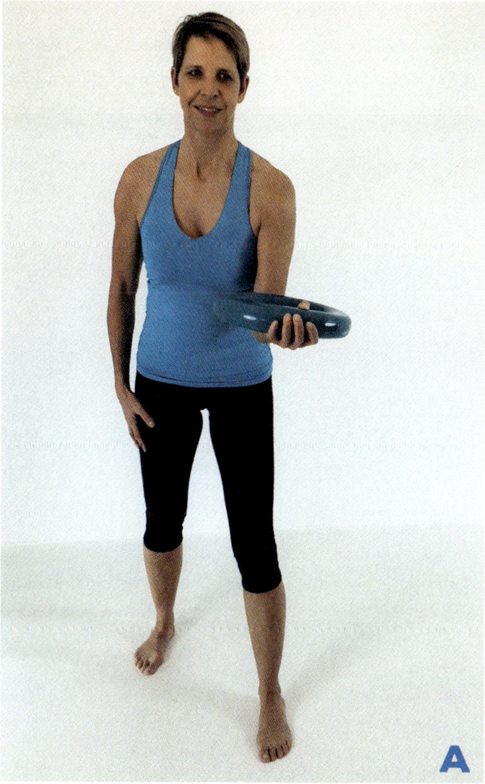

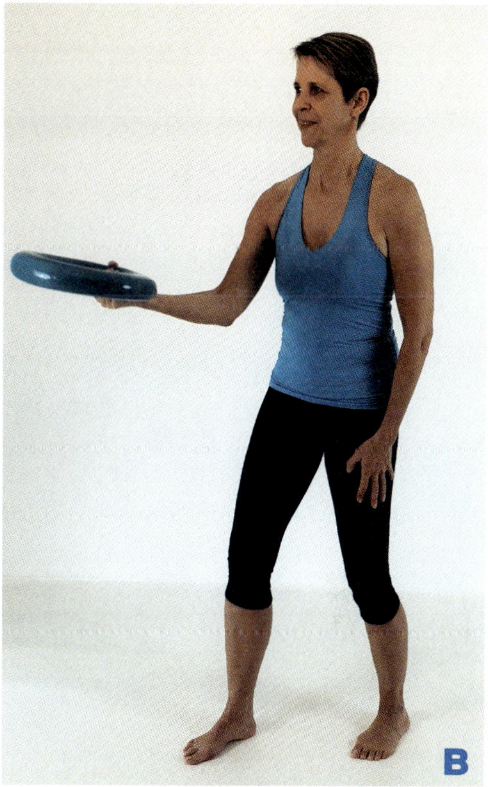

33. **Lifting geklemmt** Nutzt einen großen Luftballon oder einen weichen Ball (ca. 30 cm) und klemmt diesen in der Ellenbeuge ein. Vorerst dürft Ihr den Unterarm und die Hände spielerisch bewegen, ohne den Ball zu verlieren. Funktioniert das, beginnt damit, den Arm im Schultergelenk mitzubewegen – in alle Positionen, die möglich sind, vor allem aber die Anteversion (A+B). Dann nehmt den Ball weg und bewegt sämtliche Positionen locker nach.

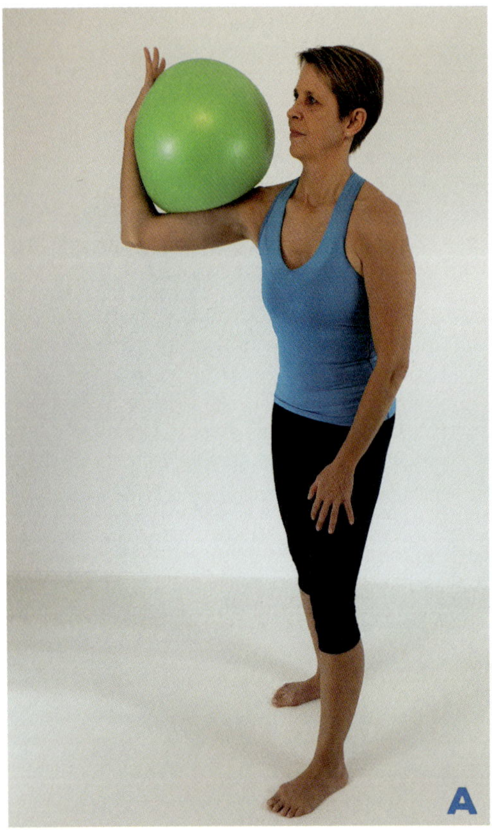

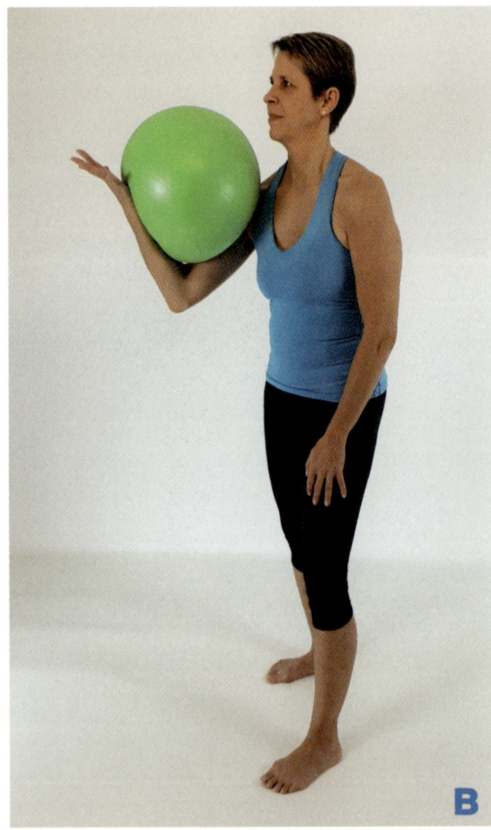

Stabilisierend

34. **Handtuchcurls** Stellt Euch auf ein Bein und lagert das andere in einem Handtuch (A). Die Handfassung kann variieren und ändert so die Muskelbelastung. Zum Heben des Beins benötigt Ihr die Armbeugebewegung. Das Bein kann den Druck auf die Armbeuger dosieren (B).

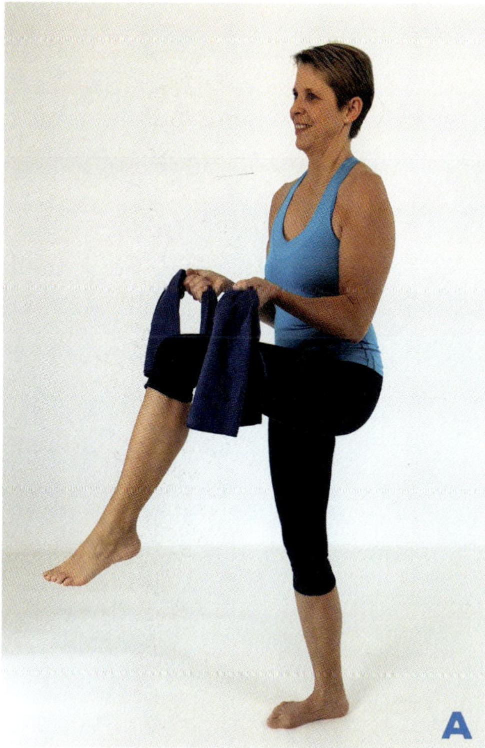

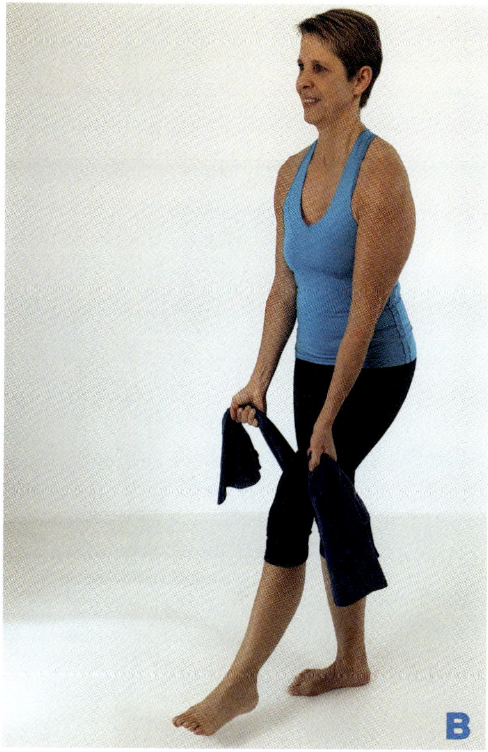

35. **Tablett** Legt einen Step (ggf. glatte Fläche nach unten) über Eure Unterarme, die Handflächen zeigen nach oben (A). Kombiniert Bewegungen wie das Beugen und Strecken mit dem Vorschieben (Anteversion) des Steps. Mehr Widerstand? Einfach einen Exertube o. ä. über den Step spannen und mit den Füßen sichern (B).

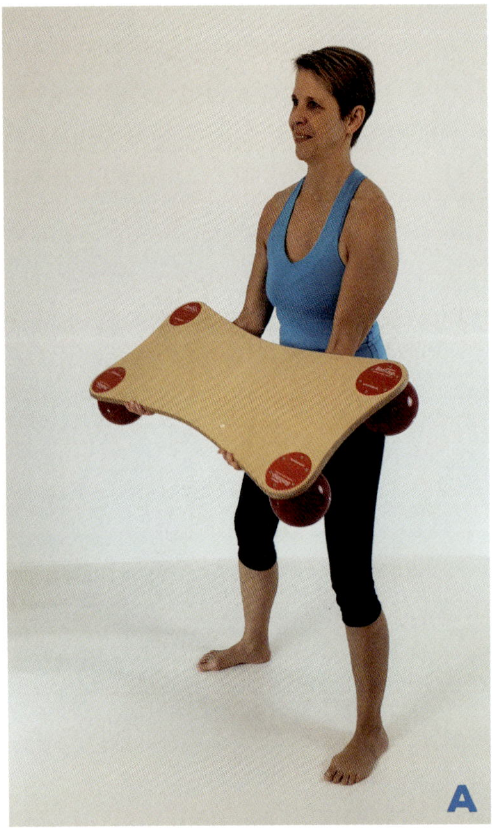

A

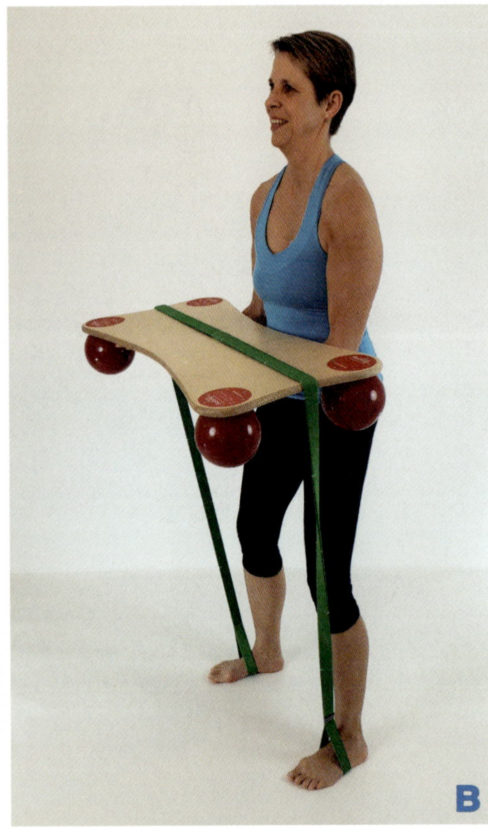

B

36. **Rückhand** Stellt Euch mit dem Fuß auf ein Widerstandsband. Das lange Ende liegt hinter Euch. Greift das Band mit der gegenüberliegenden Hand und beginnt aus dem stabilen Stand (A). Das Band gefasst, führt Ihr den Arm unter Bandspannung nach vorn und hebt den gebeugten Arm (B). Erhaltet über den gesamten Weg die Spannung des Tubes und variiert alle möglichen Hand- und Armpositionen.

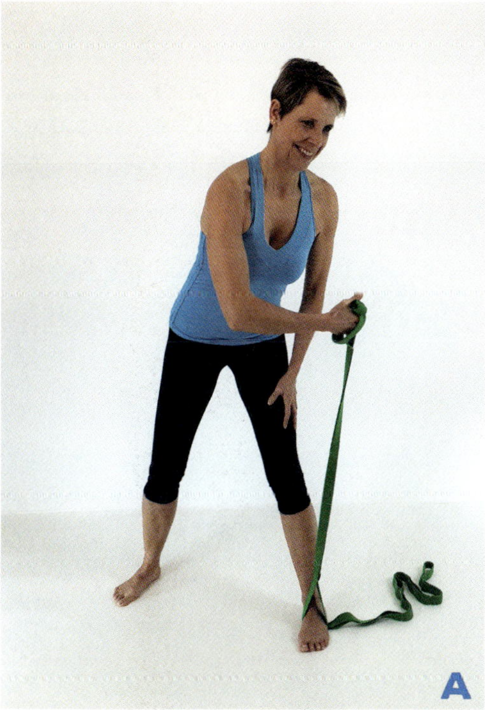

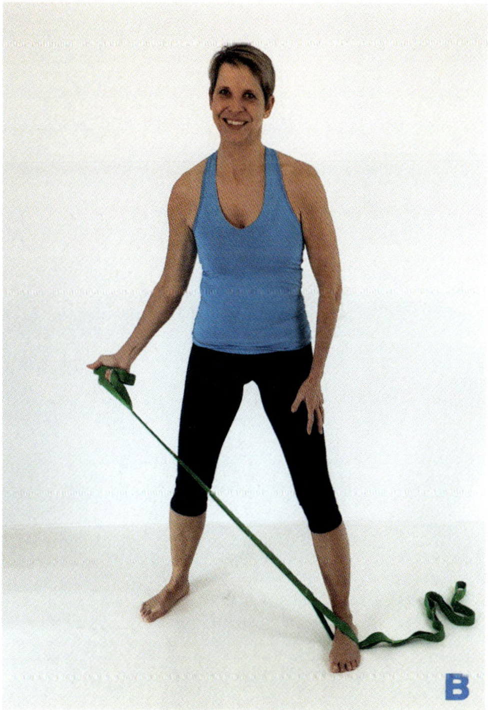

Mobilisierend

37. **Traktion & Nervenmobilisation** Um entlastenden Zug und eine freie Bewegung für die Nervenbahnen der Arme zu erreichen, wählt ein Gewicht aus, das angenehm schwer erscheint (A). Ist das Halten (Ballen zur Faust) erschwert, steckt das Gewicht in einen Beutel (B) und haltet die Hand gespreizt. Leichtes angenehmes Pendeln in alle Richtungen mit Kopfneigen und allem, was sich gut anfühlt, wechselt mit unbelasteten, gegenläufigen Hand- und Kopfbewegungen am gestreckten Arm. Der Arm wandert hier auf verschiedene Höhen. ACHTUNG: Die Hände sollten niemals irritiert reagieren (Kribbeln oder Taubheit)!

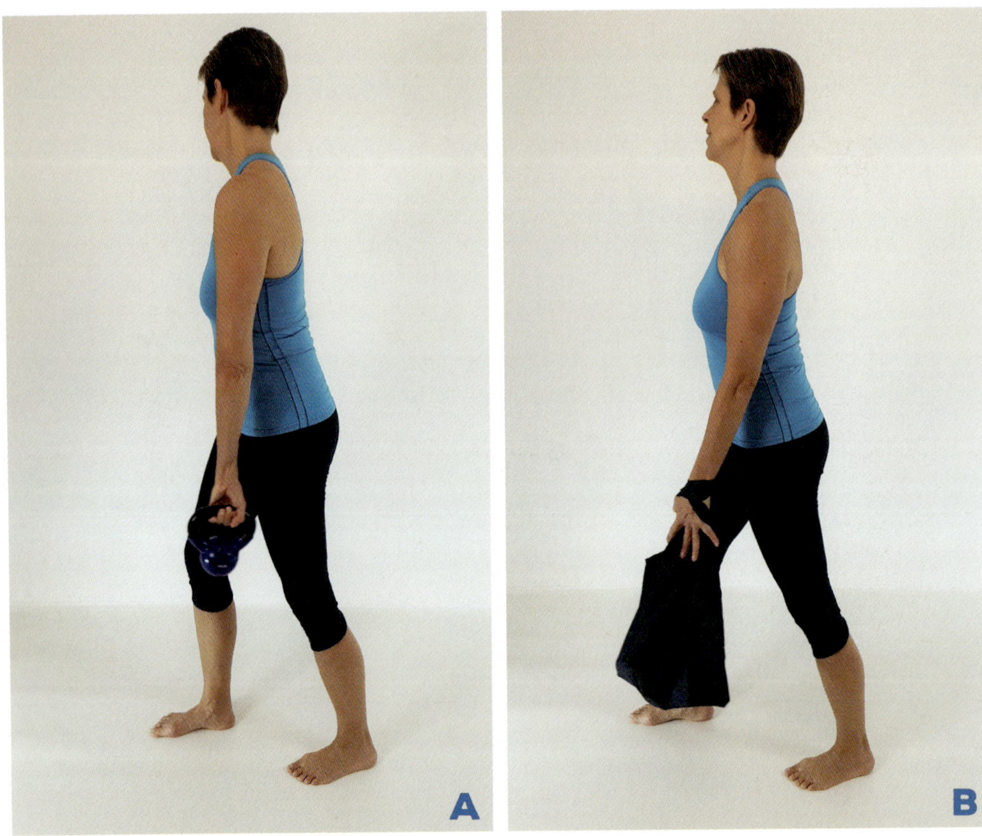

38. **Dehnungslagerung** Legt, in Seitlage oder stehend an der Wand, den unteren/wandnahen Arm hinter Euch ab (A+B). Dreht Euch mit leichtem Druck rückwärts und wechselt verschiedene Spannungen im Körper (tensegrale Spannungen). Wenn ein gut spürbarer Dehnungsgrad erreicht ist, dreht den Arm ein- bzw. auswärts. Die Handfläche wechselt so ebenfalls (C+D). Auch Kopfdrehungen verstärken den Zug.

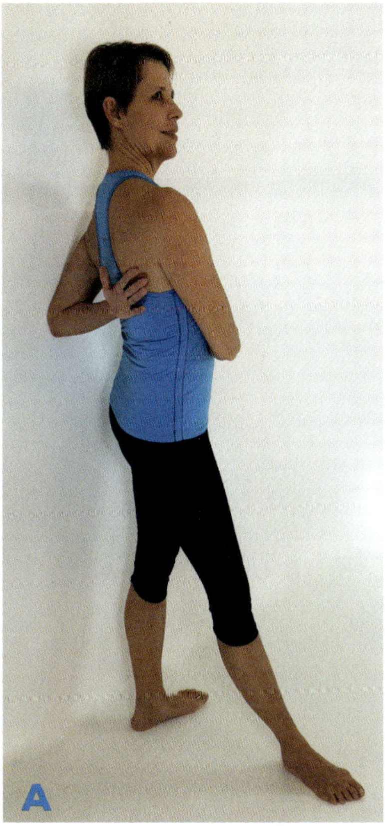

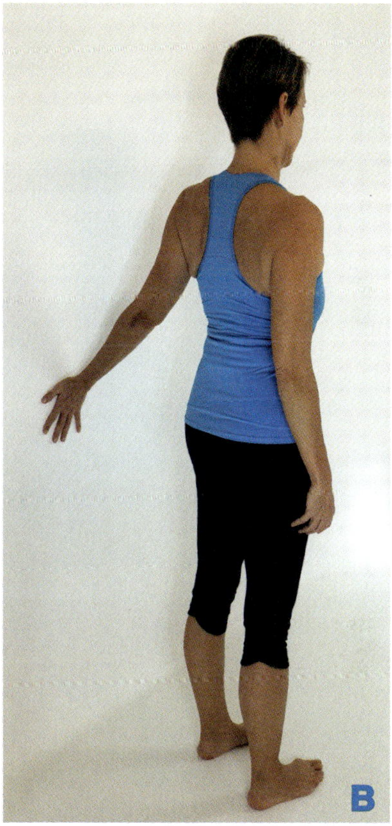

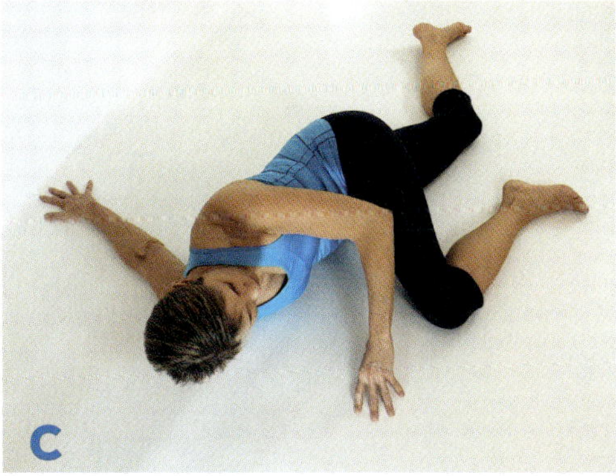

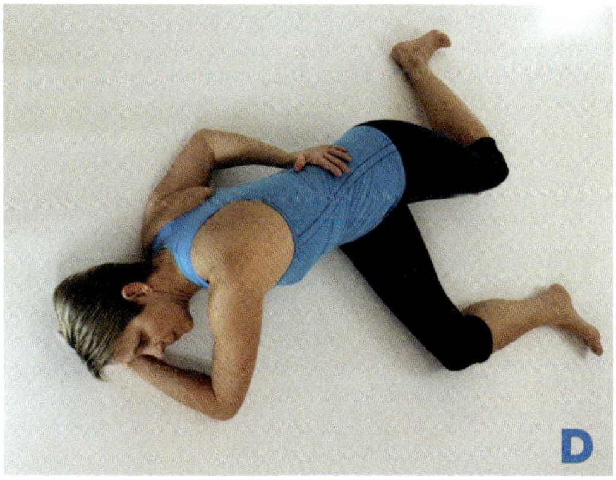

Armstrecker & Partner (M. triceps ...)

Sensomotorisch

39. **Twister** Diese Übung für den Schulter-Arm-Bereich könnt Ihr mit dem deepRING o. ä. durchführen. Steckt den Arm durch den deepRING und beginnt den Arm rückwärts zu rotieren. Die Bewegung sollte so schnell sein, dass das Tool den Arm umkreist (A). Empfindet Ihr den Zug, den der deepRING auf den Arm ausübt als unangenehm, zieht einen Pulli an (B). Die Armbewegung darf auf verschiedenen Ebenen stattfinden (C+D).

Als Progression darf der Ring die Arme in Bewegung wechseln. Eine schöne Übung mit zusätzlichem Reiz auf die Gewebestrukturen.

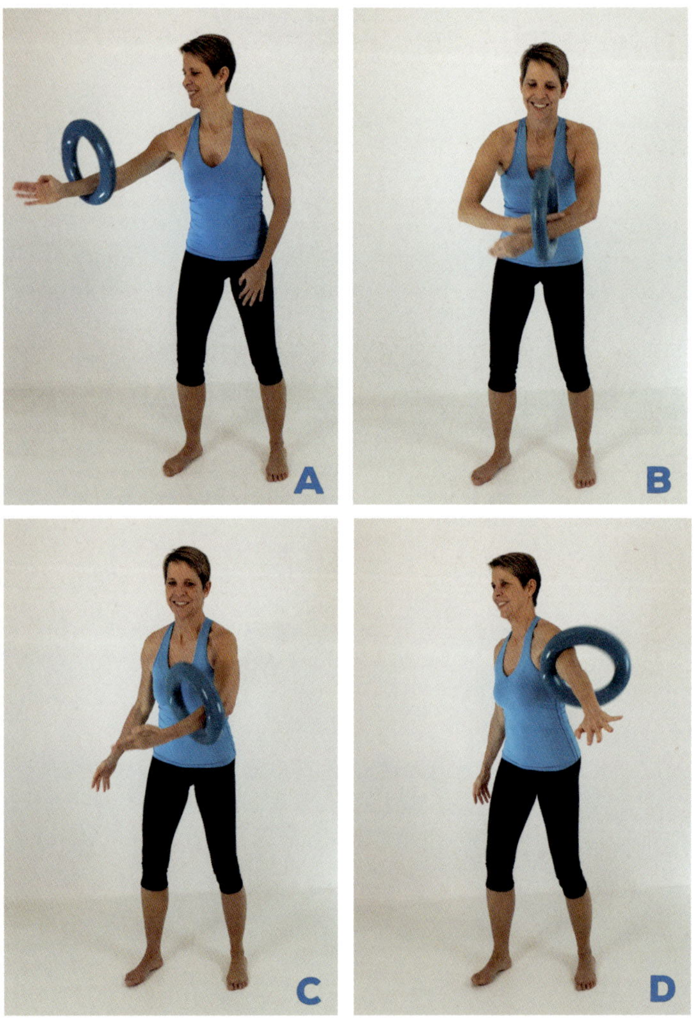

40. **Jumpies** Reaktiv arbeitet der Trizeps bei dieser Übung stark mit. Stützt die Hände auf einen Gymnastikball o. ä. und begebt Euch in die kurze Plank (A). Das »Korsett« sollte aktiviert sein. Nun beginnt mit dem Ball zu springen, ohne die Hände zu lösen (B). Die Arme behalten eine leichte oder stärkere Beugung. Mit körperferner Positionierung der Arme erhöht sich der Reiz auf die Arm-, Schulter- und Rumpfstrukturen.

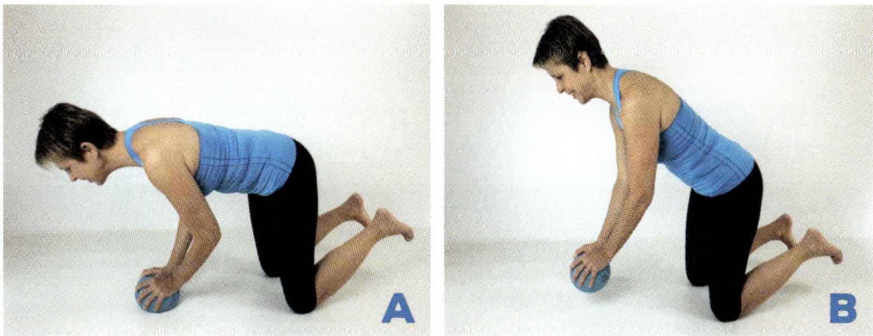

Stabilisierend

41. **Handkantendips** Um die eingelenkigen Muskelbäuche vermehrt anzusprechen, begebt Euch in die Plank oder Bankposition. Die Unterarme sind abgelegt, die Handkante (Kleinfingerseite) liegt ebenfalls auf (A+B). Bringt Euren Schwerpunkt über die Ellenbogen (C+D) und streckt und beugt diese aus, ohne den Körperschwerpunkt zu verschieben. Die Handkante gibt vermehrt Druck auf den Boden, ggf. spreizt die Hände. Als Mittelstufenvariation streckt und beugt die Arme nacheinander. Ihr wollt es fies? Dann lagert die Hände auf einem instabilen Tool!

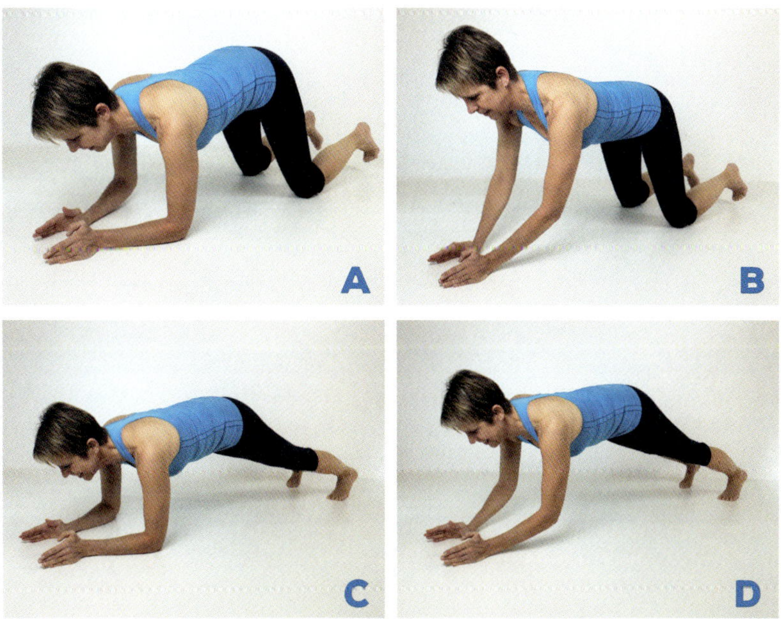

42. **Doppelstrecker** Eine sehr effektive Trizepsübung könnt Ihr mit einem »Supertool« durchführen: dem Handtuch. Fasst es mit beiden Händen, wobei die rechte Hand von oben und die linke Hand vom unteren Rücken geführt wird (A). Nun startet das Battle der Armstreckung. Rechts hoch vs. links runter (B). Der Ausfallschritt, mit dem linken Bein vorn, bietet eine gute Grundhaltung. Seitenwechsel bedeutet natürlich auch Beinwechsel. Achtet auf einen vorgespannten Rücken mit gesenkten Schulterblättern.

Als Variante dürfen die Bewegungsumfänge inkl. Schulterblattbewegung integriert werden oder der Seitenwechsel unter andauernder Handtuchspannung als Einzelübung durchgeführt werden.

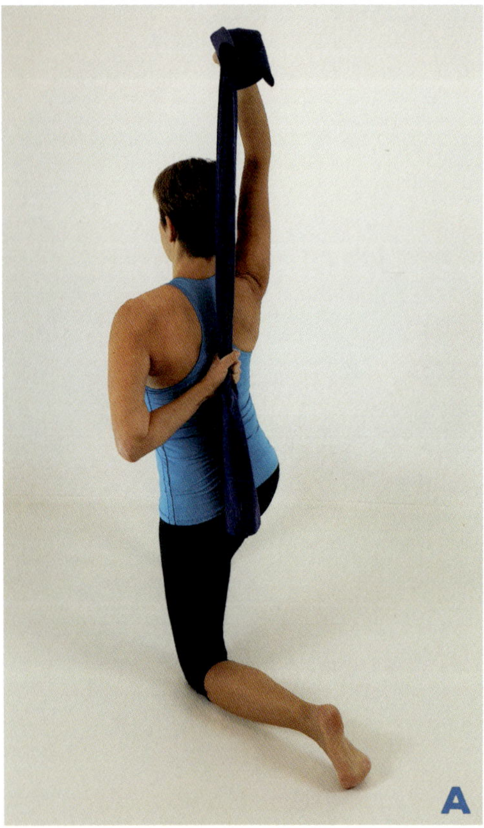

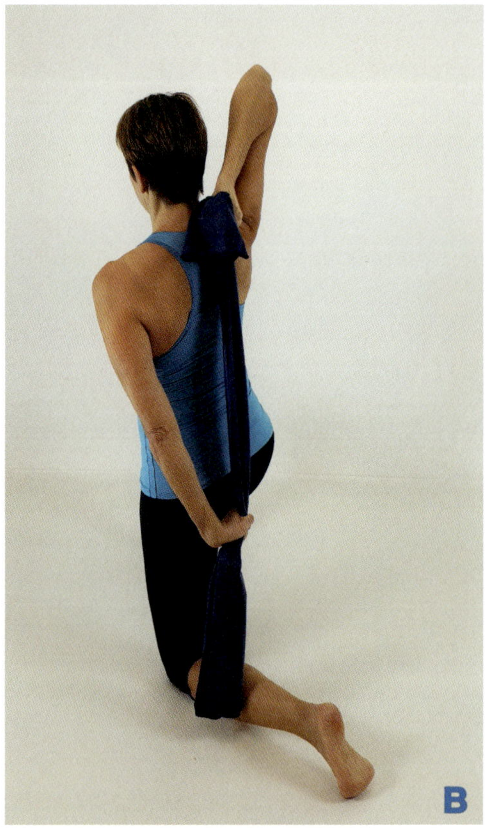

43. **Step up** Setzt Euch rückwärts vor einen Step (Höhe je nach Leistungslevel steigern). Stützt die Hände mit Fingerzeig nach vorn auf die Stepfläche und hebt das Gesäß vom Boden (A). Der Rumpf ist fest vorgespannt. Setzt die Hände abwechselnd vom Step auf den Boden und wieder zurück (B). Wer diesen weiten Weg nicht unternehmen möchte, variiert mit klassischen Dips = Beugen und Strecken der Ellenbogen.

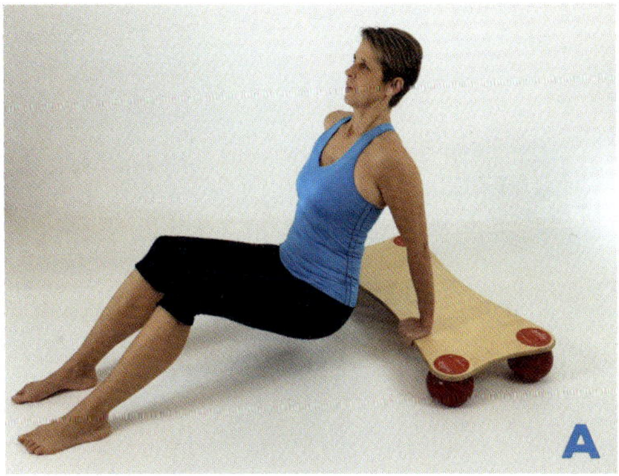

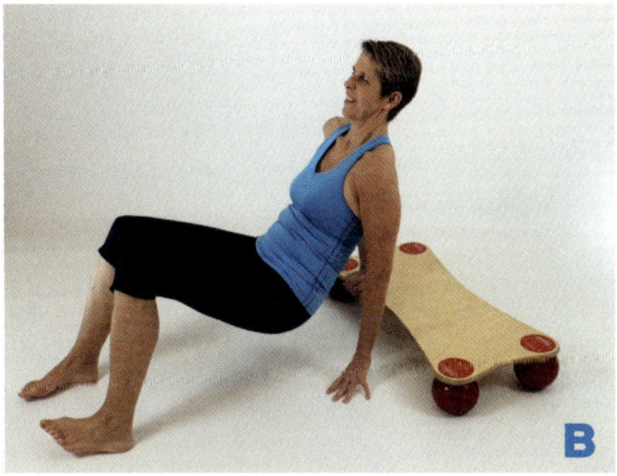

44. **Armstrecker abgestützt** Wer mit dem stabilen Stand hadert, kann sich in den tiefen Ausfallschritt begeben. Spannt hierzu ein Widerstandsband um den hinteren Unterschenkel. Das lange Ende nehmt mit nach vorn und fixiert es, indem Ihr Euch darauf abstützt (A). Das kürzere Ende zieht hinter dem Rücken hoch, bis der Zugarm gestreckt ist (B). Hier folgen einige Wiederholungen reines Ellenbogenstrecken und -beugen.

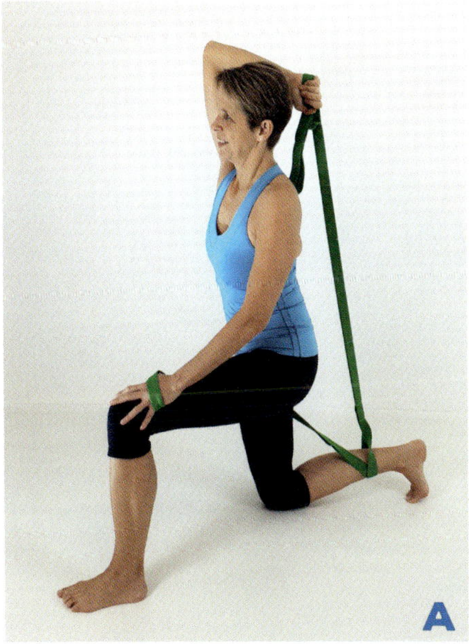

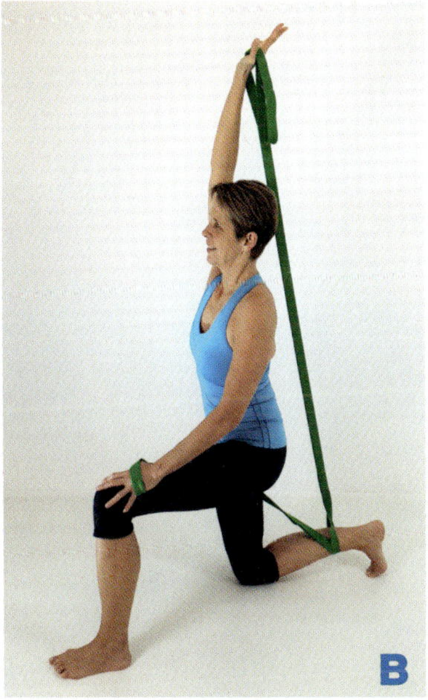

Mobilisierend

45. **Trizepsdehnung stehend** Legt den rechten Arm hinter den Nacken, der Ellenbogen schiebt diagonal zur Decke. Zusätzlich rollt den Oberkörper leicht linksseitig ein und bewegt oder pendelt mit innerer Rumpfspannung leicht die Hand und die Schulter.

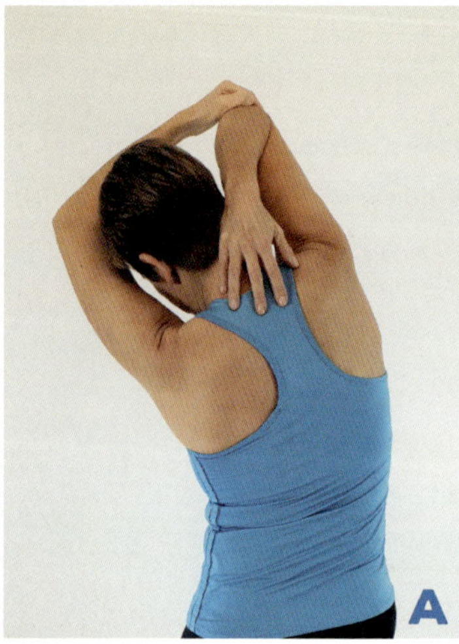

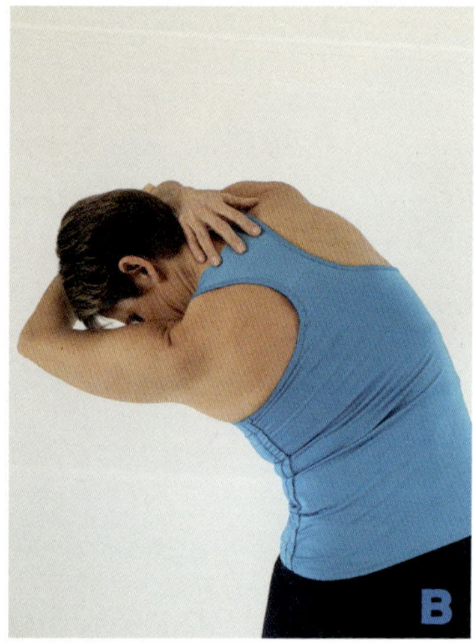

46. **Abtauchen** Begebt Euch in die Bankposition mit erhöhten Unterarmen, z. B. abgestützt auf einem Step, das Gesäß schiebt in Richtung Ferse (A). Legt die Hände in den Nacken und lasst den Kopf zwischen die Arme hindurch zum Boden sinken (B). Bewegt spielend den Rücken und Schultergürtel. Ähnlich der stehenden Trizepsdehnung benötigt Ihr auch hier eine innere Gegenspannung.

Myofaszialer Benefit: Abtauchen geht auch in der Bauchlage (Wichtig: Bitte den Rücken mittels Korsettspannung sichern!). Legt die Arme erhöht ab (Step, Ball ...) lasst die Schulter locker und sinkt mit jedem Atemzug etwas weiter in Richtung Schwerkraft. Der Rückweg sollte über die Seite angetreten werden.

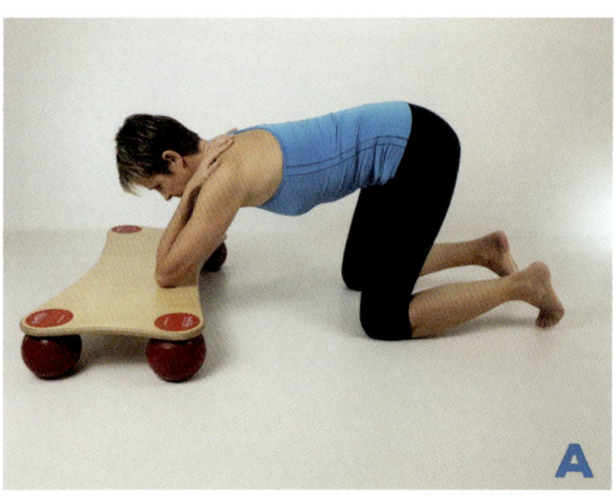

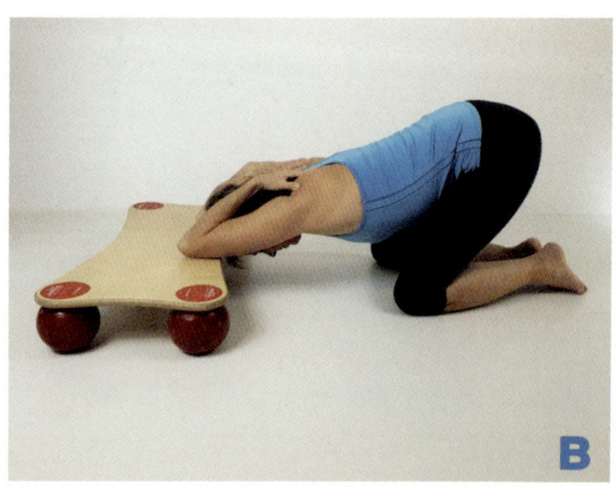

20. ÜBUNGEN FÜR DIE BRUSTREGION

Sensomotorisch

47. **Ansteuerungszüge** Stellt Euch eine halbe Armlänge entfernt vor eine Wand und stützt eine Hand oder beide Hände auf Schulterhöhe breit an die Wand. Versucht jeweils eine Hand rein aus der Brustmuskulatur unter den Körper zu ziehen (A). Ist das zu einfach, probiert es in der Bankposition (B). Variabel kann die Hand gedreht und umpositioniert werden. Ist der Untergrund nicht rutschig genug, probiert es mit einem glatten Tuch (z. B. Mikrofaser- oder Handtuch).

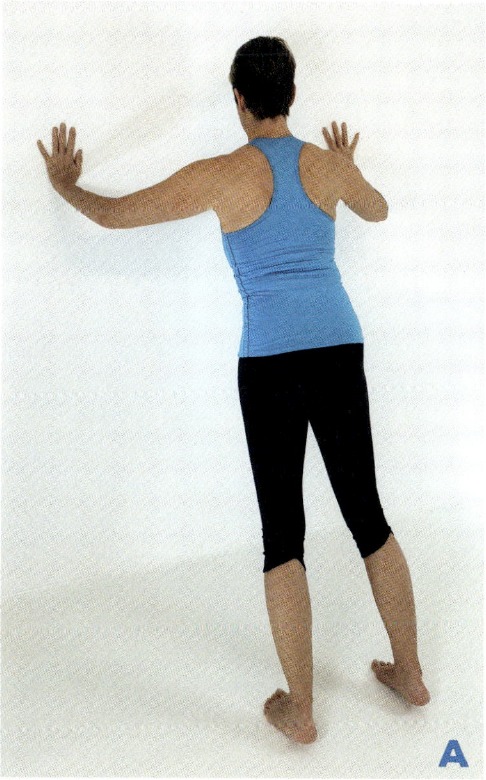

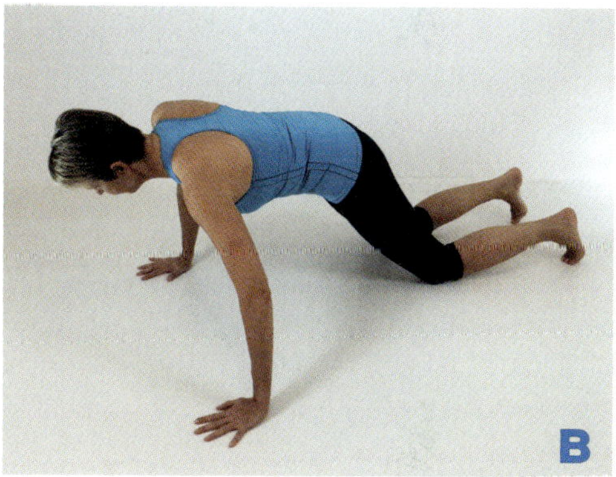

48. **Stützball** Stützt im kurzen Körperstütz die linke Hand auf einen Gymnastikball (hier Fascial Coach Ball) (A). Löst die rechte Hand knapp vom Boden und rotiert den Brustkorb mit feinen Bewegungen. Intensiver wird es, wenn Ihr den Seitenwechsel dynamisch gestaltet (B). Der lange Körperstütz erhöht u. a. auch den koordinativen Anspruch.

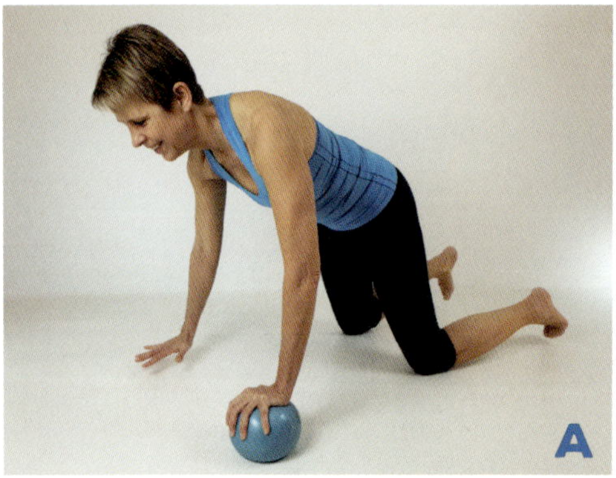

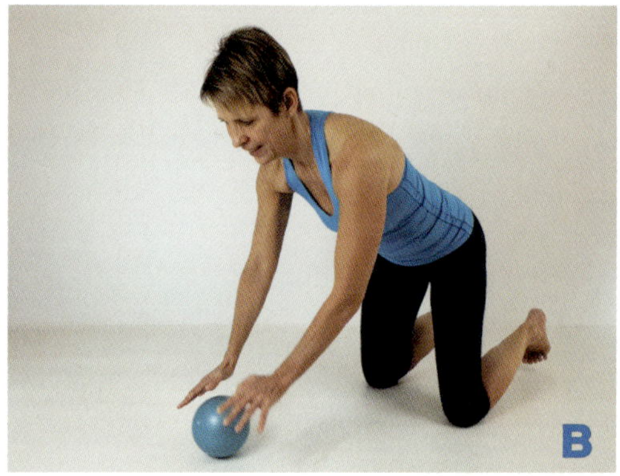

Stabilisierend

49. **Partnerkraft mit Handtuch** Wer keine Lust auf die Top-Brustübung »Weite Liegestütze« hat, kann mit einem Partner und Handtuch im Personaltraining oder Kurs ein sehr effektives Krafttraining der Brustmuskulatur starten.

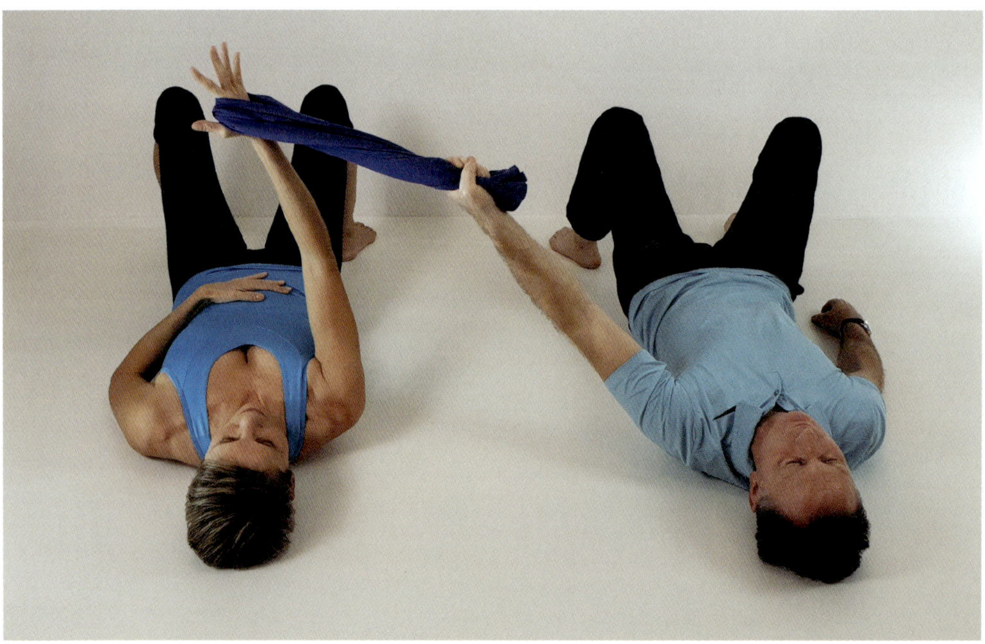

50. **Butterfly** Zwei Partner stehen nebeneinander. In der inneren Hand halten sie ein Handtuch unter stetiger, absoluter Spannung (A). Das Handtuch wird jeweils vor den Körper gezogen und dann exzentrisch »losgelassen«. Je nach Partnerpositionierung (B) und Handstellung werden ROM und Faseranspruch verändert. Möchtet Ihr einen höheren Anspruch im Oberkörper? Dann führt die Übung einbeinig durch. (Geht auch hervorragend bei kraftmäßig ungleichen Partnern!)

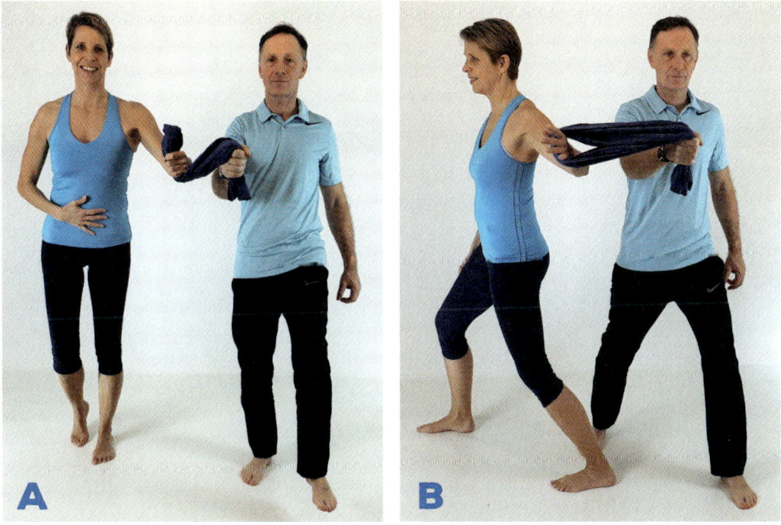

51. **Brustpresse** Zwei Partner stehen versetzt rückwärts zueinander und halten ein Handtuch. Die Bewegungsanweisung lautet: »Chestpress«, also Brustpressen, eng oder weit. Auch hier bleibt das Handtuch auf Dauerspannung. Natürlich kann diese Übung auch mit zwei Handtüchern als beidseitige Übung durchgeführt werden.

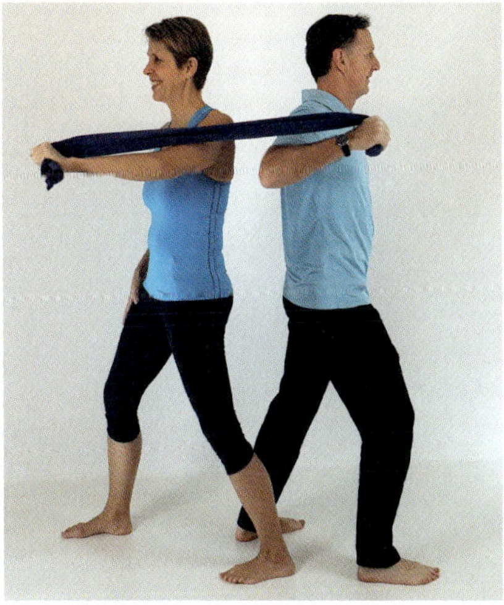

Mobilisierend

52. **Brustöffner liegend** Durch eine Rückwärtslagerung in maximaler Überstreckung erreicht Ihr eine sehr gute Öffnung im Brustkorb. Geeignet sind eigentlich alle Bälle (A, C, D). Gut abgelegt erreicht Ihr die vordere Armlinie und die Dehnung des vollflächig aufgespannten M. pectoralis major. Je nach Beweglichkeit kann die vordere Körperlinie über die Beinposition mit angesprochen werden. Über Brustkorbbewegungen werden verschiedene Faseranteile erreicht. Wichtig: die Hände auswärtsrotieren und den Bauch vorspannen. So wird über die Rektusscheide die myofasziale Dehnung gefördert. Auch die Bein- und Kopfpositionen (B-D) haben Einfluss auf die Dehnung. Diese kann »hineinschmelzend« oder mit minimalen Federungen durchgeführt werden.

Myofaszialer Benefit: Wollt Ihr die langen Bahnen erreichen, schiebt einfach einen Fuß unter dem anderen Bein hindurch und lasst die Schwerkraft wirken. Eine zusätzliche Gesäßaktivierung gibt mehr faszialen Benefit.

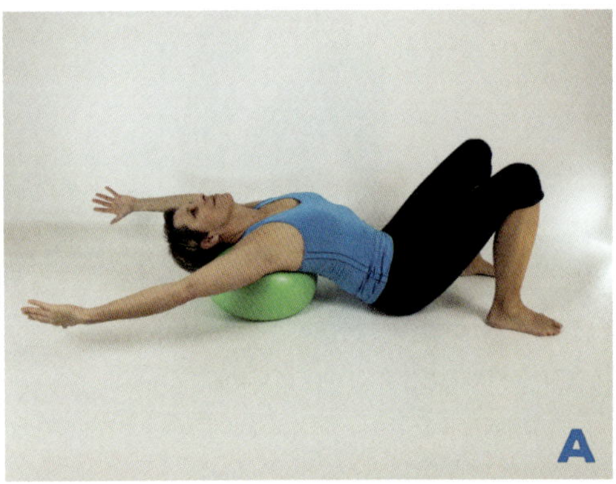

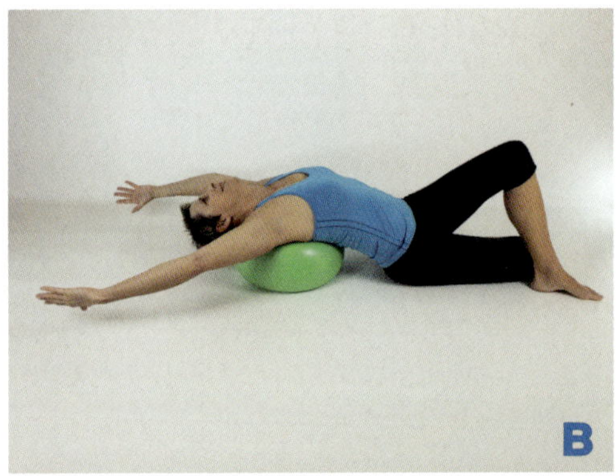

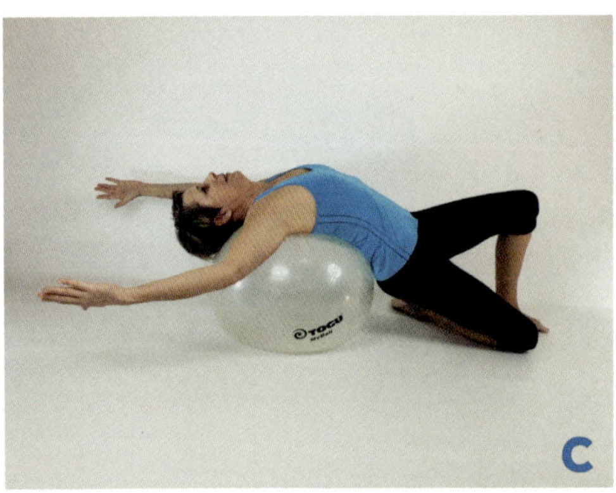

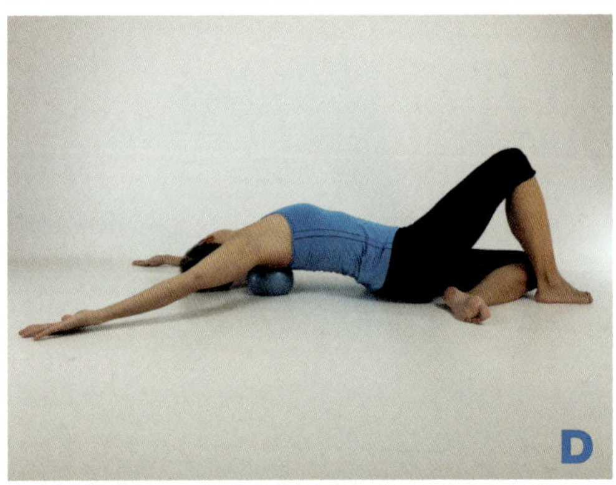

53. **Pectoralis minor Dehnung** Legt Euch über ein fest eingerolltes Handtuch oder auf einen mittelfesten Ball. Lagert das Tool zwischen den Schulterblättern (A+B). Aus der Überstreckung schiebt Ihr die Arme in Richtung der Füße. Die Hände liegen mit dem Handrücken am Boden. Wer mag kann sich an den aufgestellten Schienbeinen festhalten. Die Schultern in Richtung Boden schieben und den Kopf leicht überstrecken und zur Seite drehen, soweit es angenehm ist.

Der Brustkorb darf sich großzügig bewegen, zum optimalen Erreichen des Zwerchfells gern tief durchatmen.

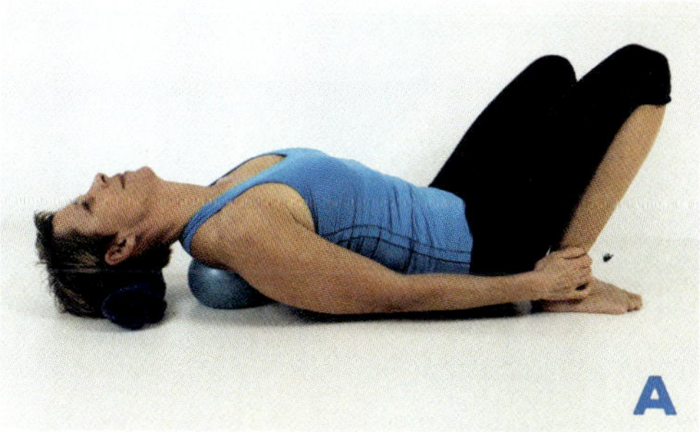

A

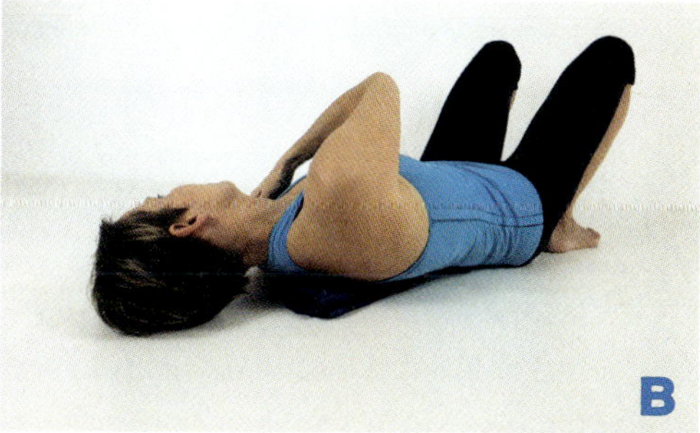

B

54. **Eigenmassage M. pectoralis major** Wie schon im Halsbereich beschrieben, kann auch in der vorderen Achselfalte das oft »beleidigte« kollagene Fasersystem entlastet werden. Hierzu greift Ihr mit einem »Pinzettengriff« fest in die benannte Falte und bewegt für 1-2 Minuten den Arm in möglichst viele Richtungen. Dann den Griff lösen und nachbewegen.

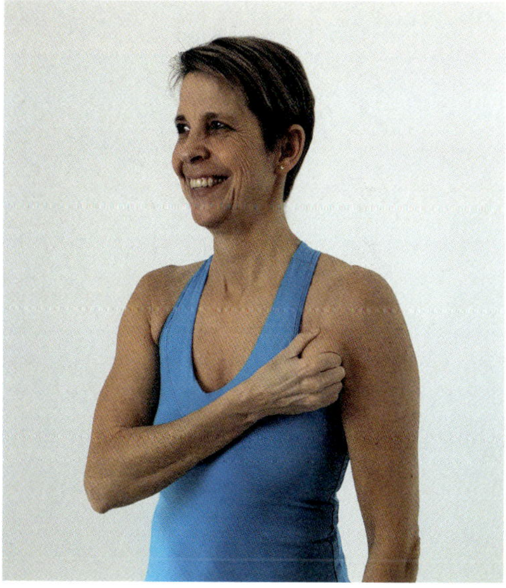

21. ÜBUNGEN FÜR DAS ZWERCHFELL

In diesem Kapitel fehlt die stabilisierende Einteilung. Das Zwerchfell soll durchaus kräftig, nicht aber stabil im Sinne von »festhaltend« arbeiten. Die Sensomotorik steht im Fokus. Sie dient als guter Ausgangspunkt für kräftigende Maßnahmen. Bitte bedenkt, ein gutes Zwerchfelltraining bedarf unterschiedlicher Atemfrequenzen. **Krampfähnliche Atemzustände bedeuten die temporäre Überlastung des Zwerchfells!**

Sensomotorisch

55. **Widerstandsatmen auf dem Ball** Legt einen gut aufgeblasenen mittelgroßen Ball (ca. 30 cm) zwischen Oberschenkel und Bauch. Die Beine sind leicht gebeugt, der Rumpf ruht auf dem Ball (A). Stützt Euch gern erst einmal ab, beugt und streckt den Rumpf mit jedem Atemzug (B). Probiert verschiedene Varianten der Ein- und Ausatmung aus. Als Variante hebt die Arme in verschiedene brustkorböffnende Richtungen oder lasst sie einfach hängen. Eine weitere Variante ist die Übungsausführung aus dem Fersensitz.

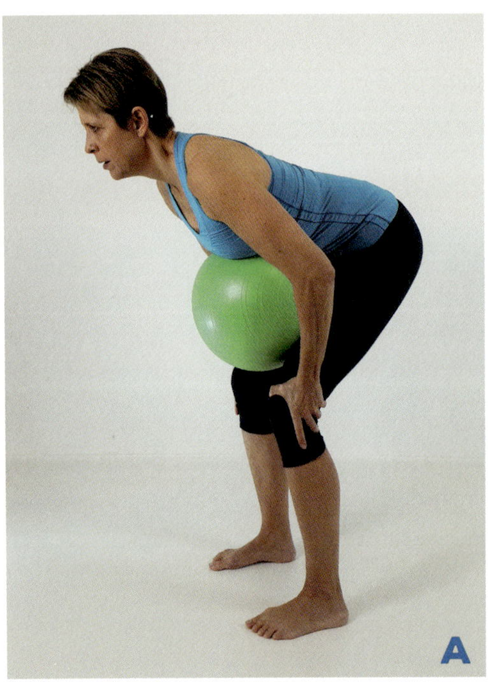

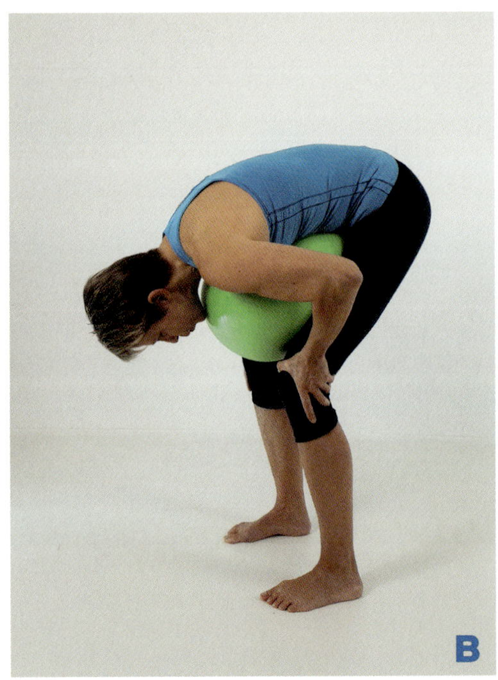

56. **Flow-stop-motion** Legt Euch rückwärts gegen einen weich aufgeblasenen Ball (ca. 30 cm) und atmet gleichmäßig durch die Nase (A). Nach eigenem Wohlbefinden rollt den gesamten Körper über den Ball und verharrt in verschiedenen Positionen mit kurzer, entspannter Atempause (B+C). Das Weiteratmen sollte immer entspannt durch die Nase möglich sein. Schnappatmung bedeutet, die Luft wurde viel zu lange angehalten!

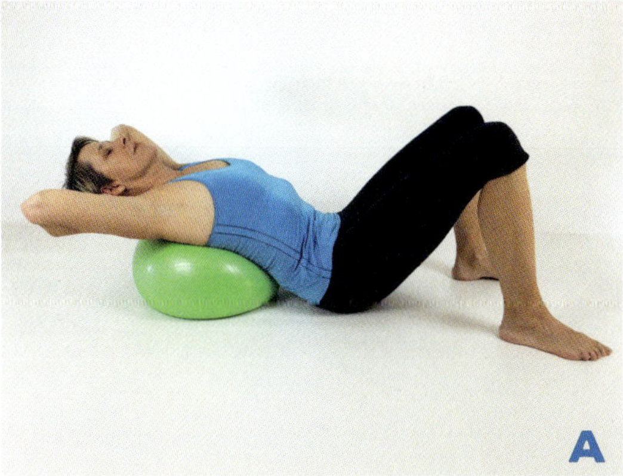

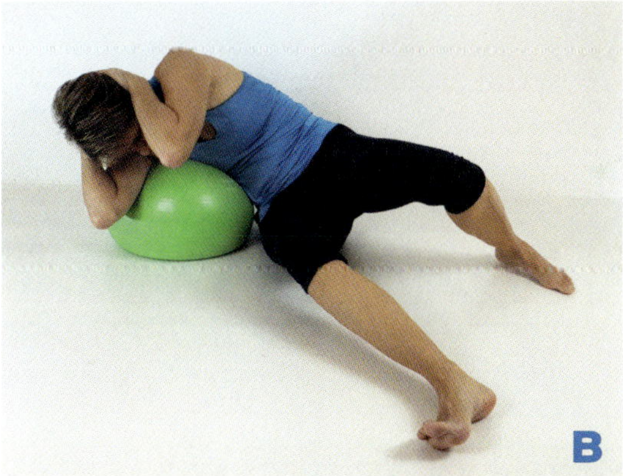

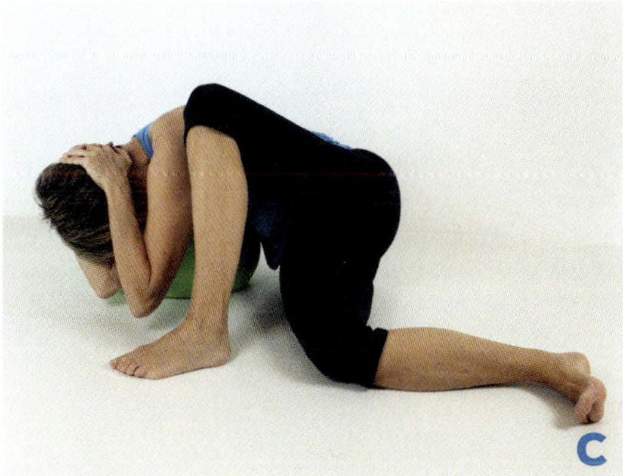

57. **Klavieratmen** Hört sich komisch an, wirkt aber ganz gut. Legt die Finger jeweils auf der gegenüberliegenden Körperseite zwischen die Rippen (A) – quasi wie auf Klaviertasten. Dann atmet in verschiedenen Brust- und Bauchbewegungen und spürt den leichten Druck der verschiedenen Finger. Geht es um die sensorische Ansteuerung, arbeitet mit feinem, eher entspannendem Druck. Als kräftigende Variante kann der Arm- und Fingerwiderstand erhöht werden (Widerstandsatmen). Auch eine mobilisierende Variation ist möglich: Einfach die Finger mit leichtem, angenehmem Druck in die Zwischenrippenmuskulatur pressen und drei bis vier Atemzüge (hier gern durch den Mund ausatmen) liegenlassen (B). Das geht mit gekreuzter und gleichseitiger Fingerauflage.

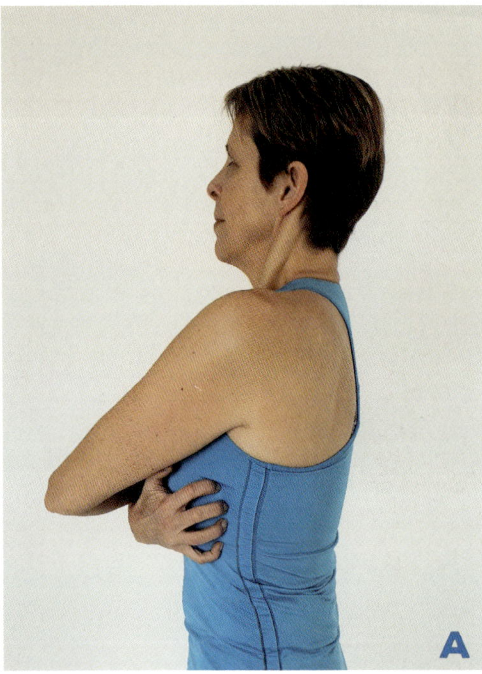

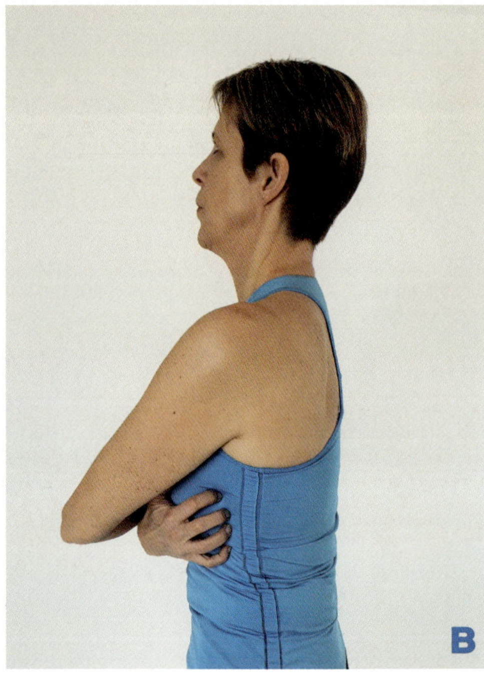

Mobilisierend

58. **Hörnchen** Das Zwerchfell lässt sich sehr gut mobilisieren, wenn Ihr weite, enge, rotierende und seitliche Brustkorbbewegungen mit tiefen Atemzügen kombiniert. Startet in der offenen Rückenlage, die Arme liegen im 90-Grad-Winkel flach am Boden (A). Rollt Euch mit der Ausatmung in die Seitenlage ganz klein zusammen (B). Wartet ein paar entspannte Atemzüge, bevor Ihr den Rückweg angeht. Variiert beim Einatmen verschiedene brustkorböffnende Bewegungen (C).

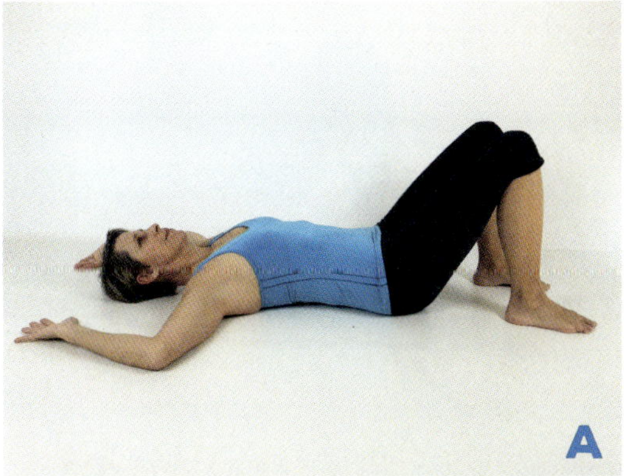

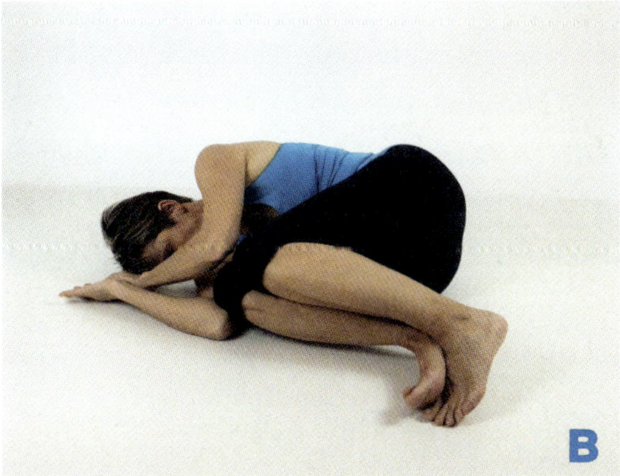

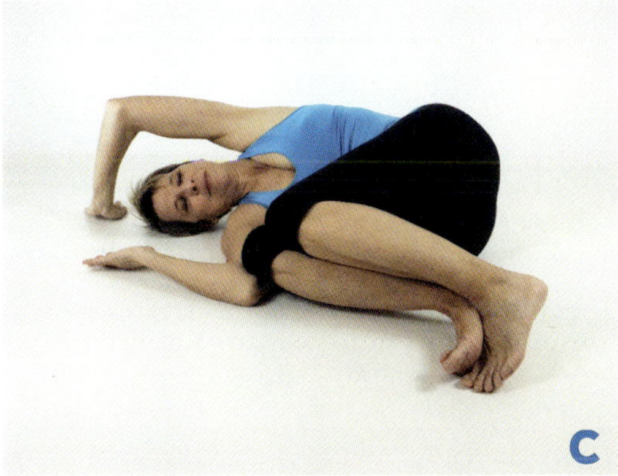

59. **Rückenschwimmen meets Hocksprung** Stellt Euch vor, Ihr schwimmt rückwärts in warmem Wasser. Stellt Euch locker hin und zieht die Arme seitlich am Körper entlang. Kreisende Bewegungen (Kraulschlag) rückwärts können mit Seitneigung in die Gegenrichtung kombiniert werden (A). Lasst gern den Daumen die Richtung anweisen (sicheres Gleiten im Schultergelenk). Für ganz tiefe Atemzüge nutzt die Arme gleichzeitig. Einatmen während der öffnenden Brustkorbbewegung. Als Aktivpause nutzt zehn kurze, feste »Hüpfer« (B), um dann plötzlich zu stoppen. Den Stopp später gern so tief wie möglich (C). (Kontraindikationen beachten: Osteoporose, Gebärmuttersenkung ...)

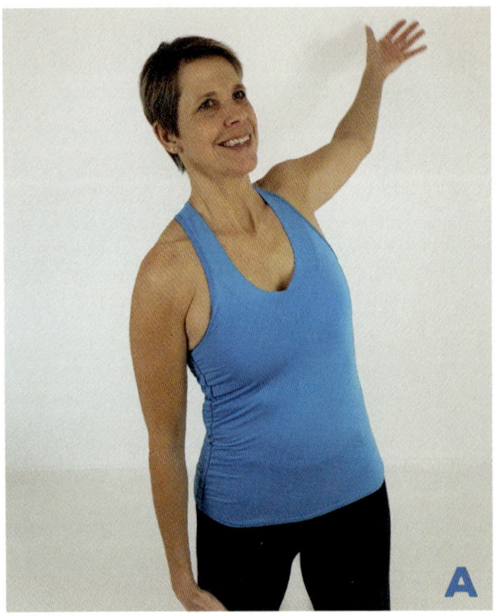
A

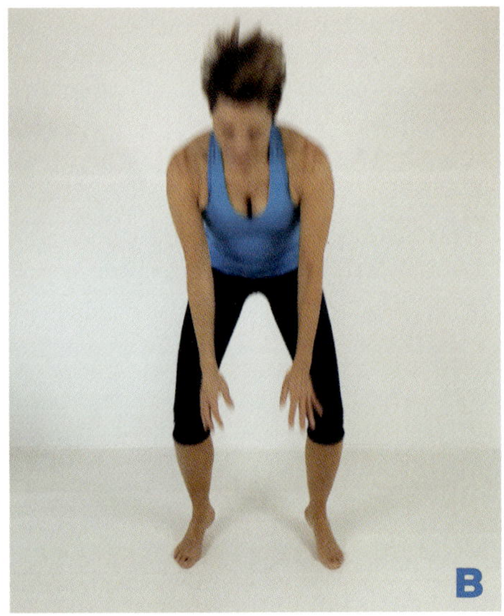
B

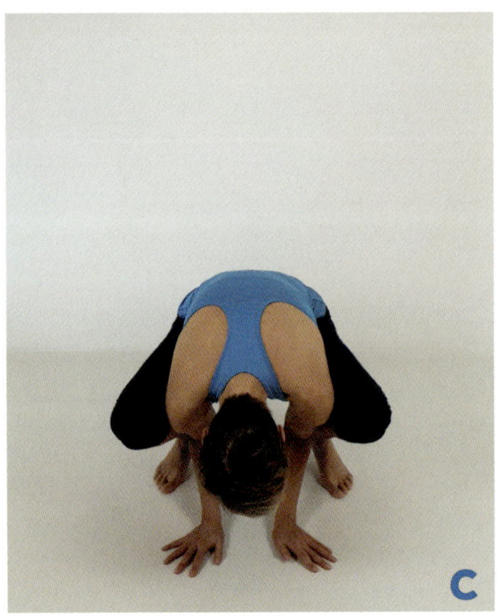
C

60. **Fallübung rückwärts** Lockerung durch kleinen Impact. Der Impuls ähnelt einem festeren Klaps mit der flachen Hand auf den Rücken. Auf einer weichen Matte rollt aus der Hocke rückwärts (A+B) und schlagt bei Ablage des Brustkorbs beide Hände flach auf die Matte (C). Bitte stoßartig ausatmen (maximal 8 Wiederholungen). Gelingt dies gut und angstfrei, stabilisiert Ihr den Rücken mehr und mehr, bis ein angenehm fester Impact spürbar ist. Wichtig: Diese Übung langsam steigern! (Kontraindikation: Osteoporose)

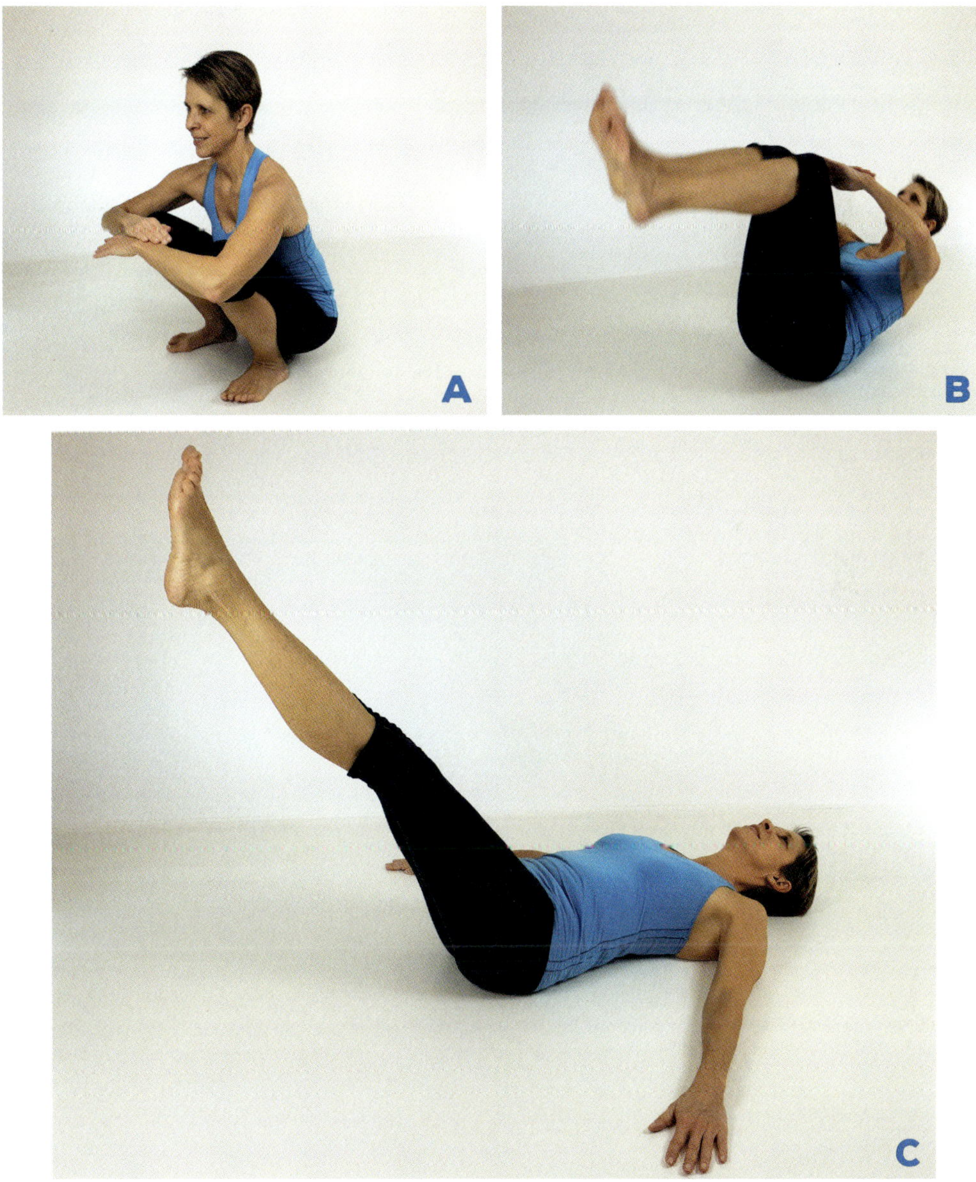

61. **Rippen klopfen** Klopft die Region rund um das Zwerchfell locker aus. Nutzt hierzu eine krallenähnliche Handhaltung und arbeitet Euch angenehm klopfend durch den Brustkorb.

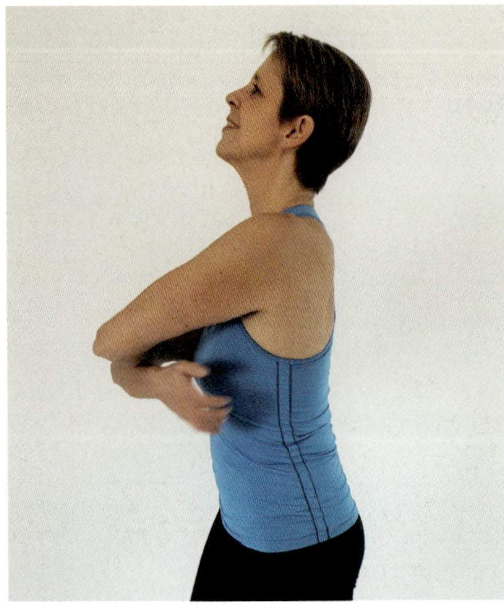

Outdoor

Da die beste Umgebung für das Zwerchfell unter freiem Himmel liegt, gibt es hier ein kleines Outdoor-Intervall-Training.

62. **Zwerchfell Fahrtspiel** Beim Outdoor-Training erreicht ein Fahrtspieltraining alle Bereiche der Brustkorbbewegung. Konzentriert Euch auf eine Intensität, in der eine entspannte Nasenatmung möglich ist. Wechselt die Fortbewegungsart (Walken, Joggen, Twists, Rückwärtsgehen ...) mit Übungen an Parkbänken und Spielplätzen ab. Für alle Zwerchfellbewegungsrichtungen braucht Ihr mindestens vier Stationen:

(A + A1) Halbes Hängen mit außenrotierten Händen und Schlangenbewegung des Rumpfes

(B + B1) Dips mit wechselnd eingerolltem und aufgerichtetem Oberkörper

(C + C1) Seitstütz mit wechselndem Durchgreifen und Ausrollen des freien Arms (wahlweise Handstütz am Boden, Füße auf der Bank)

(D + D1) **NACH** Herzfrequenz-Cooldown: Kopfüber Hängen oder Handstand mit ruhiger, aktiver Bauchatmung. Mehrfach durchgeführte kurze Intervalle schützen vor Kopfschmerz und Verspannungen. ACHTUNG: Nicht bei Bluthochdruck durchführen!

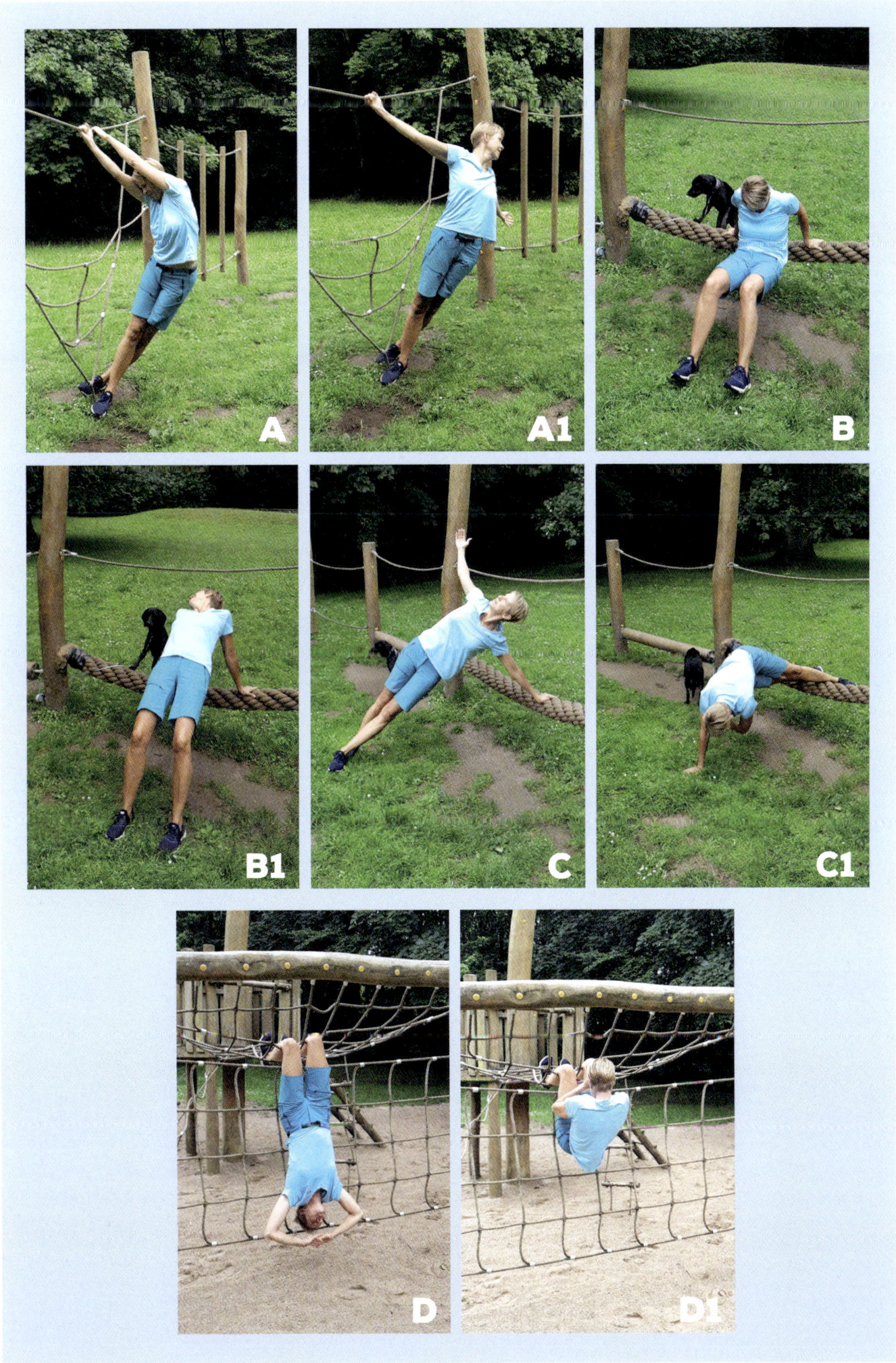
A
A1
B
B1
C
C1
D
D1

22. ÜBUNGEN FÜR DEN RÜCKEN

Sensomotorisch

63. **Wirbelschlange** Rollt Euren Rücken fließend im weiten Stand (A+B) oder nutzt einen mittelgroßen Ball (ca. 30 cm) als tolle Förderung für den Rückenstrecker. Der Ball klemmt dicht an der Hüfte und stützt den unteren Rücken, die Arme hängen locker herunter. Rollt den Oberkörper Wirbel für Wirbel auf und ab, ohne den Ball zu verlieren (C+D). Als Variante probiert spielerisch-fließende Bewegungen in alle möglichen Richtungen.

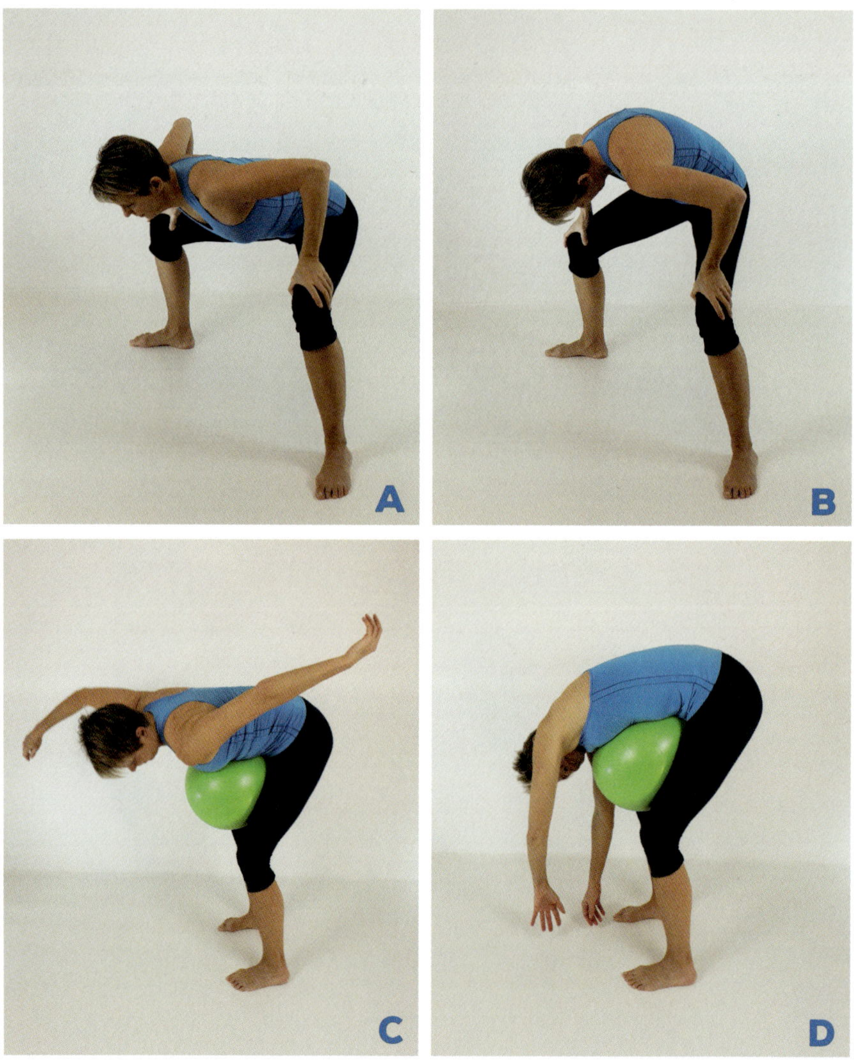

64. **Aufrollen isoliert** Als Fortsetzung der Wirbelschlange setzt Euch in den Fersensitz (A+B) oder eine ähnliche Position, z. B. halber Kniestand oder erhöhter Fersensitz mit Ball (C+D). Der Oberkörper neigt sich vor und rollt nur so weit auf, wie ein spitzer Hüftgelenkswinkel gehalten werden kann. Zur Kontrolle des Hüftwinkels greift an Oberschenkel und Hüfte.

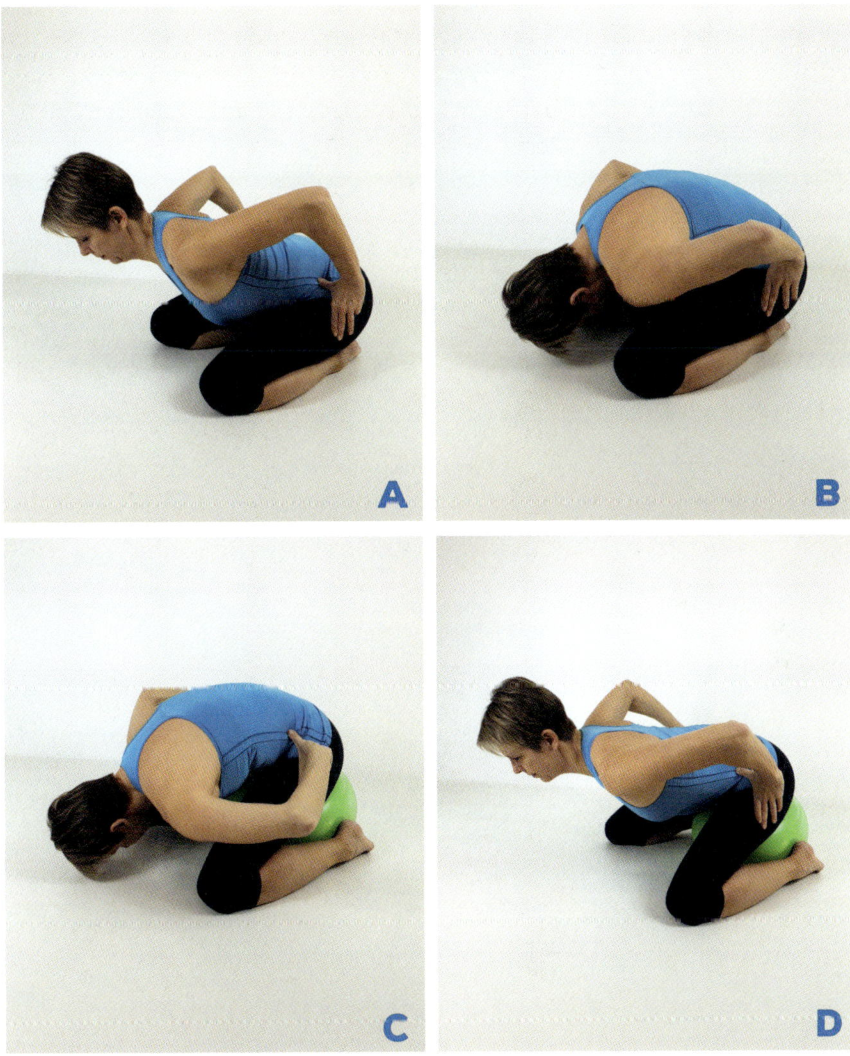

65. **Lumbalstrecker** Legt Euch über einen mittelgroßen Pezziball. Der Oberkörper hängt lagernd auf den Unterarmen (A). Beginnt, aus der hockenden Beinposition, nur den unteren Rücken zu aktivieren, um die Knie vom Boden zu lösen (B). Wichtig: Eine Hüftstreckung sollte hier noch nicht stattfinden. Die könnt Ihr nach und nach dazugeben, wenn die Ansteuerung gut klappt. Eine Korsettspannung sichert den unteren Rücken. Das Zusammenschieben der Beine fördert gleichzeitig die Beckenbodenmuskulatur.

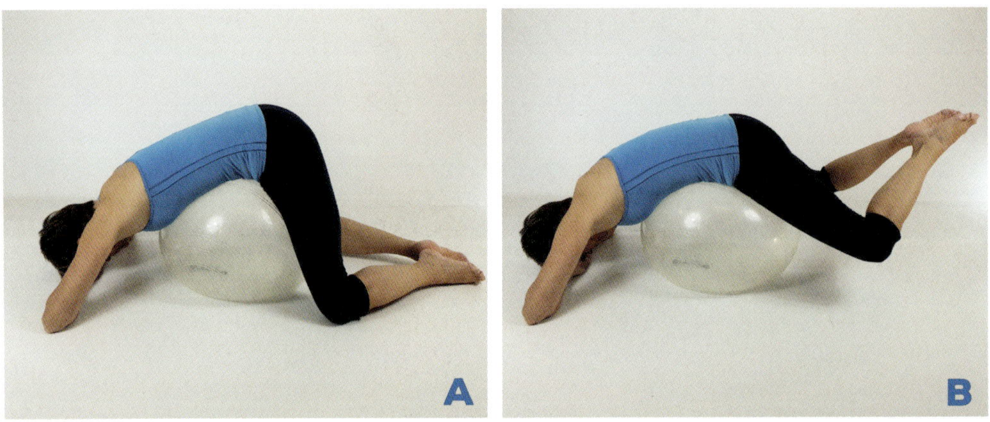

66. **Balance easy** Aus der Bankposition könnt Ihr die Rumpfwahrnehmung lernen, indem Ihr einen Ball auf dem Rücken balanciert (A) und verschiedene Bewegungen ausführt. Der Ball sollte liegenbleiben.

Methodische Reihe zum Einbeinstand

»Balance easy« geht auch stehend. Im Stand (C) lohnt sich der Aufbau einer methodischen Reihe zum Einbeinstand. Beginnt auf festem Boden neben einer Wand.

- → Spannt Euch innerlich auf und schließt, wahrnehmend und erschwerend, immer mal wieder die Augen (bei jeder Progression!).
- → Legt mit dem Einbeinstand los und notfalls einen Finger an die Wand.
- → Probiert, welche Seite stabiler steht (Wichtig: gleiche Blickrichtung halten!).
- → Ist die Schokoladenseite bekannt, gilt: Das bessere Bein wird zuletzt trainiert!
- → Probiert das freie Stehen mit und ohne Augenfokus (Fixpunkt suchen – Augen zu!).
- → Probiert das Drehen des Kopfes*.
- → Probiert das Bewegen des freien Beins.
- → Probiert verschiedene Bewegungsachsen.
- → Nutzt instabile Untergründe!

*** Bewegt sich der Kopf, bewegt sich der gesamte Spinalkanal und die Nervenbahnen in der autochthonen Zielmuskulatur!**

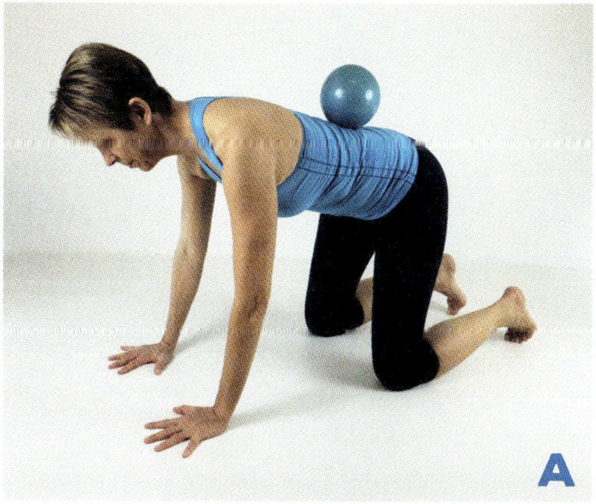
A

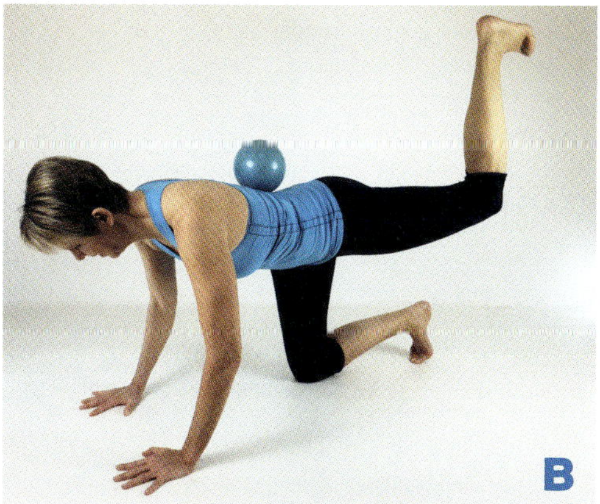
B

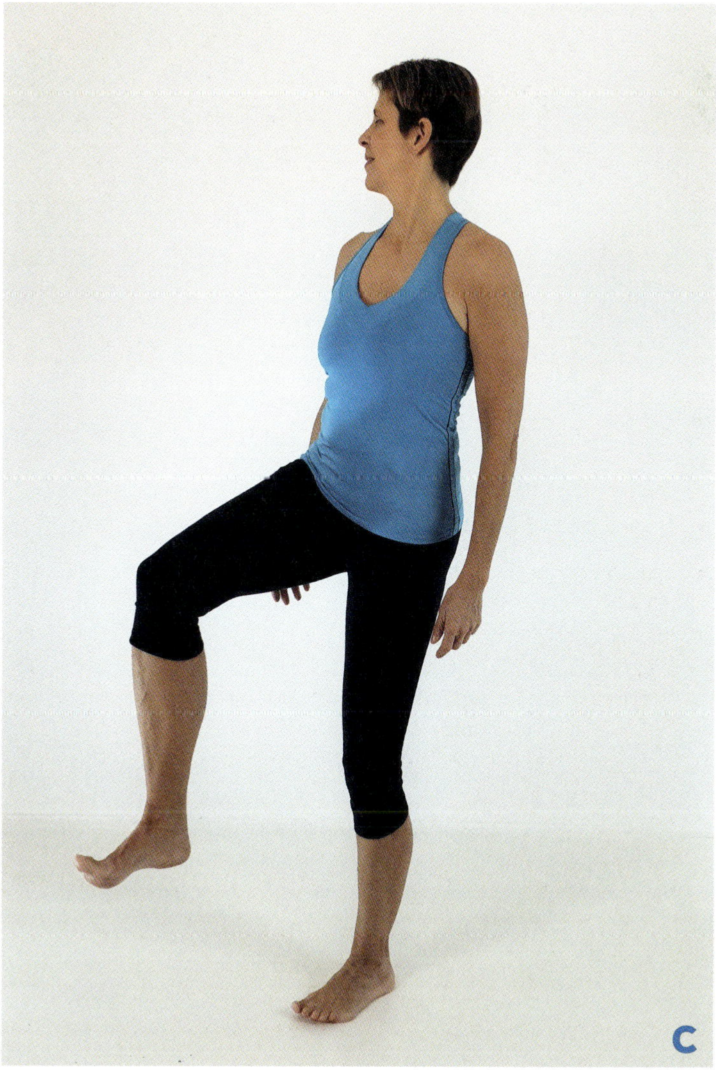
C

Stabilisierend

67. **Adler** Aus dem vorgeneigten Ausfallschritt werden die Arme und der Rücken aufgespannt und durch Einrollen wieder entspannt (A). Durch zusätzliches Heranziehen und Wegschieben des hinteren Knies wird die ischiocrurale Muskulatur (Muskulatur der Oberschenkelrückseite) einbezogen (B). Durch weitergeführtes Abheben eines Beins erhöht sich der koordinative Schwierigkeitsgrad und die Range of Motion (C). Der multidirektionale Anspruch kann durch Positionswechsel der Arme und die Stellung der Hüfte verändert werden. Diese Übung ist eine gute Erweiterung von »Balance easy«!

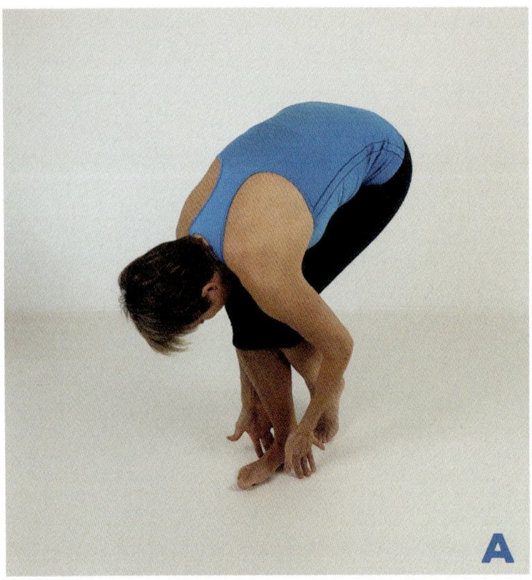

A

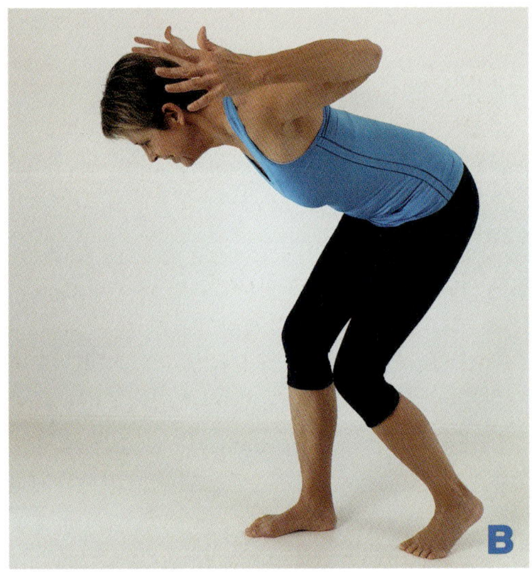

B

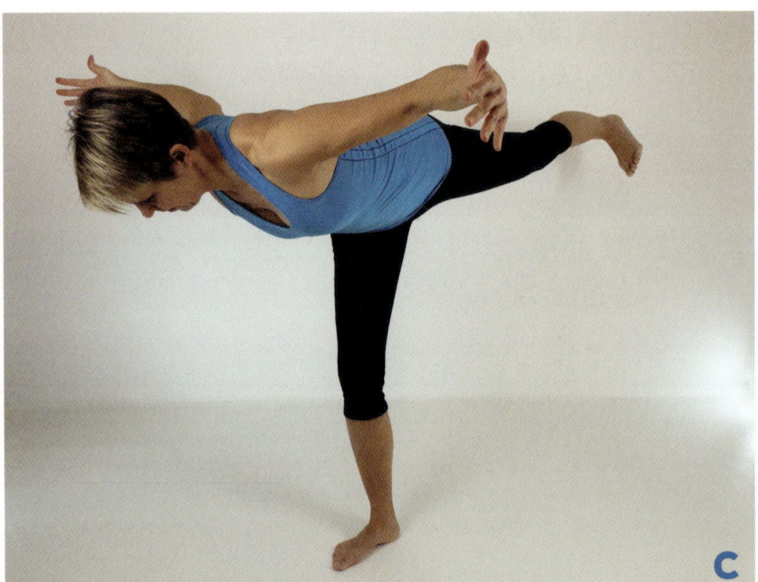

C

68. **Fallschirmspringer** Aus der Bauchlage werden die Beine und Arme wie beim Fallschirmspringen vom Boden gelöst (A). Über rotierende und flektierende Bewegungen der Extremitäten und des Rumpfes werden viele Muskelgruppen und -fasern angesprochen (B). Einen sensorischen Reiz erreicht man durch die Lagerung des Beckens auf einer Rolle und einen Ball unter dem Brustbein (Bsp.: Redondo Ball: sanfter Druck; Fascial Coach Ball: fester Druck mit faszialem Release der Rektusscheide).

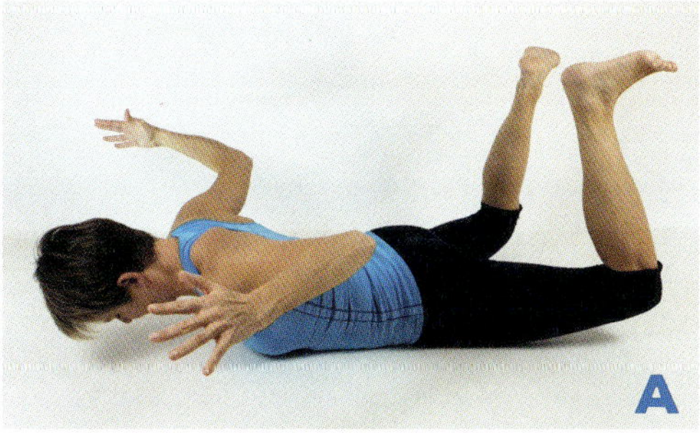

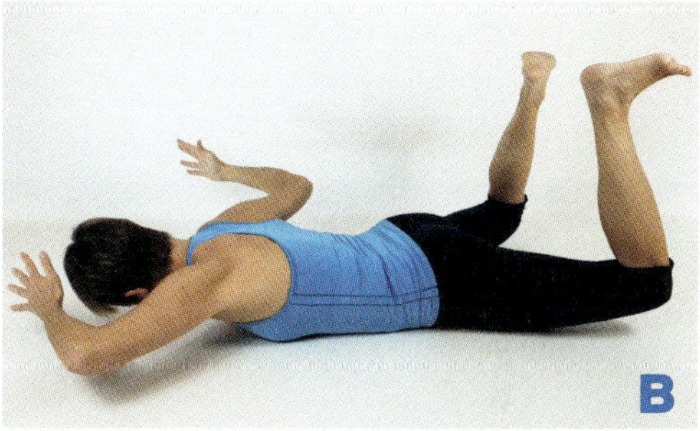

69. **Side to side** Eine laterale Förderung von Bauch und Rücken zeichnet diese Übung aus. Steht fest im Kniestand oder stehend überkreuzt mit beiden Fußsohlen flächig am Boden. Klemmt einen Ball (ca. 30 cm) zwischen die flachen Hände über Kopfhöhe (A) und kippt den Oberkörper seitlich. Oder zieht ein Handtuch in derselben Position konstant auseinander (B). Beachtet bitte: Zwei verschiedene Funktionsansätze: Druck → mehr M. trapezius vs. Zug → mehr M. latissimus dorsi!

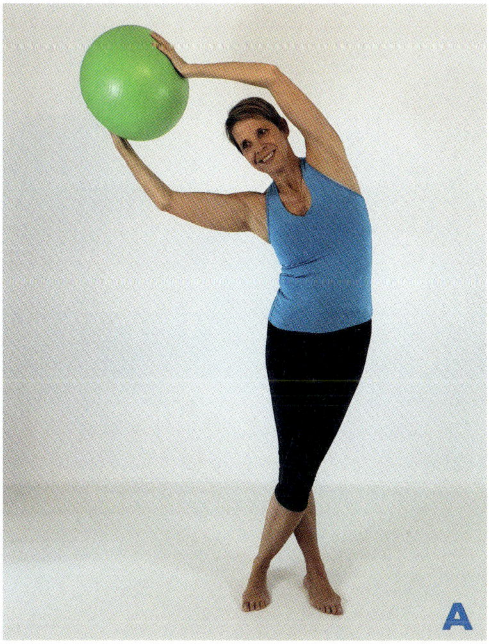

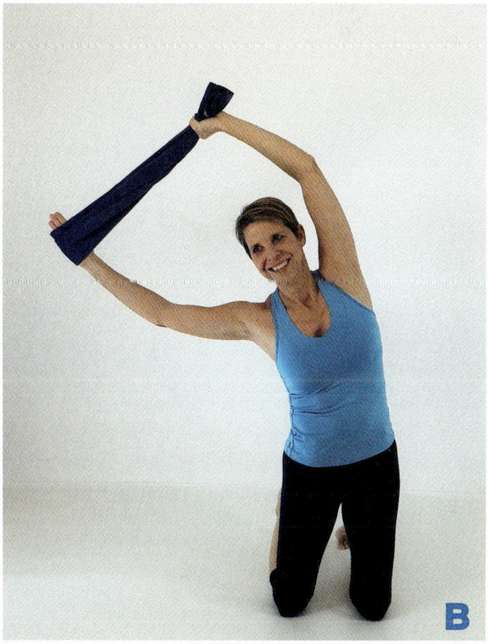

Mobilisierend

70. **Ballkontakt: JUMP & ROLL**

JUMP (A): Der Steißbereich lagert auf einem festen, belastbaren Ball (ca. 15-20 cm). Der Beckenbereich hüpft mit verschiedenen Bewegungsmustern auf dem Ball. Die Beine sind aufgestellt oder angezogen.

ROLL (B): Die Wirbelsäule wird über den Ball geschoben und gezogen. Der Ball kann direkt über die Dornfortsätze laufen. Zur Stabilisierung können die Füße weit aufgestellt und die Hände am Oberschenkel fixiert werden. Eng aufgestellte Füße ergeben einen hohen sensomotorischen Aspekt. Fließende, geradlinige Bewegungen über die gesamte Wirbelsäule sind hier perfekt.

Myofaszialer Benefit: Faszialer Release im Steißbein und Nacken gelingt durch gleichmäßiges Rollen über die gesamte Rückenfläche.

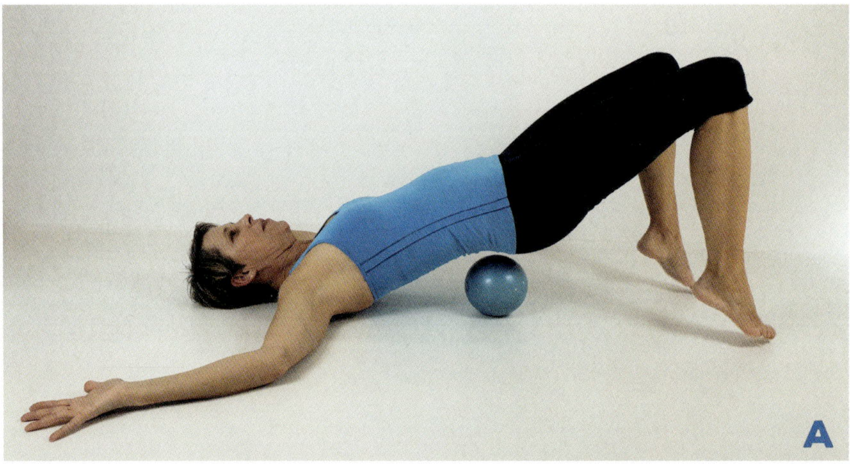

A

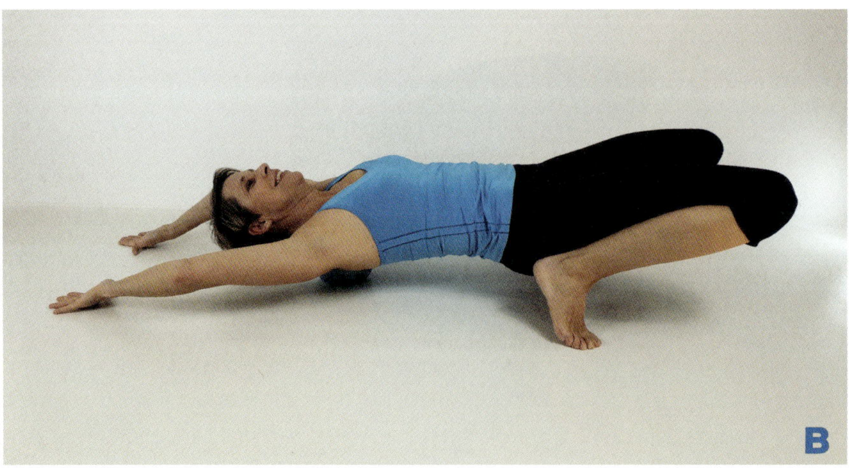

B

71. **Holzhacker** Beginnt aus dem abgestützten, breiten Stand mit einem geschmeidigen Rollen der Wirbelsäule (siehe Übung »Wirbelschlange«). Dann spannt ein leichtes Korsett und lasst die Arme hängen, um im späteren Verlauf eine volle, dynamische Auf- und Abbewegung inkl. Armtechnik durchzuführen (Metapher: Holzhacken). Sucht den Umkehrpunkt im unteren und oberen Bereich (A+B). Mit Zusatztool kann der Anspruch der Übung gesteigert werden.

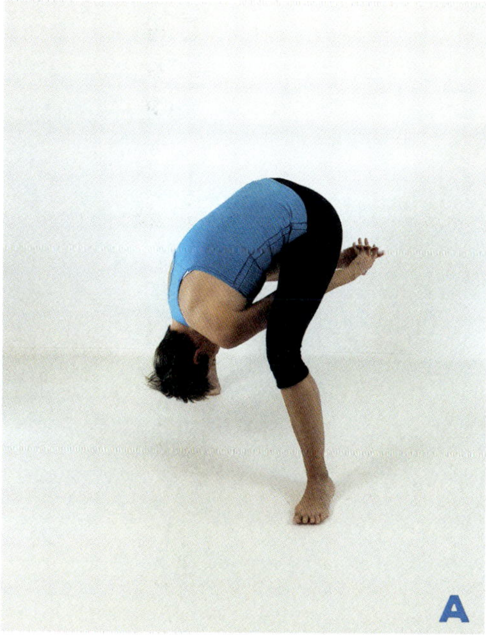

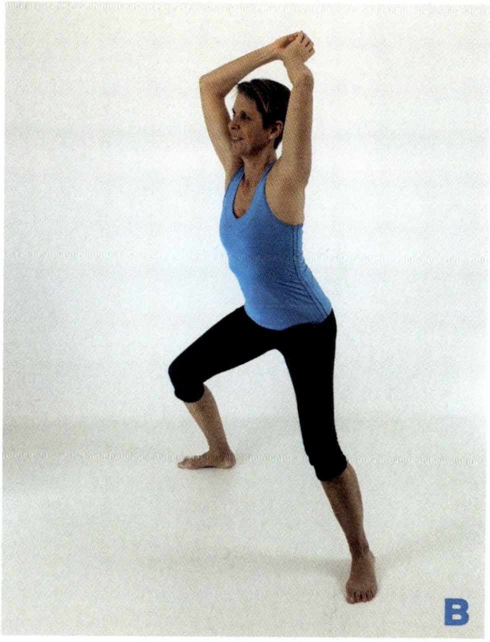

Großer Rückenmuskel – M. Latissimus dorsi

Alle Übungen, die eine Extension, Adduktion, Retroversion oder Außenrotation im Schultergelenk erwirken, können für ein Training des M. latissimus dorsi zielführend sein. Ebenso verhält es sich mit sämtlichen Übungen aus dem Kapitel »Große Rückenfaszie«.

Sensomotorisch

72. **Kontaktschieben** Aus der Rückenlage oder im Stand an der Wand schiebt die Fingerspitzen, Ellenbogen etwa schulterbreit, vom Nacken aus sachte über den Boden/die Wand (A). Schiebt weiter, solange Ihr die saubere Führung und den Kontakt erhalten könnt (B). Die Schulterblätter bleiben nach unten fixiert, der Kopf hält Wand-/Bodenkontakt, das Korsett spannt und entspannt im logischen Rhythmus. Verlieren die Fingerspitzen den Kontakt oder lösen sich andere Positionen, geht es zurück.

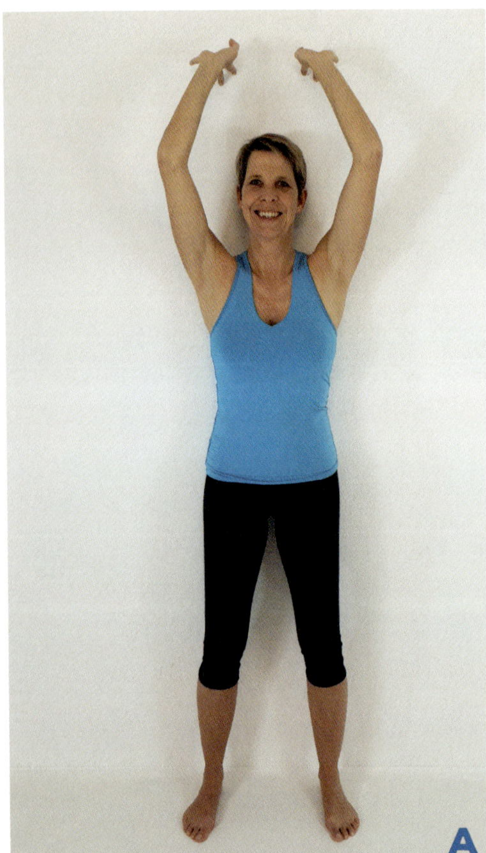
A

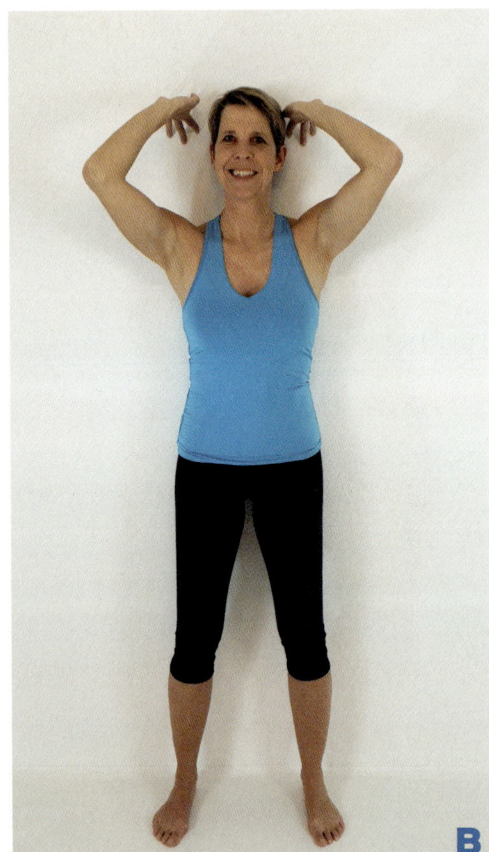
B

73. **Ellenbogen-Ballpresse** Stützt einen Ellenbogen seitlich in einen weichen Ball (ca. 20 cm) (A) und versucht, die Hand mit konstantem Ellenbogendruck hinter den Rücken zu drehen (B). Vermeidet einen Ballverlust. Wer genügend Bälle hat, kann direkt beide Seiten üben.

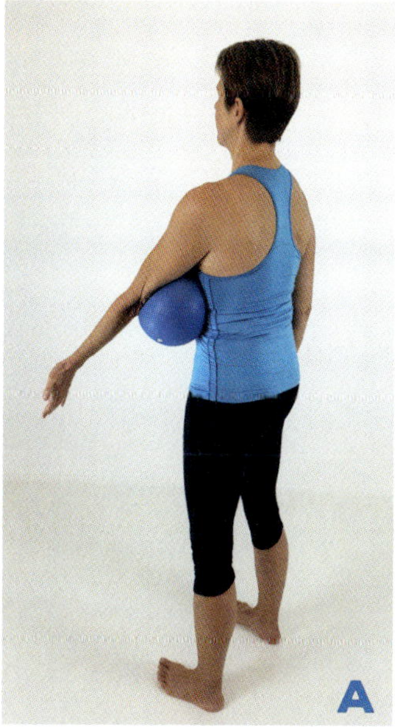

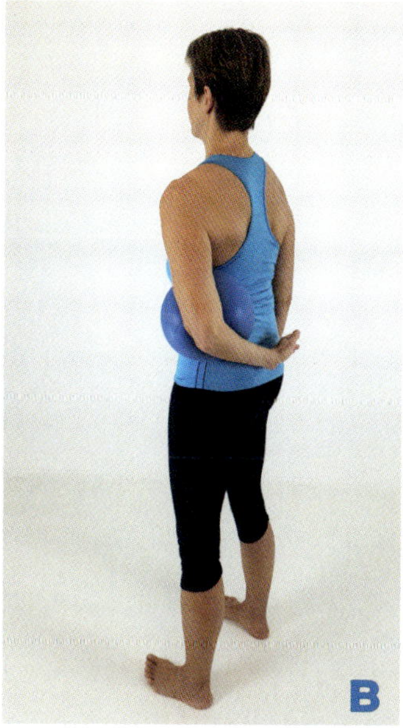

74. **Handtuchschieben** Spannt ein Handtuch mit den Händen über dem Kopf und schiebt es nur mit den Schulterblättern hoch und runter (A+B). Als progressive Variante eignet sich die Schulterpresse aus dem »herabschauenden Hund«.

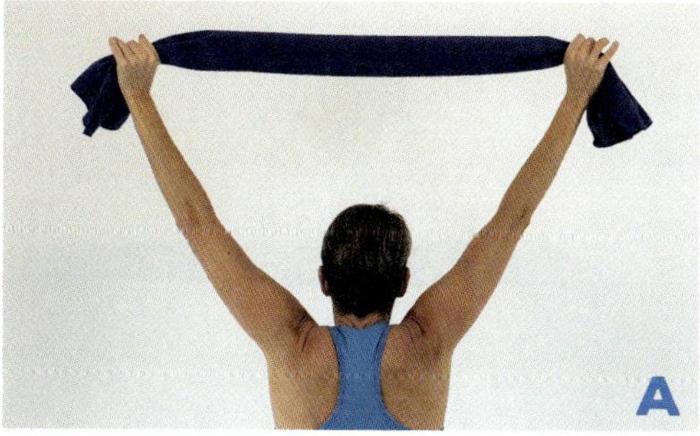

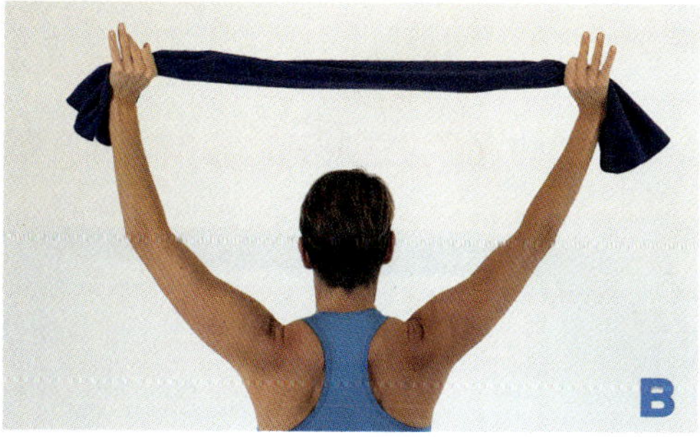

Stabilisierend

75. **Vorgebeugter Latzug** Zwei Partner stehen sich im Kanutenstand oder einer hohen Bank gegenüber. Die Partner stehen leicht versetzt mit vorgeneigtem Oberkörper ggf. mit der Hand auf dem Oberschenkel abgestützt. Die eine Hand hält ein Handtuch (fester, unelastischer Widerstand). Beide Partner ziehen im Wechsel das dauerhaft gespannte Handtuch zu sich heran (A+B). Varianten:

- Die Innenrotation wird durch zusätzliches Eindrehen des Arms trainiert.
- Eine Adduktion kann durch leichtes Umpositionieren der Partner geschult werden.
- Eine Erleichterung der Übungsposition findet sich in der Bauchlage, z. B. über einem Pezziball liegend.
- Rumpfstabilisierende Variante aus der Plankposition: Latzug als Partnerübung
- Rumpfstabilisierende Challenge: Plank und Latzug

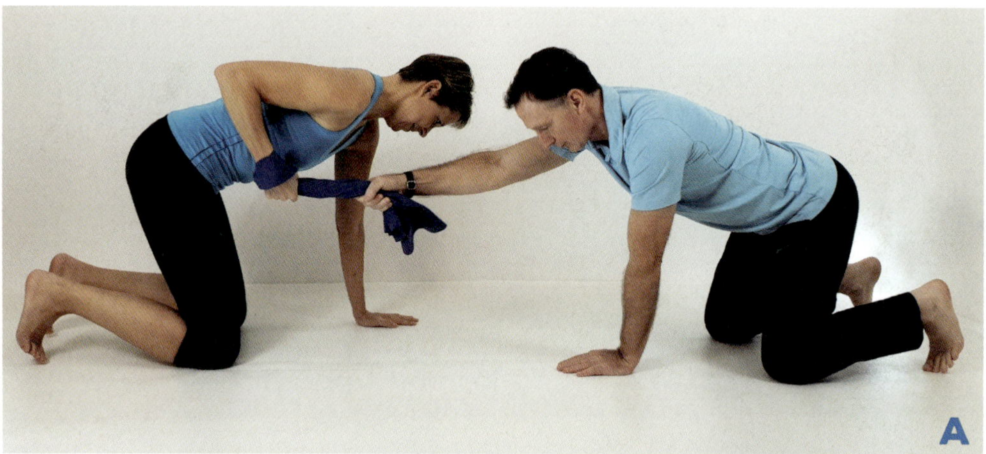

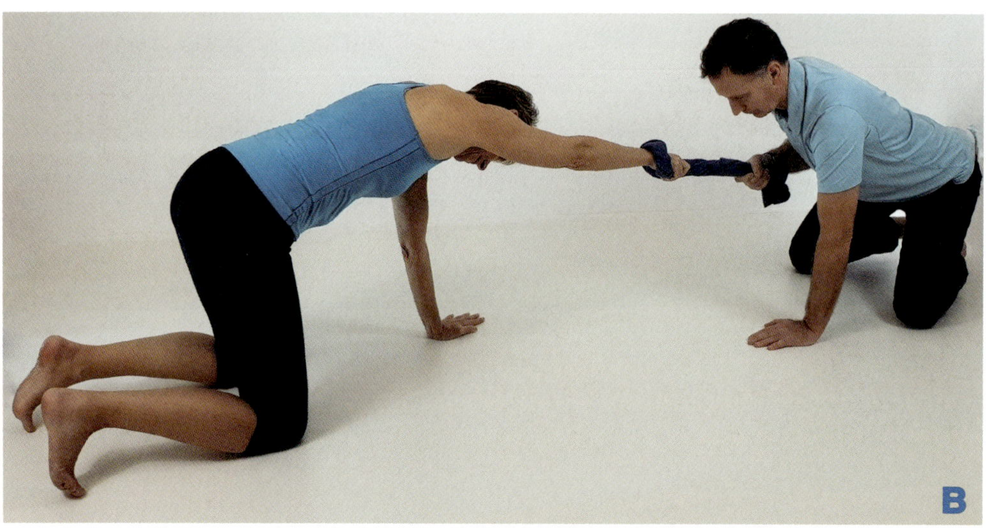

76. **Latissimus meets Baum** Im Outdoorbereich gibt es viele gute Möglichkeiten den Latissimus zu trainieren. Nehmt ein Widerstandsband (ggf. zur Materialschonung ein Handtuch) mit zu einem geeigneten Baum.

Für einen rumpfstabilisierenden Trainingsreiz mit Fokus auf den großen Rückenmuskel biete ich Euch drei Möglichkeiten an. Eure Grundposition ist ein breiter Stand seitlich zum Baum.

(A + A1) Einseitiges Latziehen mit isometrischer Belastung der zweiten Seite variiert mit zusätzlicher Körperwende in den Ausfallschritt.

(B + B1) Kurze Latzüge mit den Oberarmen in den Griffen (ggf. Schlinge bilden mit den Griffen) kombiniert mit Kniebeugen, Ausfallschritt o.ä.

(C + C1) Einseitiges Latziehen (Fixiertes Band) mit seitlichem Stütz am Baum. Progressiv kann das kontralaterale Bein während der Armzugphase gehoben werden.

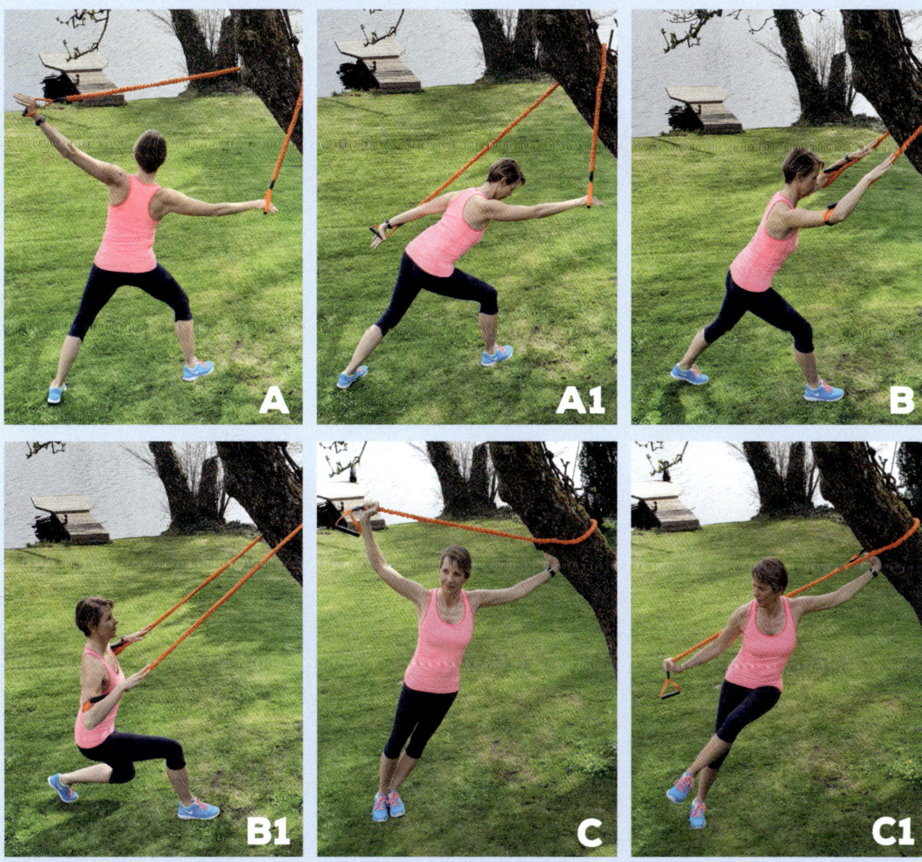

77. **Latdrücken aus der Seitenlage** Aus der Seitenlage stützt der untere Arm vor dem Brustkorb, die Beine sind angewinkelt, ggf. leicht vom Boden gelöst (A). Stützt Euch über den unteren Arm und die Bauchkraft hoch und schiebt den oberen Arm Richtung Decke oder haltet ihn am Kopf (B). Der Rückweg wird geführt (exzentrische Phase ausnutzen).

Myofaszialer Benefit: Lasst den oberen Arm diagonal hinter Euch in die Schwerkraft »hängen« und federt ggf. in der rückführenden Position fein nach.

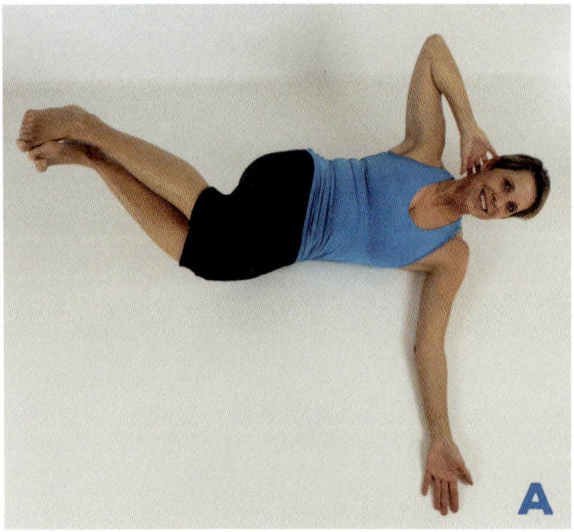

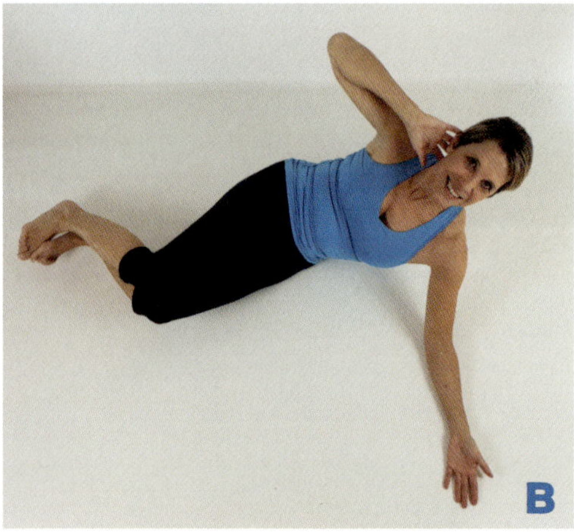

Mobilisierend

78. **Eigenmassage Lat** Greift Euch die hintere Achselfalte mit zwei oder drei Fingern herzhaft, aber nicht übermäßig schmerzhaft. Nun bewegt den gefassten Arm ca. 1 Minute möglichst variabel. Löst dann den Griff und bewegt alles nochmal. Es wird wahrscheinlich leichter gehen als vorher.

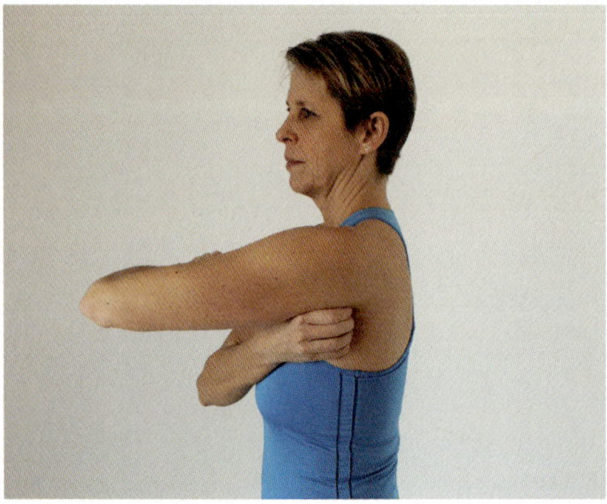

79. **Lat-Stretch faszial** Um die faszialen Strukturen gut zu erreichen, sollten sie einen kontraktionsfreien Zug erfahren. Probiert es mal mit einer Partnerübung und Handtuch (Wickelt es mit einer Schlaufe um das Handgelenk). Ein Partner zieht den Arm des Anderen mit feinen rüttelnden Bewegungen und Positionswechseln (A). Die Übung ist auch im Sitzen oder in der Rückenlage ausführbar (B+C).

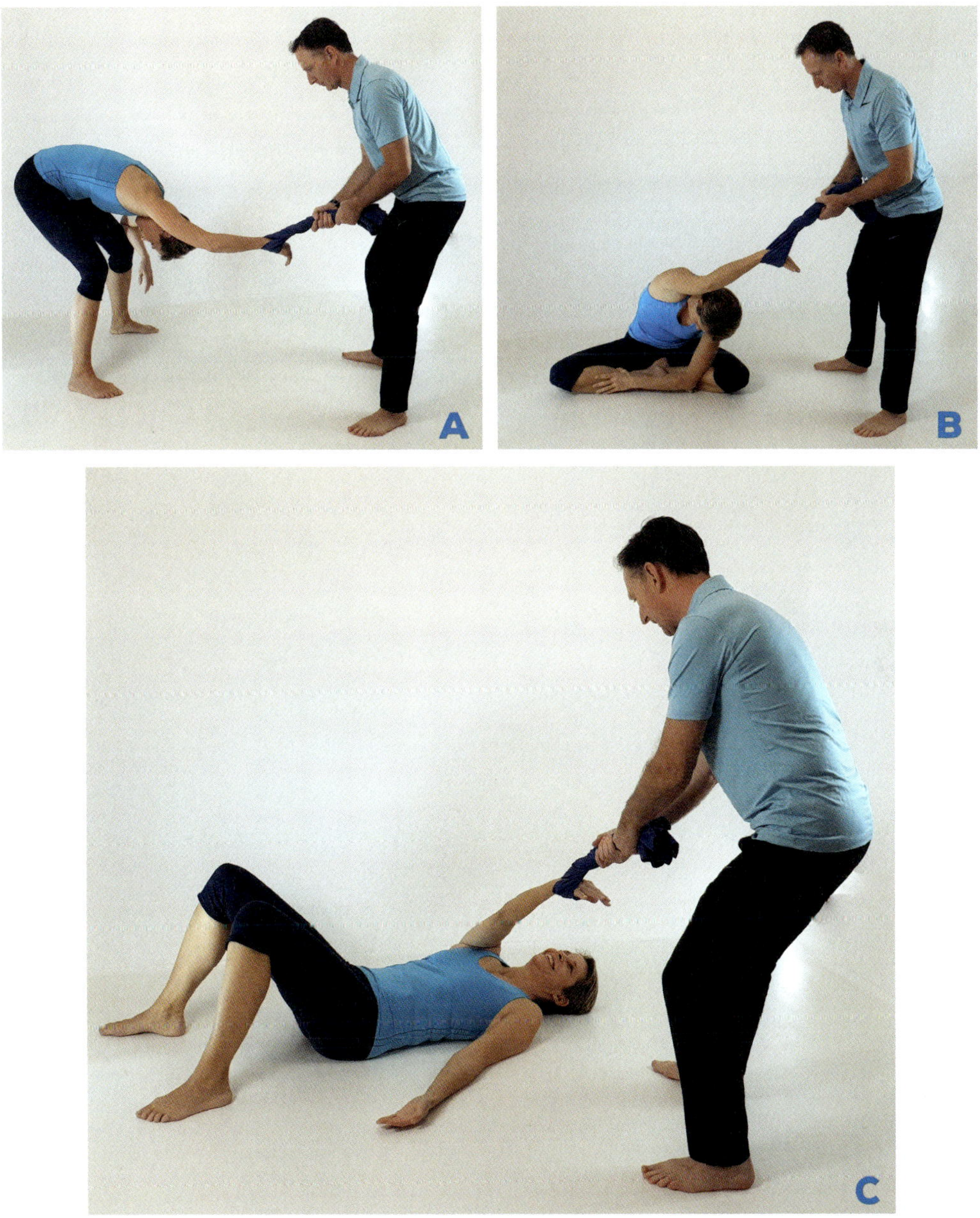

80. **Lat-Release mit Ball** Eine sehr angenehme muskuläre Entspannung erreicht man durch kleine leichte Federungen auf dem Ball (hier Fascial Coach Ball). Hierbei kann der gesamte Faserverlauf des Muskels rollend nachgezogen werden (A+B).

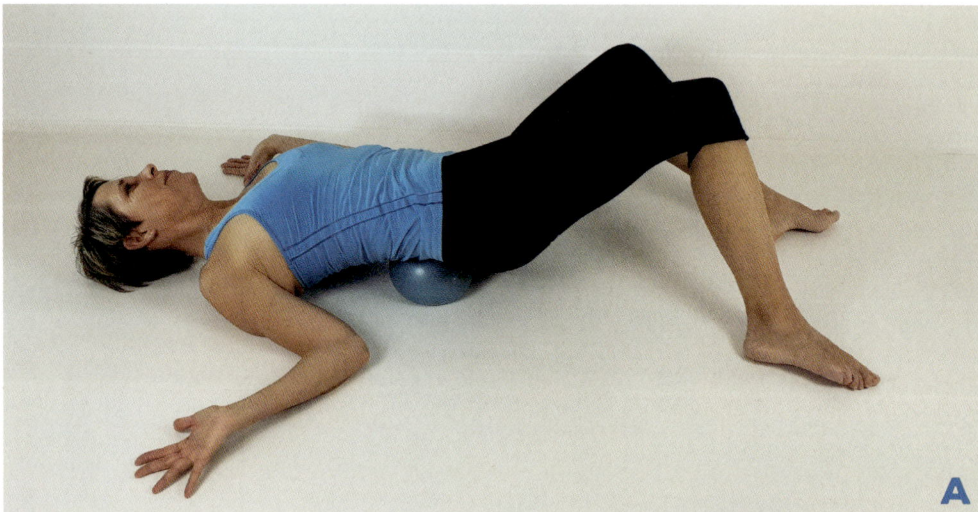

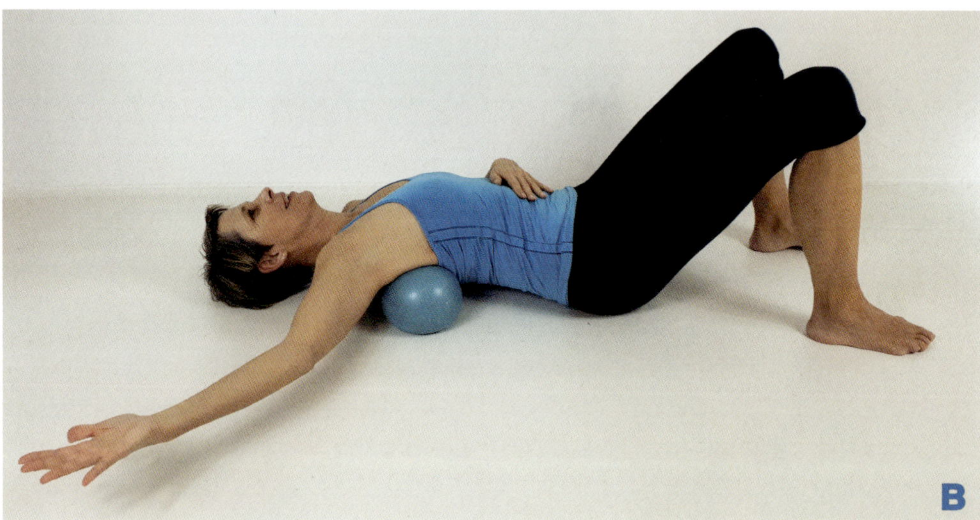

81. **Schwimmen in der Schlinge** Stellt Euch im Ausfallschritt vor die Schlingen und fasst in die Schlaufen (A). Beginnt mit lockerem Auspendeln vorgeneigt und erweitert nach und nach in großzügige Brustschwimmbewegungen. Der Oberkörper wird mit sämtlichen Bewegungsachsen geschmeidig integriert (B). Je mehr Zug-/Drucklast Ihr einbaut, desto kräftigender wird die Übung.

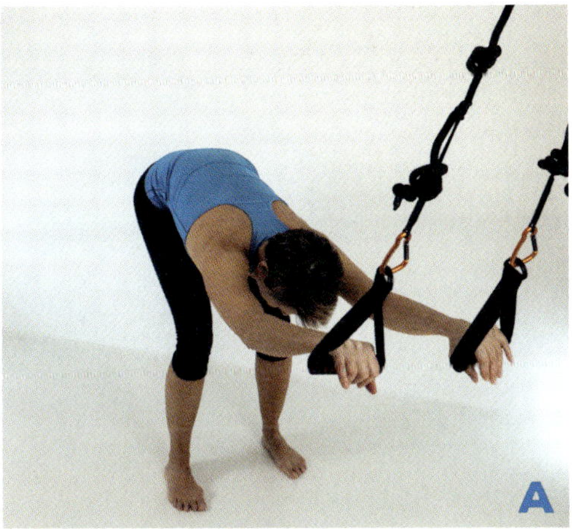
A

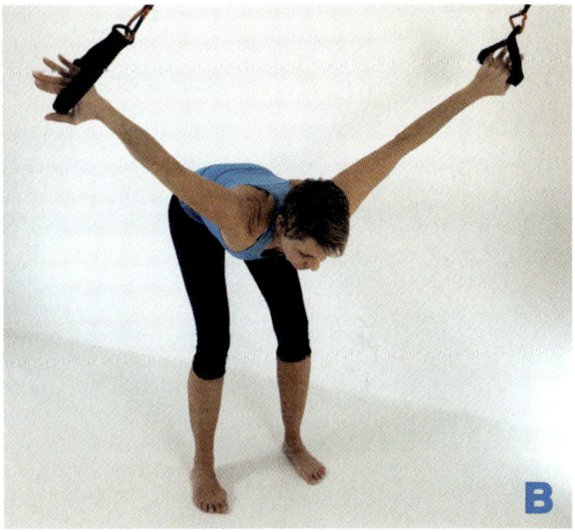
B

Große Rückenfaszie – Fascia thoracolumbalis

Stabilisierend nehmen hier alle Muskeln Einfluss, deren Ansatzsehnen oder Myofaszien Kontakt haben.

Sensomotorisch

82. **Fine move** Eine Blutdruckmanschette (manuelle Technik!) in Rückenlage im LWS-Bereich platzieren, leicht aufpumpen und dann ansteuern. Die Bewegung der mmHg-Nadel sollte differenziert steuerbar sein. Diese Übung ist super geeignet, um die Korsettspannung zu erlernen. Das Motto der Körperbewegung: »Wie Sie sehen, sehen Sie nix!« und doch bewegt sich die Nadel (A vs. B) der Manschette (mmHg).

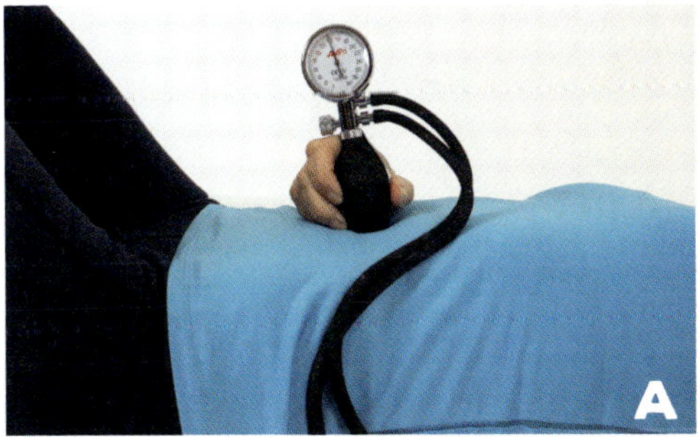
A

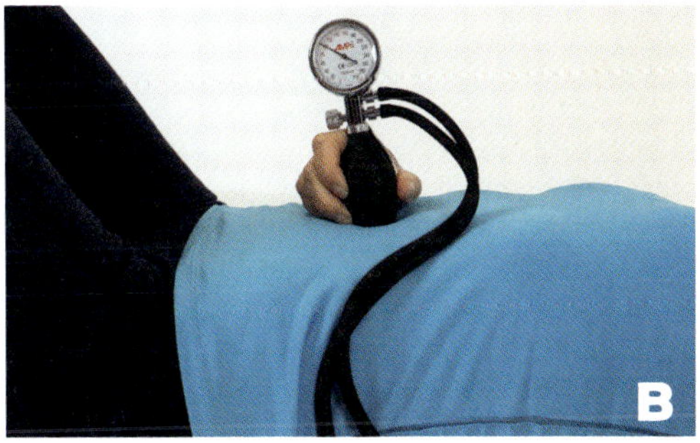
B

83. **Seestern** (nach Fascial Fitness Ass.) Der Fokus dieser Übung liegt in der Förderung des Gleitverhaltens aller beteiligten Faszien und Myofaszien. Die Übung kann sanft, schmelzend oder mit intensiven Dehnungszügen (innere Aufspannung = hoher faszialer Anteil) durchgeführt werden. Je nach Leistungslevel (Einsteiger, Mittelstufe, Fortgeschritten) wird der Übungsverlauf erweitert.

Methodische Reihe zum Seestern

→ Rückenlage: Arme und Beine x-förmig weit aus dem Körper herausziehen (A).
→ Linksseitig Ellenbogen und Knie zusammenziehen, rechtsseitig Arm und Bein extrem strecken (B). Fußspitze dabei zum Köper ziehen und die Fersen wegschieben.
→ Über die gegengleiche Streck- und Neigesituation den Körper zur linken/geneigten Seite ziehen (C).
→ In Embryonalhaltung oder mit Schub auf das obere Bein entspannen und Gegenrichtung einleiten (D).

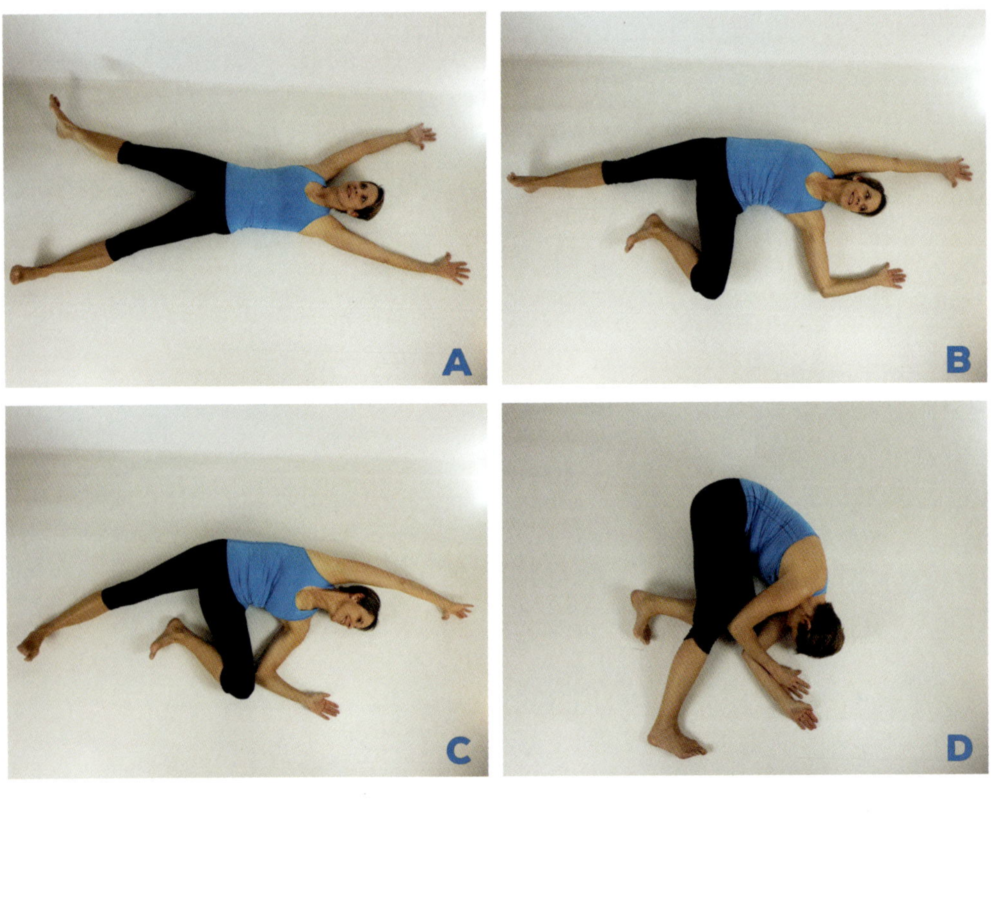

84. **Hangman** Sowohl sensomotorisch als auch mobilisierend wirkt das geschmeidige Aushängen. Nutzt ein Schlingensystem oder in Partnerarbeit ein Handtuch bzw. einen Gymnastikstab. Die Arme fassen weit bis eng und der Oberkörper hängt sich in den Gegenzug (A+B). Spielt mit Eurem Oberkörper und den Beinen – sowohl aktiv als auch passiv.

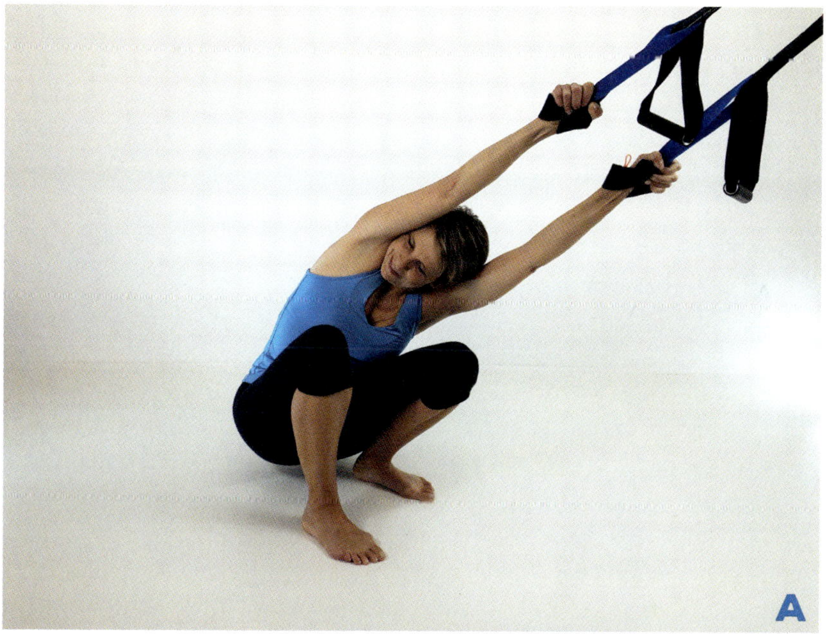

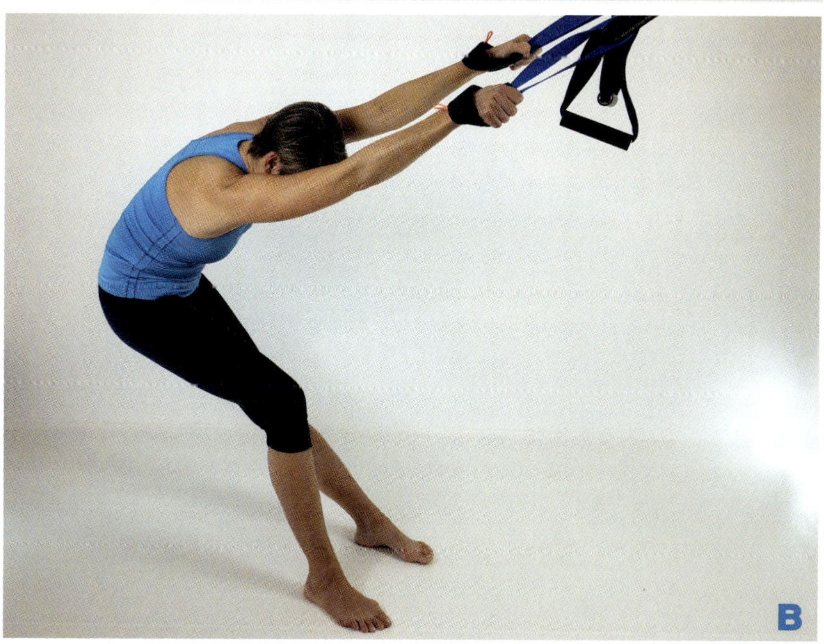

85. Japanischer Weg Hier gilt auch das asiatische Motto »Der Weg ist das Ziel«. Startet stehend mit den Händen vor dem Kinn (A). Rollt den Oberkörper langsam ein und führt gleichzeitig die Ellenbogen parallel zu den Beinen oder sogar frühzeitig innerhalb der Knie (B). Schafft Ihr es geschmeidig in die tiefe Hocke? Wenn ja, drückt spätestens hier die Ellenbogen innen gegen die Knie und richtet Euch im Rücken auf. Bewegt Euch kurz auf unterschiedlichen Fußpositionen (C). Wenn der ganze Weg nicht geht, sucht die nächstmögliche Position für diesen Stopp. Fasst gern auch am gegenüberliegenden Ellenbogen und streckt die Beine. Der Oberkörper hängt herab und rollt später geschmeidig in die Ausgangsposition. Wichtig: Diese Übung ist ein Lernprozess, der in viele Abschnitte eingeteilt werden kann/sollte. An jeder Position gibt es spielerische Variationsmöglichkeiten.

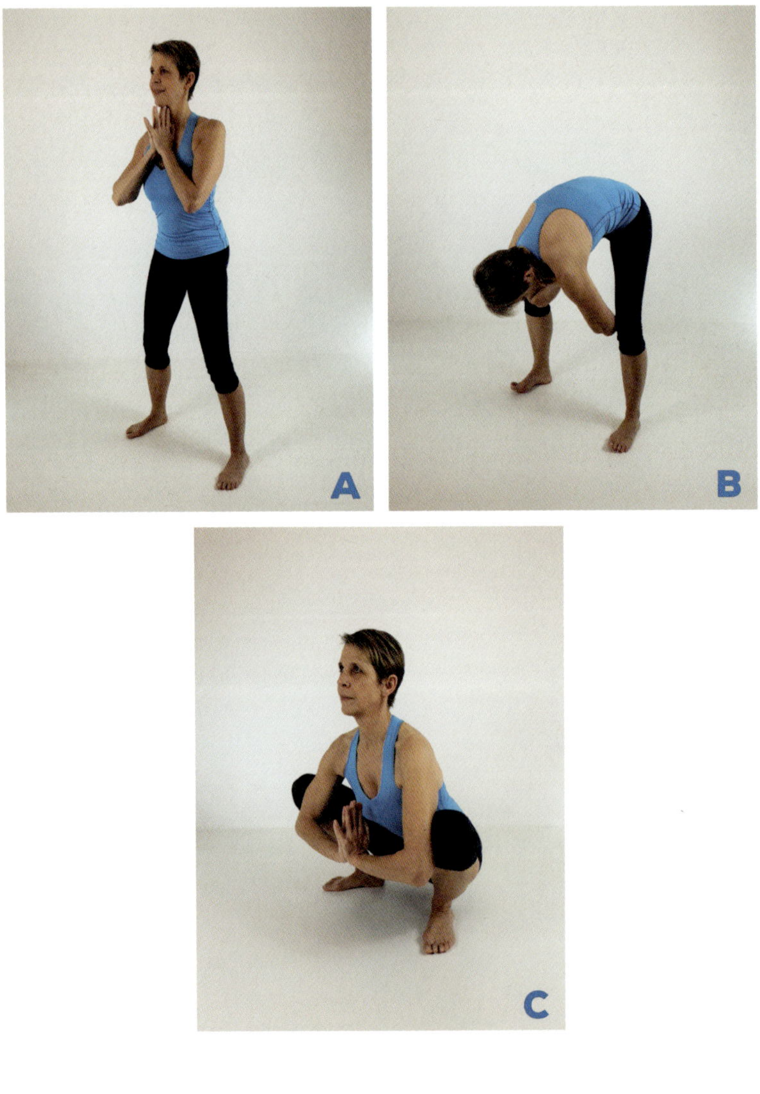

86. **TLF-Move** Geschmeidigkeit kommt durch Bewegung! Also bewegt Euren Rücken und seine Strukturen. Beginnt mit einem angenehmen Schaukeln in der Rückenlage und steigert dies kontinuierlich mit dem Versuch, auf den Füßen (tiefe Hocke) zu landen. Schaukelt ruhig auch seitlich ins Sitzen (A). Gelingt dies, erweitert den Radius und fügt Beinbewegungen hinzu (B-D). Ziel ist eine geschmeidig-fortlaufende Bewegung aus der Rückenlage in den Stand und zurück! Jeder so weit wie er kann, so variabel wie er mag.

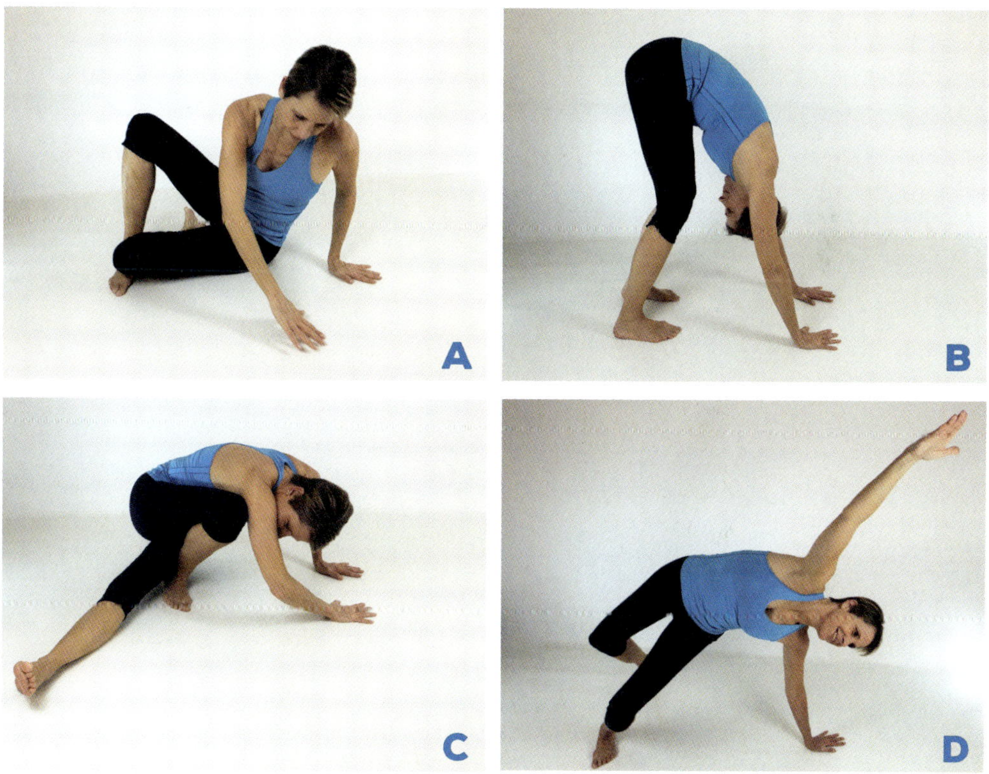

Mobilisierend

87. **Ballkontakt LWS** Eine Übung zur sanften Entspannung. Die Druckbelastung kann über die Beine reguliert werden. Der Ballkontakt löst eine sehr angenehme Faserreaktion aus. Auch gut geeignet für den lateralen, abdominalen Bereich. Rückenlage mit Ball (ca. 15-20 cm) unter dem rechten TLF-Abschnitt. Je nach Bedarf die Beine aufstellen oder das rechte Bein überschlagen/heranziehen (A+B). Den Ball im Faserverlauf der lateralen Muskeln bewegen. Der Druck wird angenehm gehalten. Nach Bedarf Bein und Beinpositionen variieren.

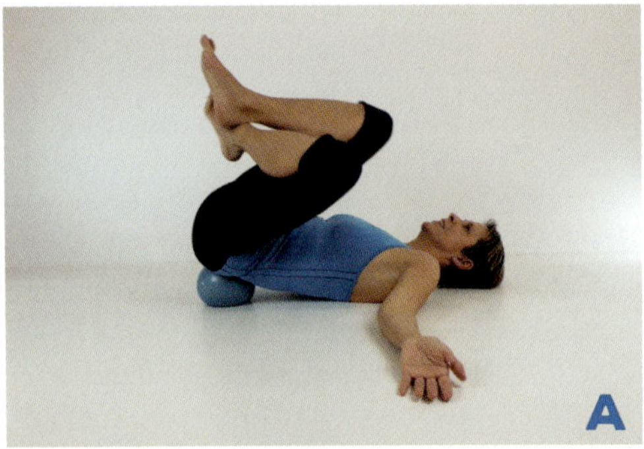

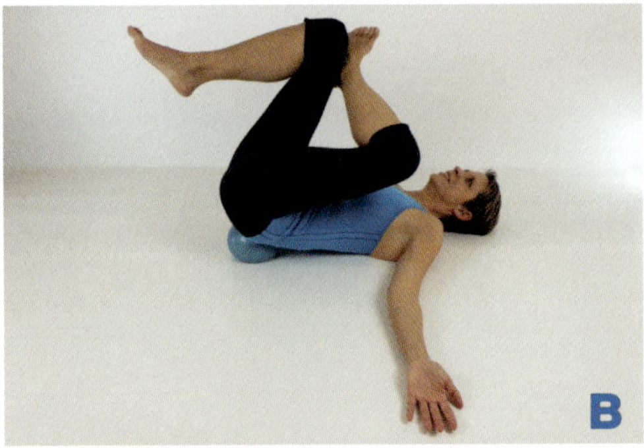

88. **Fallübung vorwärts** Eine Erweiterung der Schulter-Nackenrolle. Startet in der tiefen Bank und taucht mit dem rechten Arm unter dem Körper hindurch, bis der Kopf seitlich am Boden liegt (A). Streckt und beugt das linke Knie spielerisch und probiert später über die rechte Schulter abzurollen (B). Ihr landet auf der Seite (C) und könnt später vielleicht sogar direkt in den seitlichen Sitz oder Stand hochrollen. Auch hier ist der Weg das Ziel. Bitte übt im Wohlfühlmodus!

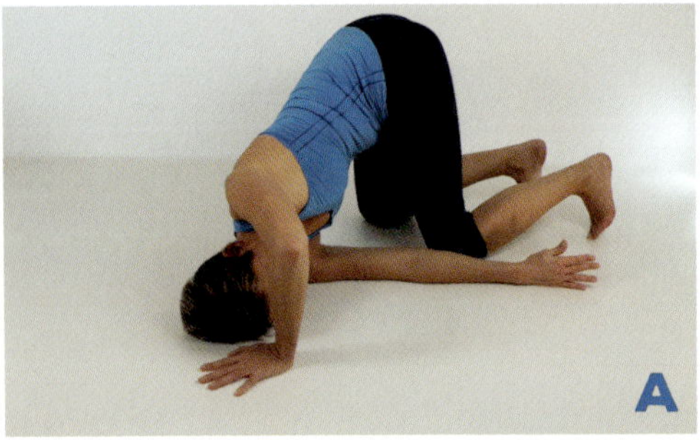

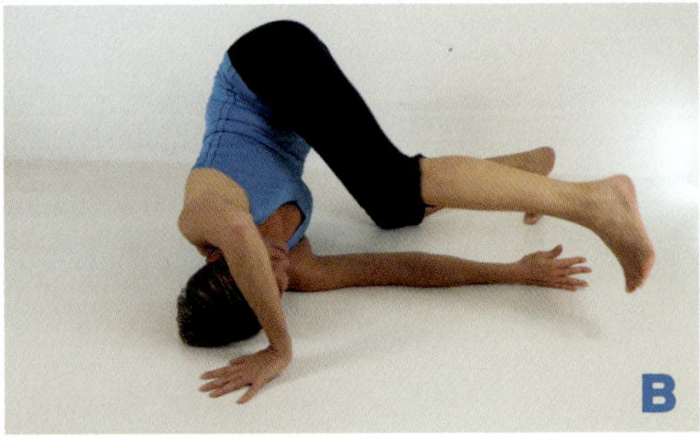

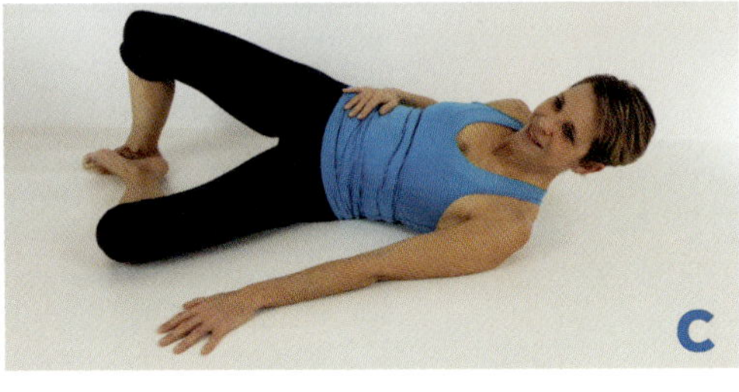

89. **Schraube vorwärts** In der Rückenlage liegend weitet die Arme und legt sie mit dem Handrücken ab. Nun probiert, die rechte Fußspitze in die linke Handfläche zu tippen und umgekehrt. Ihr werdet schnell merken: Der Weg ist das Ziel. Beginnt mit kleinen Amplituden und haltet Euch von krampfartigen Bewegungen fern. Hier geht es um weiche, fließende Abläufe mit späteren leichten Schwungbewegungen (Korsettsicherung!).

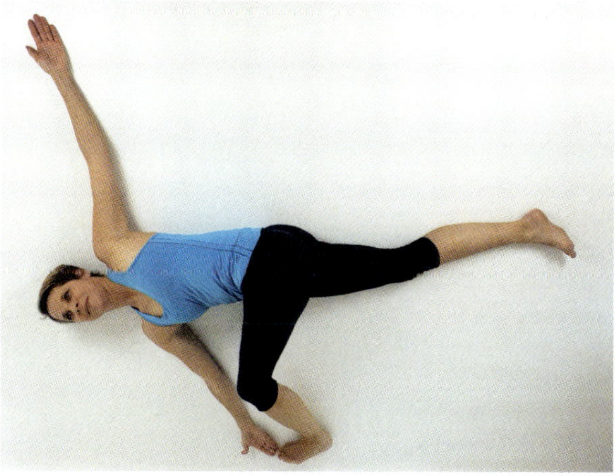

90. **Schrubben** Diese Übung steigert das Wohlbefinden. Legt Euch auf den Rücken und stellt die Füße auf. Fertig? Dann los, einfach den unteren Rücken mit verschieden starkem Druck über den Boden schrubben, bis es kuschelig warm wird. Nach ca. 1 Minute stoppen und genießen.

Hierbei ergibt sich eine sehr angenehme Wärme, die durch die Verschiebung der Steißbeinstrukturen in den Rücken, das Gesäß und die Beine weitergetragen wird. Sie wirkt auch schmerzlindernd im Bereich Gesäß und unterer Rücken. Die Übung darf gern um ein Rückwärtsrobben am Boden erweitert werden.

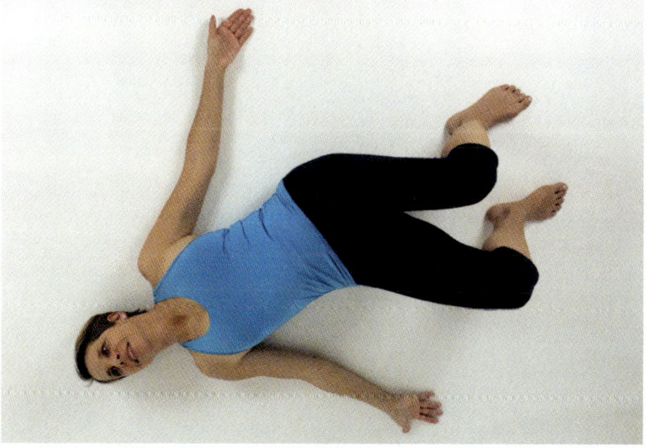

23. ÜBUNGEN FÜR DIE BAUCHREGION

Sensomotorisch

91. **Ballkontakt ABS** Legt Euch einen Ball (ca. 15-20 cm) in den unteren Rücken und haltet beide Beine über dem Bauch (ggf. mit den Händen helfen). Beginnt mit Rücken-, Hüft- und Beinbewegungen, die Ansteuerung im Bauch zu erspüren (A). Verschiedene Hebelveränderungen ergeben einen gut spürbaren Spannungswechsel in der Bauchmuskulatur. Der Ball im Rücken dient hier gleichfalls als Hebel- und Ansteuerungstool. Nutzt Beinbewegungen zur Wahrnehmung der Spannungsänderung (B). Übrigens dürfen auch die Arme mitbewegt werden. Muskuläre Ketten-/Schlingenübungen sollten bitte mit vorgespanntem Bauch stattfinden.

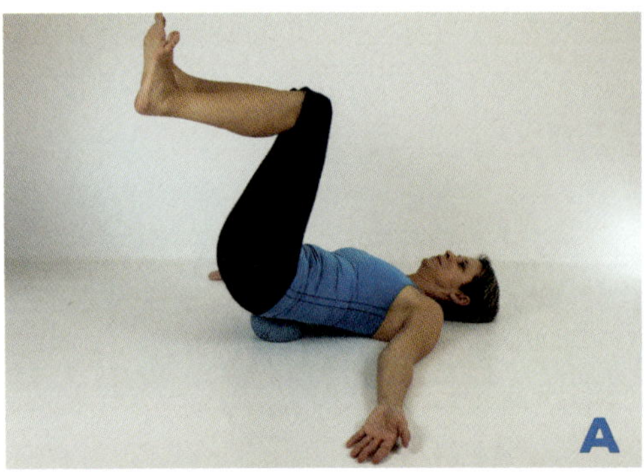
A

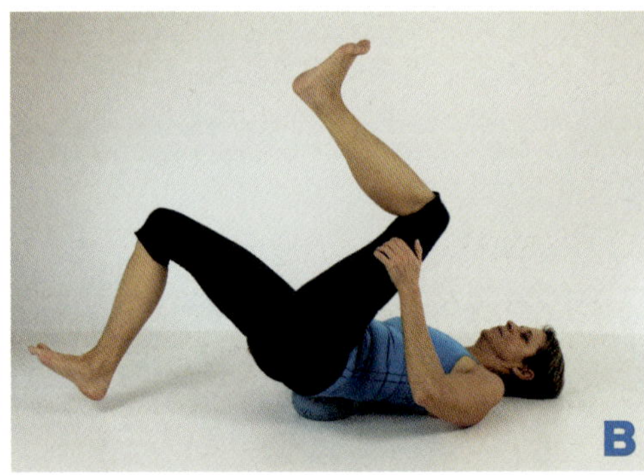
B

92. **Überhang** Um das »Anspringen« der Bauchmuskeln wahrzunehmen, könnt Ihr einen Ball unter den Schultergürtel legen und die Hände am Kopf platzieren (A). Spürt die leichte Bauchspannung, wenn das Gesäß abgehoben ist, und rollt Euch mit durchgängig stabilem Oberkörper über den Ball. Der Rückweg startet, sobald der Bauch den Rumpf nicht mehr halten kann (B).

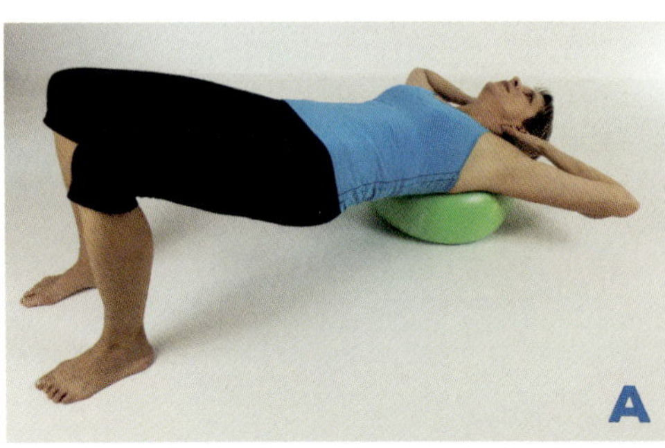
A

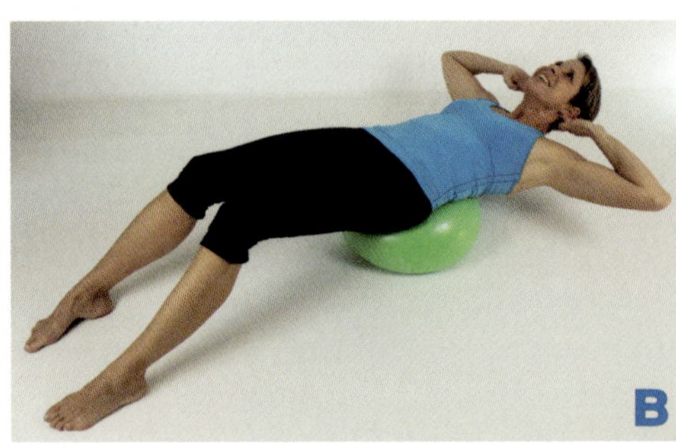
B

93. **Bauchrolle** Spannt Euer Shirt fest über dem Bauch und versucht, den Bauch von oben nach unten oder umgekehrt in den Stoff des Shirts zu rollen (A+B). Nach kurzem Versuch blockiert den Rücken, z. B. stehend an der Wand oder liegend auf dem Boden. Das Atmen bitte nicht vergessen.

Myofaszialer Benefit: Nutzt für die liegende Übung einen Ball (ca. 15-20 cm) und presst ihn mit flach aufgelegten Händen in den Bauch. Variiert die Übung mit verschiedenen Atemtechniken, Fußsohlenpressen auf den Boden oder gar der Kombination und einseitigem Beinheben oder kontrolliertem Beinsenken. Dann den Ball zur Seite legen und nachspüren. Bauch und Beckenboden fühlen sich sicher gut an.

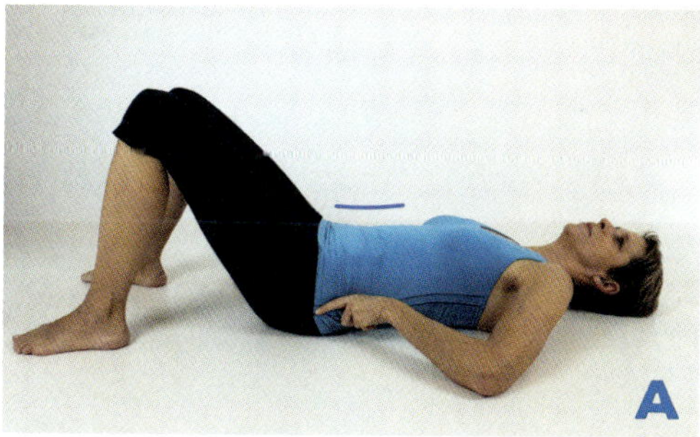
A

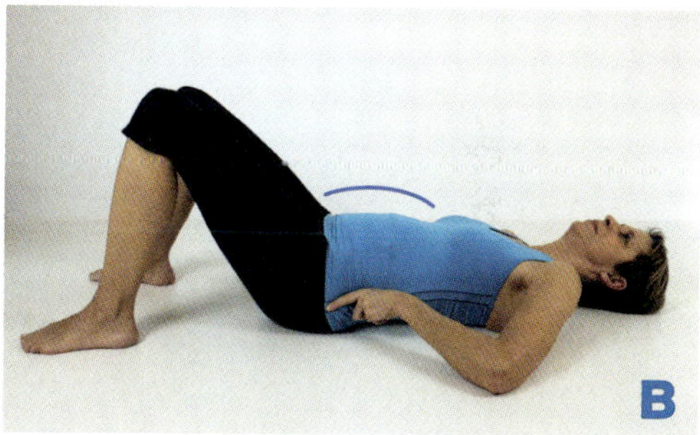
B

94. **Ball flachhalten** Legt einen Ball (ca. 15-20 cm, fest oder weich) in den unteren Rücken (Übergang zum Steißbein) und presst ihn mit flach aufgestellten Füßen zusammen. Die Fußsohlen drücken aktiv gegen den Boden, während sich der Druck auf den Ball erhöht. In dieser Phase empfiehlt es sich auszuatmen! Funktioniert das gut, hebt während der Ausatmung ein Bein aus der Hüfte heraus an. Knie- und Fußwinkel verändern sich nicht!

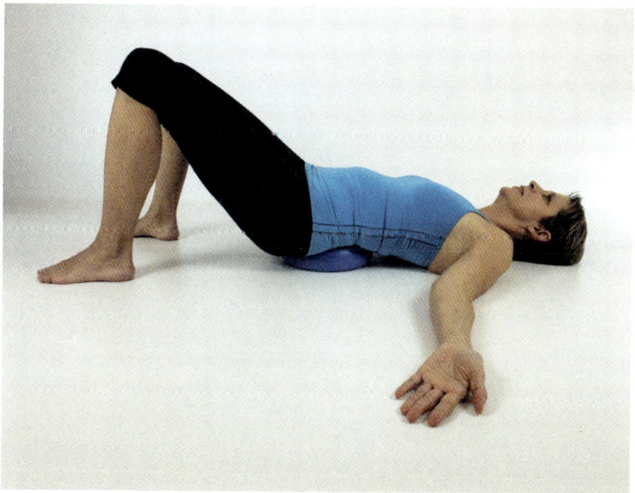

Outdoor

95. **Work OUT** Geht raus und hängt Euch aus! Oder nutzt Bänke und Geländer für ein effektives Rumpf-Workout. Ich führe es als Zirkel durch. In meiner Auswahl wechsle ich jeweils Stützbelastungen mit Zugbelastungen:

(A) **Instabile Plank** & (A1) **Standfest** → Wippe in Waage halten wechselt mit Stehen auf der Wippenmitte (Wippe bewegen oder ausgleichen), ggf. mit Hilfestellung!

(B) **Aushängen** & (B1) **Anhocken** → Hoola Hoop Bewegungen hängend (Dosiert mit den Beinen im Wechsel mit dem Anhocken beider Knie (ggf. eines Knies). Der Rückweg wird aktiv gebremst.

(C) **Ausfallschritt** & (C2+C3) **Seitstütz** → Der geschobene Ausfallschritt wechselt mit Seitstütz gehalten oder schiebend (je nach Leistungslevel kann hier fein gesteigert werden). Wichtig: Der Seitenwechsel findet hier erst in der zweiten Zirkelrunde statt!

(D) **Assistenzkniebeuge eingedreht** (D1) → Wechselseitig die Kniebeuge mit Oberkörperrotation durchführen. Diese Übung dient dem Stoffwechsel, daher gibt es hier keine Kombinationsübung!

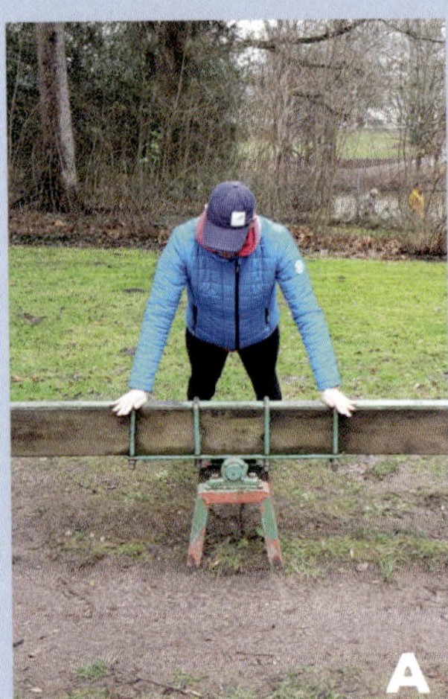
A

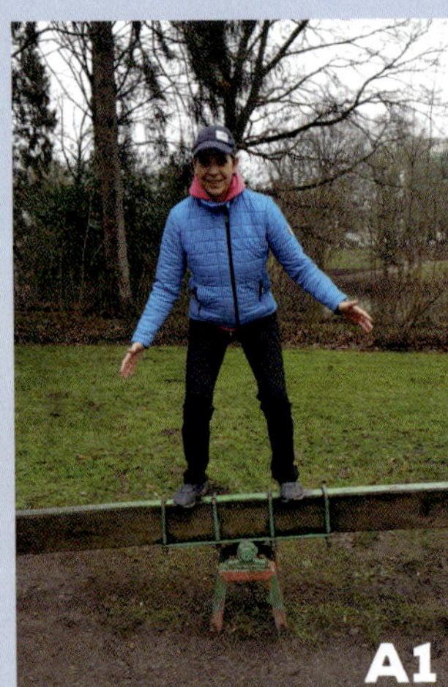
A1

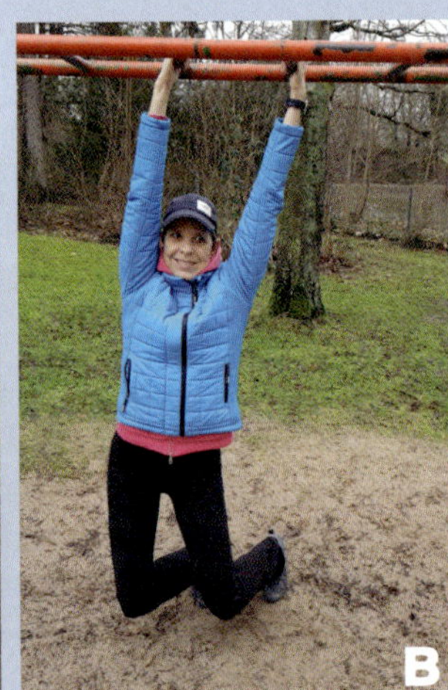
B

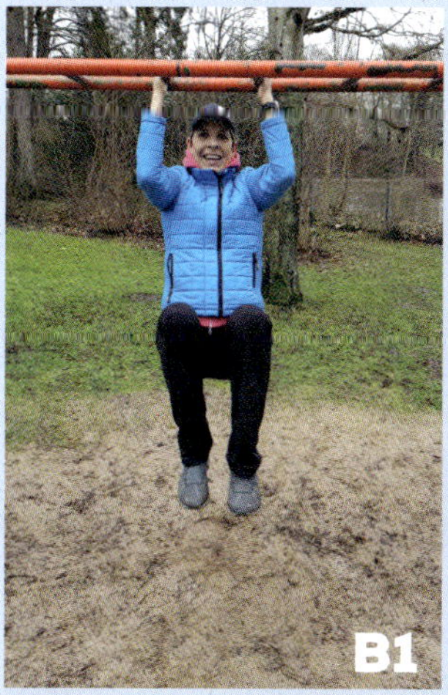
B1

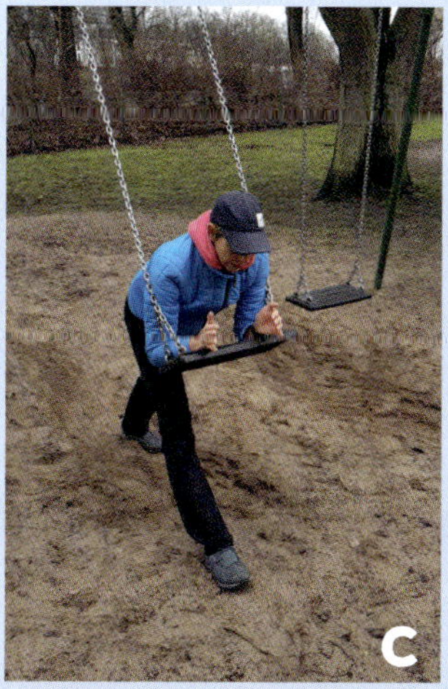
C

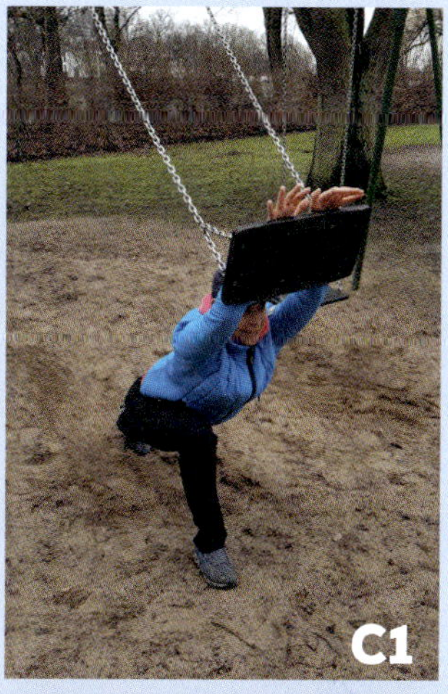
C1

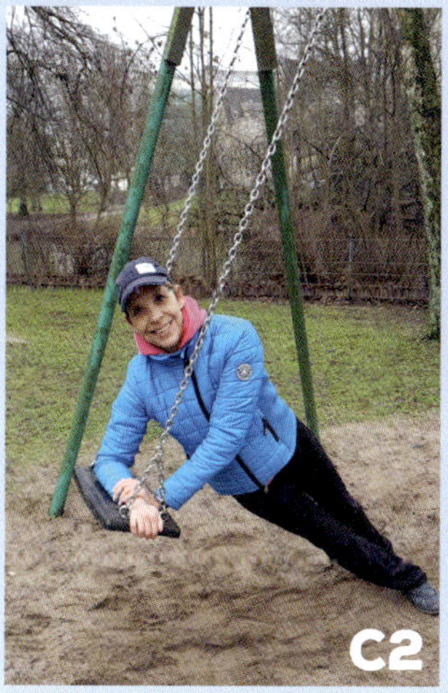
C2

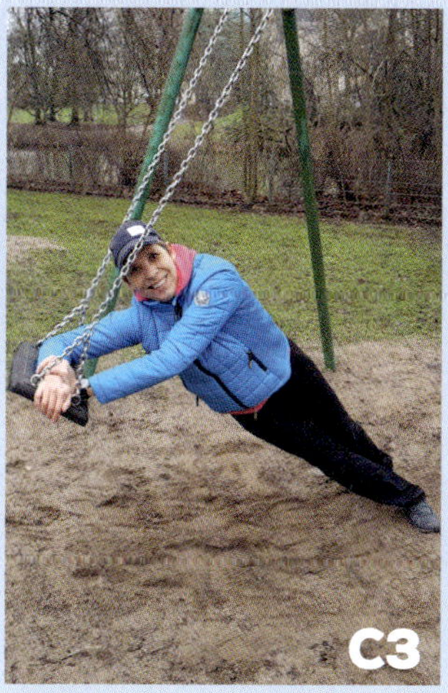
C3

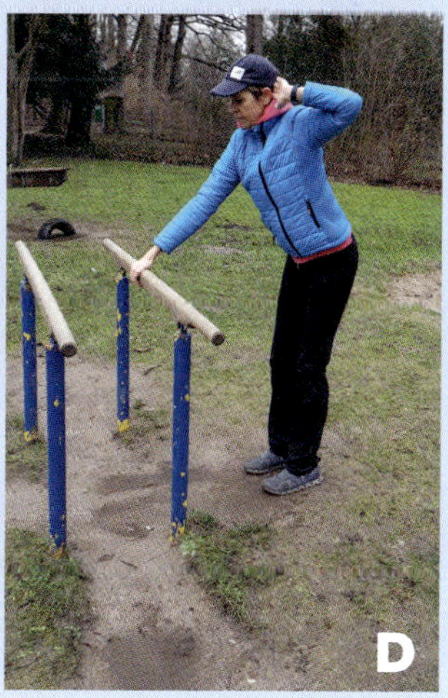
D

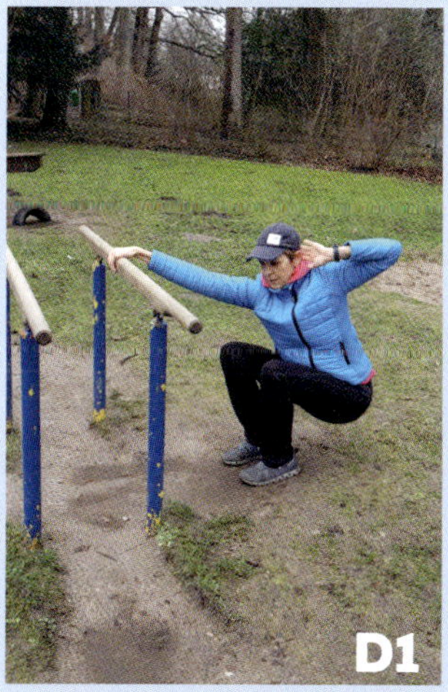
D1

Stabilisierend

96. **Plank in motion** Ziel der Übung ist die Stabilisation mit sensomotorischen Ansprüchen. Der methodische Aufbau ist für heterogene Gruppen gut geeignet und kann weiter variiert werden.

Einsteiger: Startet in der Bankposition mit minimalem Anheben der Knie (max. 5 cm) – Fokus auf das Ansteuern der Rumpfmuskeln. Das trainiert die innere Aufspannung (Korsettspannung)!

Mittelstufe: Wie Einsteiger, aber zusätzlich wechselnde Dips (Knie-Bodenkontakt wechselseitig) und sensorische Längenspiele des Rumpfes und der Knie, z. B. Ballwechsel (hoher faszialer Anteil) (A).

Fortgeschrittene: Übt die »Plank« mit kreisenden Beckenbewegungen. Funktioniert das, steigert den Anspruch, indem Ihr die Ellenbogen und Knieposition möglichst asymmetrisch mitbewegt: Arm oder Bein unterkreuzen (B) ...

Myofaszialer Benefit: Minibounces im längsten Faserbereich der Rektusscheide fördern die Kollagensynthese. Wichtig: Bitte sichert die LWS-Lordose.

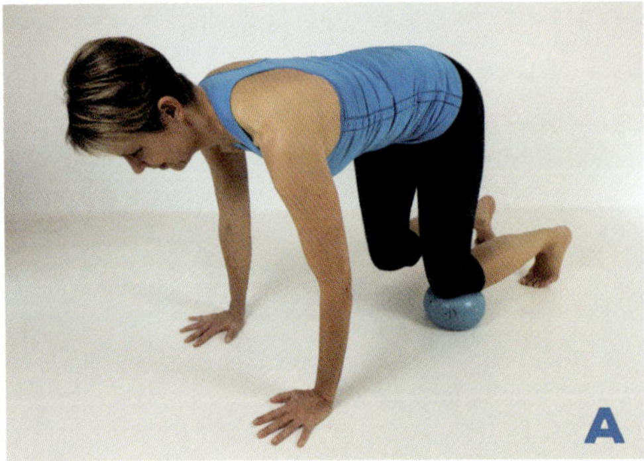
A

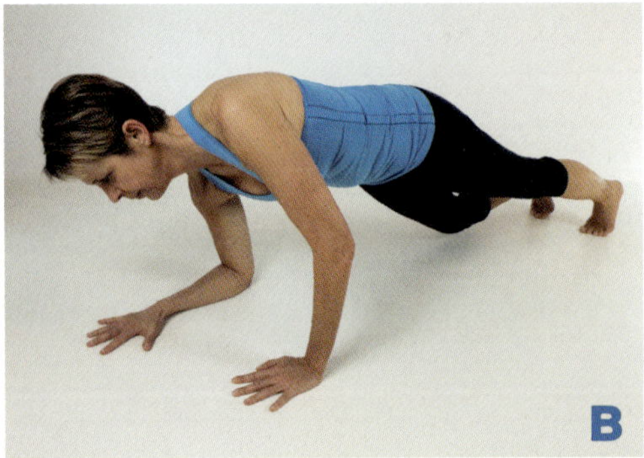
B

Die Variantenvielfalt der Plank:

Die Plank ist eine der ultimativen Übungen für die vordere Körperkette. Sie bietet eine gute Grundlage, um langkettige Übungen mit hoher Qualität auszuüben. Trainiert sie in einer methodischen Reihe, beginnend je nach Leistungslevel:

Methodische Reihe zum funktionellen Körperstütz:

→ Aus dem schrägen Wandstütz stehend. Lehnt Euch gegen die Wand und erhaltet die Körperstatik. Stützt entweder die Hände oder die Unterarme ab. Der Körper arbeitet leicht schräg gegen die Schwerkraft.
→ Arm-/Handstütz auf einer Sitzfläche (fest – mobil): Die Stützposition steigert Ihr auf einer Sitzfläche. Der Körper muss schräg gegen die Schwerkraft arbeiten.
→ Arm-/Handstutz am Boden (kurzer Stütz – langer Stütz): Die Stützposition findet in der kurzen Bankposition am Boden statt. Der Körper muss gegen die Schwerkraft arbeiten, er trägt aber nur die kurze Last.
→ Arm-/Handstütz am Boden + Füße auf einer Sitzfläche (fest – mobil): Die Stützposition wird in dieser schrägen Hebelveränderung mehr Last auf den Schultergürtel bringen.
→ Arm-/Handstütz am Boden, Füße an der Wand (schräger Wandstütz kopfüber): Diese kopfüber arbeitende Stützposition benötigt viel Stützarbeit im Schulter-Nackenbereich. Sie trainiert den Handstand aus einem sehr sicheren Modus.

ACHTUNG: Die zwei letzten Varianten sollten bei Bluthochdruck nur sehr kurz oder gar nicht durchgeführt werden.

97. **Reverse Crunch** Die Fortsetzung der Ansteuerung. Legt den Ball unter dem Becken ab, um den Rücken zu entlasten. Hebt das Becken mit Hilfe der Bauchmuskulatur (A). Schwerer wird es, wenn der Ball »hochwandert« (Richtung BWS) und so als Hebelverlängerung dient. Nun bewegt die Beine wechselseitig bei stabilem Bauch (B). Hierzu gibt es gute Vorübungen: »Ball flachhalten« und »Ballkontakt ABS«!

Myofaszialer Benefit: Die langen Beinpositionen, Beckenrotation und Minibounces auf dem Ball ergeben einen erhöhten faszialen Anspruch. Das Korsett/Core muss durchgehend aktiviert bleiben!

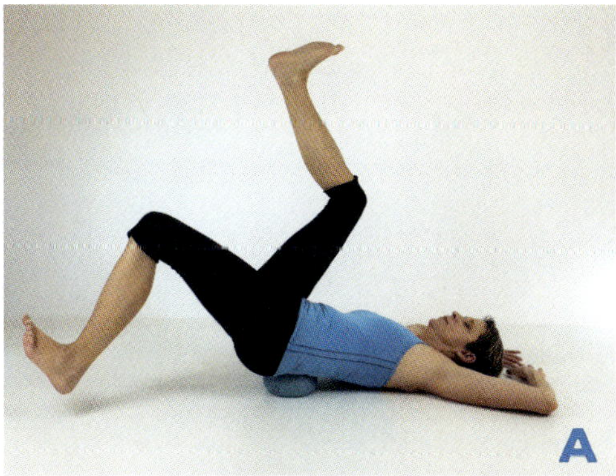

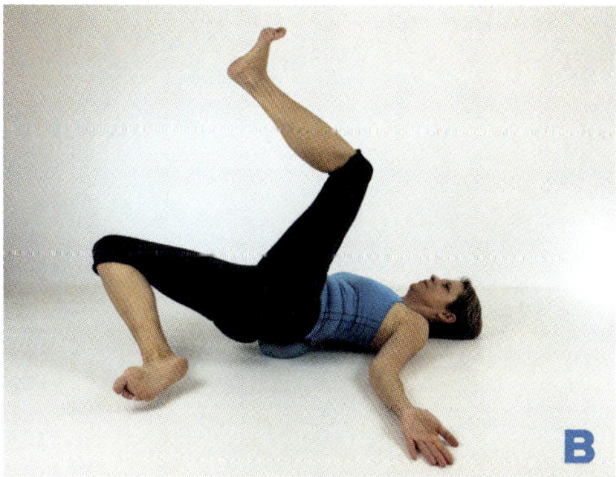

98. **ABS-Sitz** Ähnlich verhält es sich im »ABS-Sitz«. Der Ball unterstützt die LWS, während der Oberkörper mit angesteuertem Bauch rückwärts geneigt wird. Eine Hebelverlängerung durch die Arme bzw. den körperlichen Neigungswinkel, zusätzliche Rotationen oder Minibounces ermöglichen auch hier eine intensive, multidirektionale Bauchmuskelbelastung.

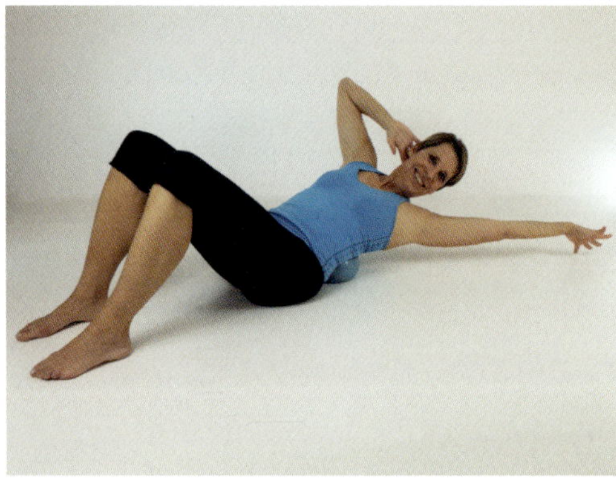

99. **Seitliche Schaukel** Startet aus der Seitlage. Der untere Arm hält den Kopf, der obere Arm stützt vor dem Brustkorb am Boden. Die Beine heben sich vom Boden (A). Schaukelt mit konstantem 90-Grad-Winkel in Hüfte und Knie leicht über die Seitenlinie (B). Der obere Stützarm darf anfangs helfen, später sollte er auf dem Körper ruhen und der untere Arm liegt vor dem Körper am Boden. Noch schwerer wird es mit gestrecktem Hüftwinkel.

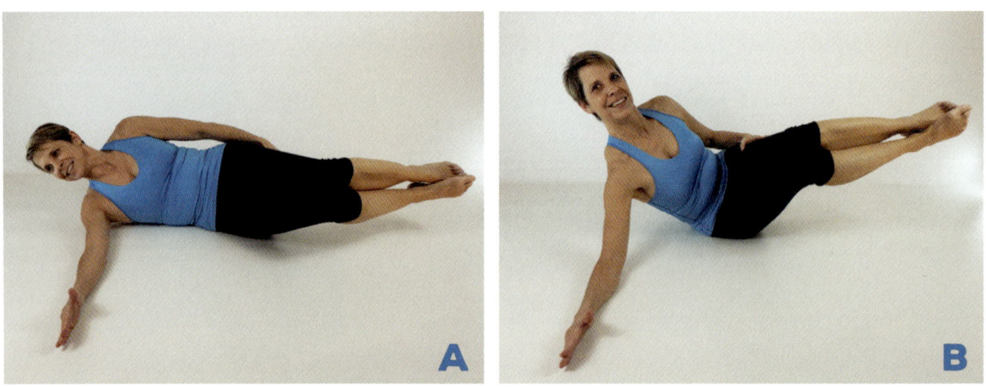

100. **Lateralflex** Stellt Euch im breiten, stabilen Stand auf und hebt die Arme über den Kopf. Greift die Hände gekreuzt und schiebt die Schulterblätter herunter. Bewegt den Oberkörper mit fixiertem Korsett seitlich und haltet die Hand-Kopf-Position durchgängig stabil (A). Als Variante, z. B. für Menschen mit Nackenverspannungen, eignet sich der konstante Überkopfzug an einem Handtuch oder der Druck mit einem Stab (B).

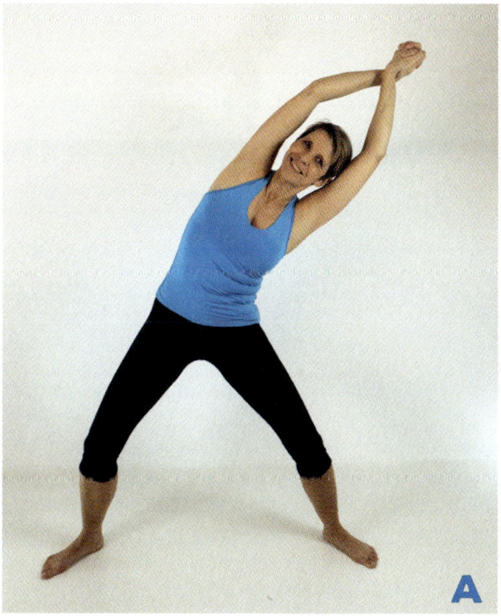

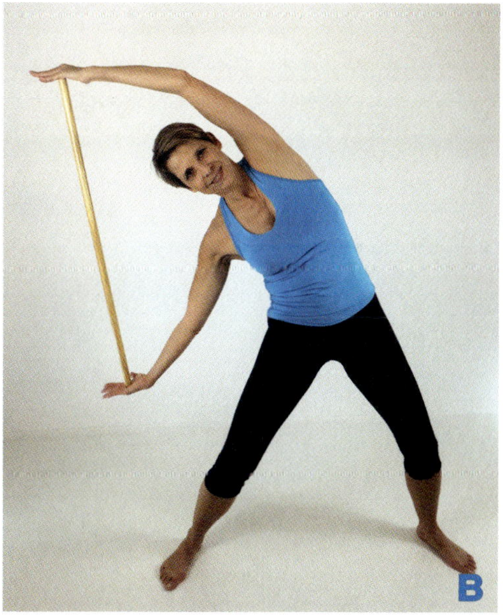

Mobilisierend

101. **Rektusstretch** Zur Entspannung/Dehnung legt den Ball im unteren Rücken ab. Es reicht ein Sinken in die Rückenlage und dann reckt und streckt Euch nach Belieben. Durch die leichte Überstreckung der Lendenregion entsteht eine angenehme Dehnung, die mit leichten, federnden Hüftbewegungen nicht nur den Bauch entspannt. Wichtig: Sichert bitte die LWS mittels Korsettspannung.

Myofaszialer Benefit: Kombiniert die Übung mit Druck der Handrücken auf den Boden und dem Adduzieren der Schulterblätter. So öffnet sich die frontale Bauchregion optimal. Das Unterschlagen eines Beins, mit gleichzeitiger Korsettspannung, erreicht auch die Myofaszien.

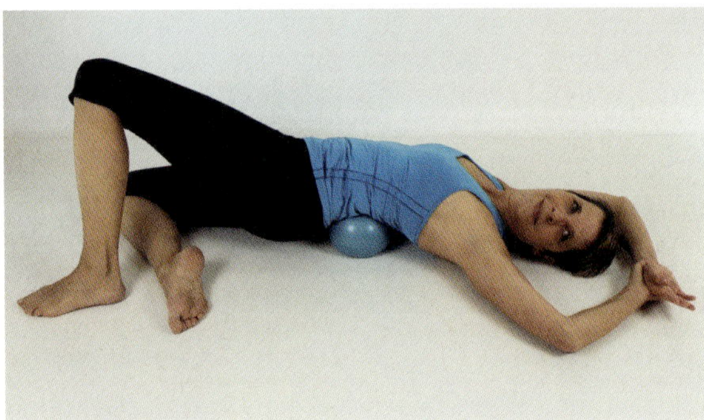

102. **Quadratusstretch** Um den M. quadratus lumborum im Stretch gezielt zu erreichen, stellt Euch breit auf und fasst das rechte Bein mit beiden Händen. Rollt dann den Rücken seitlich ein. Der Körper zieht von den Händen weg und die innere Spannung schiebt den Rippen- und Beckenbereich auseinander. Unterschiedliche Positionen der Hände erreichen unterschiedliche Fasern.

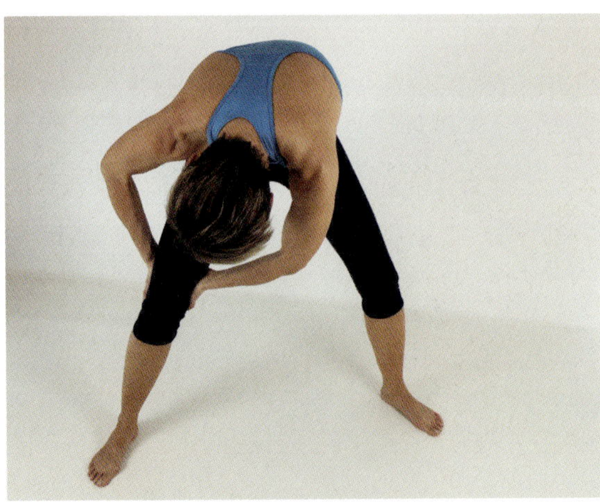

103. **Korsettstretch** Legt Euch seitlich auf einen mittelweichen Ball (ca. 20-30 cm). Dehnt vorerst locker die Seitenlinie, indem die Arme über den Kopf hinausgezogen werden (A). Reicht das nicht, schiebt den Oberkörper über den Ball, bis er am Boden aufliegt und die Hüfte auf dem Ball lagert. Nun spannt das Korsett und beginnt mit den Beinen den Körper auseinanderzuschieben (B). Die Bauchspannung wechselt mit Entspannung. Die Atmung geht tief in den Bauch, die Bauchdecke wird aktiv von innen gehoben. Viele Positionswechsel sind möglich und gewünscht. Reicht die Überstreckung nicht oder ist unangenehm, wechselt auf einen größeren Ball.

Myofaszialer Benefit: Presst Ihr die obere Hand gleichzeitig in den Boden, aktiviert sich der Schultergürtel und die Kette der Myofaszien wird effektiv gedehnt. Das rückwärtige Aushängen des oberen Arms funktioniert ähnlich gut (C).

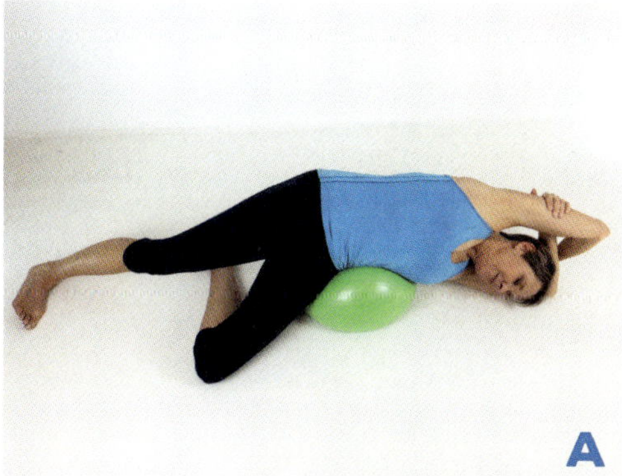

A

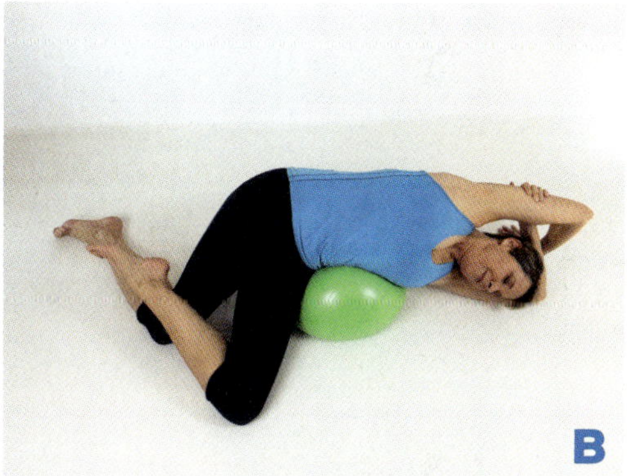

B

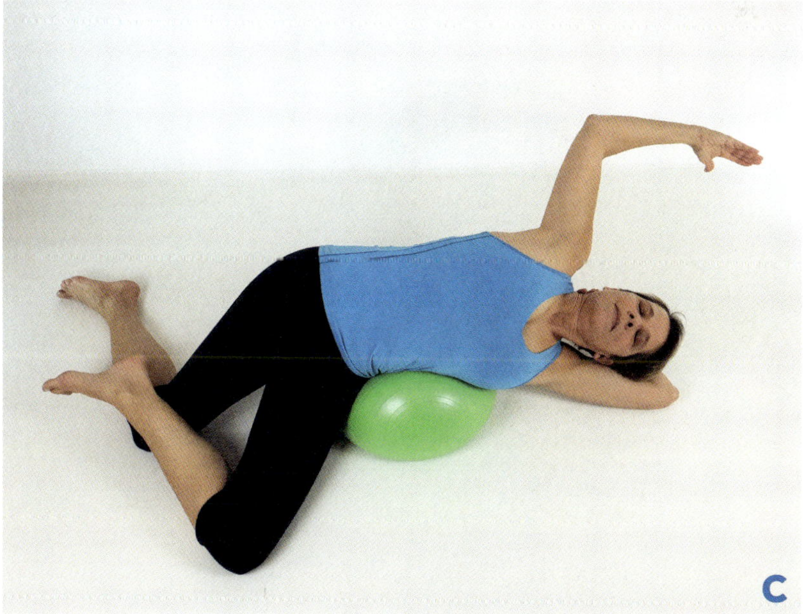

C

Hintere Bauchwand – M. Iliopsoas

Ihr wisst, der Hüftbeugemuskel gehört zur hinteren Bauchwand und verbindet zudem den Rumpf mit den Beinen. So wirkt er bei unzähligen Übungen (Bauch, Rücken, Hüftbeugung) mit. Hier einige Übungen, die ihn mit spezifischem Fokus ansprechen.

Sensomotorisch

104. **Kugellager** Legt Euch bäuchlings mit dem rechten Oberschenkel auf einen mittelweichen Ball, die Unterarme stützen den angesteuerten Rumpf (A). Hebt den Hüftbereich leicht und beginnt den Ball mit verschieden festem Druck zu bewegen (B). Verändert progressiv die Ausgangsposition in eine einseitig unterlagerte Plankposition.

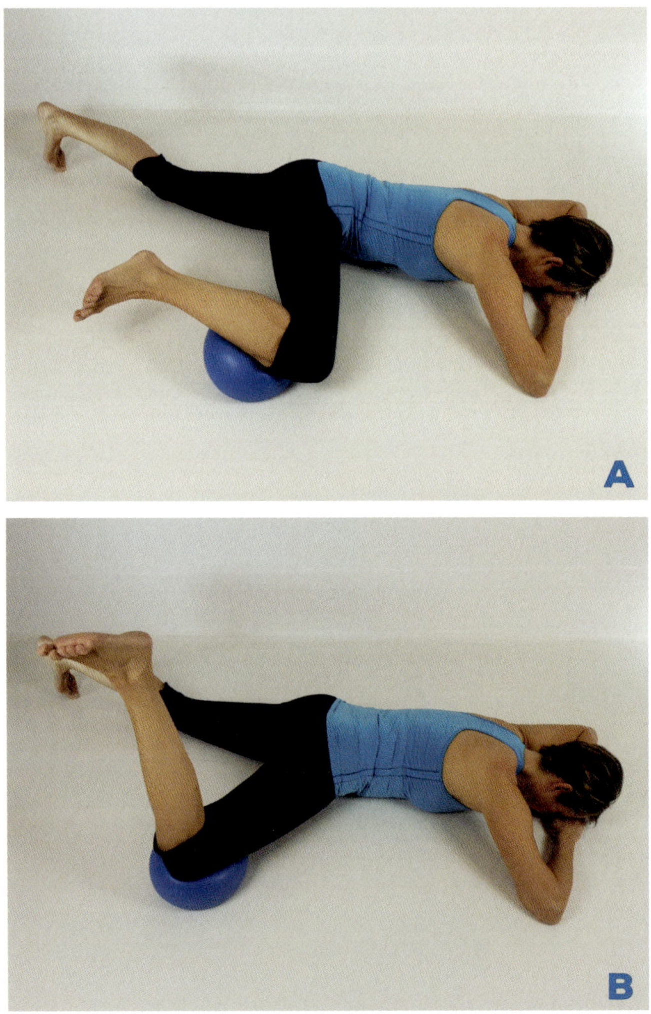

Stabilisierend

105. **Knee-lift geblockt** Das klassische Stoffwechseltraining für den Hüftbeuger ist, neben Gehen und Laufen, der Knee-Lift oder Treppensteiger. Blocken wir die Hebebewegung, steigert sich der Anspruch für den Hüftbeuger. Stellt Euch hierzu in einen kleinen Widerstandsring oder in die Schlaufe eines gedoppelten Tubes (A+B). Nun hebt die Knie im Wechsel oder einseitig wiederholend bis zur temporären Muskelermüdung. Beachtet die saubere Ausführung jeder Wiederholung. Die Bewegung findet nur bis zur Hufte statt, der Oberkörper bleibt ausgerichtet und stabil.

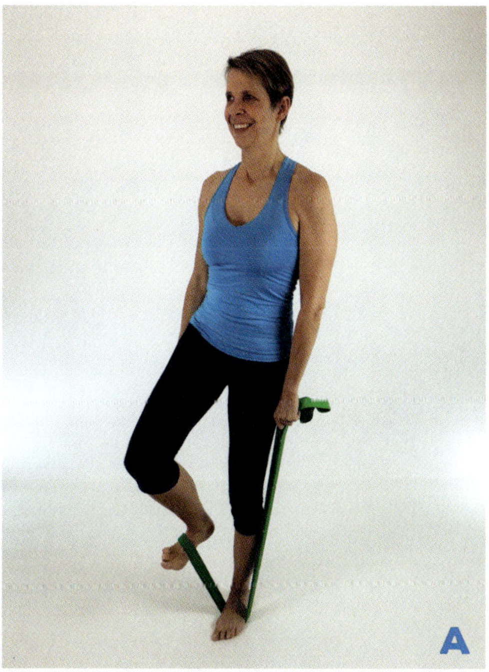

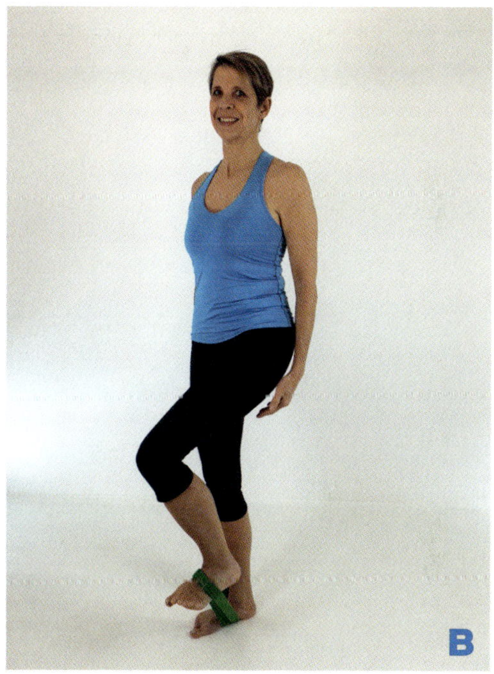

106. **Slide Sockfuß** Stellt Euch mit rutschigen Socken auf das Ende einer rutschfesten Matte. Ein Fuß wird mit der Innenkante weit hinter dem Körper – »Fechterschritt« – rutschig aufgestellt (A). Zieht diesen Fuß mit der Innenkante voran zum Körper und schiebt ihn wieder zurück. Wichtig: Haltet das Knie stabil und arbeitet vorerst mit leichtem Druck. ACHTUNG: Nicht durchführen bei Innenbandverletzungen! Safety: Das Standbein ist immer das vordere Bein. Viel leichter gelingt diese Übung aus der Bankposition (B). Hier schiebt und zieht der Fuß über die Hoch-Tief-Bewegung der Hüfte.

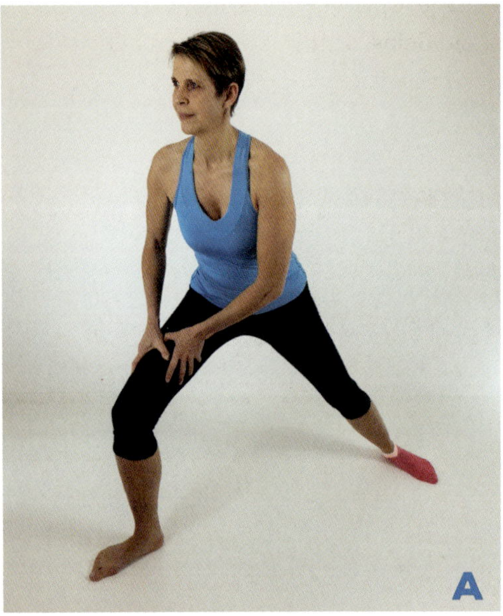

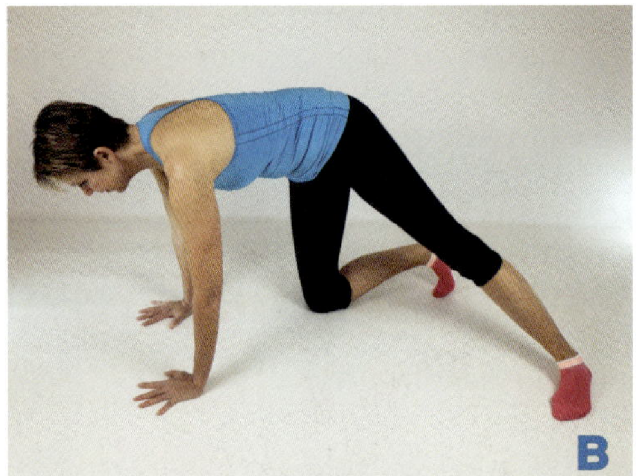

107. **Tap liegend** Ziel der Übung ist der stabilisierende Aspekt mit maximalem Anspruch auf die Ansteuerung der lumbalen Muskelgruppen. Der methodische Aufbau ist für heterogene Gruppen gut geeignet und kann stetig variiert werden.

Einsteiger: Rückenlage auf einem Ball mit anwinkelten Beinen. Die Fersen tippen im Wechsel auf den Boden, während der Rumpf aktiviert bleibt und die Lordose der LWS stabilisiert (A). Der Ball erschwert/erleichtert je nach Position den Hebel!

Mittelstufe: Rückenlage mit abgesetztem Fuß und instabiler Unterlage (Ball) unter LWS/Becken. Hebt und senkt das lange Bein mit sich ändernden Beinpositionen/-rotationen im Hüftgelenk. Die Hüfte wird über Rumpf- und Gesäßmuskulatur waagerecht gehalten. Der Ellenbogen und der abgestellte Fuß üben Druck auf den Boden aus (B).

Fortgeschritten: Ausgangsposition wie oben. Die Beine werden im Wechsel vom Körper weggeschoben, jedoch wird das jeweils kurze Bein über dem Bauch aktiv gegen den Widerstand der gleichseitigen Hand gedrückt (C). Die Instabilität kann durch die Armposition variiert werden. Zur aktiven LWS-Stabilisierung ist eine konstante Korsettspannung nötig.

Stoffwechsel: Für einen guten Stoffwechsel oder den leichten Trainingsstart sorgt ein Widerstandsband. Legt es um den Rücken herum und steckt die Füße in die Griffe/Endschlaufen. Wichtig: Bei Tubes verhindert die »spitze« Fußstellung (Plantarflexion) das Abrutschen des Griffes! Nun könnt Ihr die Beine wechselseitig heben und senken und die Rückführung mit verschieden starker Bandspannung unterstützen (D).

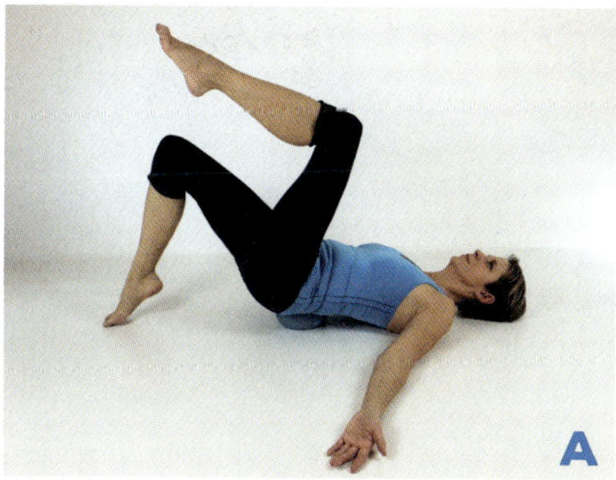

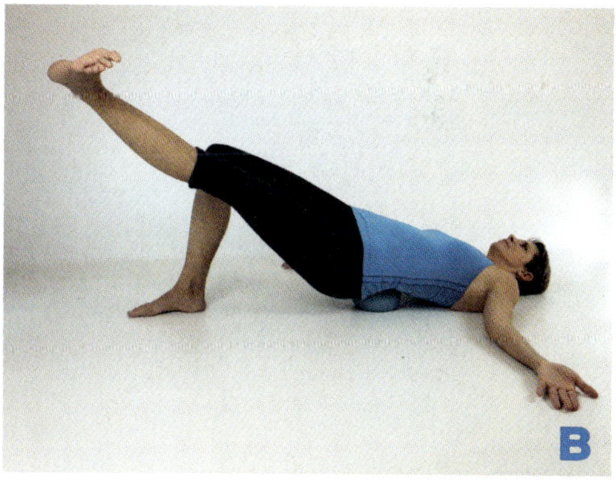

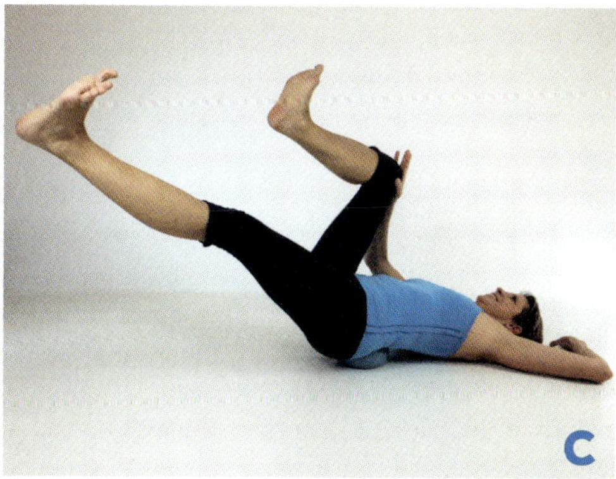

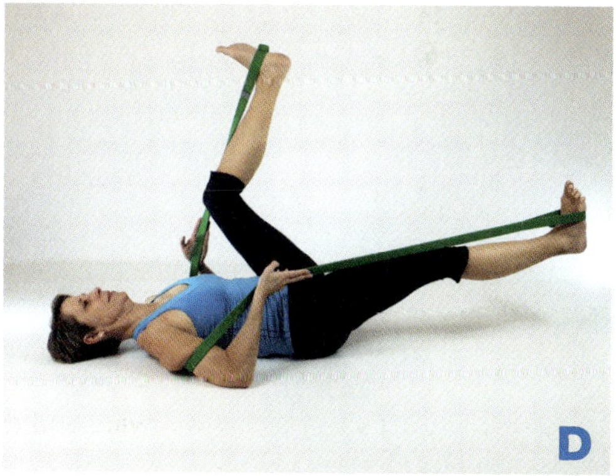

Mobilisierend

108. **Fresh up** Diese Übung ist eine willkommene Entspannung für die Leistenregion. Sie sollte mit einem angenehmen, schmerzfreien Belastungsdruck ausgeübt werden. Der Effekt dieser Releaseübung ist sehr gut nachzuspüren. Kontraindikation: Leistenbruch!

Der Ball wird in der Leistenregion abgelegt (A). Die Körperposition dosiert den Balldruck (mäßig und angenehm). Bewegt, je nach Belieben, das »Ballbein« spielerisch in verschiedene Richtungen (B), variiert mit einer Dehnung des vorderen Oberschenkels (C) oder führt Beinbewegungen ähnlich dem Brustschwimmen durch. Nach 1-2 Minuten löst die Übung auf und spürt den Effekt.

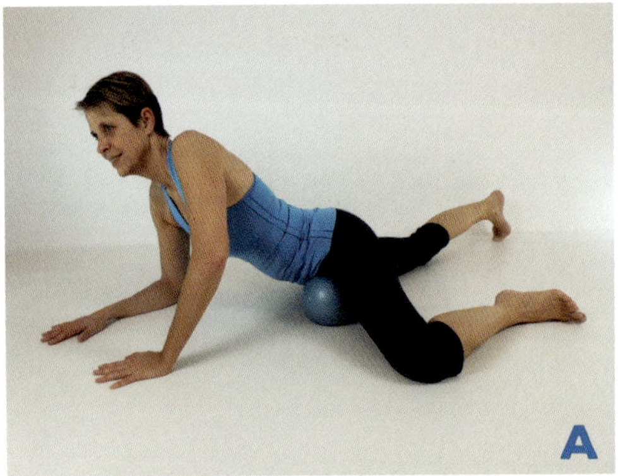

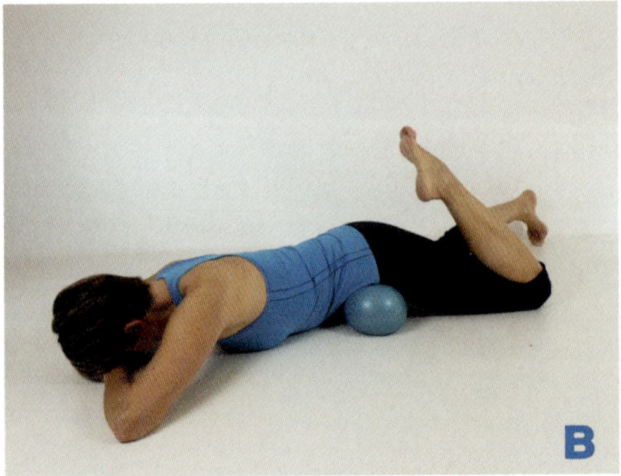

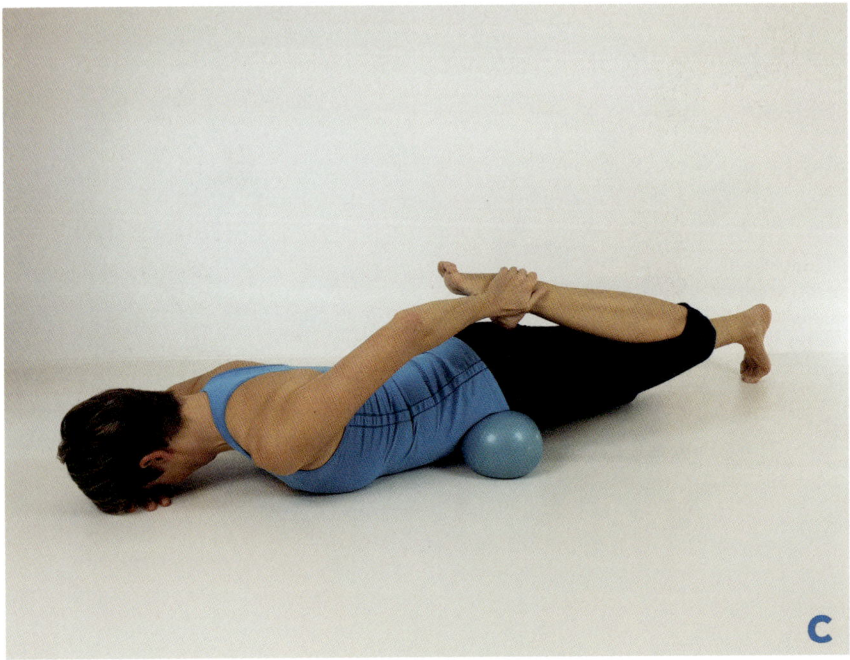

109. **Hipster** Mit dieser Übung wird das System rund um die Hüfte mobilisiert. Je nach Intensität und Ausführungsumfang kann ein hoher faszialer Benefit erreicht werden.

Ihr steht einbeinig, seitlich zur Wand, z. B. auf einem Yogablock oder Step. Das wandferne Bein pendelt frei.
Das wandferne Knie wird, aktiv oder passiv, maximal zum Brustkorb gezogen, der Körper im Rumpf gespannt (A). Macht Euch kurz ganz klein im Oberkörper und lasst mit der Ausatmung das herangezogene Knie einfach los bzw. löst die Muskelspannung spontan auf. So schwingt das Bein frei und ohne Muskelkraft nach hinten durch und pendelt aus.

Myofaszialer Benefit: Als Steigerung kann die äußere Hand über dem Kopf an die Wand gepresst werden (B). Der Anspruch auf die myofaszialen Leitbahnen wird erhöht. Eine Korsettspannung wird hier benötigt.

Diese Übung löst einen kleinen Ruck im Körper aus. Eine methodische Vorbereitung sollte unbedingt stattfinden. Ich empfehle maximal 8 Wiederholungen pro Trainingseinheit und einen spürenden Gang durch den Raum, bevor die zweite Seite beginnt.

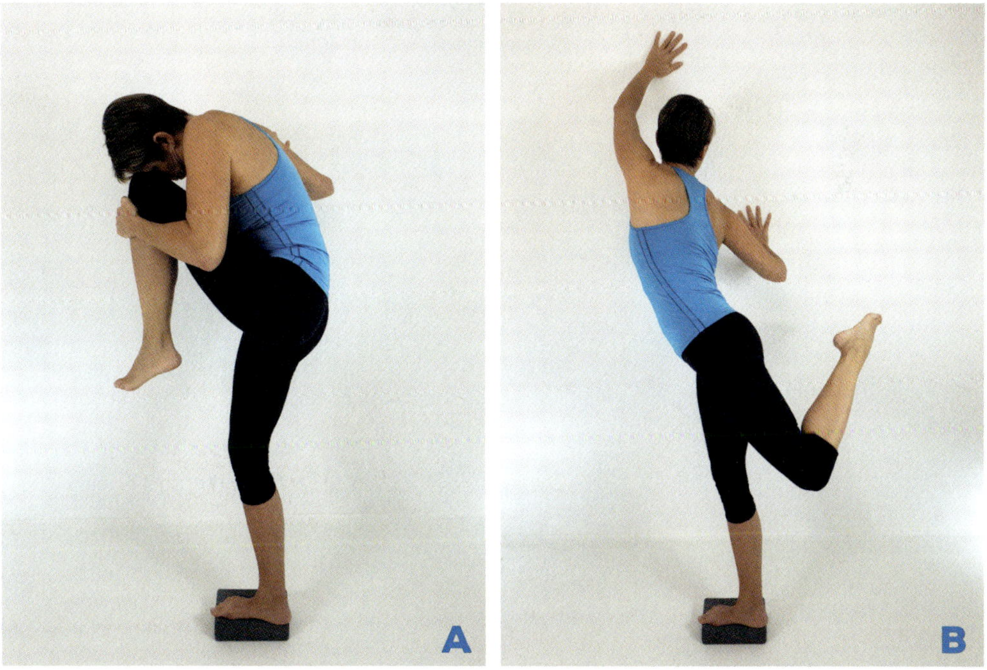

Teamwork

Gutes Teamwork wird im Körper großgeschrieben, so möchte ich für die rumpfspannende Muskulatur noch zwei Übungen anfügen, die ein gutes Teamwork des Rumpfes schulen.

110. **Tablett Rotation** Spannt ein Widerstandsband über einen Step (manifeste Griffbreite) und stellt die Füße leicht versetzt in die Griffe ggf. auf das Ende des Bands (A). Nun könnt Ihr aus dem Bauch heraus rotieren (B). Auch andere Bewegungen sind hier möglich und effektiv. Das Bild eines Tabletts ist hier treffend. Kein Step? Dann geht auch ein Stab oder eine Hantelstange.

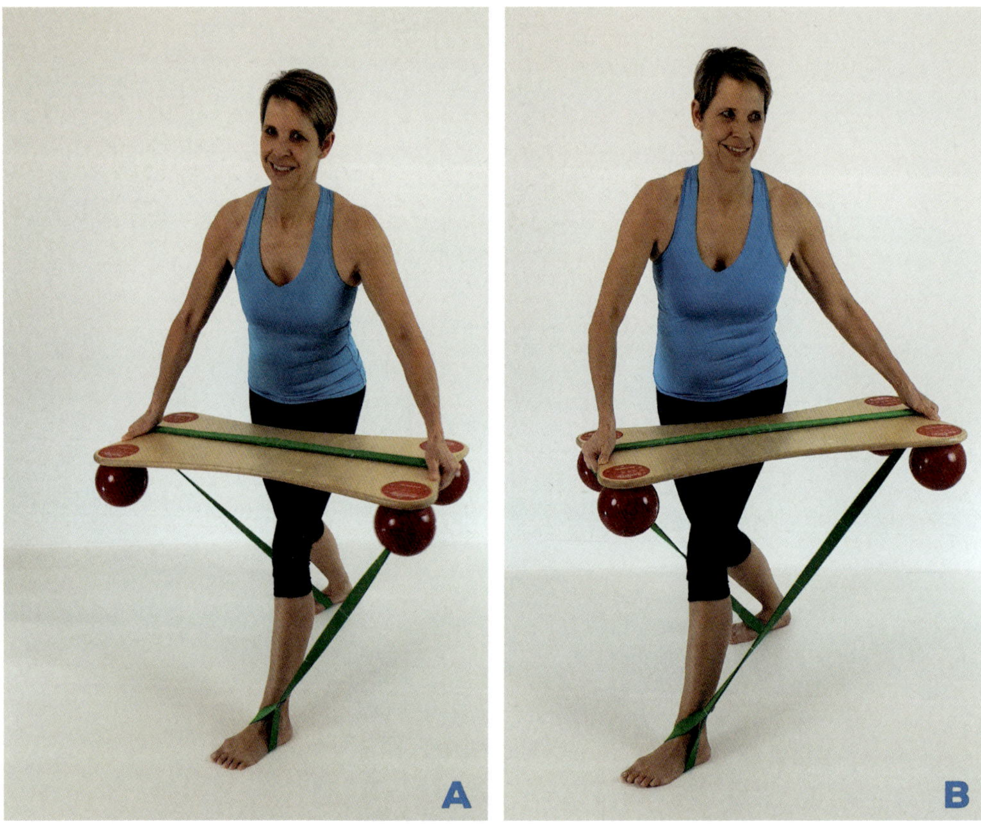

111. **Rumpfmobilisation** Eine sehr angenehme Mobilisation des Rumpfes erreicht Ihr mit einem Gymnastikstab. Drückt die Handflächen auf seine Enden (manifeste Griffbreite) und beginnt den Körper in eine fließende Rotation mit Vor- und Seitneigung zu bewegen (A-C).

Myofaszialer Benefit: Legt kurze Stopps ein und nutzt Schub- und Spannungskräfte sowie tiefe Atemzüge und die innere Aufspannung, um die myofaszialen Strukturen gut zu erreichen.

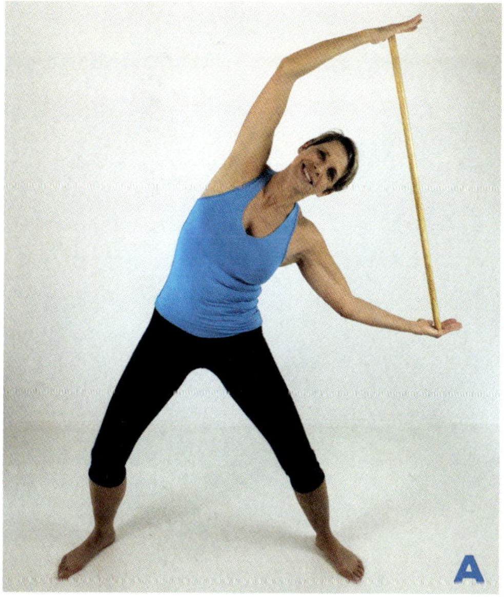

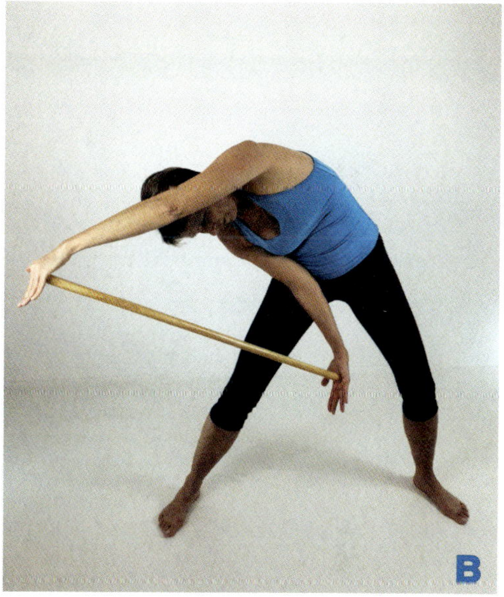

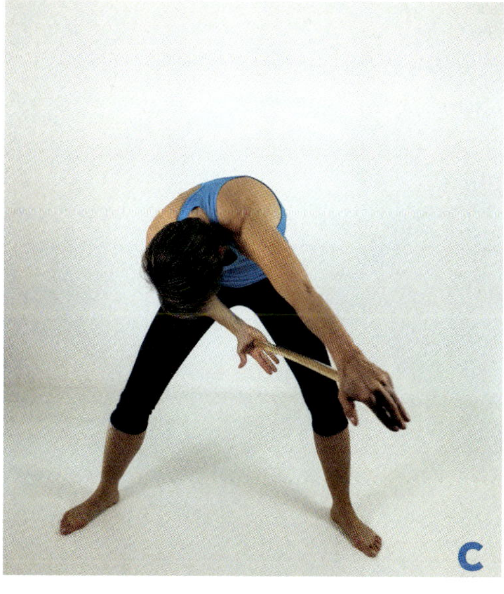

24. ÜBUNGEN FÜR DEN BECKENBODEN

Sensomotorisch

112. **Brücke meets Bank** Startet in der Rückenlage und legt den deepRING auf den Bauch mit Kontakt zu den Oberschenkeln. Bringt mit Hebebewegungen des Beckens in sämtliche Richtungen die Kugeln in eine gleichmäßige Rotation. Die Hände pressen den deepRING auf den Bauch (A). Variiert mit Hebelveränderungen (B+C). Wer es mit einem Ball oder Luftballon probieren möchte, kann es vorerst mit marschierenden Bewegungen in der Bankposition versuchen. Klemmt den Ball hierzu zwischen die Beine und hebt die Knie später gern leicht vom Boden (D). Übrigens: Getrocknete Erbsen in einem aufblasbaren Ball oder Luftballon sind bei Mangel eines deepRINGS auch sehr wirksam – nicht ganz so effektiv, aber besser als nichts!

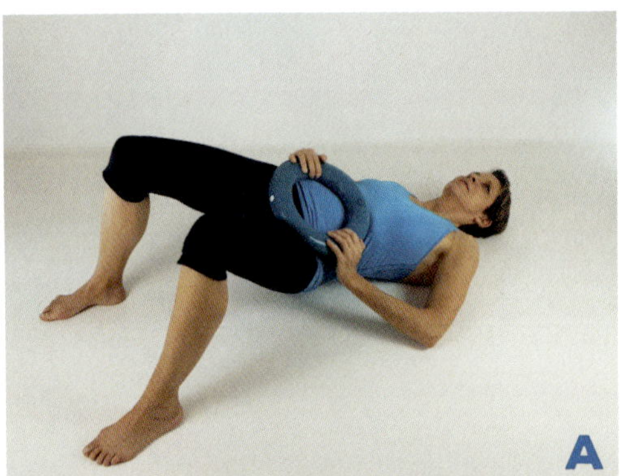

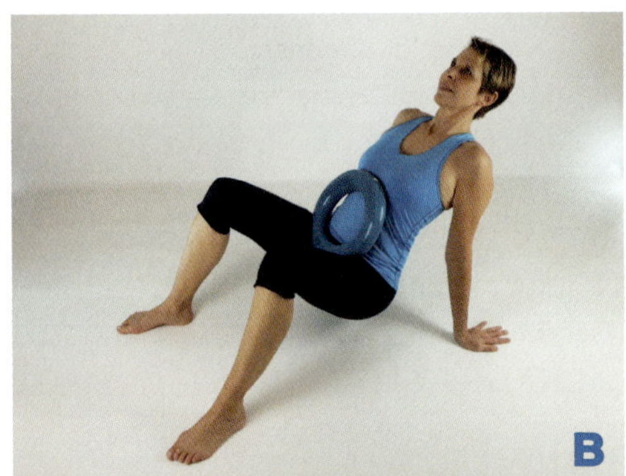

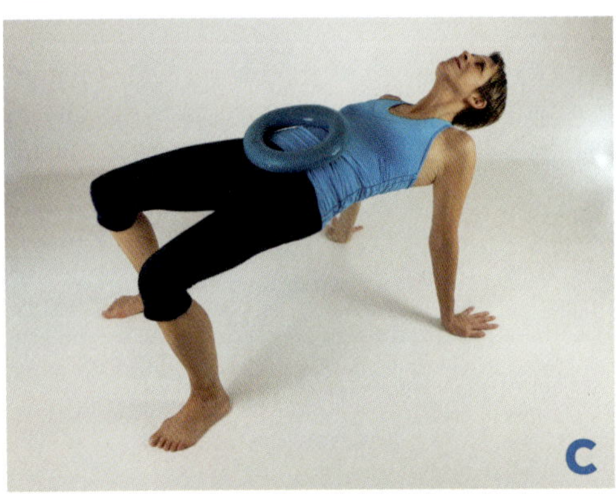

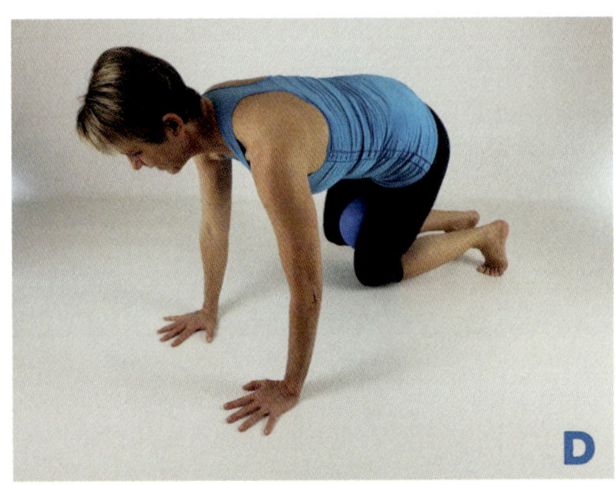

113. **Bauchnabel-Piks** Bewege aus der entspannten Rückenlage den Unterbauch und beobachte die Reaktion des Beckenbodens. Dann löse die Bewegung auf, pikse sanft mit dem Zeigefinger in den Bauchnabel und wiederhole die Übung (A). Versuche später, die Beckenbodenmuskulatur aus verschiedenen Übungspositionen zum piksenden Finger zu ziehen. Z. B. in der Bankposition mit feinen Hebebewegungen der Knie (B). Wichtig: Die Blase sollte leer sein, denn diese Übung kann Harndrang auslösen!

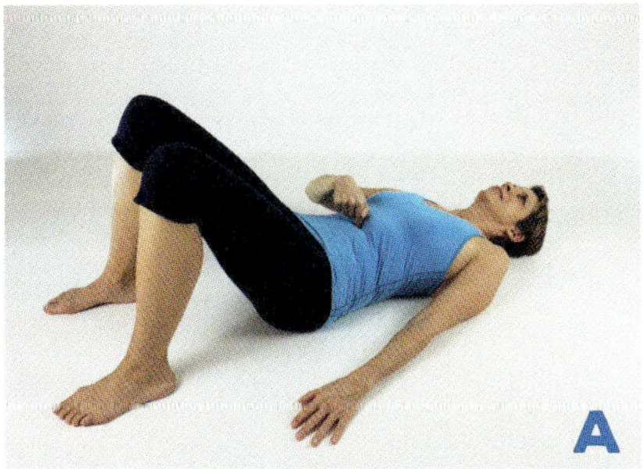
A
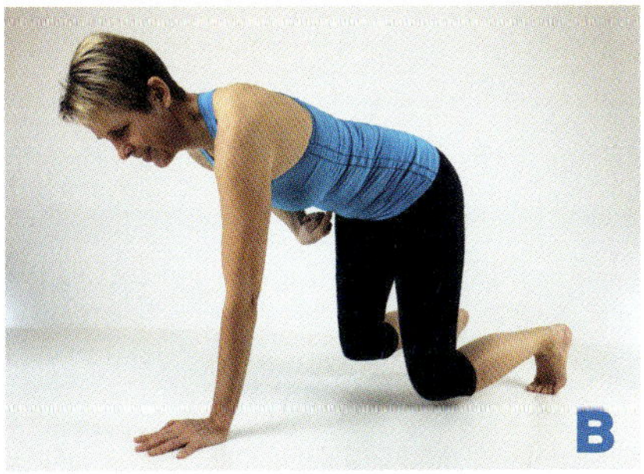
B

114. **Gravity-Handstand** Begebt Euch in den steilen herabschauenden Hund oder einen Hand-/Ellenbogenstand an der Wand. Die Organe sollten aus dem Becken »herauskippen«. Spürt bei den ersten kurzen Wiederholungen nur den Zustand im Beckenboden. Später probiert, in der Umkehrposition (A) kurz die Organe aktiv in den Beckenboden zurückzuschieben, und/oder zusätzlich mit den Beinen öffnend und schließend (B+C) zu arbeiten. Je fließender die Wiederholungen durchgeführt werden, desto höher der Benefit für die Beckenbodenstrukturen. Geht auch super mit Ball/Bällen (D). Der Weg ist das Ziel! Achtet anfangs auf kurze Intervalle! ACHTUNG: Diese Übung bei Bluthochdruck vorher ärztlich abklären oder weglassen!

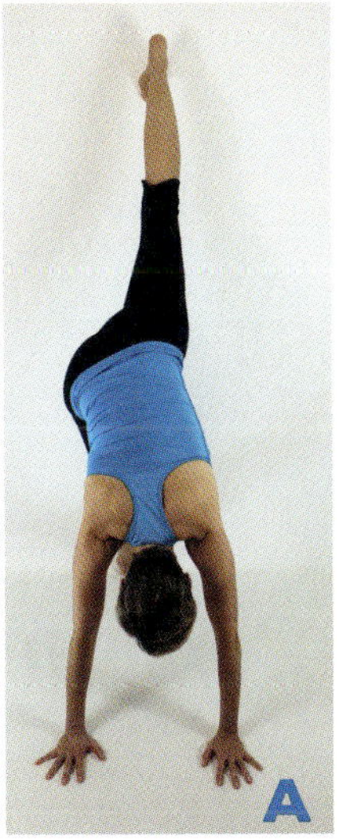
A
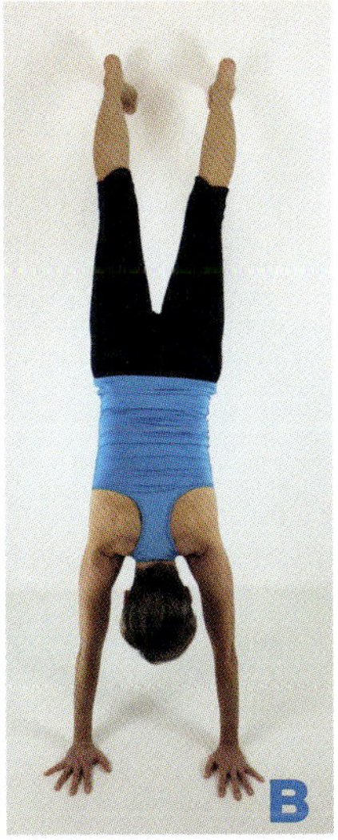
B
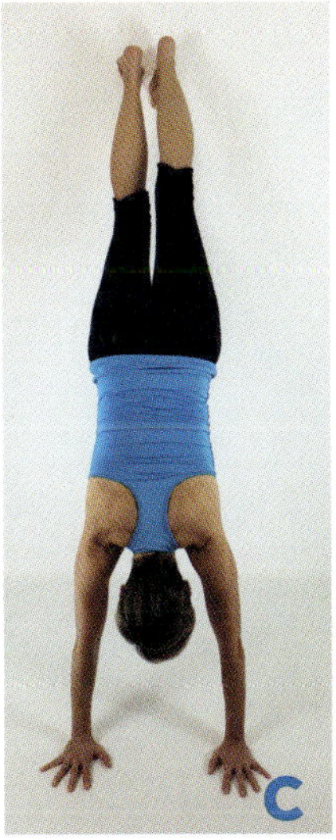
C
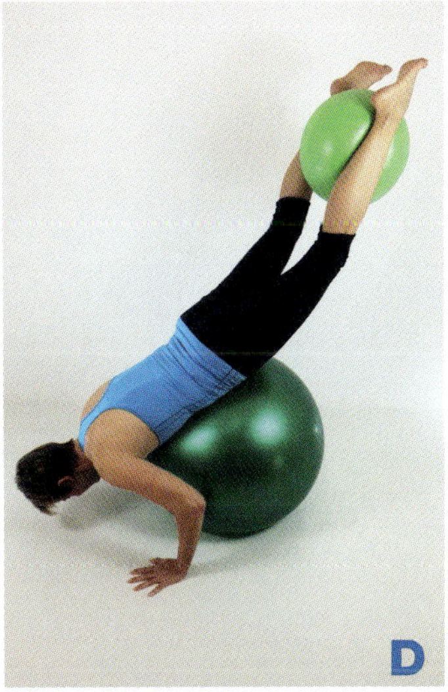
D

115. **Überlagern** Wer keinen Handstand kann, ist mit dem »Zu-hoch-Lagern« der Hüfte ähnlich gut bedient. Nutzt Tools wie ein Balance Pad oder Handtuch kombiniert mit einem mittelgroßen Ball. Lagert den Schultergürtel/BWS auf dem Pad/Handtuch und den Kopf flach (A). So liegt die HWS entspannt und knickfrei auf. Das Becken ruht auf dem Ball. Die Beine kippen mit unterschiedlichen Atemvariationen in Richtung Körper und schieben sich leicht weg (B). Diese Übung ist gleichfalls geeignet für das Zwerchfelltraining.

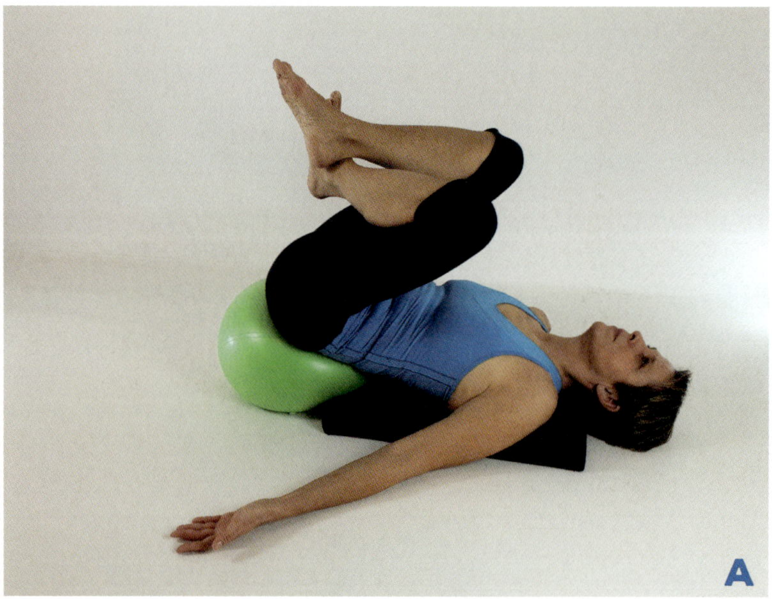

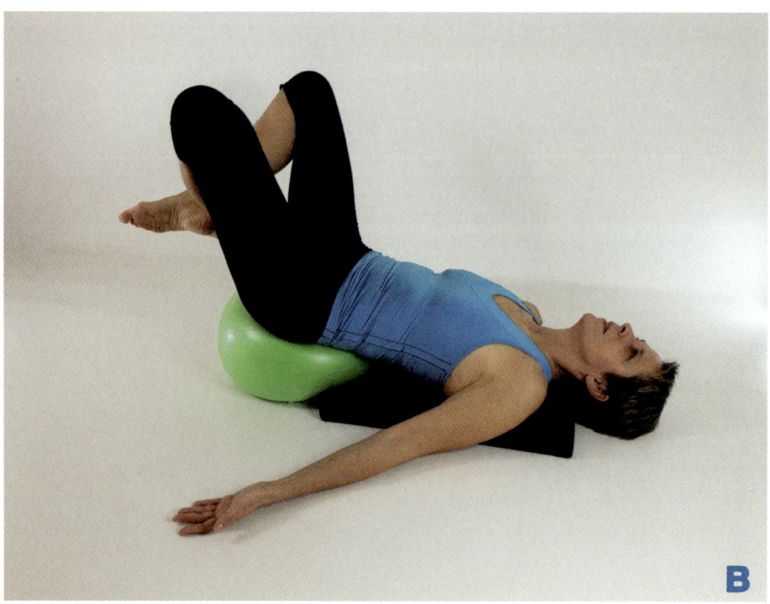

Stabilisierend

116. **Tiefe Majestät meets Krieger** Die gekreuzte, eingedrehte Kniebeuge (Majestät) (A) wechselt Ihr mit einem weit ausgestellten Ausfallschritt (B). Rückneigung oder Rotation und Gegenrotation des Oberkörpers sind absolut erwünscht (C). Die Pose ähnelt einem Krieger (Speerwerfer ...). Achtet auf tiefe, ruckartige Atemzüge (hustend, lachend ...). Variiert mit kurzen Federungen und wechselnden Zwischenspannungen des Beckenbodens. Zusätzlich kann der deepRING die tiefen Muskelpartner sehr gut aktivieren (D).

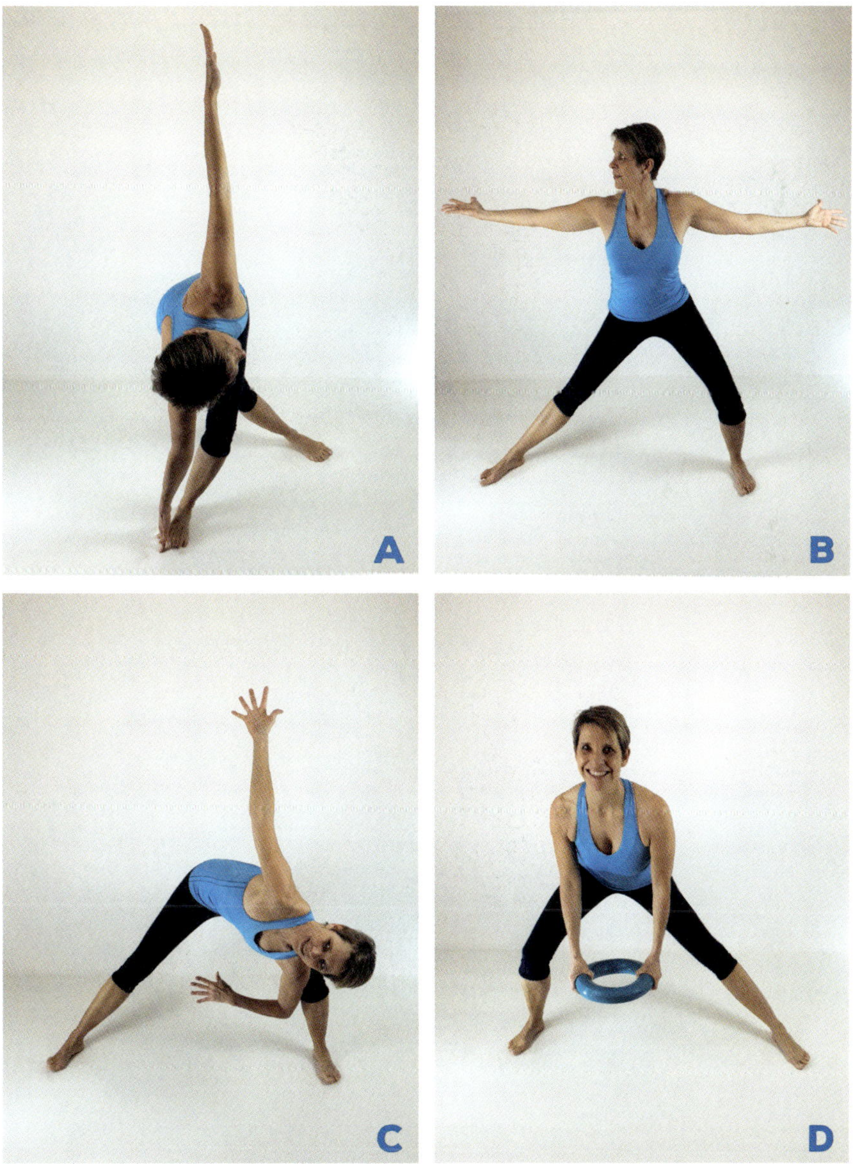

117. **Jumping Jackies** Hier geht es um »Verniedlichung« der klassischen Jumping Jacks. Hüpft mit feinen bis festen, aber kurzen Federungen aus dem hüftbreiten Stand in die weite Position (A). Variiert die Fuß- und Oberkörperposition, haltet kurz den Atem an, wechselt zwischendurch in eine weite, vorgeneigte Kniebeuge (B+D). Wichtig: Bei Blasenschwäche bitte vorher Blase entleeren!

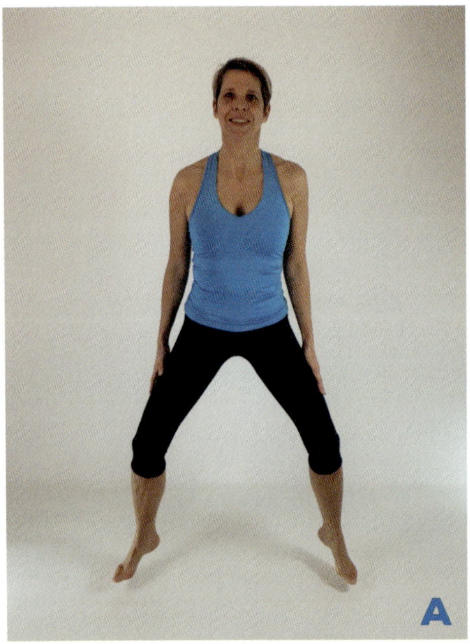

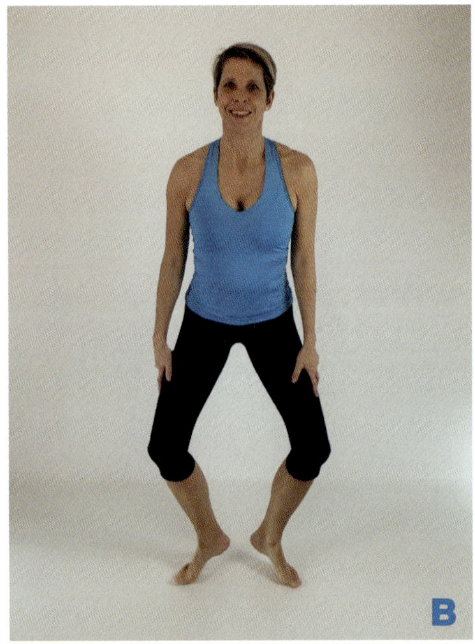

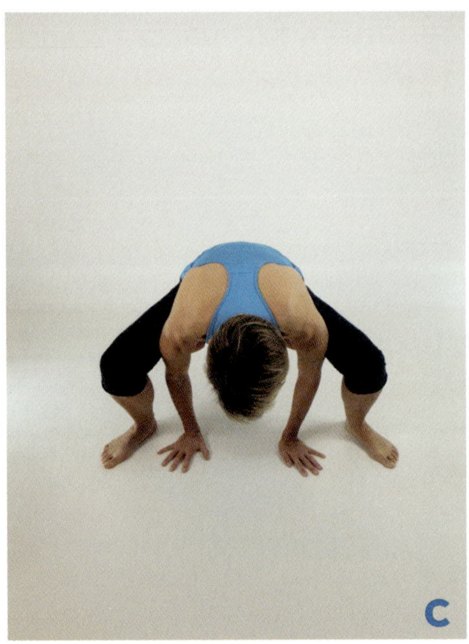

118. **Froschpresse aus der Rückenlage** Aus der Rückenlage zieht Ihr die geöffneten Beine über den Bauch und presst die Fersen zusammen. Die Fußsohlen zeigen zur Decke (A). Spannt das Korsett und schiebt die Fußsohlen zur Decke, ohne sie voneinander zu entfernen oder die Fußsohlen zu kippen (B). Der Rückweg wird eingeleitet, sobald die Fersen den Kontakt lösen.

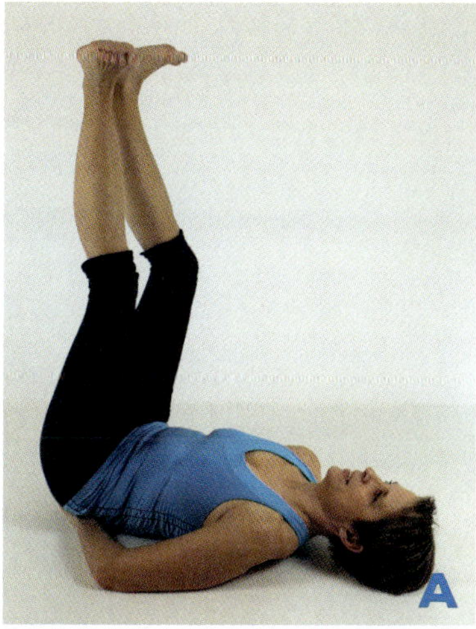

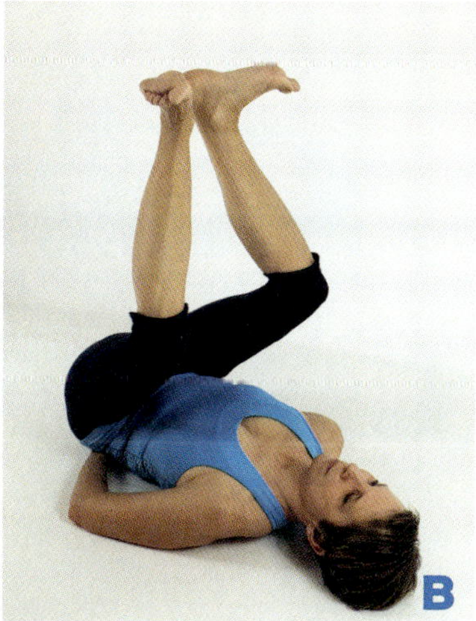

119. **Fallschirmspringer aus der Bauchlage** Legt Euch bäuchlings auf einen gepolsterten Step, ein Balance Pad o. ä. Beugt die Knie und presst die Fersen zusammen, obwohl die Knie geöffnet sind (A). Hebt die Knie knapp über den Boden und schließt sie, ohne die Fersen voneinander zu lösen (B). Sichert die Wirbelsäule durch die übliche Korsett-/Corespannung.

Ohne Hilfsmittel funktioniert diese Übung, wenn Ihr die flachen Hände unter die Beckenknochen legt.

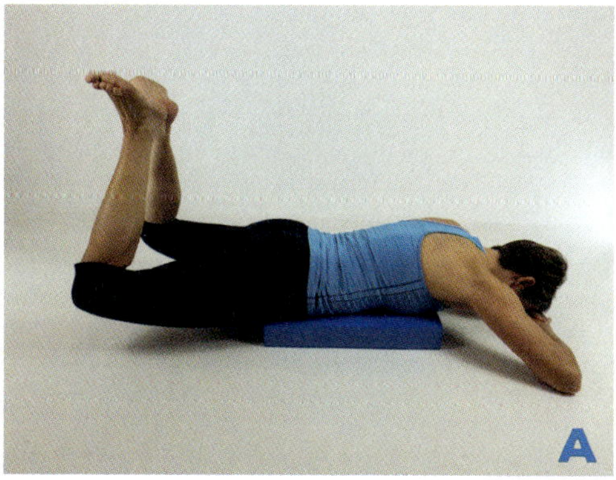

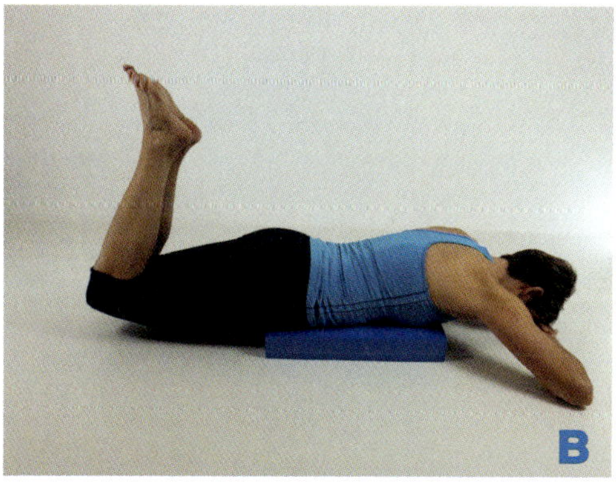

120. **Der kleine Münchhausen stehend** Klemmt einen Ball (ca. 15-20 cm) oder eine Faszienrolle im Stand zwischen die Oberschenkel (A) und bewegt die Beine mit vielen Varianten von Bein und Rumpf für 1-2 Minuten. Nach der Übung bewegt die Beine großzügig. Es sieht aus wie der Baron Münchhausen auf seiner Kanonenkugel.

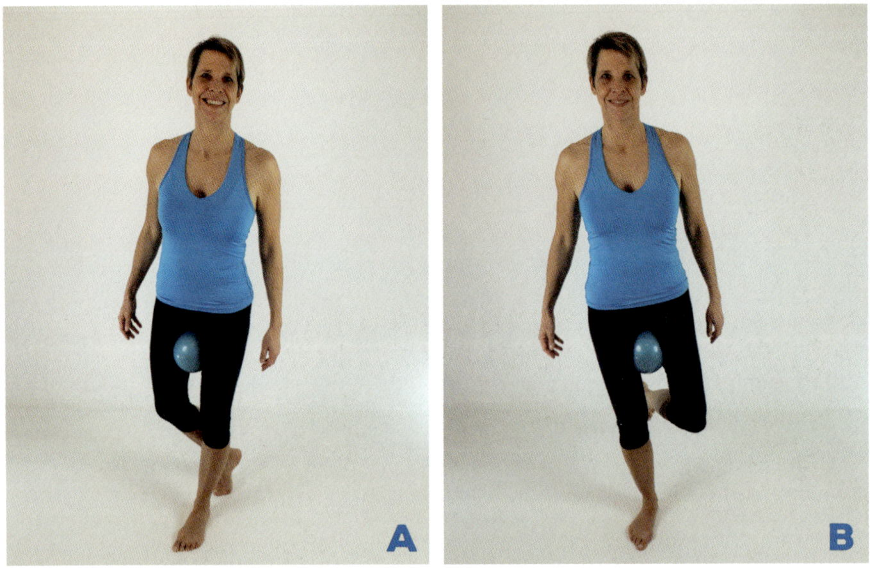

121. **Der kleine Münchhausen liegend** Der Übungsablauf gleicht dem des »Stehenden Münchhausen«. Der Unterschied liegt hier in der entspannten Beinmuskulatur. Legt den Ball zwischen die Oberschenkel und bewegt das obere Bein vorerst nur im Kniegelenk (A). Später kann die Bewegung aus der Hüfte oder dem Körper (B) hinzufügt werden. Bitte arbeitet nicht länger als max. anderthalb Minuten und achtet auf eine angenehme Drucklast. Nachbewegen ist auch hier wichtig.

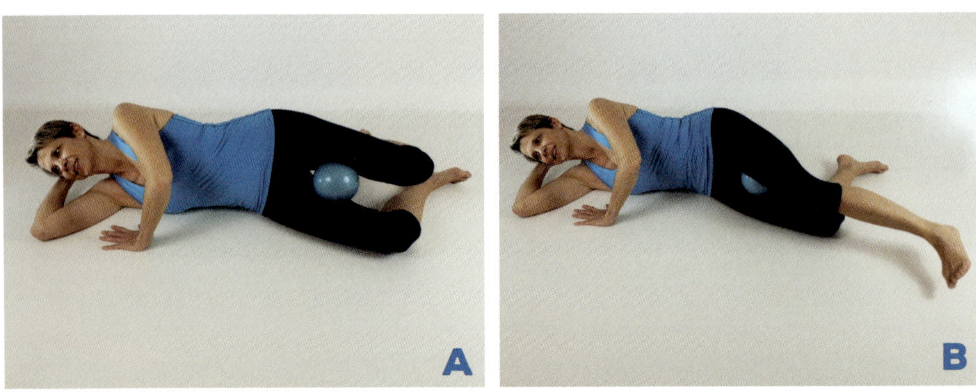

122. **Hürdensitz Dehnung mit Ball** Setzt Euch im Hürdensitz auf einen Ball oder eine Rolle und rollt den Oberkörper ein und auf (A). Wechselt die Beine oder wählt alle möglichen Körperpositionen (B). Leichtes Federn und unterschiedliche Atemtechniken schulen die Wahrnehmung des Beckenbodens.

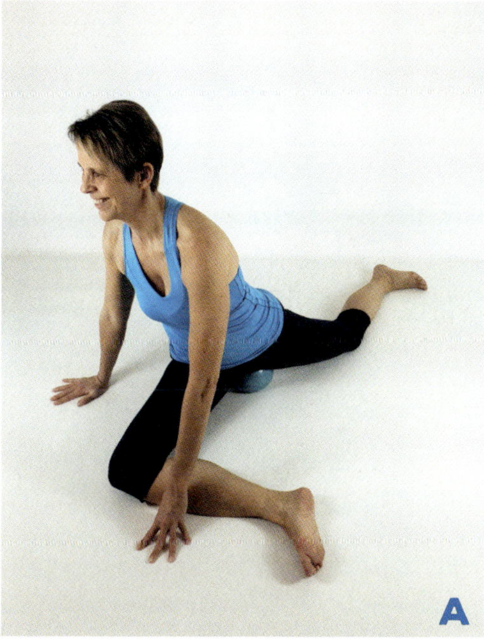

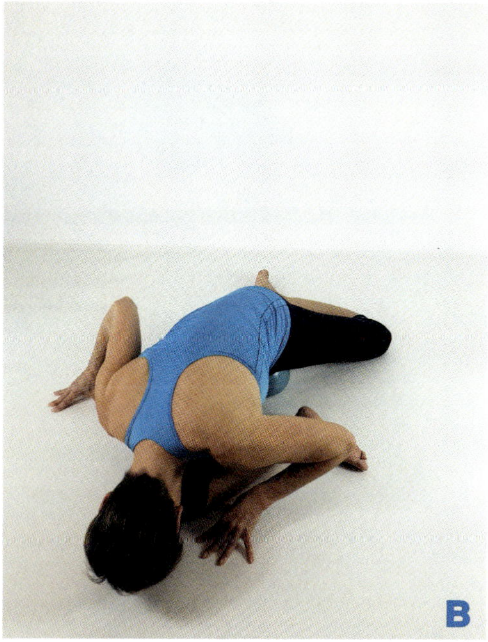

25. ÜBUNGEN FÜR DEN GESÄSS- UND HÜFTBEREICH

Fokus auf die Streckung der Hüfte

Sensomotorisch

123. **Hip Lift liegend** Steuert aus der langen, entspannten Rückenlage jeweils die rechte/linke Gesäßhälfte an und hebelt so die Hüfte minimal hoch, ohne sie aktiv vom Boden zu heben. Funktioniert der Seitenwechsel gut, variiert mit Hoch-tief-Bewegungen. Die Beckenbodenmuskulatur steigt hierbei mit ein. Lustig sind choreographische Anweisungen (rechts, links, beide, links, rechts, beide ...) Auch gibt die Unterlagerung mit einer Blutdruckmanschette (A) oder einem sehr weichen Ball (B) ein feines Feedback.

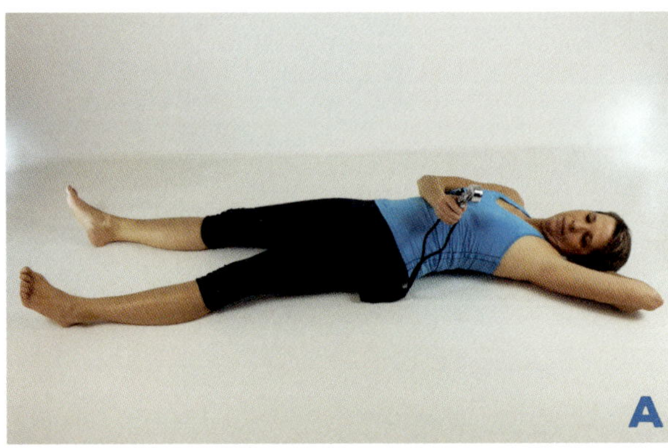

A

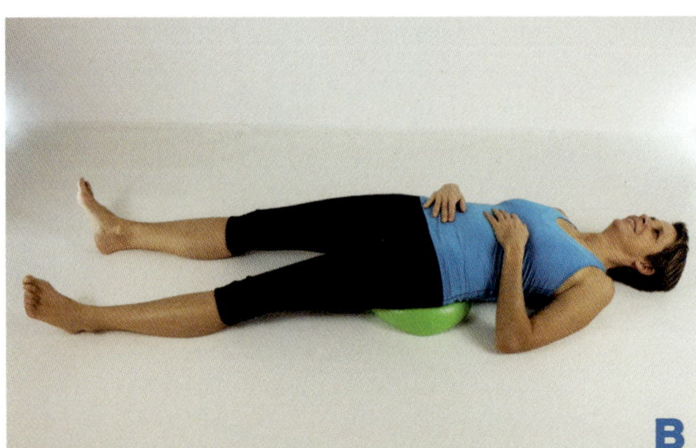

B

124. **Putzen stehend** Stellt Euch auf eine rutschige Unterlage (Slide, Handtuch, Gleiter ...) und schiebt einen Fuß aus der Hüfte vor und zurück (A+B). Der Druck auf die Unterlage entscheidet über den sensomotorischen oder stabilisierenden Reiz. Varianten mit vergrößerter ROM, kombinierter Kniebeuge oder halbkreisartigen Bewegungen des Führungsbeins aktivieren die entsprechenden Partner der Gesäßmuskultur (C).

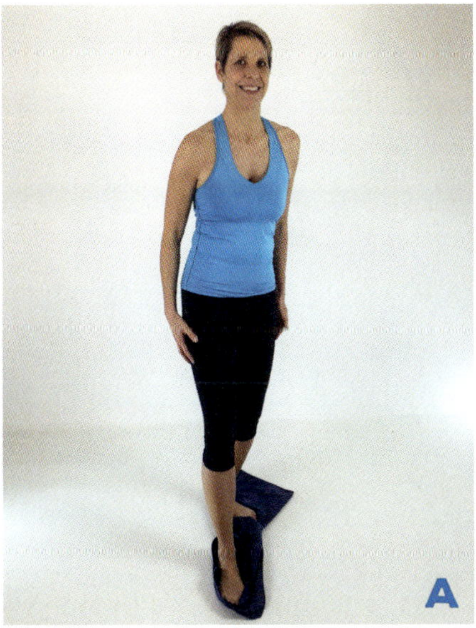
A

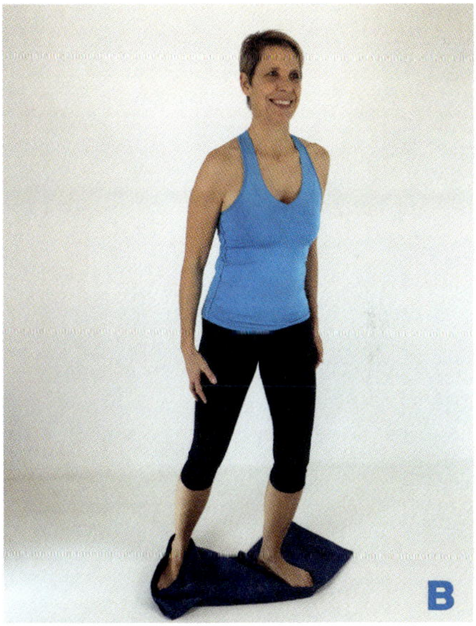
B

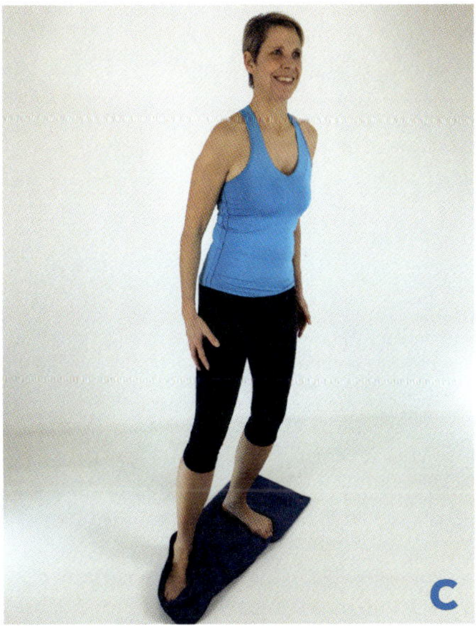
C

125. **Leg Lift geklemmt** Klemmt einen Ball in eine Kniekehle und startet aus der Bankposition (A). Hebt das »Ballbein« hoch und senkt es, ohne den Ball zu verlieren (B). Habt Ihr keinen Ball, nutzt eine dicke Handtuchrolle oder lagert zwei Blatt Toilettenpapier auf der Fußsohle (C). Das ist nicht nur lustig, sondern auch sehr anspruchsvoll. Richtig, diese Übung ist ebenfalls für die »Ischios« wichtig.

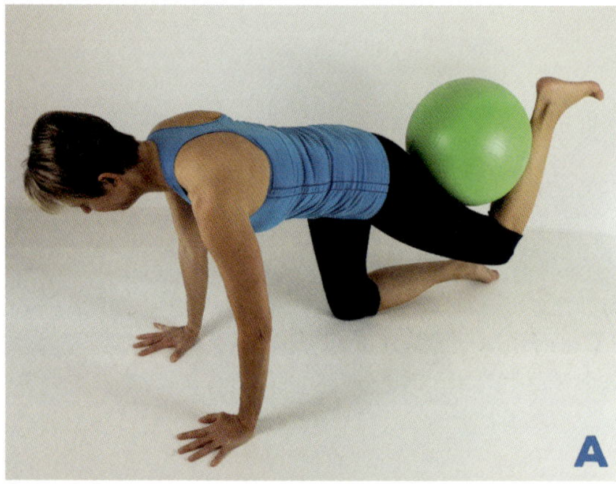

A

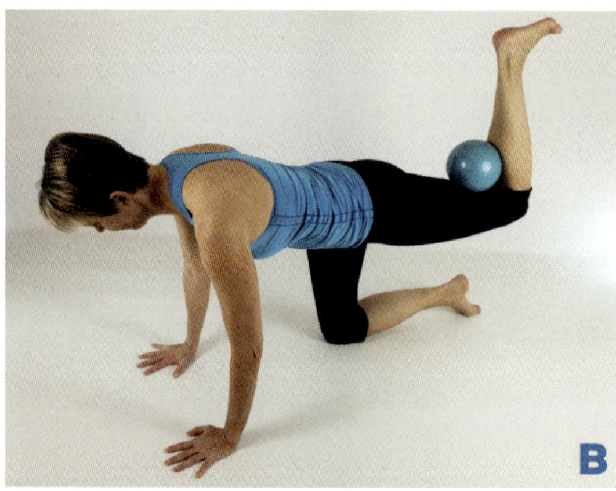

B

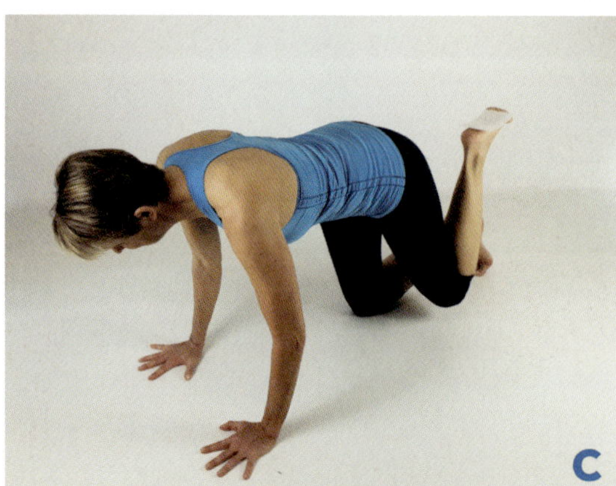

C

Stabilisierend

126. **Seithebel** (Kräftigt zusätzlich die Abduktoren) Diese Übung findet in der Seitenlage bzw. im kurzen Seitstütz statt. Der Körper wird mit der Hand leicht gestützt und das Becken so senkrecht ggf. leicht vorgeneigt gehalten. Das obere lange Bein rotiert in der Hüfte leicht auswärts. Der Fuß liegt nur leicht auf dem unteren auf (A). Zusatztools wie Widerstandsbänder o. ä. solltet Ihr erst einsetzen, wenn die Übung gut ausgeführt werden kann (B).

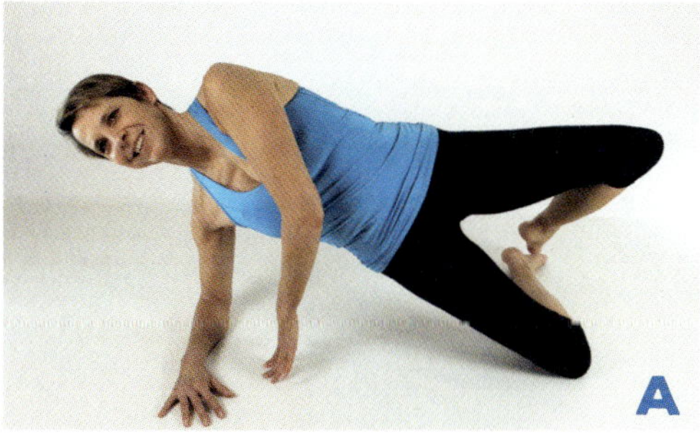

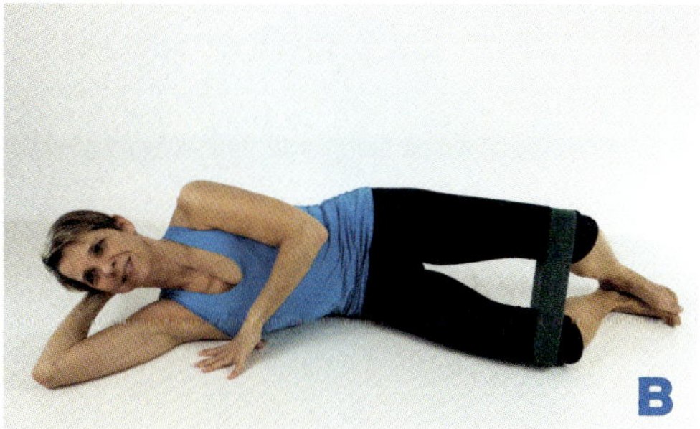

127. **Ausfallsitz (Stuhlgymnastik)** Ich bin ein Fan von bewegten Stühlen. So kommt hier eine kurze Auswahl, was mit Stühlen/Sitzflächen geschehen kann. Nutzt einen Stuhl, Kasten, Ball oder ähnliche Dinge und setzt Euch, ausnahmsweise, im Ausfallsitz darauf (A). Bestenfalls sitzt Ihr über die vordere Ecke (wenig Auflagefläche). Übt vorerst verschiedene Aufstehmöglichkeiten, ohne die Beine zu versetzen (B). Die Hände sollten keine Hilfestellung geben. Übt dann die Bewegung mit dem weitesten Weg (von »Hände am Boden« bis »Knie heben«) mit diversen Richtungs-, Impact- und Achsenbewegungen.

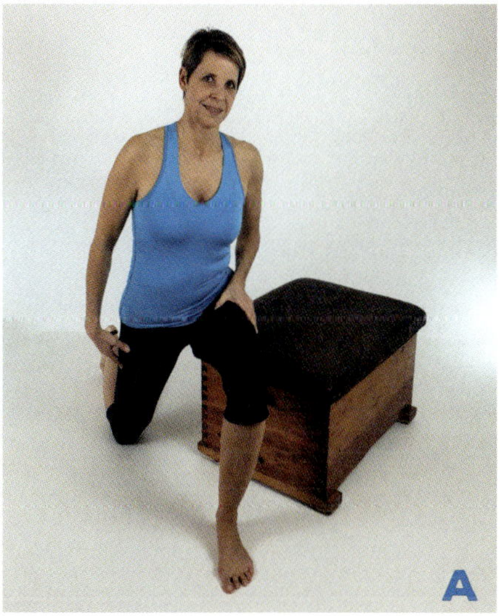

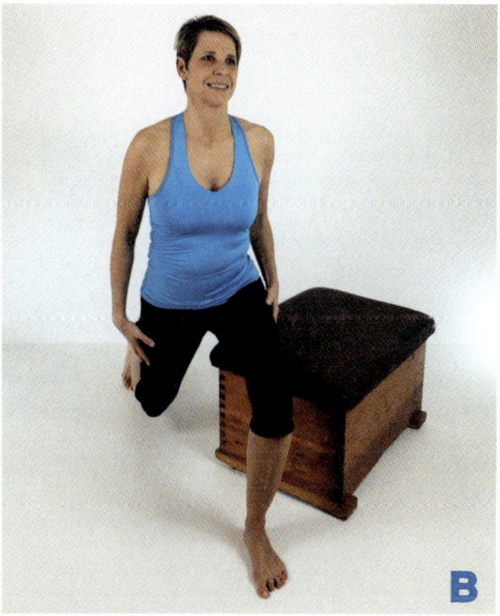

Weitere Möglichkeiten der aktiven Stuhlnutzung wären:

(A) **Bauchansteuerung** → durch Heben der Knie (Kniewinkel bleibt minimiert!)

(B) **Schulterschonende Runnings** → aktivieren in der kurzen Variante die Beine und den Rumpf.

(C) **Tricepsdips** → geführt mit taktilem Reiz über die Stuhlecke (enge Übungsführung schulen!)

(D) **Stützübungen** → ermöglichen Rotations- und Hebelerleichterungen oder erschwerende Varianten.

(E) **Aufrollen ohne Schaukeln** → Als Widerstand bietet eine Sitzfläche einen fixen Lagerungspunkt.

(F) **Erhöhte Dehnlagerung** → Stabile, erhöhende Lagerung bei vielen Dehnpositionen. Gut geeignet, um die tensegrale Spannung zu erlernen (Druckmomente einfügen).

(G) **Dehnung mit Hebelverlängerungen** → z. B. Kniepressen in den Boden + Seitneigung + Rotation

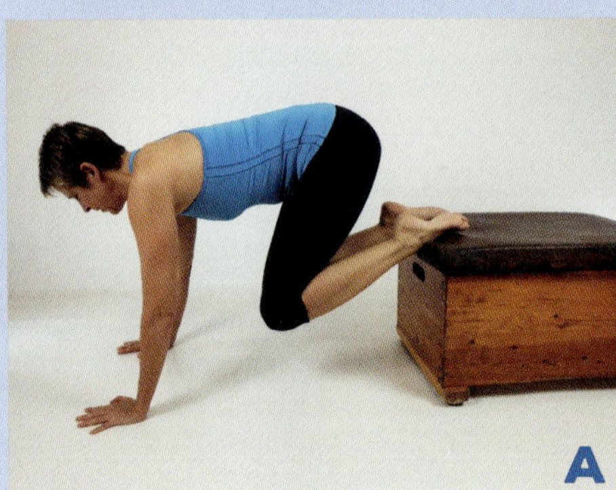

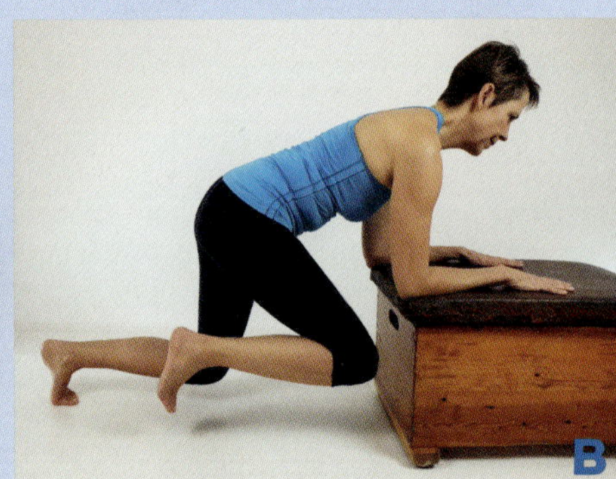

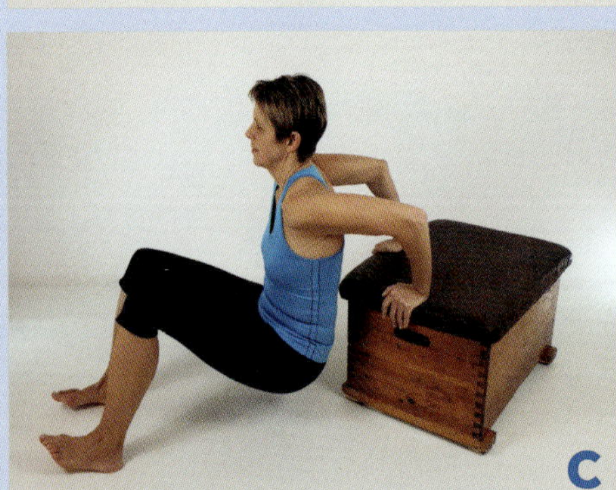

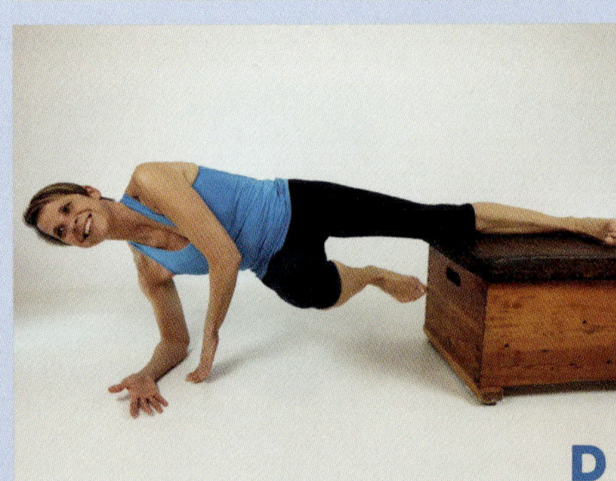

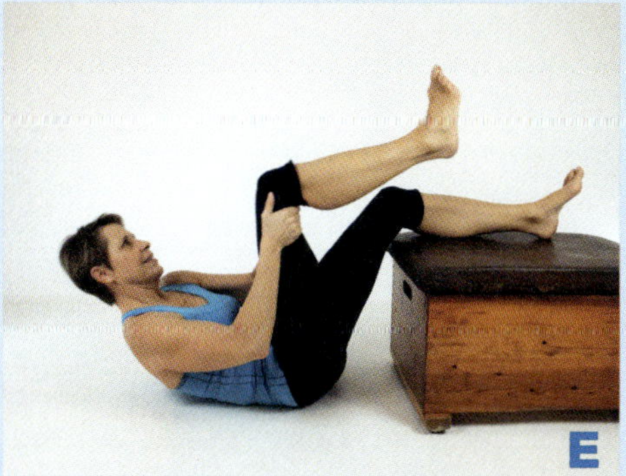

E

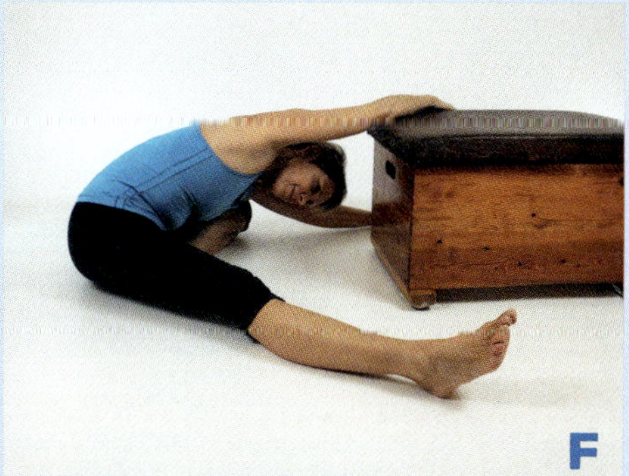

F

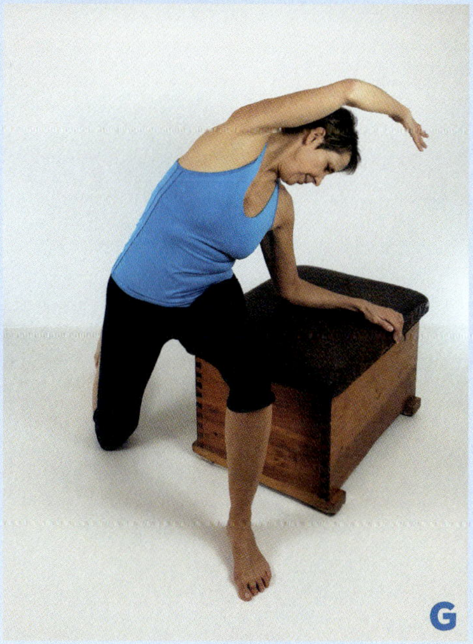

G

128. **Abknicken** Aus dem Kanutenstand legt den möglichst geraden Oberkörper auf den vorderen Oberschenkel (A). Hebelt nun den Oberkörper wieder hoch, ohne die Rückenstatik aufzulösen. Je nach Leistungsstand positioniert die Hände als Hebelhilfe auf dem vorderen Oberschenkel oder als Hebelverlängerung im Nacken. Variationen sind gewünscht, z. B. Oberkörperrotationen (B), Veränderungen der Fußposition, Heben des hinteren Knies (C).

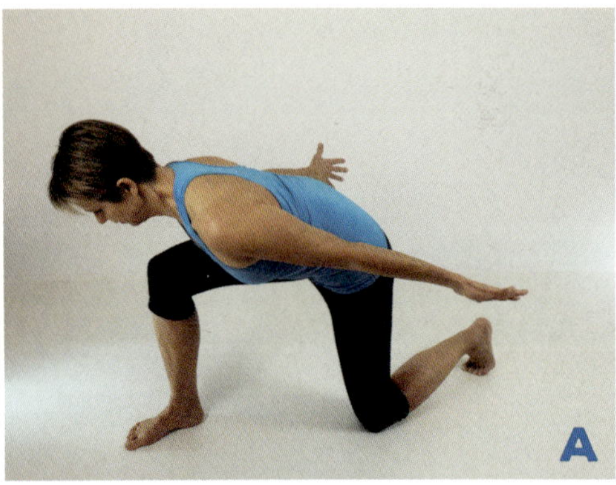

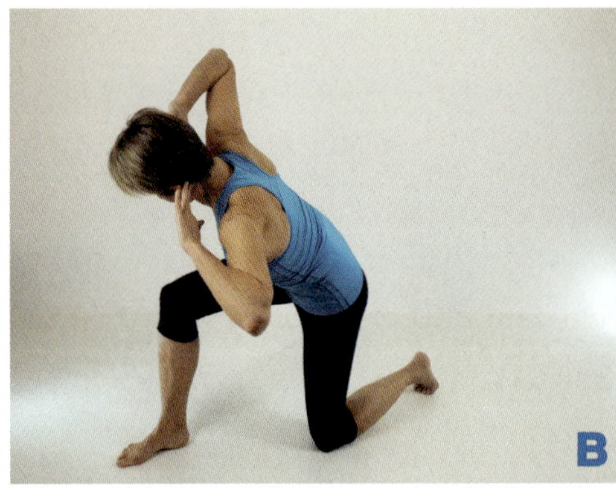

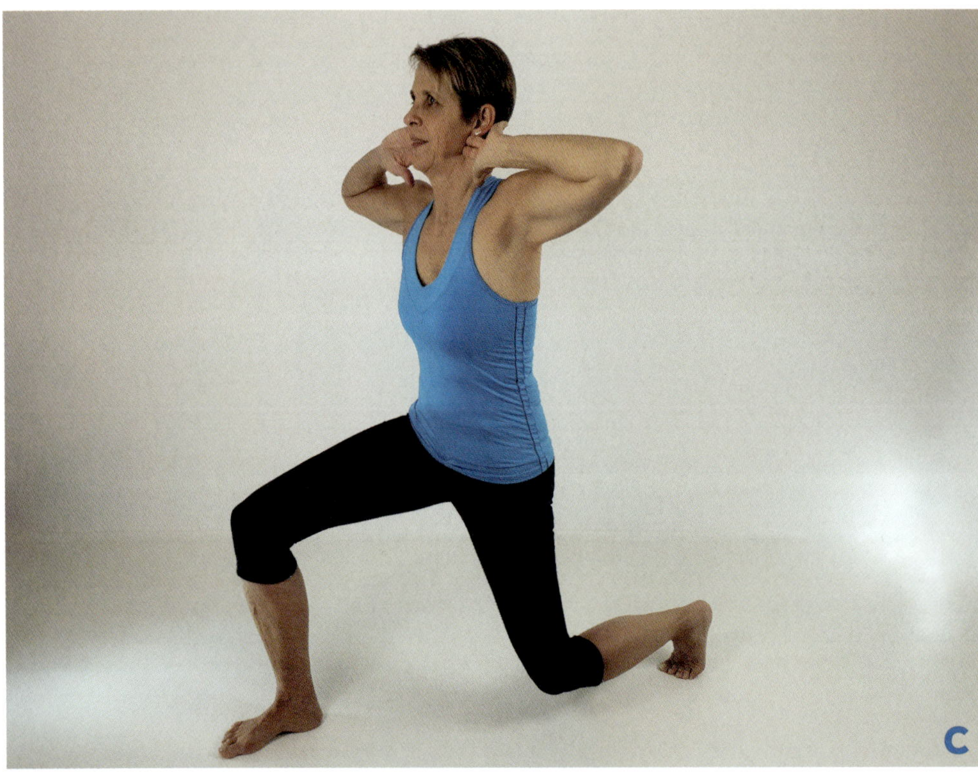

Mobilisierend

129. **Swing & shift** (mobilisiert die gesamte Hüftregion und LWS) Wiederum aus der Seitenlage wird das Bein aus der Hüfte vor- und zurückgeschwungen, um nach einigen Wiederholungen vor/hinter dem Körper zu stoppen (A). Hier wird nun ein Schub aus der Hüfte (vor/rück) eingefügt (B).

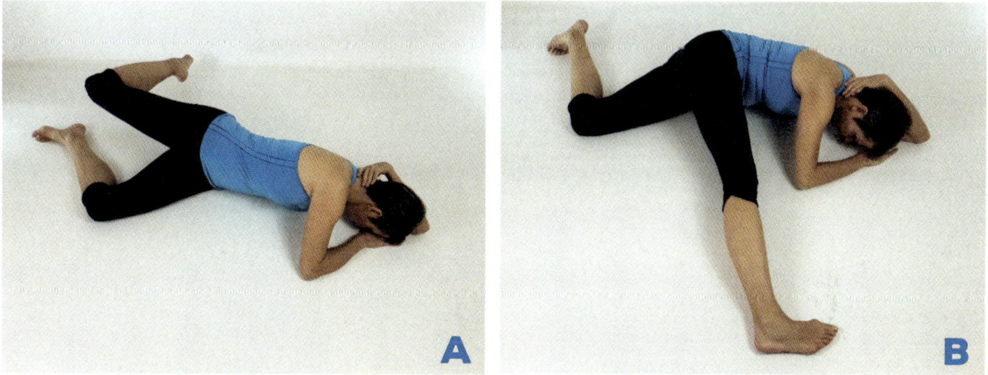

130. **Ballrollen aus der Bauchlage** Mobilität und Sensomotorik werden hier gefördert. Legt Euch in Bauchlage einen weichen Ball unter ein Knie und spielt mit dem Hüftwinkel und der Beinlänge. Schiebt, rollt, federt den Ball (A). Der Oberkörper darf sich, soweit wie angenehm, mitbewegen (B+C). Wichtig: Korsettspannung sichert die Wirbelsäule!

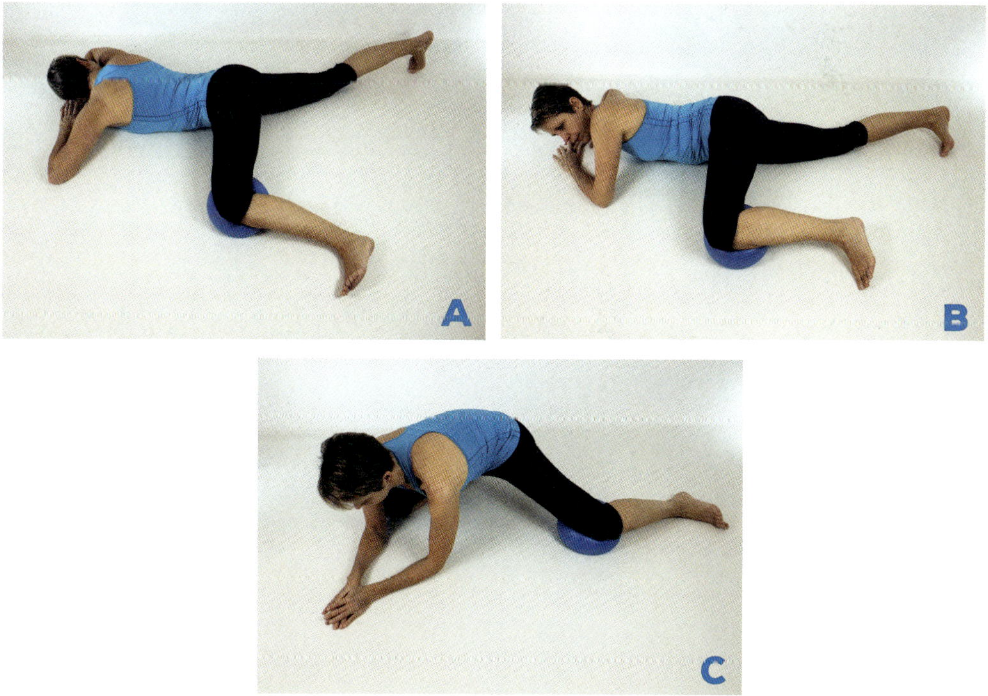

131. **Schütteln aufgesetzt** Das Ausschütteln des entspannt aufgestellten Beins lockert die gesamte Hüftregion und »sortiert« sanft alle Strukturen. Stellt einfach einen Fuß erhöht (Yogablock, Step, Treppenstufe ...) ab. Dann schüttelt das leicht gebeugte, nahezu entspannte Bein für ca. 30 Sekunden aus (A+B). Gibt es eine Problemseite, wird diese zuletzt geschüttelt. Die Übung ist gut geeignet beim Piriformissyndrom sowie bei Tendinosen im Bereich des Hüftgelenks und ISG-Problematiken.

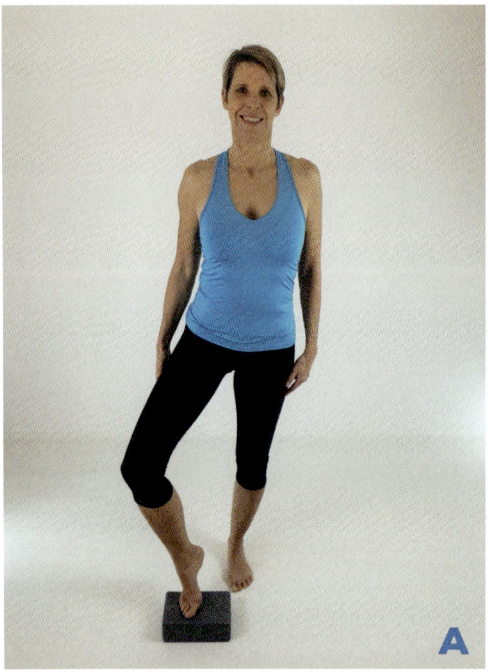

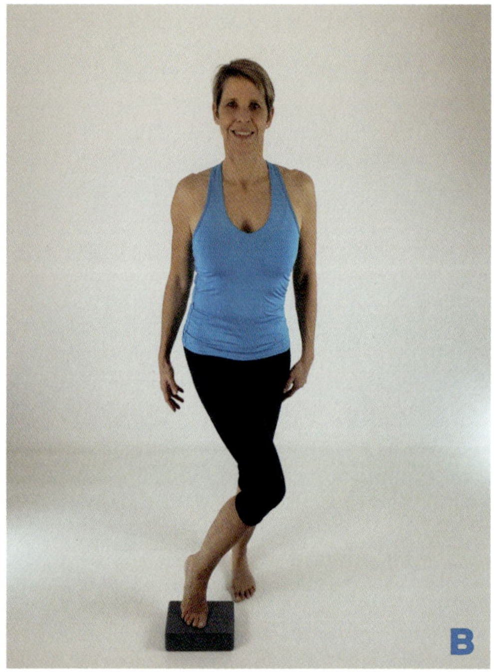

Fokus auf die Außenrotation/Abduktion der Hüfte

Sensomotorisch

132. **Zirkeln fixiert** Diese Übung hat sowohl sensomotorische als auch stabilisierende Wirkung. Spannt einen deepRING o. ä. über Eure Füße und startet aus der Rückenlage. Die Kugeln im Ring werden in feine, kreisende Bewegungen versetzt (A). Der Ring muss dafür konstant gerade gehalten werden. Für eine Umlenkung (Zug im Ring + Druck auf die Knie) klemmt einen Ball zwischen die Knie (B). Der Anspruch liegt nun auf Ab- und Adduktoren. Wollt Ihr vermehrt die Adduktoren trainieren, legt den Ring auf den Ball (C). Wundert Euch nicht, auch die Rumpfspannung springt hier mit an! Zur Sicherung der Wirbelsäule lagert das Becken auf den Händen.

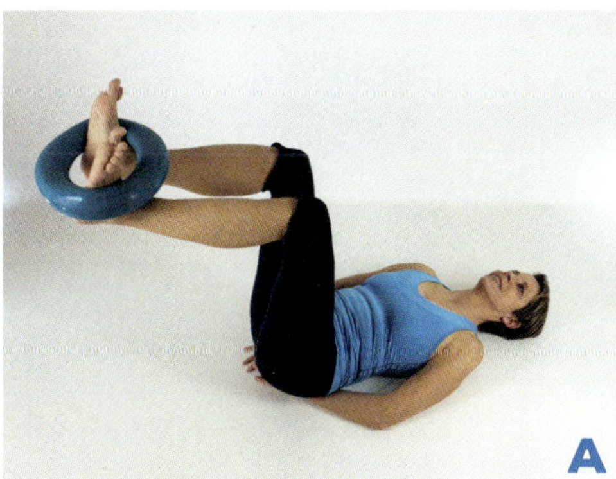
A

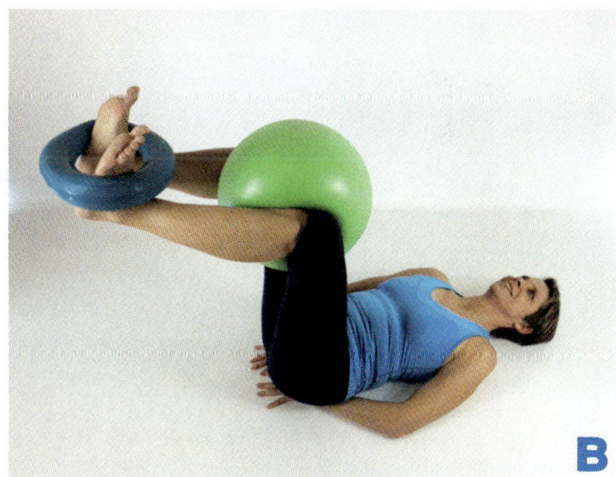
B

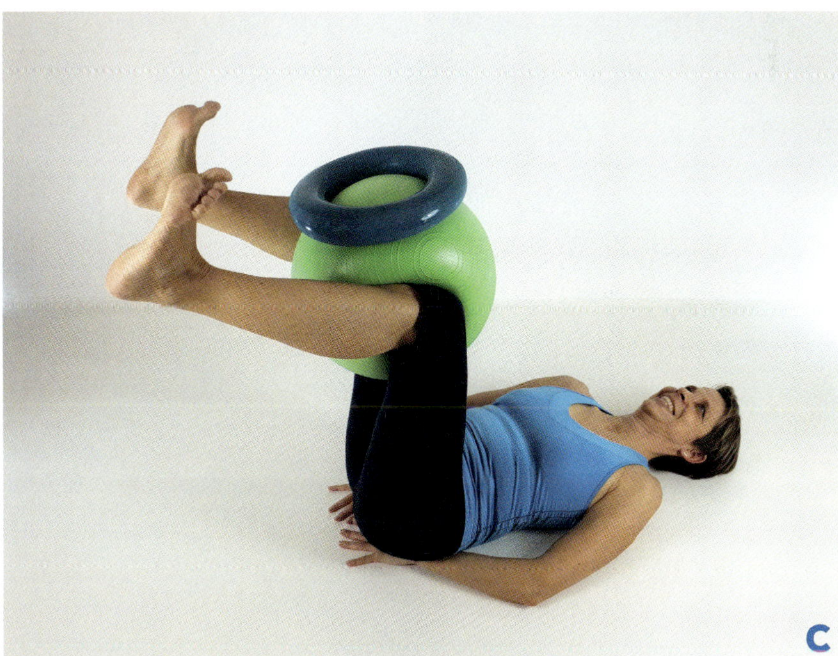
C

Stabilisierend

133. **Majestät** Die gekreuzte Kniebeuge. Aus dem hüftbreiten Stand kreuzt ein Bein so weit wie möglich hinter das andere. Der entsprechende Arm kreuzt vorn herum (A). Wechselt in verschiedenen Varianten, z. B. die weite Kniebeuge, den Kneelift (B) (auch mit Sprung möglich), Körperwaage (C), Wechsel der Stützhand, Lunges oder Marschieren mit verschiedenen Fußpositionen.

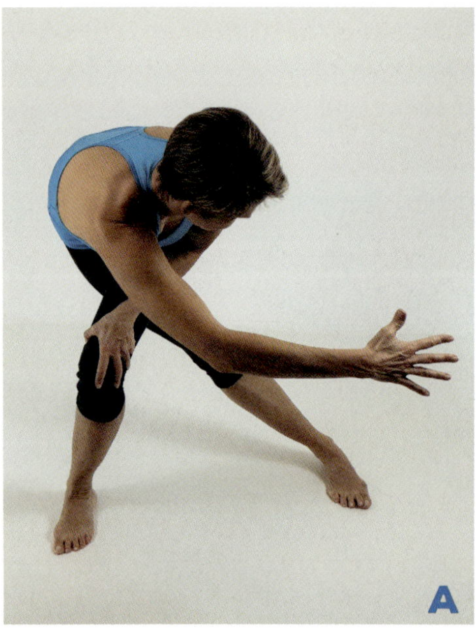

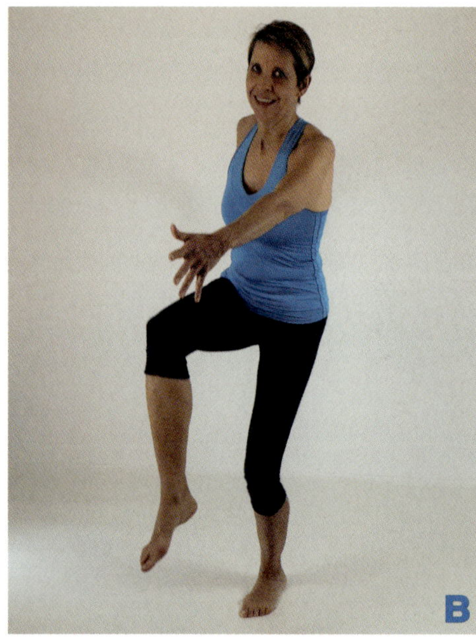

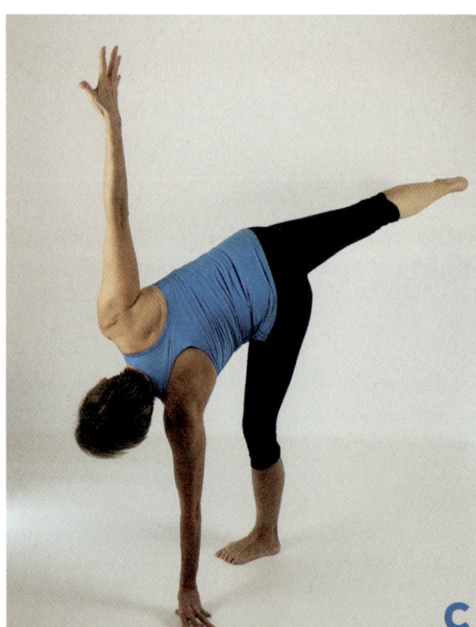

134. **Zugspannung mit dem Multiband** Mit Widerstandsbändern können die Funktionen der Muskulatur herausgefordert werden. Gleichzeitig komprimiert das Band die faserigen Strukturen. Wickelt das Band, vom Rücken beginnend, gleichlang um die Hüfte. Um eine gleichmäßige Spannung zu erhalten, zieht ein Bandende durch eine Schlaufe der Gegenseite (A) und fixiert die Enden jeweils beid- oder einseitig (B) mit den Füßen. Nutzt, je nach Leistungslevel, verschiedene Überkreuzungen und Schlaufen. Dann darf nach Herzenslust gearbeitet werden: Kniebeuge in den Grätschsprung oder die Waage, Marschieren auf der Stelle mit verschiedenen Beinpositionen (B+C+D). Wer mag, darf die Übung mit Zug- und Druckbewegungen der Arme erweitern (D).

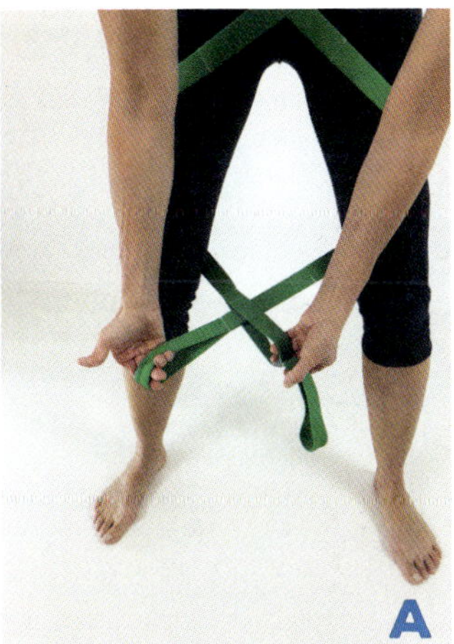

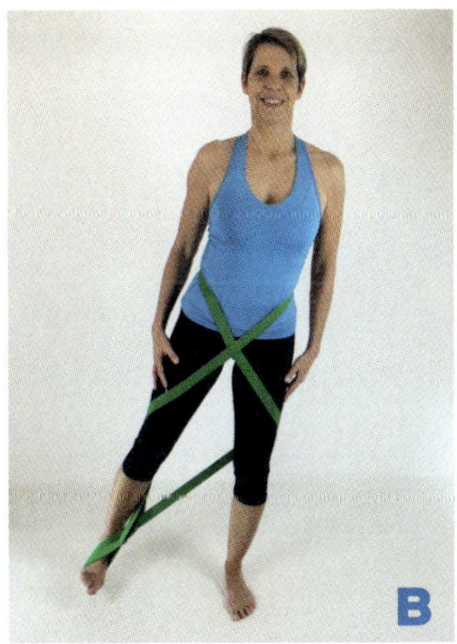

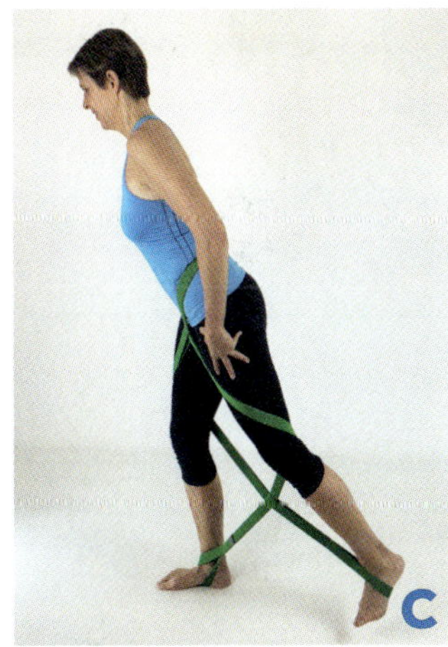

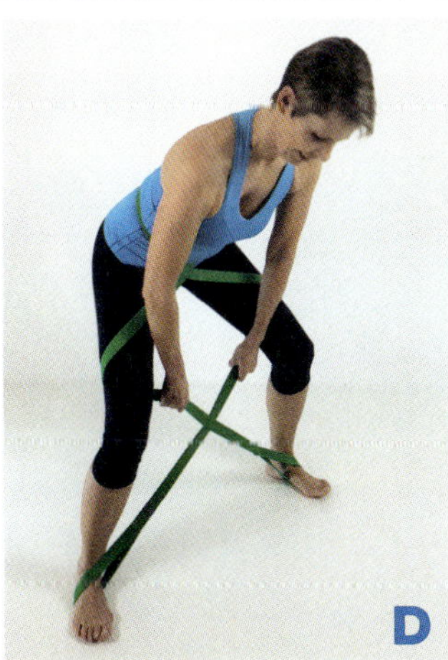

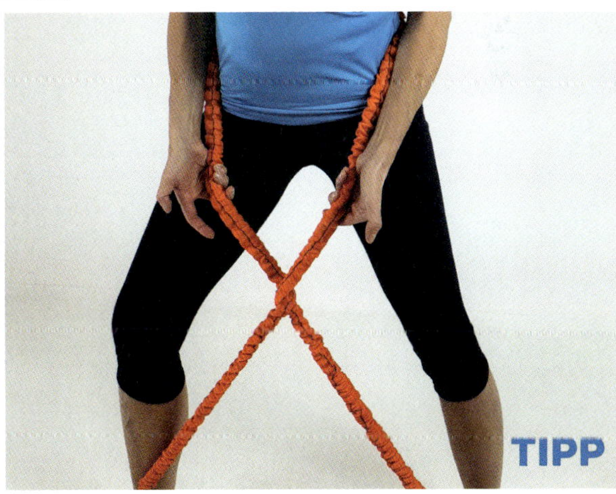

TIPP:

Das Öffnen der Widerstandsbänder bei Vor- und Rückbewegungen lässt sich verhindern, indem ihr die Überkreuzung einmal dreht. So bleibt die »Kreuzung« in alle Richtungen geschlossen.

135. **Krabbeln gekreuzt** Kombiniert Krabbeln mit weitem Durchkreuzen der Beine (A). Schiebt Euch mit überkreuzten Beinen kurz in den Fersensitz (B). Um eine gute Dehnung und Mobilisation der Hüfte (auch des ISGs) zu erreichen, kann das Bein vor dem Durchkreuzen nach oben gestreckt (Rotations- und Streckvarianten möglich) (C) und im vorderen Bereich kurz zur Aufrichtung abgelegt werden (D). Wichtig: Die Hände bleiben so lange wie möglich am gleichen Ort fixiert. Die Bewegungsabläufe dürfen durch Pausen unterbrochen oder geschmeidig ohne Unterbrechung durchgeführt werden.

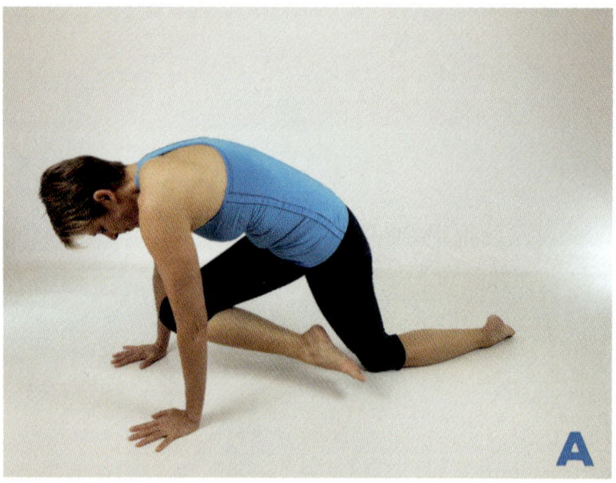

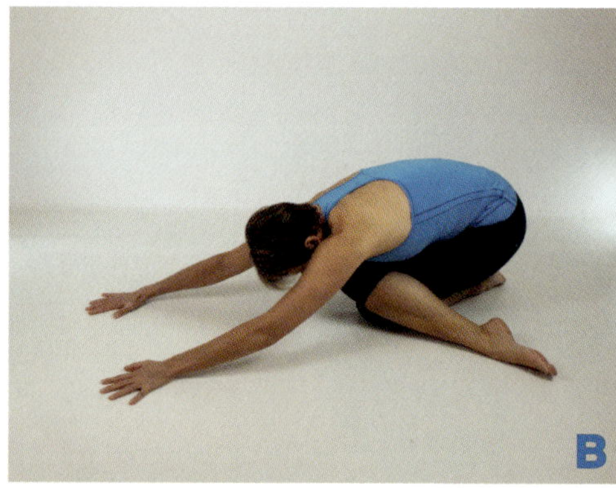

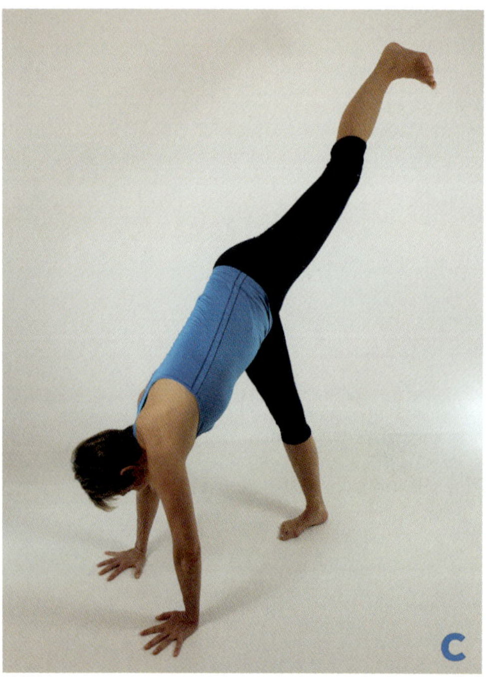

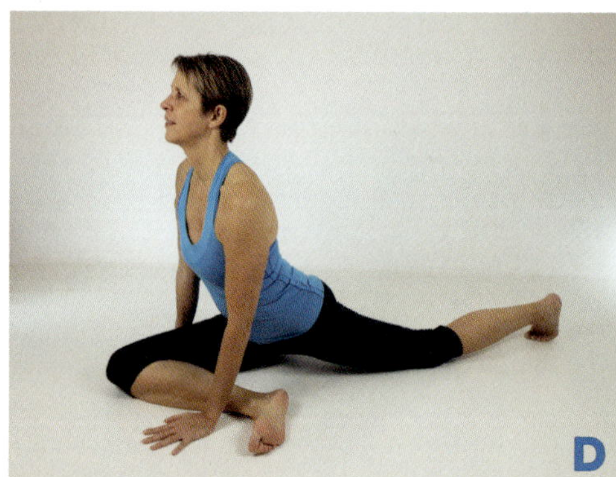

Mobilisierend

136. **Eigenmassage Gesäß** Diese Übung erwirkt einen angenehmen, multidirektionalen Massagedruck. Das Ausrollen mit dem individuell festen Fascial Coach Ball, Ball o. ä. startet in der sitzenden Position mit einer Gesäßhälfte auf dem Ball. Von hier aus malt, windet und federt der Ball (A) die Gesäßstrukturen bis in die seitliche Hüfte und über den Beckenkamm zum Steiß-/Kreuzbein auf die andere Seite. Legt Ihr das Bein unter dem anderen ab, entspannen die Gewebestrukturen im Rollbereich (B). Wer nicht sitzen mag, kann in der Rückenlage rollen. ACHTUNG: Diese Übung könnte einen gereizten Ischiasnerv überfordern. Bitte unbedingt schmerzarm arbeiten!

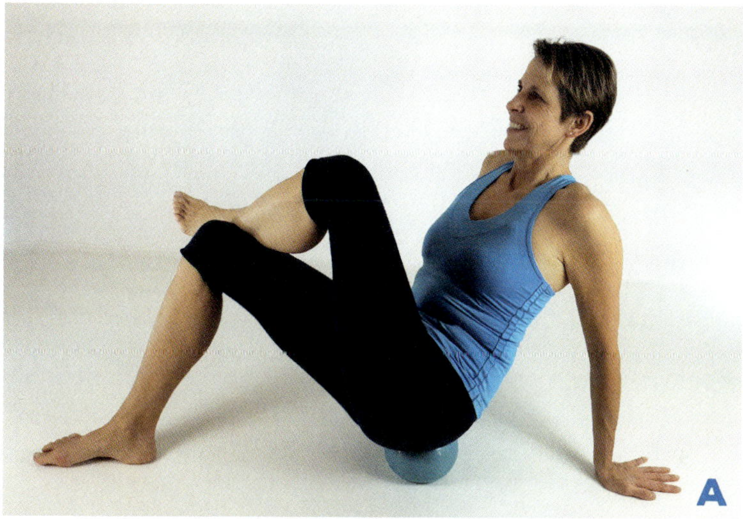
A

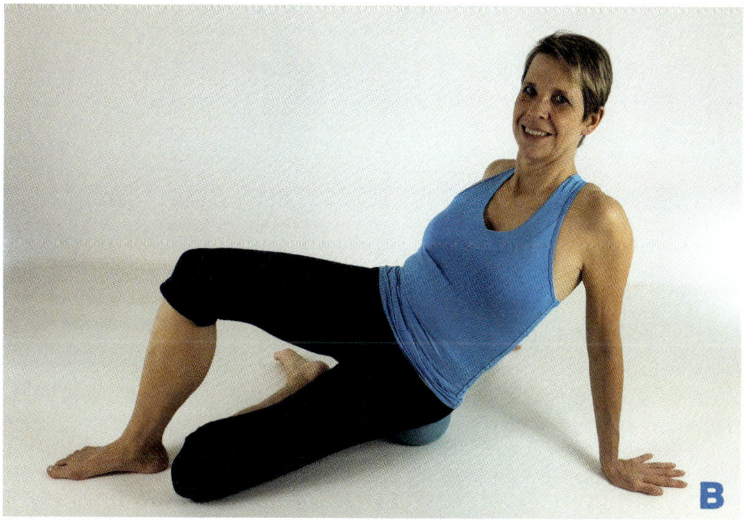
B

Fokus auf die Innenrotation/Adduktion der Hüfte

Sensomotorisch – Stabilisierend

137. **Feiner Frosch** Legt Euch in der Rückenlage einen Ball o. ä. in den unteren Rücken und zieht die Beine über den Bauch. Die Knie kippen dank der Unterlagerung automatisch in Richtung der Schultern. Dreht Eure Fersen zueinander und drückt sie etwas zusammen (A). Vorerst dreht über die Innenkante die Fersen auswärts, bis sich die Fußspitzen (Großzehen) treffen (B). Zur Kontrolle legt gern kleine Zettel auf die Fußsohlen (A). Probiert auch eine Kombination mit der »Froschpresse« (S. 295).

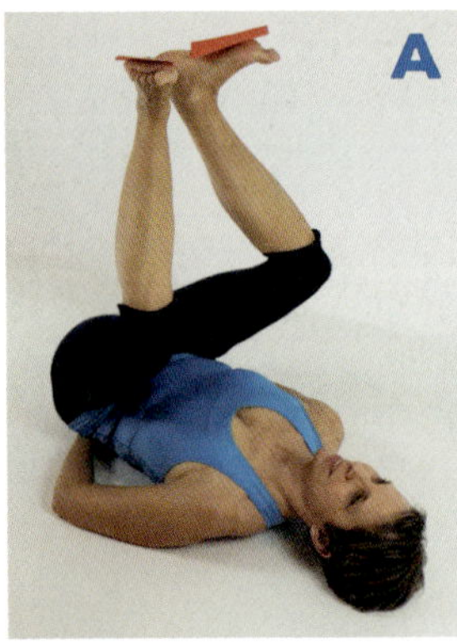

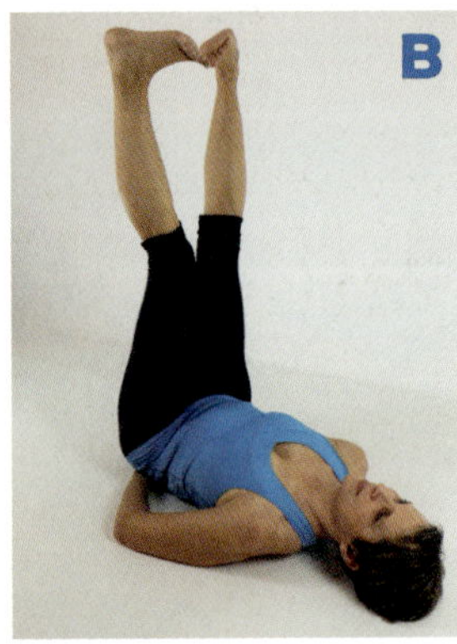

138. **Der große Münchhausen** Eine dynamische Übung für den Körper, die je nach Körperposition sensomotorisch bis stabilisierend wirkt. Klemmt einen Pezziball o. ä. zwischen die Knie oder Oberschenkel (A). Nun beginnt mit festem Balldruck einen Plié-Touch durchzuführen. Zwischendurch gern mal im Squat (weite Kniebeuge) stoppen und die Knie zusammenfedern. Variationen der Fußpositionen erreichen zusätzlich unterschiedliche Faserstrukturen. Mit kleineren Bällen rotiert das Bein in einer größeren ROM (B).

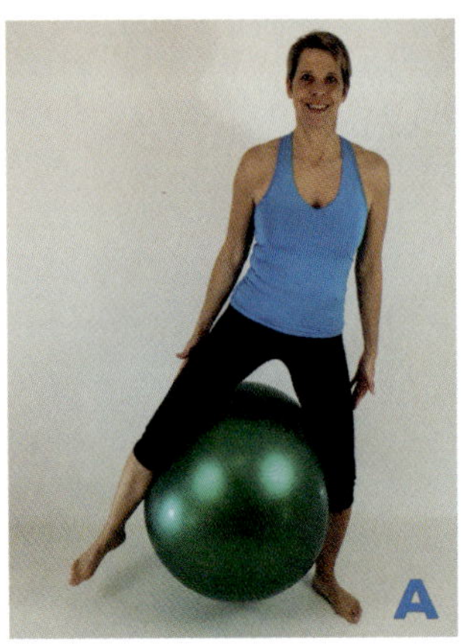

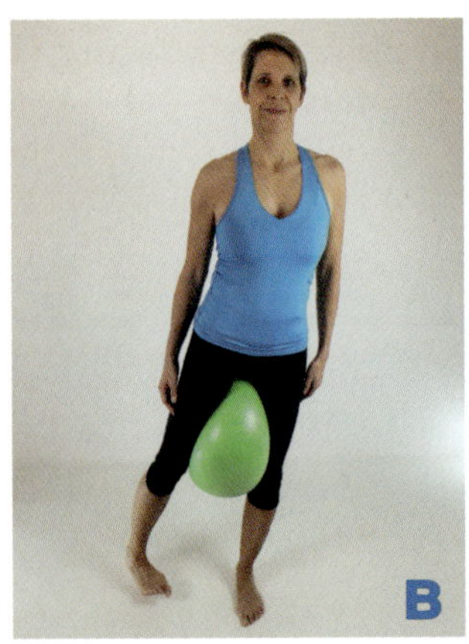

139. **Seitlift in der Schlinge** Als Schlingentraining könnt Ihr den Seitstütz wählen. Hier wird das obere Bein in der Schlinge platziert. Der Anspruch an die Übung steigt, je weiter die Schlinge Richtung Fußgelenk liegt. Nutzt gerne beide Schlingen und legt diese variabel an. Im Foto habe ich einen mittleren Trainingsreiz gewählt. Startet also aus dem Seitstütz (A) und hebt das Becken und das untere Bein (B) in verschiedenen Varianten nach oben. Der Rumpf sollte gut stabilisiert sein und darf später rotierend bewegt werden.

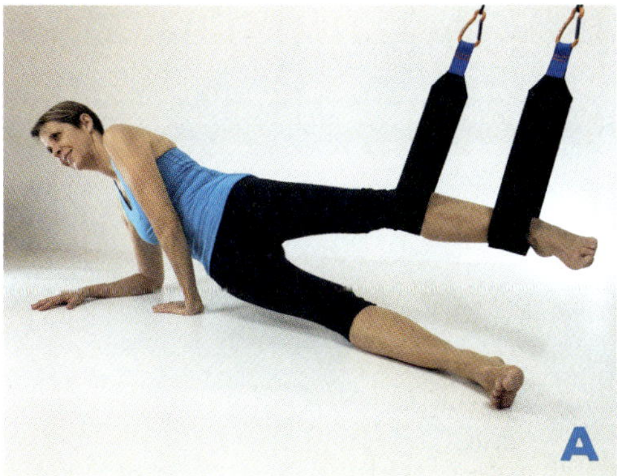
A

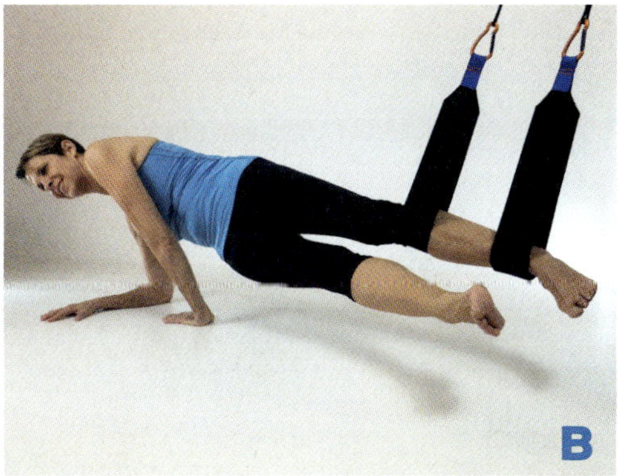
B

Sensomotorisch – Mobilisierend

140. **Pendeln in der Schlinge**: Hängt, in der Seitenlage liegend, das obere Bein locker in eine hüfthoch eingestellte Schlinge. Pendelt einfach nach Belieben und Wohlbefinden mit dem Schlingenbein.

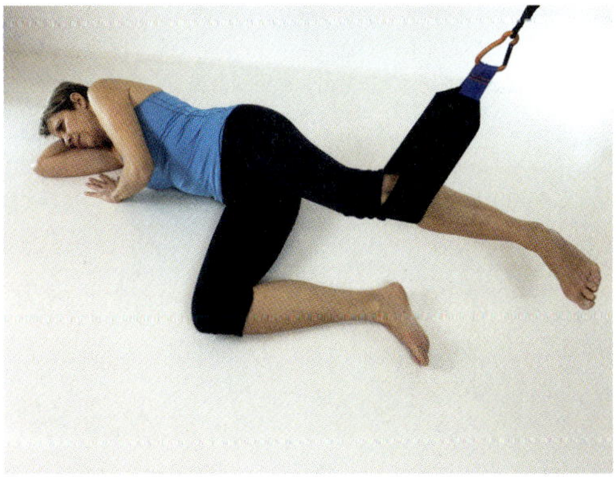

26. ÜBUNGEN FÜR DIE BEINE

Fokus auf die vorderen Oberschenkel

Exkurs zur tiefen Kniebeuge

Die Funktionen sind ja bereits geklärt und sicher schwirrt Euch die Diskussion zur perfekten Kniebeuge im Kopf herum. Seit einigen Jahren darf es wieder eine tiefe Kniebeuge sein. Die lang propagierten Aussagen, der Kniewinkel dürfe 90 Grad nicht unterschreiten und das Knie müsse über dem Fußgelenk bleiben, finden vor allen Dingen seit dem Vormarsch der funktionellen Fitness und vieler Faszienstudien regen Gegenwind. Da diese Übung eine der besten funktionellen Übungen, nicht nur für den Oberschenkelstrecker, darstellt und viele Menschen starke Probleme bei der Durchführung und der Mobilität der zu nutzenden Strukturen haben, stellt sich mit steigendem Alter eine immer kleiner werdende Bewegungsamplitude ein. Diese wiederum führt zu funktionellem Kraftverlust, einseitiger Gelenkabnutzung und einer fortschreitenden Steifigkeit der bindegewebigen Strukturen (Stiffness). Viele Menschen können schon in frühen Lebensabschnitten nicht mehr in der tiefen Hocke sitzen, noch seltener die Füße flach am Boden halten und wieder aus dieser Position aufstehen. Dieser Status hat auch mit der Winkelstellung des Fersenbeins zu tun. So tun wir gut daran, die tiefe Hocke mit Hilfestellung zu üben, um einen sicheren und größtmöglichen Bewegungsradius zu erhalten. Meine Kunden sind zumeist in der Zielgruppe der älteren Sportler zu finden, aber sie können die tiefe Kniebeuge mittlerweile alle angstfrei (zum Teil mit kleinen Hilfestellungen) ausführen. **Ältere Menschen müssen/sollten nicht unbeweglich, mut- oder kraftlos sein!** Ich möchte Euch hier motivieren, Kniebeugen für Menschen mit Schmerzen oder Bewegungseinschränkungen im Bereich der Oberschenkel und dem Knie auszuprobieren. Gerade in der Arthrosethematik haben sich diese Übungen bewährt. *Aus diesem Grund nutze ich Bilder meiner Kundinnen (75 + 80 Jahre). Sie zeigen: Bewegung kennt kein Alter!*

Wichtig hierbei: Die Ausführung sollte schmerzfrei sein und darf zu diesem Zweck durchaus leichte Abweichungen von der Norm enthalten.

Sensomotorisch-stabilisierend

141. **Assistenz Kniebeuge** Die Schlinge oder der Türgriff (von beiden Seiten gefasst) oder ein Partner (A) geben dem Übenden Sicherheit und Selbstvertrauen in die eigenen Fähigkeiten. Ein weiterer Nutzen ist die Verteilung der Körperlast. Beginnt mit einfachen Anweisungen wie »Setzen« und »Aufstehen« und unterstützt dies vorerst gern mit einem Stuhl. Klappt diese Bewegung, entfernt den Stuhl und setzt Euch fast auf den Boden. Die Schlinge oder der Partner bleiben gefasst, helfen ggf. beim Aufstehen. Entsteht Druckschmerz im Knie, sollte – im Wohlwehbereich – kurz abgewartet und dann erneut gestartet werden. Erlischt der Schmerz während der Wartezeit (max. 30 Sekunden), darf die Amplitude vergrößert werden. So wird die kindliche Hocke sanft neu erlernt oder erhalten.

Stellt diese Übung keinen Reiz dar, erweitert sie durch diverse Variationen, z. B. Jumps aus der tiefen Kniebeuge mit fließenden oder federnden Übergängen.

Die Kreuzfassung gibt etwas mehr Sicherheit. Eine gerade Fassung bei der Partnerübung ermöglicht weitere Armpositionen.

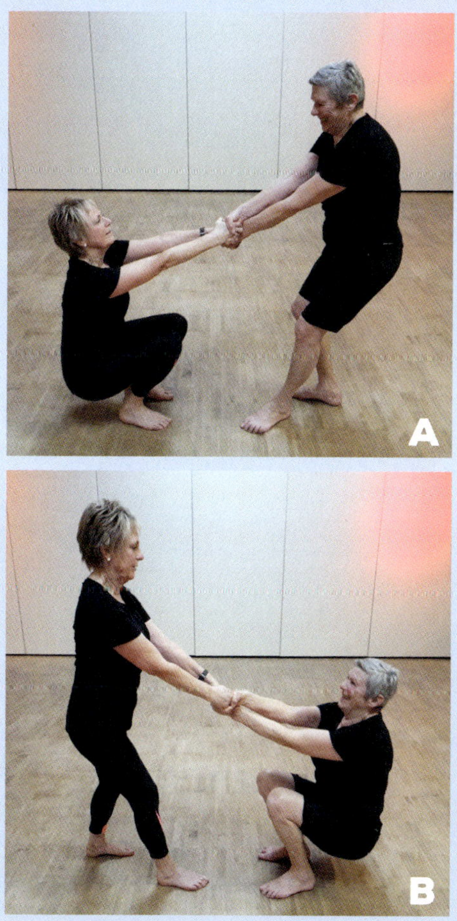

142. **Liegende Beinpresse mit Partner** Wer eine gute Partnerübung für den Oberschenkel braucht, kann fast nostalgisch die Partner-Beinpresse in sein Kurs- oder Personaltraining integrieren. Der ausführende Partner liegt auf dem Rücken und presst seine Fußsohlen in ein Balance Pad am Bauch des stehenden Partners (A). Die Beinbeuge- und Streckbewegung des Liegenden kippt den Stehenden in die Vorlage und zurück in den Stand (B). Dieser bleibt während der gesamten Beuge- und Streckbewegung stabil und fest aufgespannt. Diese Übung hat einen doppelten Effekt: Der liegende Partner trainiert die Beine mit sensomotorischem Anspruch, während der stehende Partner seine Rumpf- und Beckenstabilität trainieren kann. Die stehende Position kann durchaus rückwärts (C) und seitwärts (D) variieren.

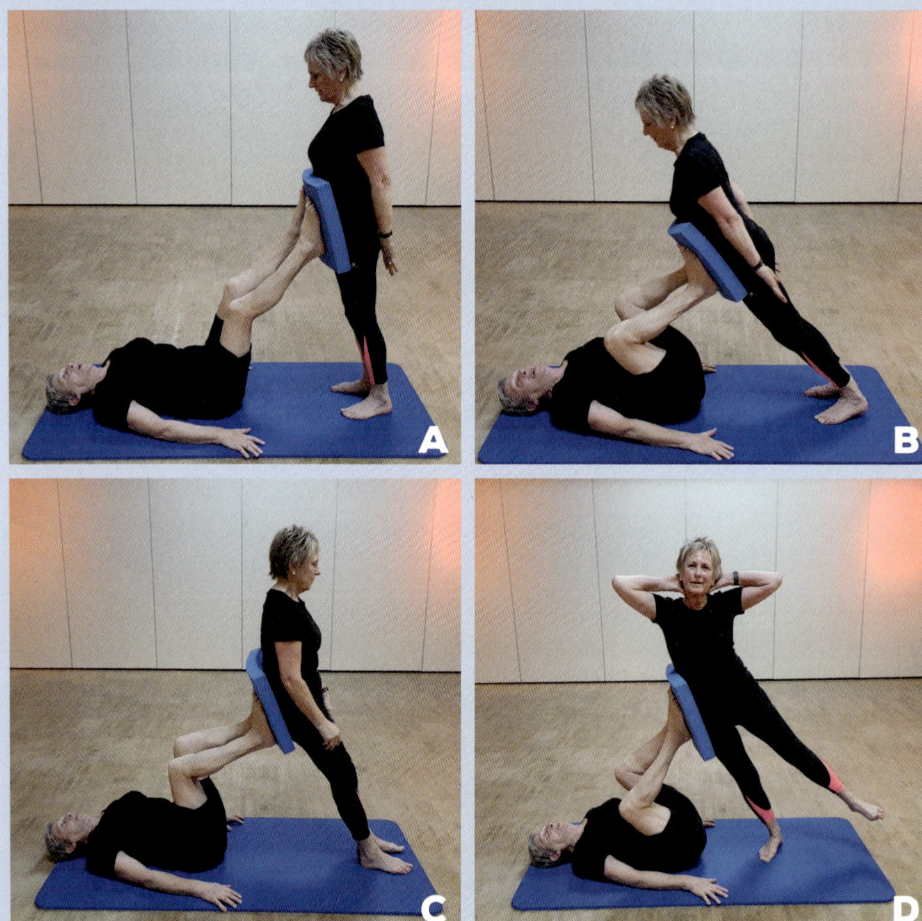

Als partnerfreie Variante bietet sich die ein- (E) oder beidbeinige Beinpresse in einem Widerstandsband an. Diese Übung ist sehr gut für die Sensomotorik und die Schulung der Beinachse (z. B. bei Arthrose und Osteoporose) geeignet. Sie ermöglicht eine gesunde Belastung von Menschen mit wenig Beinkraft oder zu hohem Körpergewicht. Zur Entlastung der Arme legt das Band um den Rücken (F). Wichtig bei Tube-Griffen: Hier muss auf einen »spitzen« Fuß (Plantar flexion) geachtet werden (Abrutschgefahr!).

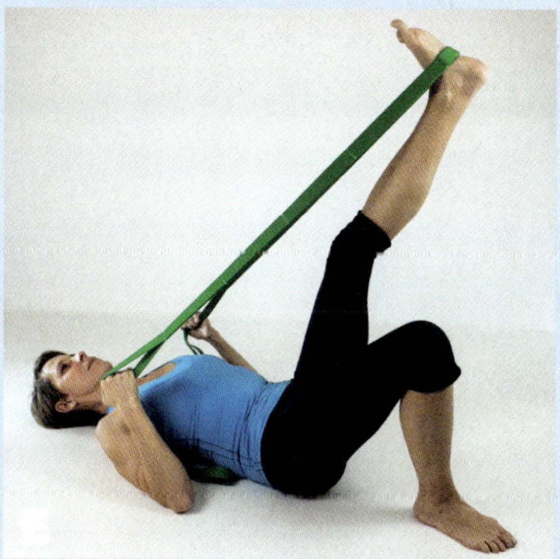

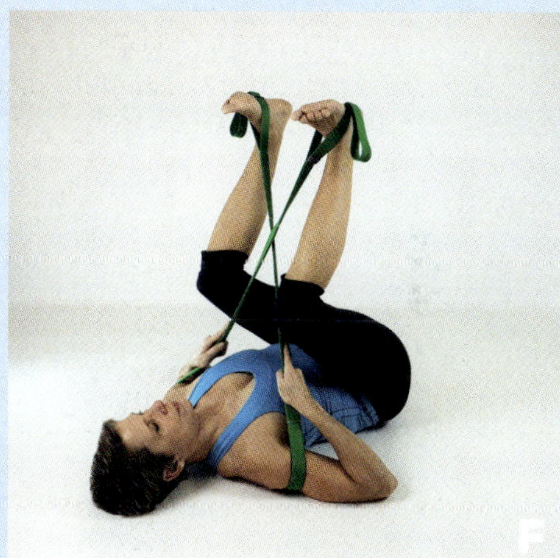

Sensomotorisch-Stabilisierend

143. **Instabil** Ball unter dem Fuß: »Pumpt« den Ball mit einer möglichst gleichen Beinbelastung (rechts/links) und wechselt vom normalen Stand in eine Kniebeuge (A). Als Ausfallschrittvariante schiebt und zieht den Ball unter dem hinteren Schienbein entlang (B). Der Anspruch steigt mit der Tiefe des Ausfallschritts, dem Druck auf den Ball und der Weglänge zwischen Ausfallschritt und tiefem Sitz (C).

Ball/Rolle unter dem vorderen Fuß: Je nach Anspruch nutzt eine Rolle (D: zweidimensionaler Reiz) oder einen Ball (multidimensionaler Reiz). Senkt und hebt den Körper im Ausfallschritt und belastet den Vorfuß auf unterschiedlichen Positionen.

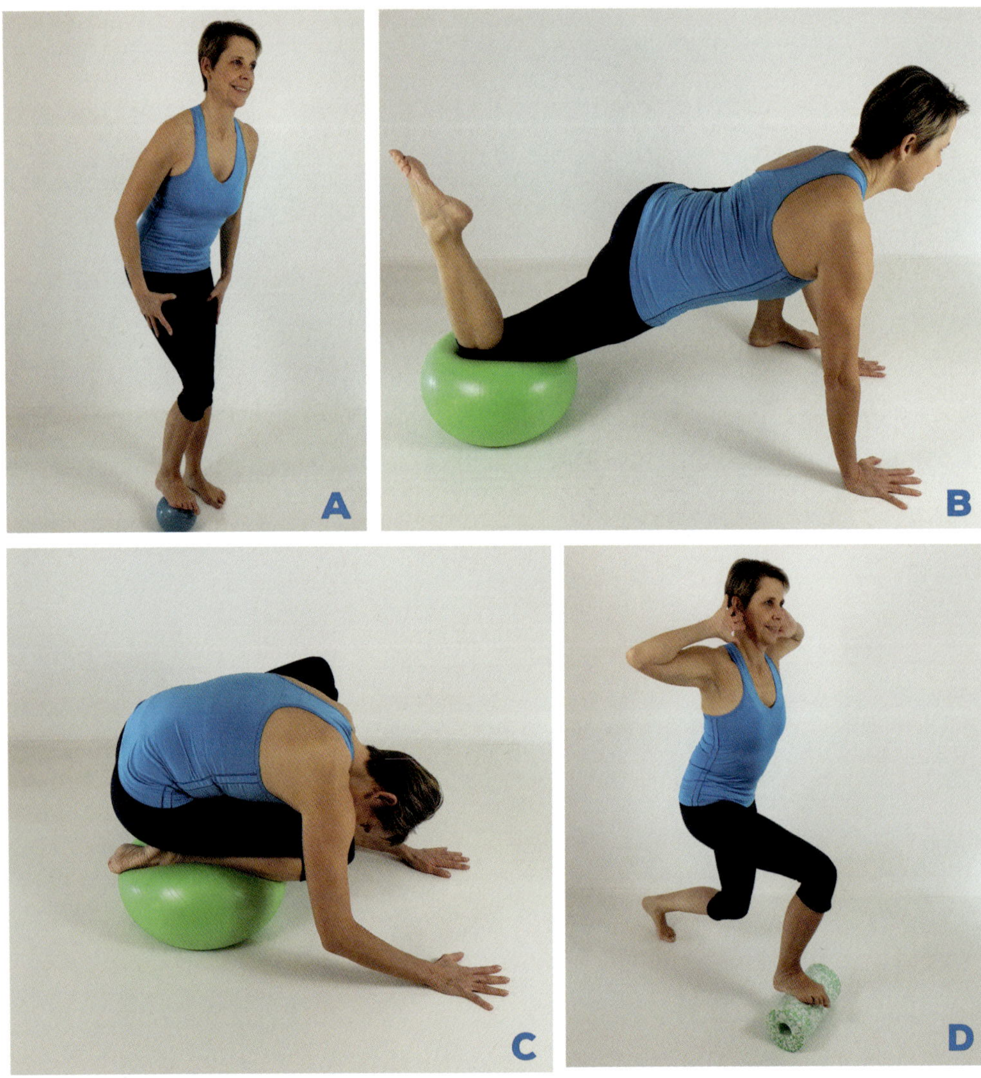

Mobilisierend

144. **Schraube rückwärts** Was in der Leichtathletik schon seit jeher durchgeführt wird, sorgt auch im Kursbereich für Spaß, Entspannung und Mobilisation der vorderen Körperkette. Der Versuch, aus der Bauchlage die gegenüberliegende Hand zu berühren, zeigt in den Anfängen, wie immobil wir zum großen Teil sind. Ein sanfter Aufbau gelingt, wenn Ihr – aus der Bauchlage beginnend – den linken Fuß angenehm weit nach rechts überkreuzt und dann geschmeidig zurückwechselt. Mit der Zeit vergrößert sich die Amplitude und bei guter Durchführung auch das Tempo. Eine schnelle Durchführung ist hier mit Sicherheitsspannung im Rumpf (Core, Korsett, tensegrale Aufspannung) möglich.

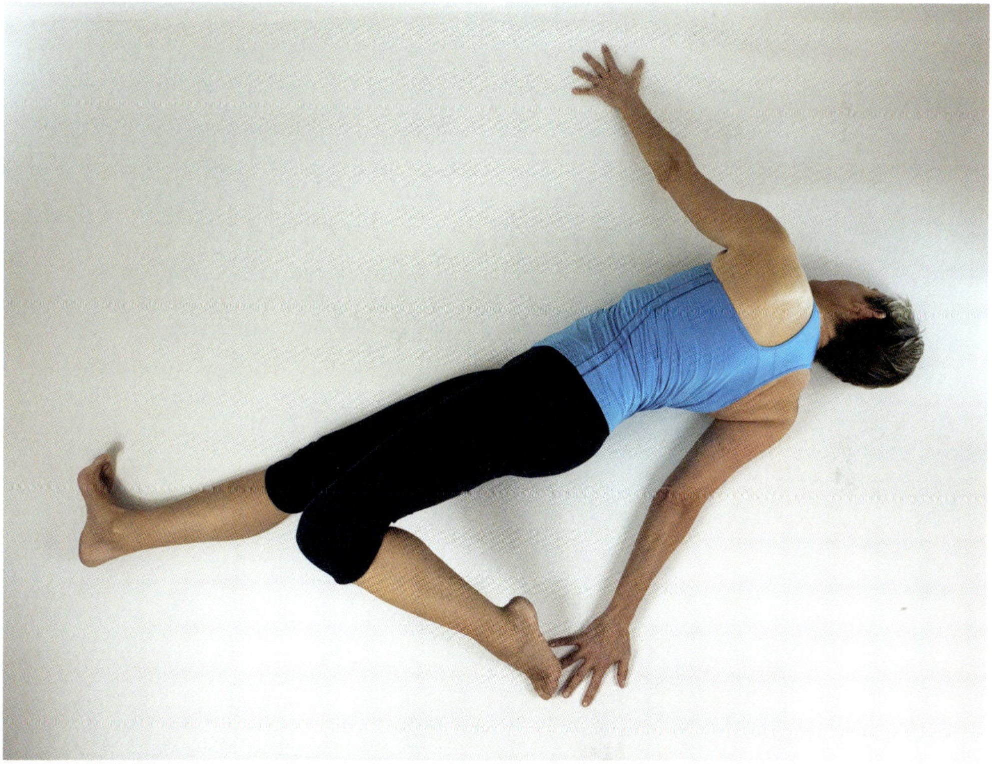

145. **Klassische Oberschenkeldehnung liegend** Häufig wird diese Übung ausgelassen, weil das Erreichen des Unterschenkels nicht gelingt. Probiert es so: Aus der Seitenlage zieht das obere Knie zum Körper und umfasst den Unterschenkel (A). Haltet ihn fest und streckt die Hüfte (Beinschub rückwärts), so weit es möglich ist (B). Wiederholt die Übung häufig und nutzt gern Hilfsmittel wie z. B. ein Handtuchwickel um das Fußgelenk.

Myofaszialer Benefit: Dreht Euch mit gefasstem Fuß in Richtung Rückenlage (C) und spannt Gesäß und Korsett mit an. So erreicht Ihr eine absolute Faserlänge und die Dehnung der myofaszialen Partner. Wichtig: Hohlkreuz bitte vermeiden!

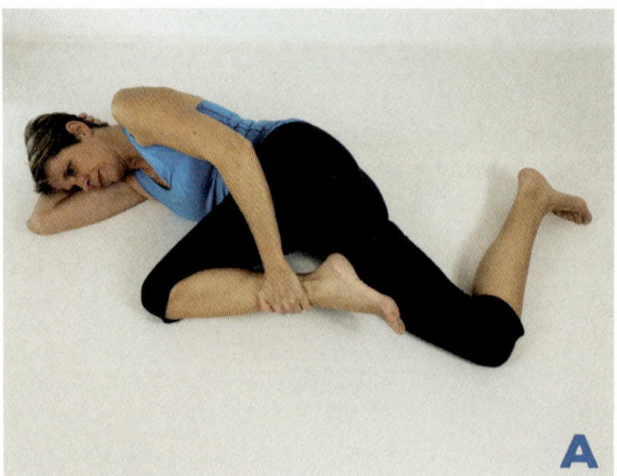

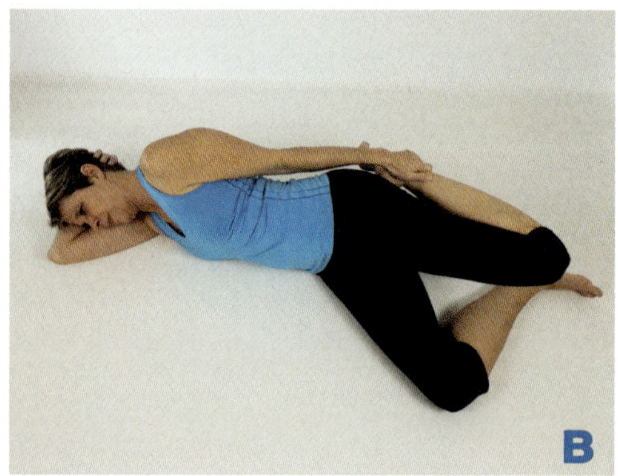

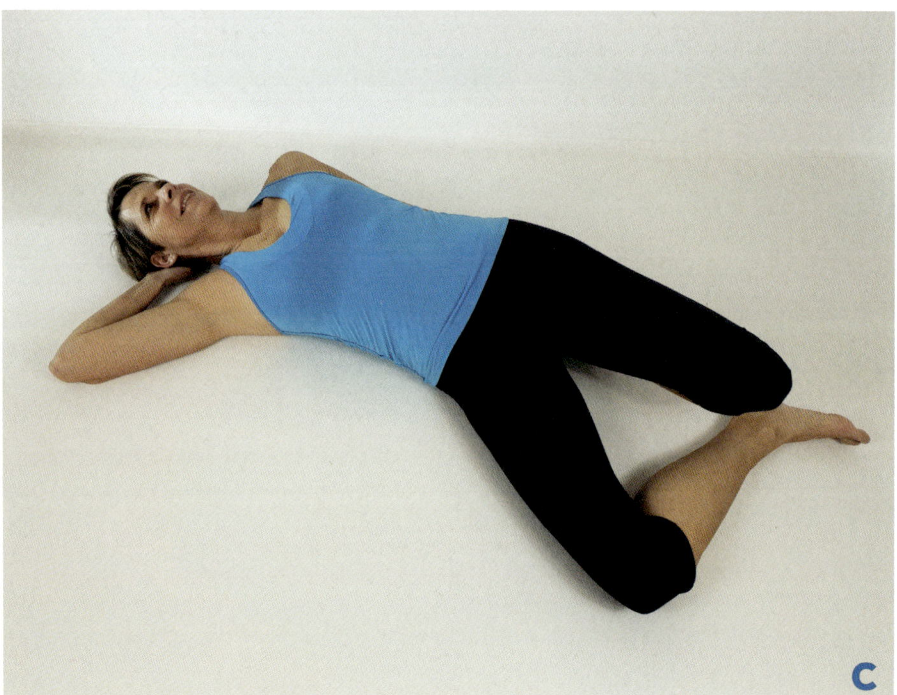

146. **Fersensitz lernen** Legt Euch eine Erhöhung (Ball oder Kissen) zwischen die Unterschenkel und setzt Euch im »hohen« Fersensitz darauf. Stützt die Hände auf die Oberschenkel und beginnt Euch aufzurichten (A). Der Weg geht bis in ein gesichertes Hohlkreuz (Korsettspannung halten!). Wer beweglich ist, stützt sich in der Endposition auf den Ball und schiebt das Becken vor (B). Natürlich gehen auch andere Unterlagerungen, z. B. ein weicher Ball und eine Rolle (C). ACHTUNG: Knieproblematiken abklären!

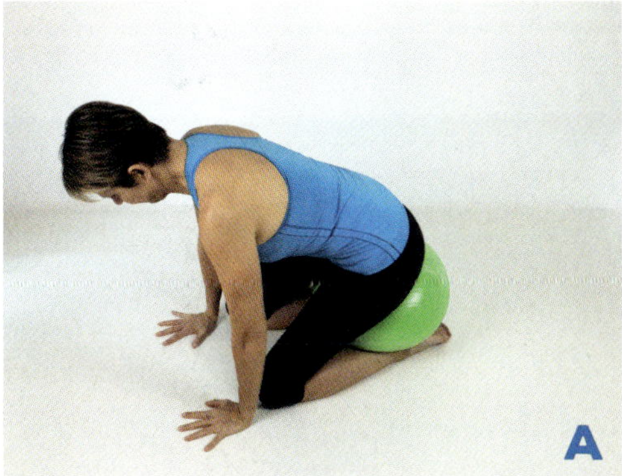

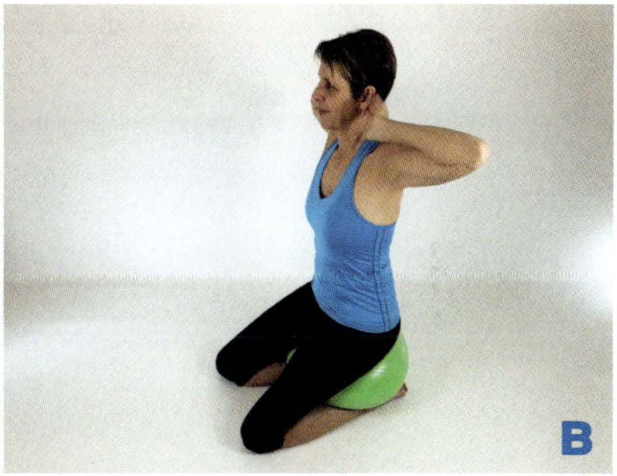

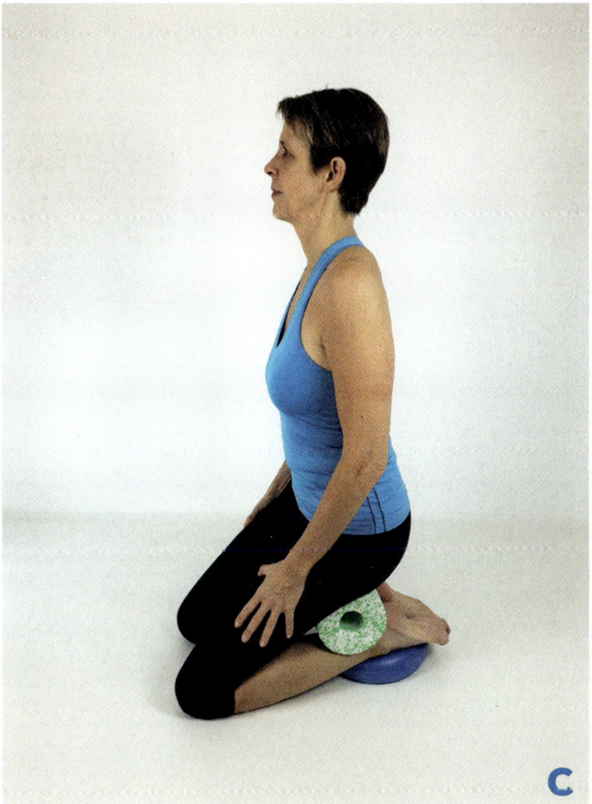

Fokus auf die hinteren Oberschenkel

147. **Hürdensitz flow** Den guten alten Hürdensitz könnt Ihr mobilisierend nutzen. Der Seitenwechsel geschieht über eine Drehung (A+B) auf eine möglichst saubere Endposition (C). Nach zwei bis drei feinen Federungen in Richtung langes Bein findet ein Wechseln mit vielseitigen Bewegungen im Fußgelenk und Rumpf statt. Diese Übung kann kurze Stopps zur leichten Dehnung enthalten. Geschmeidige Bewegungswechsel stehen im Fokus. Der Beinwechsel kann auch über ein Rollen in die Rückenlage geschehen.

Methodische Reihe zum Hürdensitz flow

→ Rollen in den Sitz aus der Rückenlage. Linkes Bein lang, rechts nach außen gekippt
→ Rollen in den Hürdensitz aus der Rückenlage
→ Seitenwechsel über seitliche Wende (erweiterbar!) (A-C)

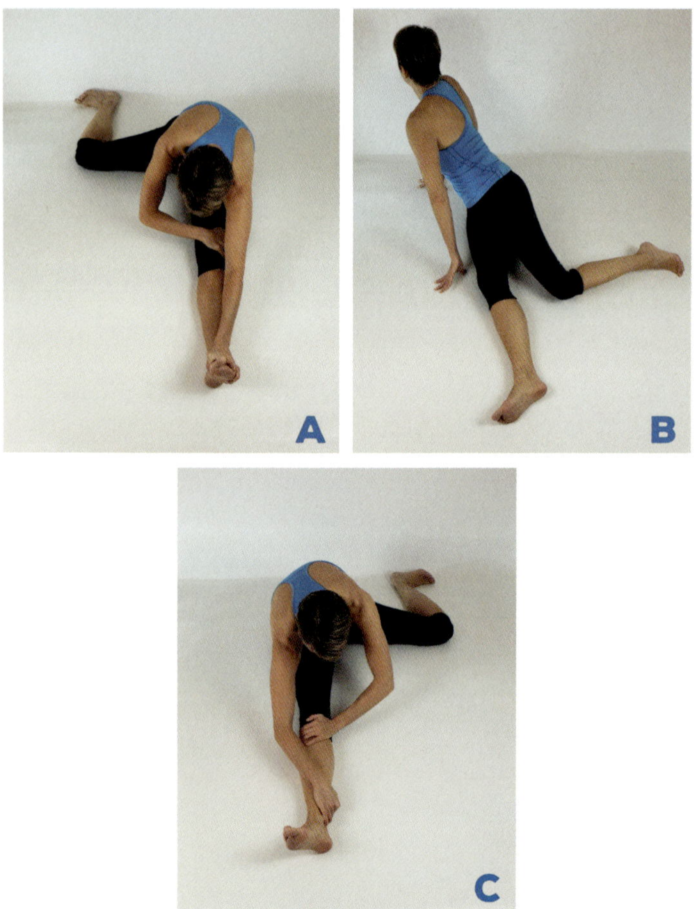

148. **Lange Schere (Scissor)** Reaktiv und absolut funktionsfördernd wirkt der tiefe, wechselnde Sprung in den Ausfallschritt mit kurzem Handkontakt am Boden. Die Übung ist sehr intensiv und hat einen hohen faszialen und neuromuskulären Anspruch. Daher sollte hier ein guter Aufbau stattfinden:

- Ausfallschritt vor/rück ohne Sprung
- Ausfallschritt vor/rück mit Hand-Bodenkontakt und Minibounces (A)
- Ausfallschritt vor/rück gesprungen mit und ohne Hand-Bodenkontakt (B)
- Ausfallschritt mit Hand-Bodenkontakt rotiert ... (C)
- Ausfallschritt schiebend im Wechsel mit rutschigen Sohlen (D)

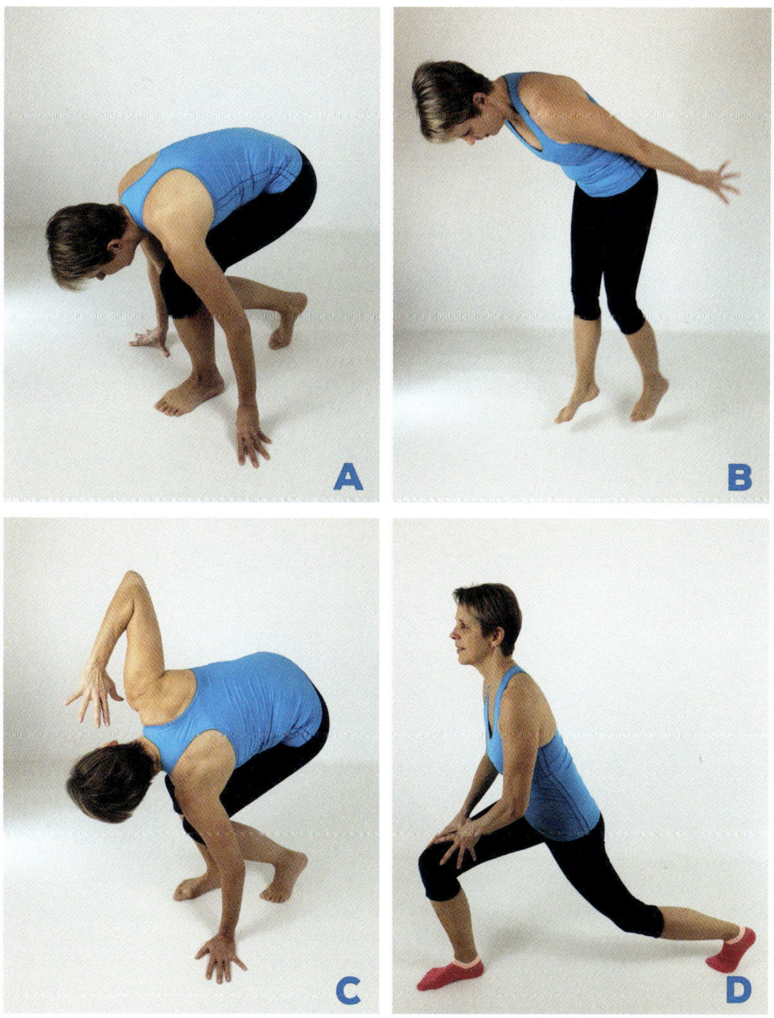

149. **Shift in der Schlinge** Mit dem Schlingenfuß knapp über dem Boden stützt der Oberkörper am Boden, während das Bein von hinten (A) nach vorn und seitlich geführt wird (B). Nutzt für die verschiedenen Muskelpartner die entsprechende Bewegungsfunktion und spielt auch mit dem Fußgelenk.

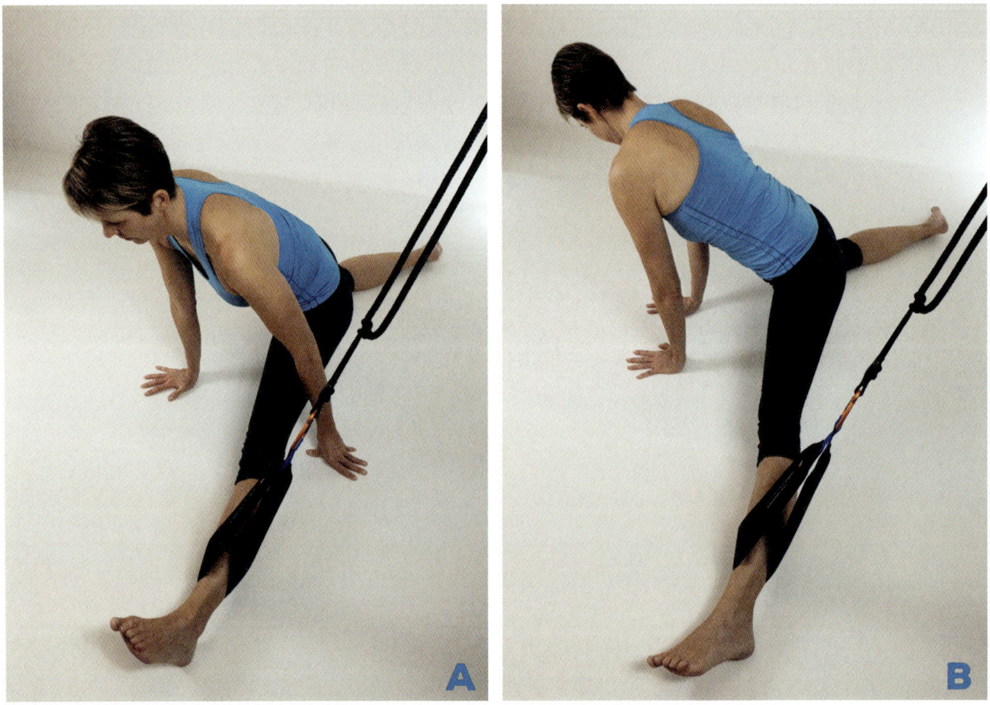

150. **Brücke** Hierzu hebt sich das Gesäß mit geradem oder aufrollendem Rücken vom Boden. Probiert es hier mit Varianten. Der Gymnastikball oder die Schlinge fokussieren die sensomotorischen Fähigkeiten. Hierzu steht ein Fuß in der Schlinge (A). Schwieriger wird es mit angehobenem Standbein und zusätzlichen Beuge-/Streckbewegungen im Knie. Der Pezziball kann z. B. mit Runnings oder einbeinigen Lift-Beugevariationen (B) recht hohe Belastungen erreichen. Oder Ihr nutzt einfach den Fußboden und rutscht auf Socken (D). Wichtig: Um Krämpfen im hinteren Oberschenkel oder der Wade vorzubeugen, steigert bitte langsam und nutzt kurze Belastungsintervalle.

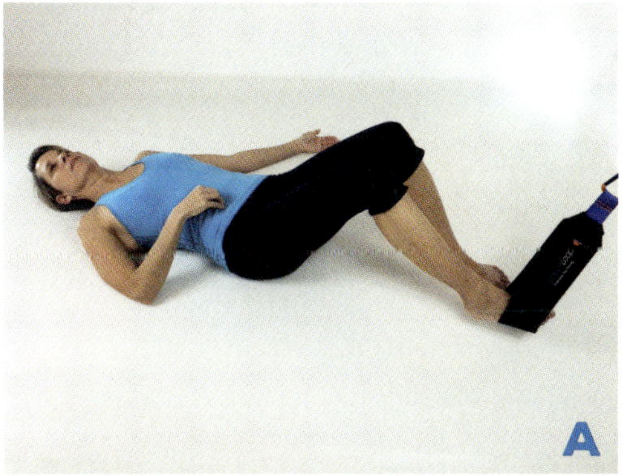

A

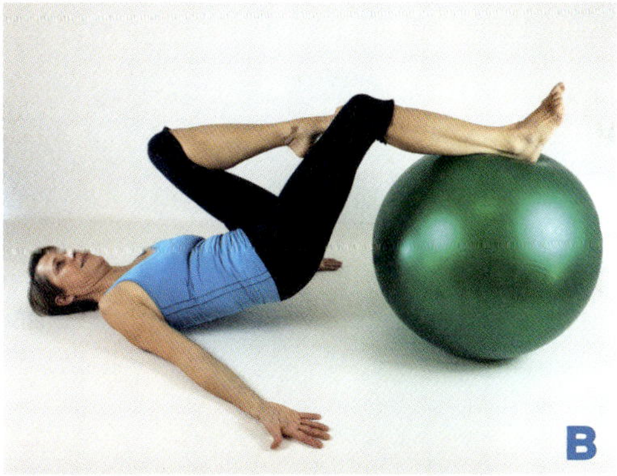

B

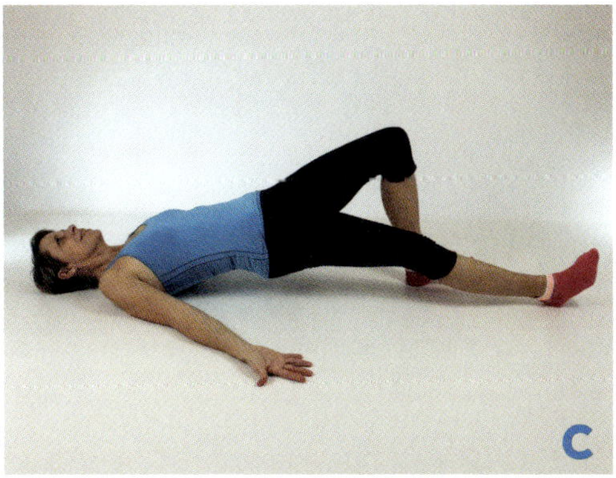

C

Fokus auf die Wade

151. **Vier-Punkt-Gang** Bei der beliebten Übung für sämtliche Fußgelenkfunktionen marschiert Ihr auf der Stelle oder im Raum auf wechselnden »Sohlen«, dem Vorfuß oder – noch besser – auf dem Ballen (A), denn das Anheben der Zehen stellt einen zusätzlichen Reiz für die Ansteuerung der Muskeln dar. Dann folgt die Außenkante (B), Ferse (C) und Innenkante (D). Auf der Stelle stehend ist die Punktbelastung eine »wackelige« Herausforderung.

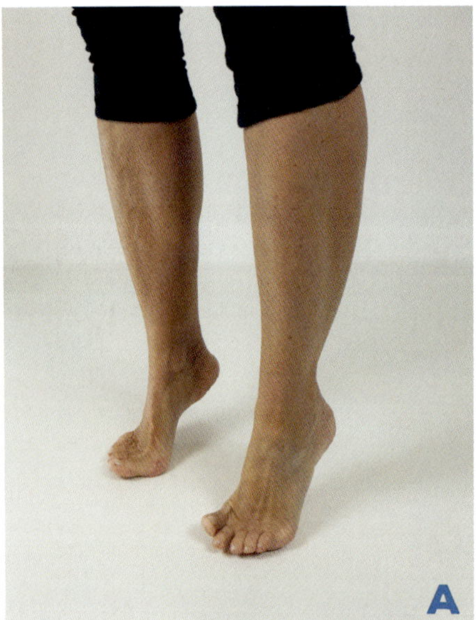

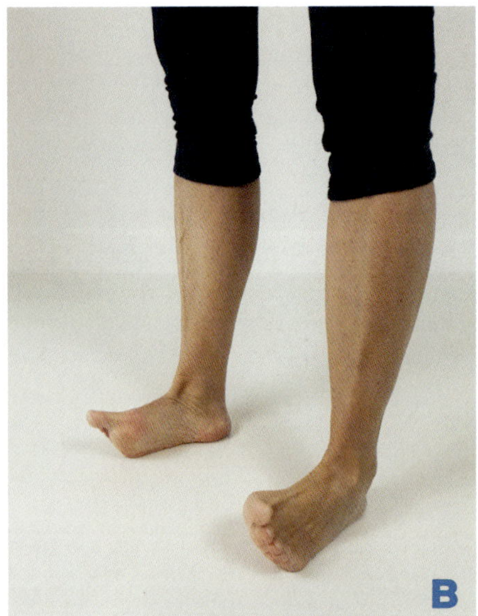

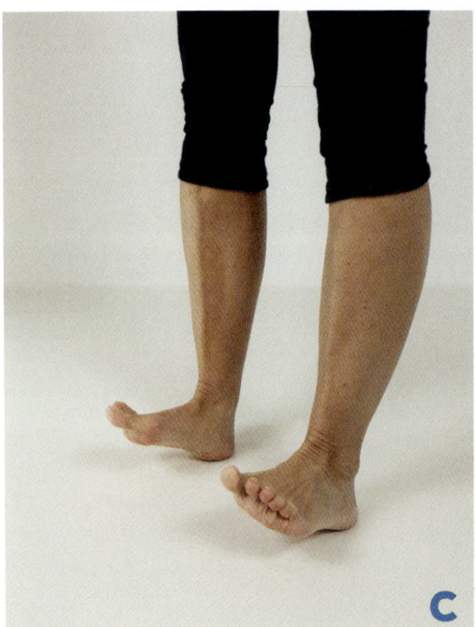

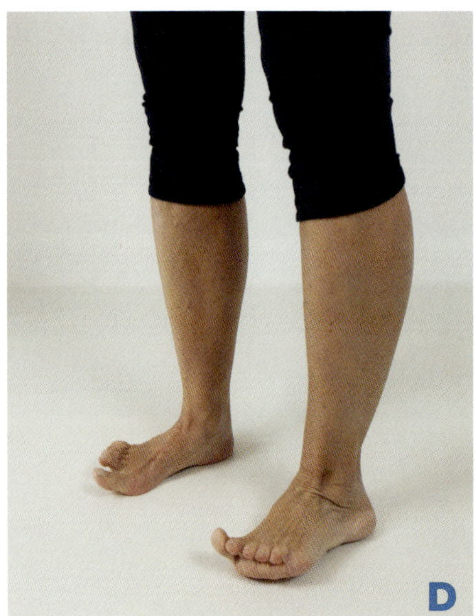

152. **Wadensitz mit Rolle** Ein entspanntes Sitzen auf der Rolle (A) gibt Euch die Möglichkeit, den Druck auf die Wade zu dosieren: Je mehr Last auf der Rolle lagert, desto höher wird der Druck auf das Gewebe. Verschiebt Ihr das Gesäß seitlich, verschiebt sich auch das Gewebe. Lagern die Fußgelenke auf einer zweiten Rolle oder einem Ball (B), könnt Ihr mit den Füßen spielend das Gewebe von innen verschieben.

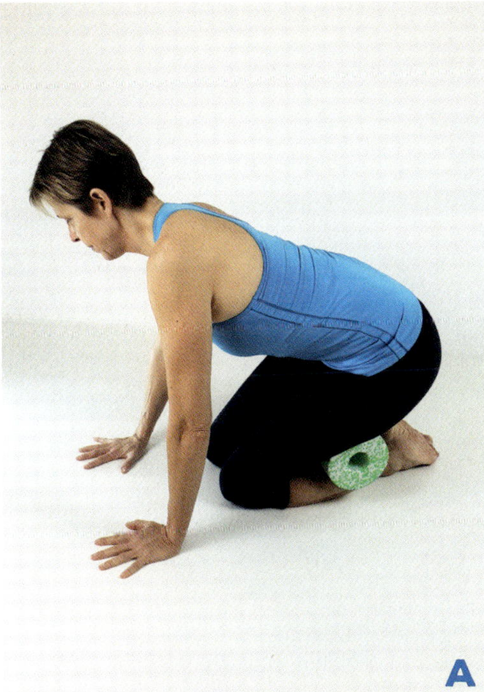

A

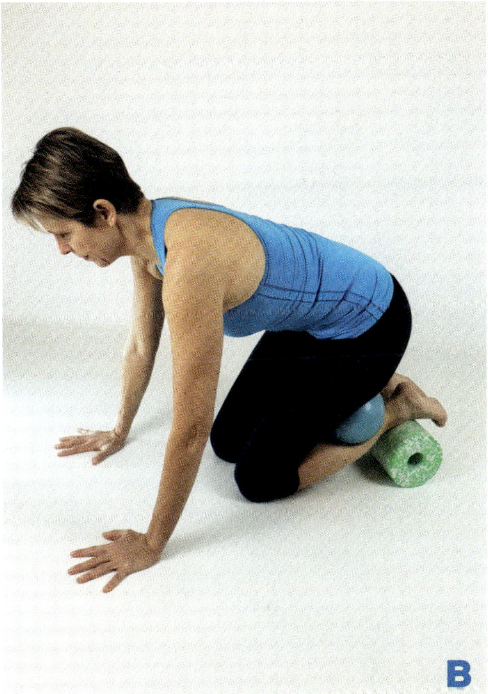

B

153. **Tretmühle liegend** Diese Übung hat den Vorteil der gezielten Wadenansteuerung, ohne die gesamte Körperlast auf ihr zu lagern. Gleichzeitig kann der Lymph- und Venenrückfluss unterstützt werden. Aus der Rückenlage spannt Ihr ein Handtuch, ein festes Thera- oder Multiband (A) breit über die Fußsohle und die Zehen. Dann wird in das Tool hineingetreten, gebeugt, gestreckt und sämtliche Fuß- und Zehengelenke in alle Richtungen bewegt (B). Bitte vergesst nicht, zwischen gebeugtem und gestrecktem Kniegelenk zu wechseln, und baut gerne auch einen konstanten Seitenwechsel ein (C).

Stehend könnt Ihr mit der Schlinge sehr gut die feingesteuerte, aber instabile Bewegung der Tretmühle üben. Die Last kann hier, je nach Gewichtsverlagerung auf das Arbeitsbein, gut differenziert werden.

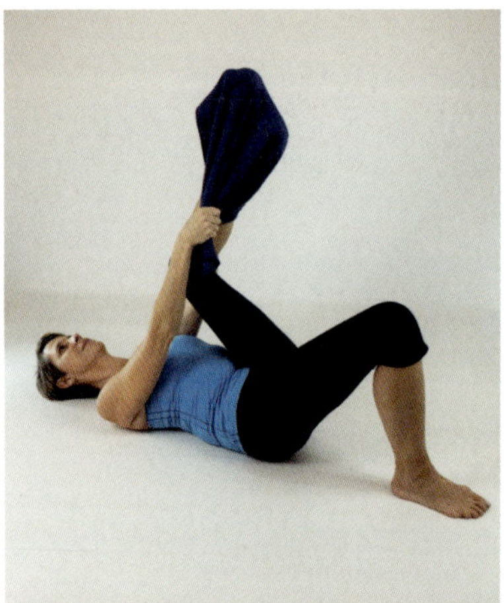
A

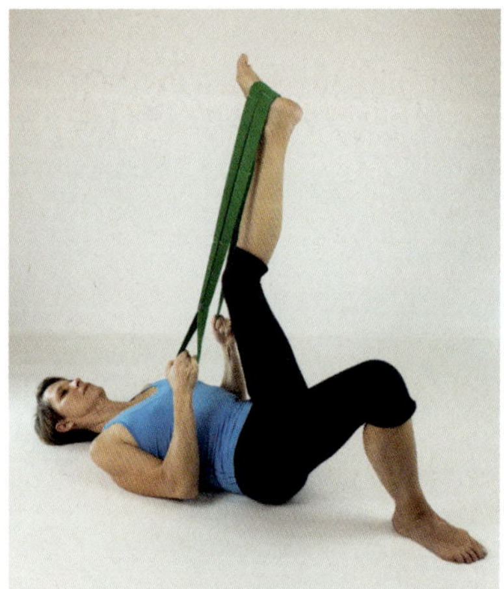
B

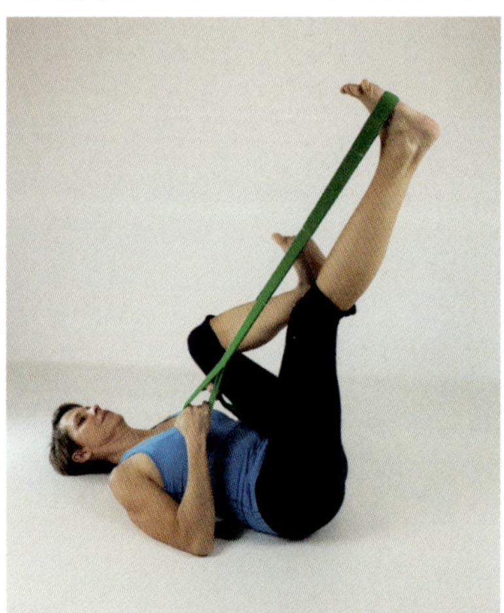
C

Fokus auf das Schienbein

154. **Winken einbeinig** Nehmt ein Widerstandsband (A+B) oder ein Theraband (C+D). Letzteres könnt Ihr, um die Fußheber herauszufordern, »anziehen«. Kleiner Trick, große Wirkung: Einfach locker um den Fuß wickeln, Socke an (C) und los. Ein guter Trick bei Diabetes mellitus, denn das Band zieht sich im Socken nicht fest, bleibt glatt und die Hände sind frei. Fußspitze in das Band und dann einbeinig in alle Richtungen bewegen (A, B, D). Bitte unbedingt auf die langsame Steigerung der Intensität achten. Die Fußheber sind ziemlich schnell überreizt.

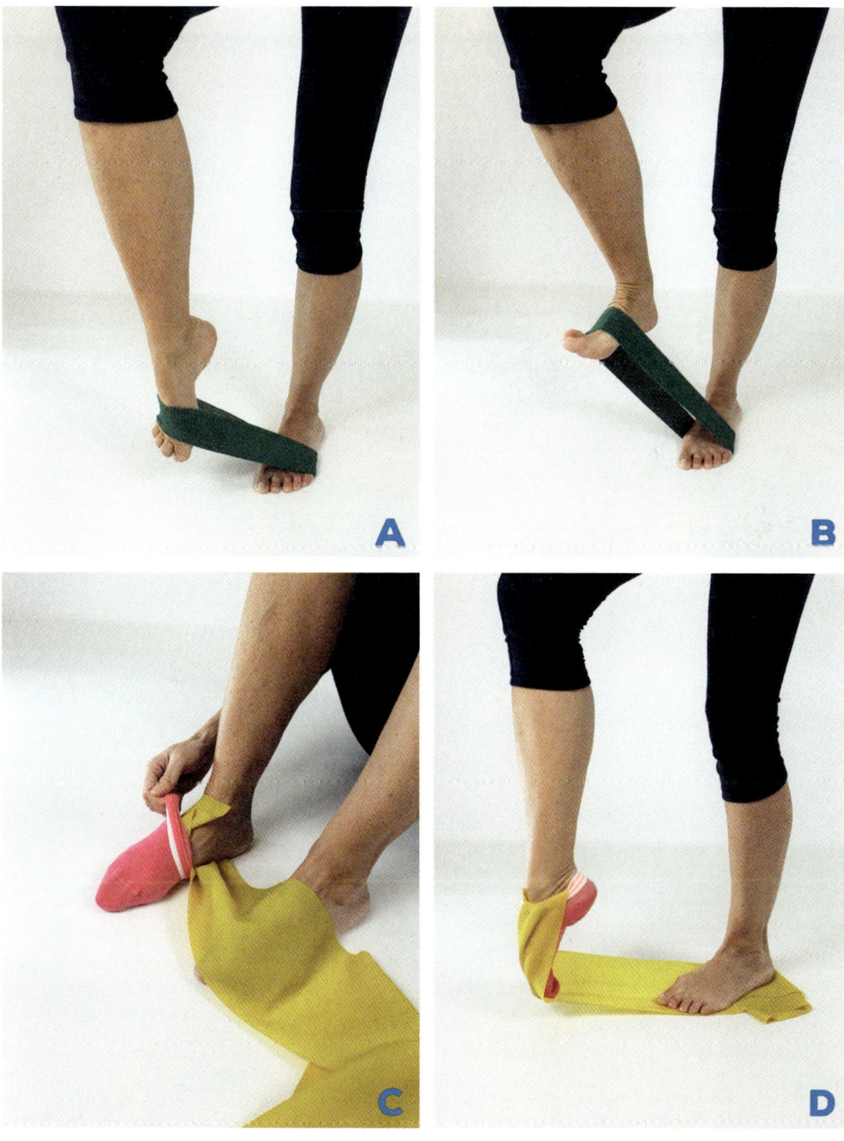

155. **Cupping für die Beine** Cupping hat auch hier eine direkte positive Wirkung auf die Gleitfähigkeit der faszialen Strukturen. Es wirkt bei zusätzlicher Fußbewegung doppelt gut. Setzt z. B. zwei Cups auf den Verlauf des gewünschten Muskels (hier M. tibialis anterior) und führt Fußbewegungen aus. Zusätzlich könnt Ihr während der aktiven Bewegung die Cups z. B. kreisend (A) oder dehnend (B) bewegen.

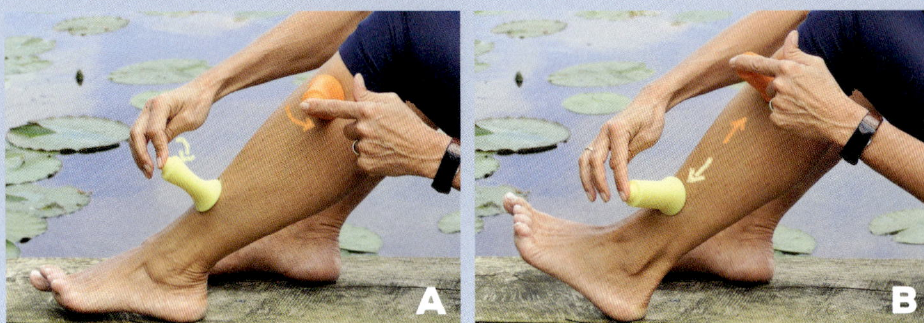

156. **Kopenhagen** Da sich in diesem Bereich das Schienbein direkt unter der Haut befindet, sollte von einem Rollen direkt auf dieser Struktur Abstand genommen werden. Die seitlich verlaufenden Muskelbäuche dürfen/wollen gerollt werden. Ich nenne diese Übung »Kopenhagen«, da sie aussieht wie die kleine Meerjungfrau. Setzt Euch gehockt seitlich auf die Rolle (A) oder einen Ball (B) und massiert den äußeren Unterschenkel bis zum Fußrücken. Wer die Haptik des Fascial Coach Balls kennt, weiß, dass hier auf »nackter Haut« eine zusätzliche Verschiebung der Haut- und Faszienschicht stattfindet. Außerdem kann man hier sehr gut im Fersensitz stoppen und diese Muskelgruppe dehnen.

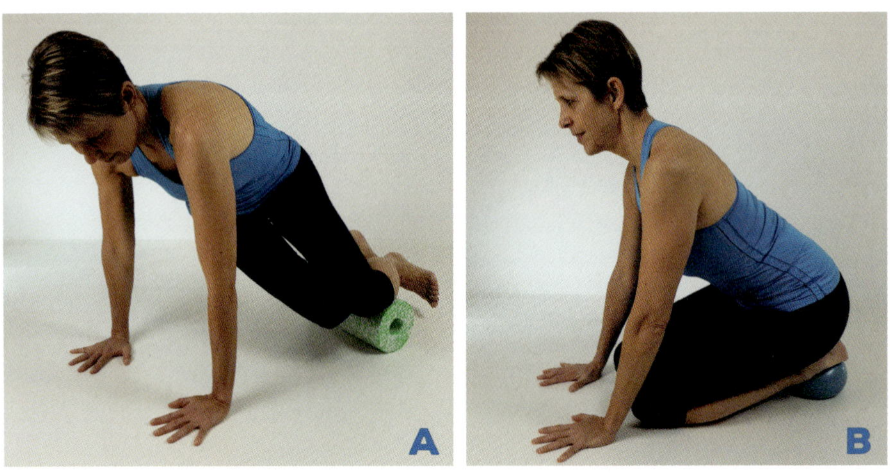

157. **Rückenkette** Um die gesamte Rückenlinie zu mobilisieren/dehnen, stellt Ihr einen Fuß auf eine kleine Erhöhung (Minirolle, Handtuch ...) und beugt Euch vorsichtig mit gebeugten Beinen vorn herunter (A). Beginnt spielerisch die Beine im Wechsel zu strecken und federt sanft bis kurz und fest in verschiedenen Positionen (B). Vergesst die Bewegung der Zehenspitzen nicht, sie haben eine große Wirkung!

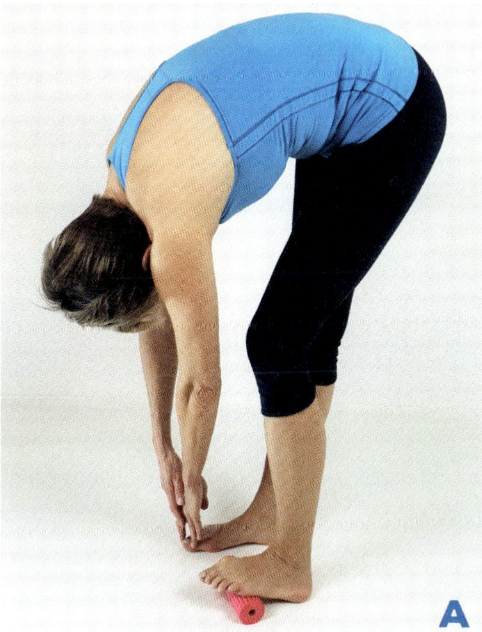

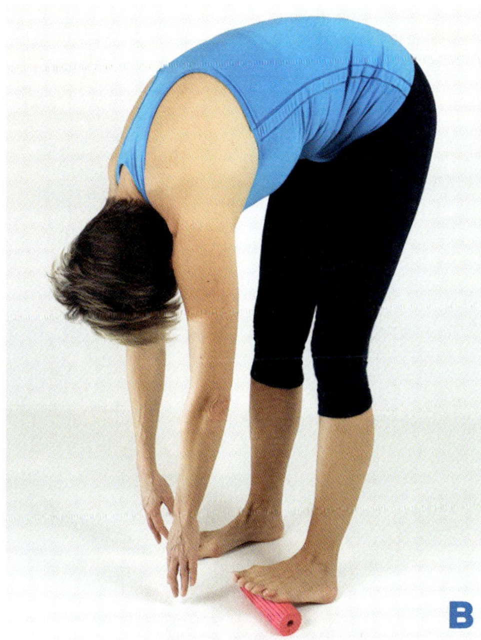

27. ÜBUNGEN FÜR DIE FÜSSE

Wie Ihr sicher erkannt habt, gibt es kein wirklich isoliertes Fußtraining. Sowohl die nervale Steuerung als auch die starken Teamkollegen ziehen aus dem Unterschenkel in den Fuß. Hier wird wieder klar: Im Körper hängt alles von einem gesunden Teamwork ab. Viele Fußproblematiken erwachsen aus Unwuchten im Körper. So wäre es doch sinnvoll, die Füße etwas besser zu behandeln!

Da sich Menschen leider sehr wenig mit den Füßen auseinandersetzen, widme ich dieses Übungskapitel der motorischen Fußbewegung. Sie kann nach Belieben in ein sensorisches, stabilisierendes oder mobilisierendes Training umgewandelt werden.

Sensomotorisch

158. **Masken schieben** Ein sehr modernes Hilfsmittel kann zur Schulung der Fußmotorik genutzt werden. Schmeißt alte Einwegmasken nicht weg! Sie können Euren Füßen helfen. Stellt Euch einfach auf die flach abgelegte Maske und schiebt die Falten auseinander und zusammen (A+B). Oder greift mit dem Fuß die feste Kante der Maske (ggf. kann diese gut hochgestellt werden), zupft oder hebt sie an, legt sie möglichst geführt und genau vor dem anderen Fuß ab (C+D). Es fällt Euch bestimmt noch mehr ein.

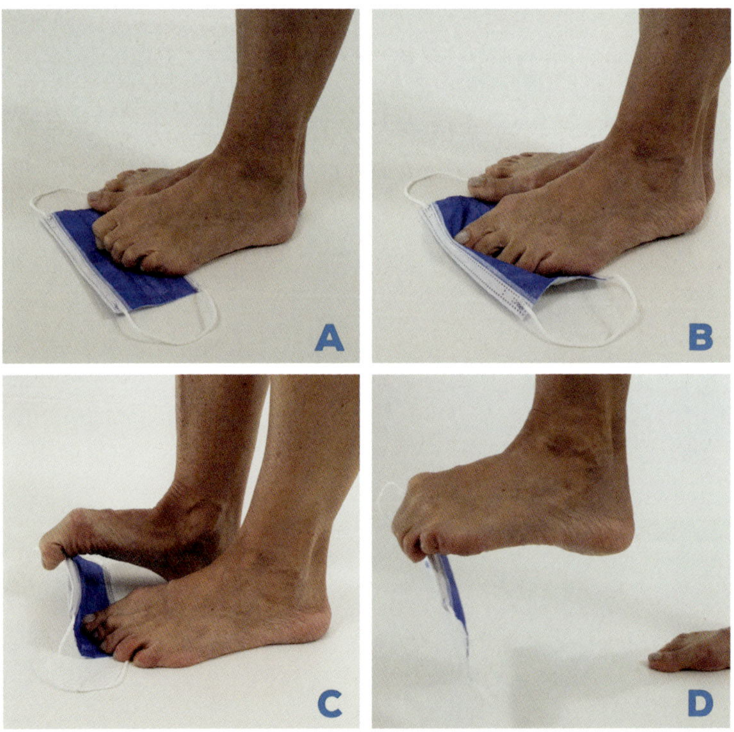

159. **Fuß-Rollen** Das Ausrollen der Fußsohle ist mittlerweile »gesellschaftlich platziert«. Es hat sensomotorische und mobilisierende Eigenschaften und erwirkt neben einem Wohlgefühl scheinbar auch »Zauberkräfte«. Rollt man den Fuß, ergibt sich meist eine bessere Geschmeidigkeit im gesamten Körper, klar erkennbar durch einen verkleinerten Finger-Boden-Abstand (FBA). Dieser Effekt wird teilweise der oberflächlichen Rückenlinie (myofaszialen Kette) zugeschrieben. Sie ist nach meiner Theorie allerdings nur der Herbergsvater für den eigentlichen Akteur, das Nervensystem. Denn eine so schnelle Regulation bedeutet, das System der Muskelketten muss einen Impuls erhalten, der ihnen befiehlt »loszulassen«. In den Füßen sitzen unzählige Rezeptoren, die für einen solchen Impuls sorgen können. Letztendlich ist es eigentlich auch egal, wer uns geschmeidiger macht. Fakt ist: Rollen hat positive Wirkung auf die stark belasteten Fußsysteme. Da nur Rollen allein den Fuß nicht ganzheitlich fördert, kombiniere ich es häufig mit dem »Vier-Punkt-Gang« (Seite 326).

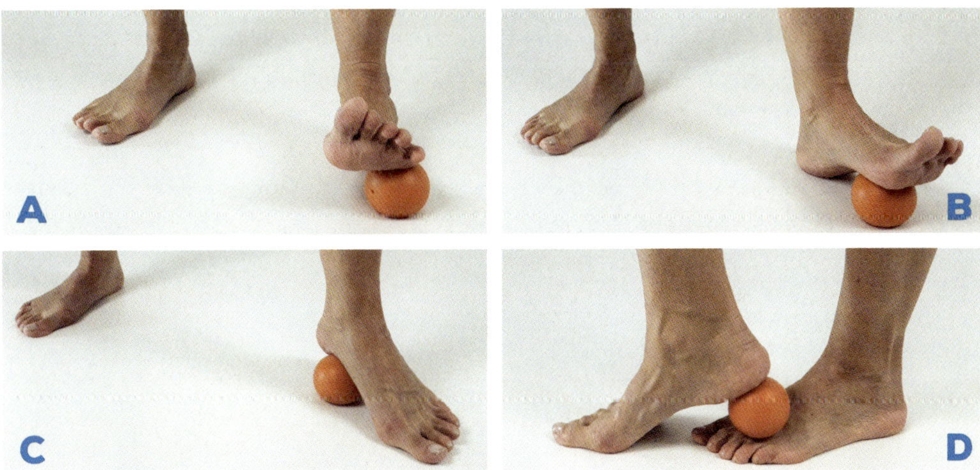

Hier meine Art Füße zu rollen (immer schmerzfrei!):

- Spürendes Rollen mit leichtem, sehr angenehmem Druck in allen Zonen.
- Nachziehen der Zehenstränge: fester Druck in Richtung Ferse + locker in Richtung Zehen, ggf. Fuß tlw. absetzen, um den Druck zu regulieren.
- Absetzen der Ferse und quere, winkende Bewegungen mit dem Fußballen. Zehen spreizen und einrollen (A).
- Das Winken über den Mittelfuß wiederholen und später den Fußballen an den Boden setzen (B).
- Mit der Ferse »winken« (C).
- Als Abschluss folgt ein feines Ausrollen des Fußrückens (D). Hoher sensomotorischer Reiz; ggf. Festhalten für das Gleichgewicht.

160. **Kippschalter** Eine gute Übung für die Fußrückendehnung und die neuronale Ansteuerung. Stellt einen Fuß auf dem Fußrücken ab (A). Reguliert den Druck, da diese Übung anfangs Krämpfe auslösen kann. Kippt nun nur im Fußgelenk den Fuß vor und zurück (B), ohne die Position der Knie zueinander aufzulösen. Diese Übung eignet sich ebenfalls zur Verringerung des Finger-Boden-Abstands. Probiert es aus!

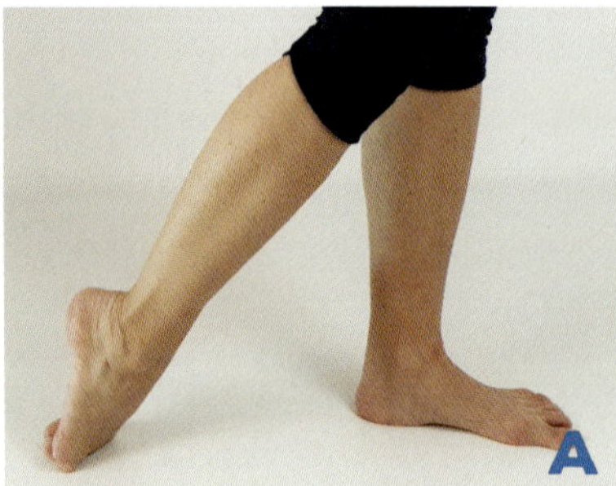

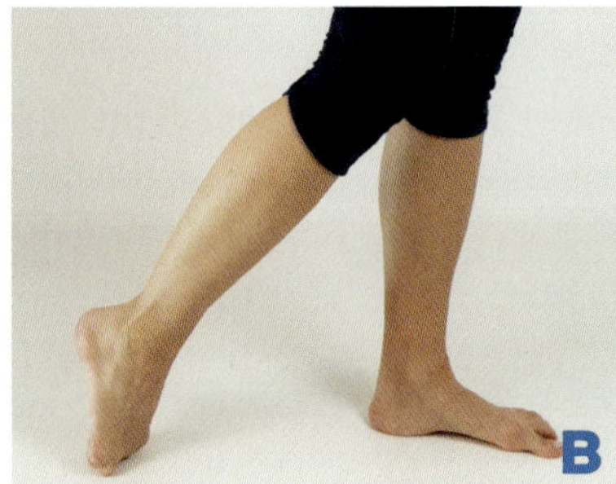

161. **Maskenball** Ein »modernes«, sensomotorisches Spiel. Auch hier kann man alte Einwegmasken nutzen. Spannt sie über die Füße und versucht, einen Ball in der Maske aufzufangen (A+B). Die Schwierigkeit liegt darin, den Ball so sanft zu fangen, dass die Maskenschlaufen nicht abreißen. Das Fangen geht natürlich auch ohne Maske (C), ist aber nicht so lustig.

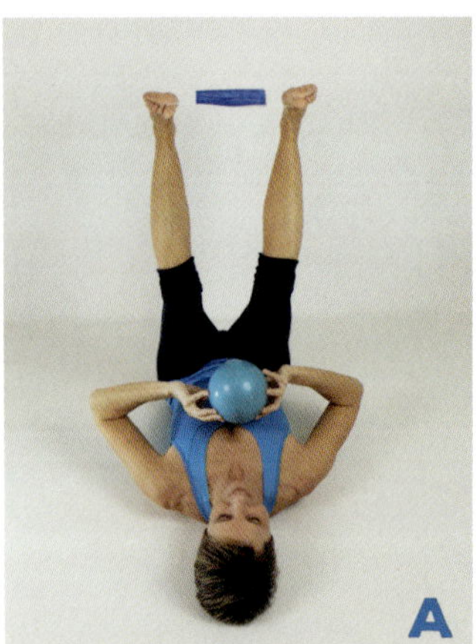

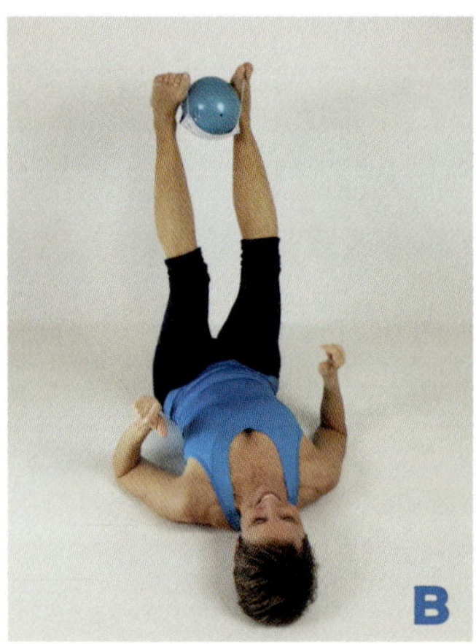

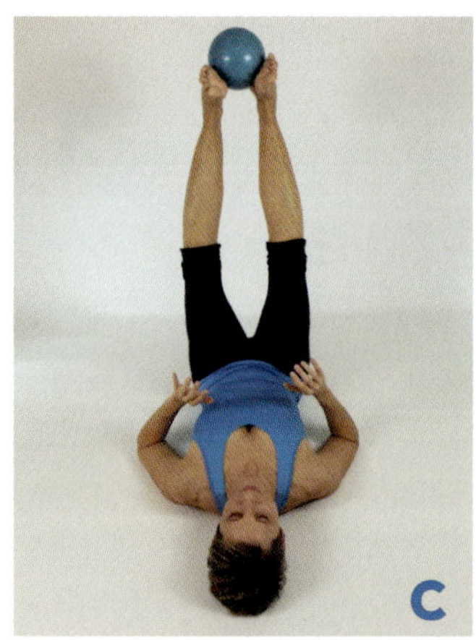

Stabilisierend

162. **Zehenspreizen gegen Widerstand** Schiebt hierzu einfach die Zehen in ein Theraband (ggf. zieht es mit einem Socken an) und bewegt geführt die Zehenspitzen mit hängendem (A) und aufgestelltem Fuß (B).

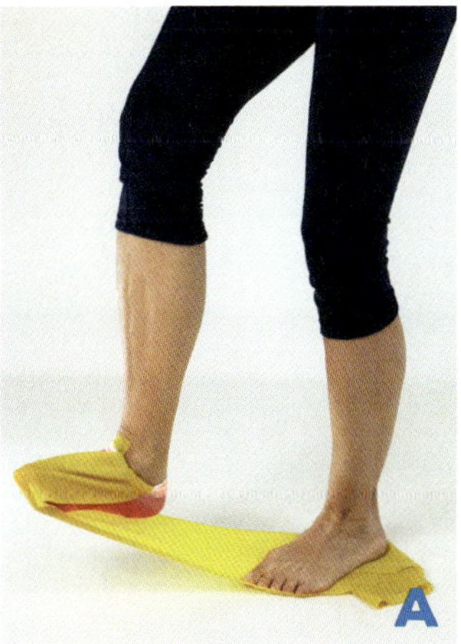
A

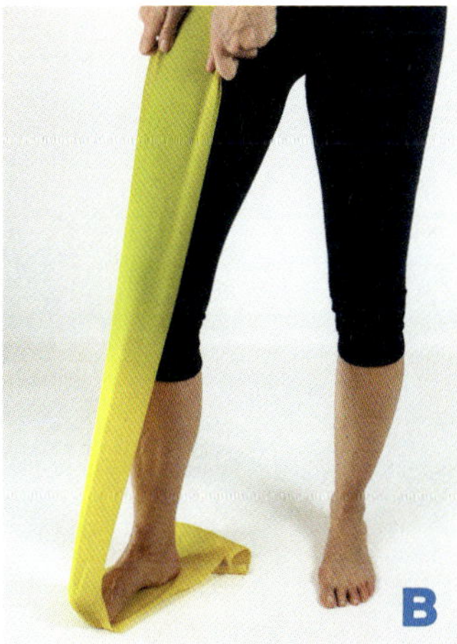
B

163. **Kneten** Stellt die Füße aus der Rückenlage auf einen mäßig aufgepumpten Ball und knetet/greift den Ball mit den Füßen (A). Bewegt die Fußgelenke mit und steigert Euch, indem Ihr den Ball an der Wand hoch und runterknetet (B).

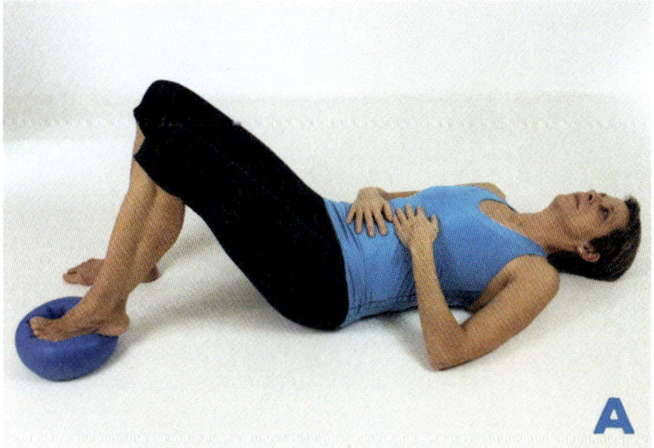
A

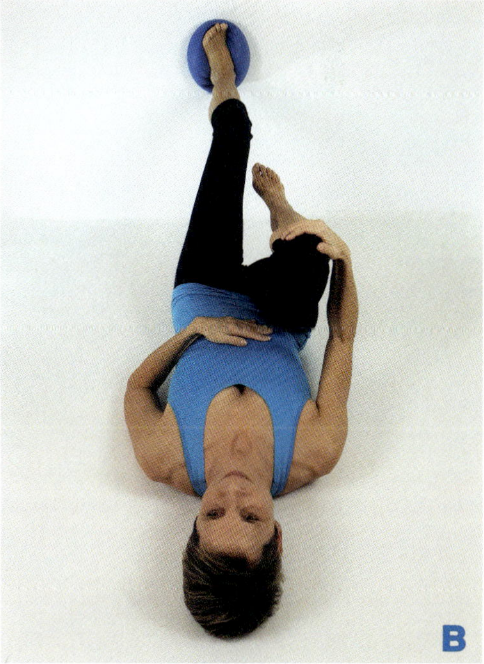
B

Outdoor

164. **Nordic & Co.** Wer gern das Nordic Walken, Walken oder Joggen an der Küste betreibt, sollte zwischendurch mal die Schuhe ausziehen. Im Sand müssen die Fußsysteme extrem arbeiten und erhalten als Dank hervorragende Reize. Gerade das Nordic Walken kann hier punkten. Die Stöcke dienen Euch als Stütz-, Koordinations- und Hebelmittel. Nach einem abschließenden Wechselbad der Füße folgt ein Intervall (weicher vs. fester Sand). Da wird es selbst im Winter ruckzuck wieder warm und die Kapillarisierung funktioniert wunderbar. Zum Thema Füße probiert diese Dinge:

(A+B) Gleiten und Springen in Kombination: Explosive Reaktion trifft auf Wahrnehmung. Wichtig: Bitte nur gut aufgewärmt springen!

(C+D) Standwaage und Zieltippen + Greifen am Stock: Stabilität trifft auf Sensomotorik.

Intervall im ggf. Trockenen/Nassen oder fester Boden/weicher Boden: Sensomotorik und Wahrnehmung kombinieren sich mit Stoffwechsel und Stabilität.

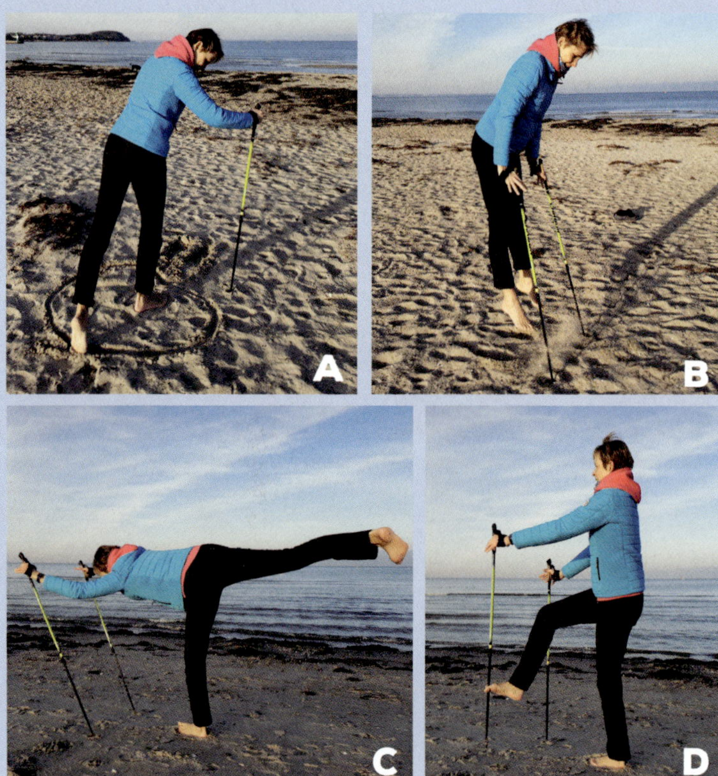

Wer keine Küste vor der Tür hat, kann auf Spielplätze mit großen Sandkisten, Beachvolleyballfelder oder Weitsprunggruben ausweichen. Auch Reitwege funktionieren, nur werden die Füße dann schon recht »dunkel«. Wer eine Reithalle/Golfplatz (Bunkertraining mal anders!) in der Nähe hat, sollte eine Kooperationsanfrage wagen. So eröffnen sich sicher viele spannende Möglichkeiten!

165. **Fersenlift vorgedehnt** Setzt Eure Zehenspitzen erhöht ab und hebt die Fersen locker an (A). Sollte dies sehr wackelig sein oder zu Krämpfen führen, probiert es vorerst mit einem Fuß (B). Diese Übung eignet sich ebenfalls als Stoffwechsel- oder Kräftigungsübung für die Wadenmuskulatur. Als Variante probiert es längs auf dem Stab (C) als Balanceübung für das Sprunggelenk.

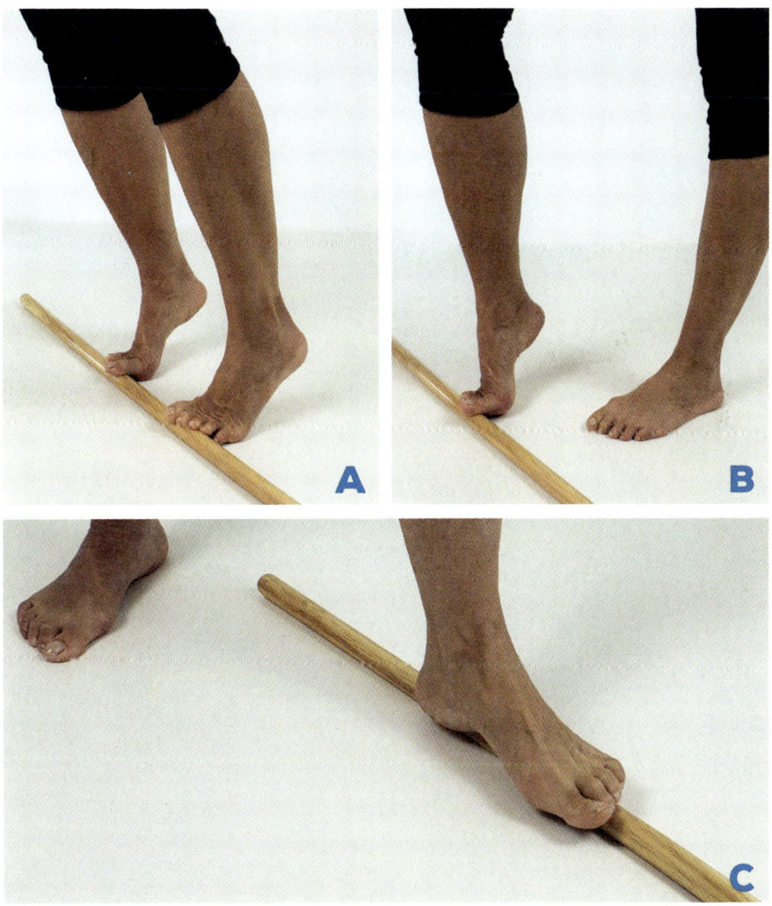

166. **Zehenhebel** Stellt Euch schräg auf ein glattes Theraband und zieht das lange Ende von außen nach innen auf Spannung (A). Das Band zieht die Zehen (1-4) und ggf. die Fußaußenkante hoch. Eure Aufgabe ist es, den Fuß flächig an den Boden zu drücken (B) und dann langsam wieder zu lösen. Diese Übung eignet sich ebenfalls gut für die Stabilisierung der Sprunggelenke.

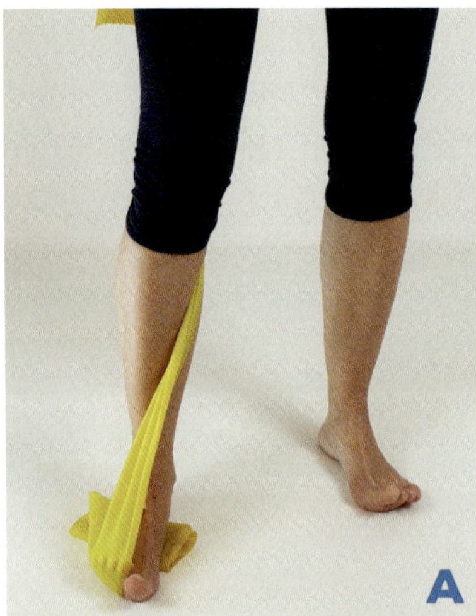

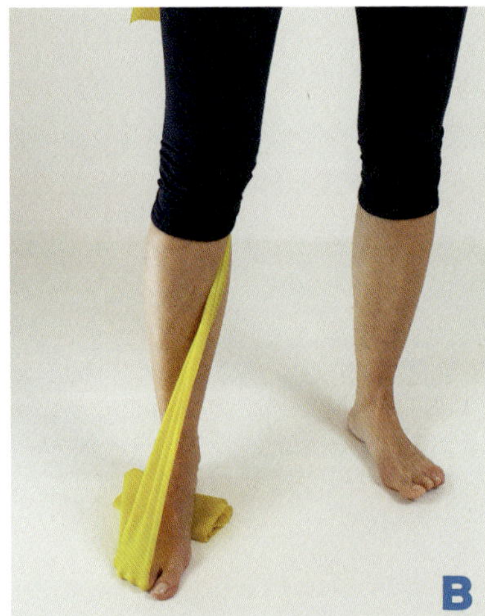

167. **Großzehenhebel** Diese Übung funktioniert genau wie der Zehenhebel, nur spannt Ihr das Band von innen nach außen über den großen Zeh (A) und hebelt über die Innenkante des Fußes (B) den Fuß wieder zurück an den Boden. Versucht hier, den großen Zeh abzuspreizen.

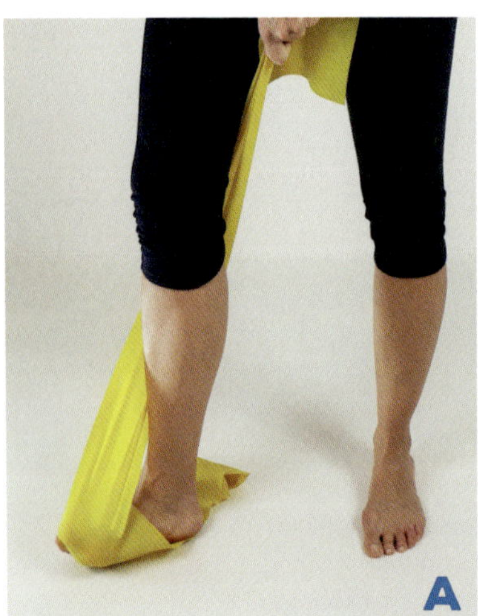

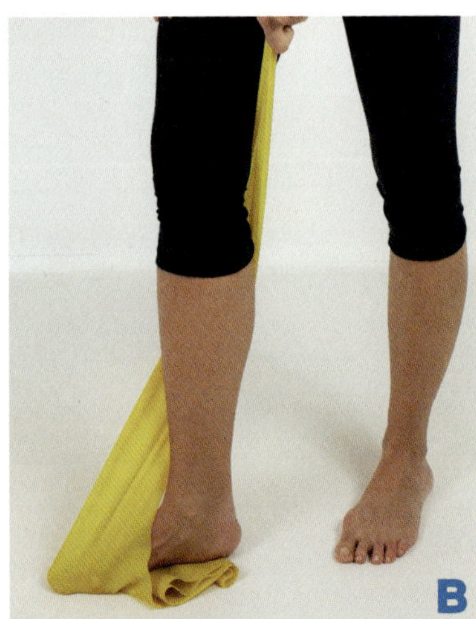

Mobilisierend

168. **Zehenziehen** Umfasst Eure Zehen mit den Fingern und knetet/zieht die Gelenke sanft bis moderat fest auseinander. Die Bewegungsrichtung entscheidet Ihr.

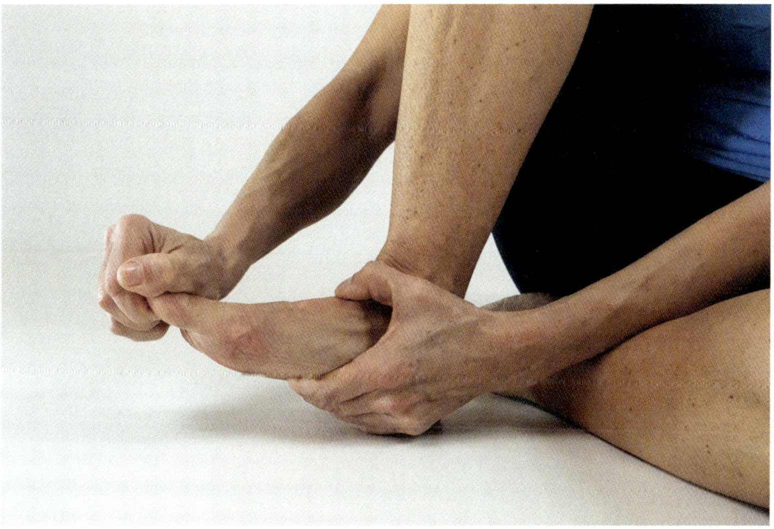

169. **Gebet** Ein schöner, erfrischender Abschluss: Faltet zur Dehnung des Vorfußes die Hand mit dem gegenüberliegenden Fuß. Das mobilisiert die Zehen (Phalangen).

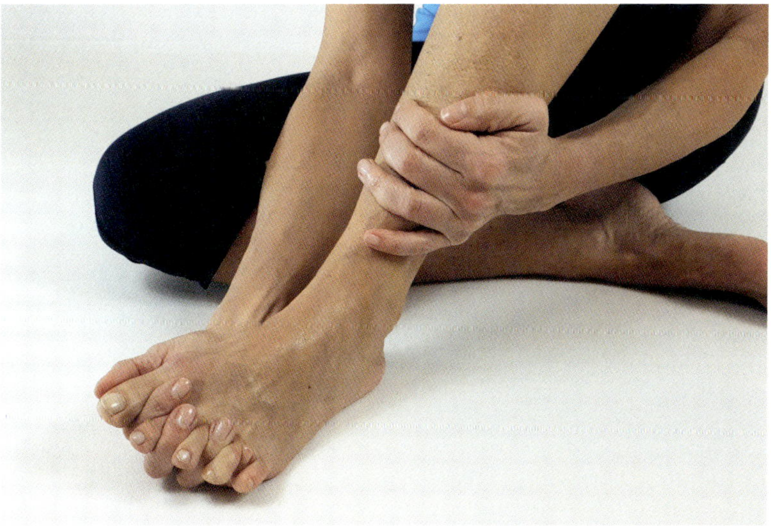

LITERATURVERZEICHNIS

Ailey J.B.: Evaluation of vastus lateralis architecture and strength of knee extensors in middle-aged and older individuals with knee osteoarthritis, Clinical Rheumatology, 2019

Andrade R.J. et al.: The potential role of sciatic nerve stiffness in the limitation of maximal ankle range of motion, Scientific Reports, 2018

Andrews J.G.: The functional roles of the hamstrings and quadriceps during cycling: Lombard's Paradox revisited, Journal of Biomechanics, 1987

Barall J.P., Croibier A.: Manipulation peripherer Nerven: Osteopathische Diagnostik und Therapie, Elsevier Urban & Fischer, 2011

Beauchet O. et al.: Stops walking when talking: a predictor of falls in older adults? European Journal of Neurology, 2009

Benjamin M.: The fascia of the limbs and back – a review, Journal of Anatomy, 2009

Berlit P.: Basiswissen Neurologie, 6.Aufl., Springer, 2014

Blackburn E., Epel E.: Die Entschlüsselung des Alterns: Der Telomer-Effekt, Mosaik, 2017

Böhni U., Gautschi R., Pain from muscle and other deep somatic tissues, Manuelle Medizin, 2014

Bordoni B., Zanier E.: Anatomic connections of the diaphragm: Influence of respiration on the body system, Journal of Multidisciplinary Healthcare, 2013

Bordoni B.: A Review of the Theoretical Fascial Models: Biotensegrity, Fascintegrity, and Myofascial Chains, Cureus, 2020

Bordoni B.: The Five Diaphragms in Osteopathic Manipulative Medicine: Myofascial Relationships, Part 1, Cureus, 2020

Bräuer L.: Gray's Atlas der Anatomie, 2. Dt. Aufl., Elsevier Urban & Fischer, 2017

Brandt C., Pedersen B.K.: The role of exercise-induced myokines in muscle homeostasis and the defense against chronic diseases. Journal of Biomedicin & Biotechnoly, 2010

Butler D., Moseley L.: Schmerzen verstehen, 3. Aufl., Springer, 2016

Correa-Gallegos D. et al.: Patch repair of deep wounds by mobilized fascia, nature, 2019

Costa N., Hodges P.W.: What Triggers an LBP Flare? A Content Analysis of Individuals' Perspectives, American Academy of Pain Medicine, 2019

Davis D., Maini K., Vasudevan A.: Sciatica, StatPearls, 2022

Dean N.A. et al.: Anatomic relation between the nuchal ligament (ligamentum nuchae) and the spinal dura mater in the craniocervical region, Clinical Anatomie, 2002

DeSilva J.M., Rosenberg K.R.: Anatomy, Development, and Function of the Human Pelvis, Anatomical record, 2017

Diemer F., Sutor V.: Praxis der medizinischen Trainingstherapie I: Lendenwirbelsäule, Sakroiliakalgelenk und untere Extremität, 3. Aufl., Georg Thieme Verlag, 2017

Ding Q. et al.: Insulin-like growth factor I interfaces with brain-derived neurotrophic factor-mediated synaptic plasticity to modulate aspects of exercise-induced cognitive function, Neuroscience, 2006

Do T.P. et al.: Myofascial trigger points in migraine and tension-type headache, The Journal of Headache and Pain, 2018

Elgueta-Cancino E. et al.: Motor cortex representation of deep and superficial neck flexor muscles in individuals with and without neck pain, Human Brain Mapping, 2019

Elliot K.S. et al.: Evaluation of the genetic overlap between osteoarthritis with body mass index and height using genome-wide association scan data, Annals of the Rheumatic Diseases, 2013

Engkananuwat P., Kanlayanaphotporn R.: Effectiveness of the Simultaneous Stretching of the Achilles Tendon and Plantar Fascia in Individuals With Plantar Fasciitis, Foot & Ankle International, 2018

Ernst J.B. et al.: Quantitative Empfehlung zur Zuckerzufuhr in Deutschland, Konsensuspapier Deutsche Adipositas-Gesellschaft e.V. (DAG) Deutsche Diabetes Gesellschaft e.V. (DDG) Deutsche Gesellschaft für Ernährung e.V. (DGE), 2019

Ertelt T., Büsch D., Gronwald T.: Biomechanische Besonderheiten der Hamstrings und Strategien zur Verletzungsprävention, Sportpyhsio Thieme, 2020

Escamilla R.F.: Shoulder muscle activity and function in common shoulder rehabilitation exercises, Sports Medicine, 2012

Fernández-de-Las-Peñas C.: Myofascial Head Pain, Current Pain and Headache Reports, 2015
Fogarty M.J., Mantilla C.B., Sieck G.C.: Breathing: Motor Control of Diaphragm Muscle, PHYSIOLOGY, 2018
Garrett T.R., Neibert PJ.: The effectiveness of a gastrocnemius-soleus tretching program as a therapeutic treatment of plantar fasciitis. Journal of Sport Rehabilitation, 2013
Gatt A.; Agarwal S.; Zito P.M.: Anatomy, Fascia Layers, StatPearls, 2022
Gautschi R.: Manuelle Triggerpunkt-Therapie: Myofasziale Schmerzen und Funktionsstörungen erkennen, verstehen und behandeln, 3. Aufl.,Thieme, 2016
Gleason P. et al.: The transverse humeral ligament: a separate anatomical structure or a continuation of the osseous attachment of the rotator cuff? The American Journal Sports Medicine, 2006
Gluppe S.B.: Immediate Effect of Abdominal and Pelvic Floor Muscle Exercises on Interrecti Distance in Women With Diastasis Recti Abdominis Who Were Parous, Physical Therapy, 2020
Gregor R.J. et al.: Knee flexor moments during propulsion in cycling--a creative solution to Lombard's Paradox, Journal of Biomechanics, 1985
Grieve R. et al.: The immediate effect of bilateral self myofascial release on the plantar surface of the feet on hamstring and lumbar spine flexibility: A pilot randomised controlled trial. Journal of Bodywork and Movement Therapies 2015
Grimaldi A.: Gluteal Tendinopathy: A Review of Mechanisms, Assessment and Management, Sports Medicine, 2015
Guimberteau J.-C.: Faszien - Architektur des menschlichen Fasziengewebes, KVM, 2016
Hannibal K.E: Chronic Stress, Cortisol Dysfunction, and Pain: A Psychoneuroendocrine Rationale for Stress Management in Pain Rehabilitation, Physical Therapy, 2014
Hedt C. et al.: Forearm position matters during eccentric shoulder exercises: An EMG recruitment study with implications for rehabilitation, Int. Journal of Sports and Physical Therapy, 2020
Heindorf M.: Mouse motor cortex coordinates the behavioral response to unpredicted sensory feedback, Neuron, 2018
Hodges P.W. et al.: Multifidus Muscle Changes After Back Injury Are Characterized by Structural Remodeling of Muscle, Adipose and Connective Tissue, but Not Muscle Atrophy, Spine, 2015
Hodges P.W. et al.: Reconsideration of pelvic floor muscle training to prevent and treat incontinence after radical prostatectomy, Urologic Oncology, 2020
Hollmann W., Hettinger T.: Sportmedizin: Grundlagen für Arbeit, Trainings- und Präventivmedizin, 4. Aufl., Schattauer, 2000
Holokowa N.B. et al.: Foot callus thickness does not trade off protection for tactile sensitivity during walking, Nature, 2019
Horn F., Moc I., Schneider N., Grillhösl C., Berhold S., Lindenmeier G.: Biochemie des Menschen, 3.Aufl., Georg Thieme, 2005
Huijing P.A.: Epimuscular myofascial force transmission: a historical review and implications for new research. Int. Society of Biomechanics Muybridge Award Lecture, Taipei 2007. Journal of Biomechanics 2009
Hung H.C. et al.: An alternative intervention for urinary incontinence: Retraining diaphragmatic, deep abdominal and pelvic floor muscle coordinated function, Manual Therapy, 2010
James G., Hodges P.W.: Dysregulation of the Inflammatory Mediators in the Multifidus Muscle After Spontaneous Intervertebral Disc Degeneration SPARC-null Mice is Ameliorated by Physical Activity, Spine 2018
Johnson G.: Anatomy and actions of the trapezius muscle, Clinical Biomechanis, 1994
Kamradt T.: Gegenseitige Beeinflussung von Immunsystem und Knochen, Zeitschrift für Rheumatologie, 2018
Kani K. et al.: Visualization of the Plantar Aponeurosis, PMR Journals, 2017
Kim E., Lee H.: The Effects of Deep Abdominal Muscle Strengthening Exercises on Respiratory Function and Lumbar Stability, Journal of Physical Therapy Science, 2013
Klingler W. et al.: Clinical relevance of fascial tissue and dysfunctions. Current Pain and Headache Reports, 2014
Kocjan J.: Network of breathing. Multifunctional role of the diaphragm: a review, Advances in Respiratory Medicine, 2017
Lauche R. et al.: Effectiveness of home-based cupping massage compared to progressive muscle relaxation in patients with chronic neck pain--a randomized controlled trial, Journal PLOS ONE, 2013
Lee D., Hodges P.W.: Behavior of the Linea Alba During a Curl-up Task in Diastasis Rectus Abdominis: An Observational Study, JOSPT, 2016
Lempke L. et al.: The Effectiveness of PNF Versus Static Stretching on Increasing Hip-Flexion Range of Motion, Journal of Sports Rehabilitation, 2018
Lewis R., Gómez Álvarez C B.: Strategies for optimising musculoskeletal health in the 21st century, BMC Musculoskeletal Disorders, 2019

Lienhardt L., Schmidt-Fetzer U.: Neuronale Heilung - Mit einfachen Übungen den Vagusnerv aktivieren – gegen Stress, Depressionen, Ängste, Schmerzen und Verdauungsprobleme, Riva, 2020

Lienhardt L.: Training beginnt im Gehirn - Mit Neuroathletik die sportliche Leistung verbessern, Riva, 2019

Limmer A., Wirtz D.C.: Osteoimmunologie – immunologische Einflüsse auf den Knochenauf- und -abbau, Zeitschrift für Orthopädie und Unfallchirurgie, 2017

Lippi G.: Gum-Chewing and Headache: An Underestimated Trigger of Headache Pain in Migraineurs?, CNS-Neurological Disorders Drug Targets, 2015

López-Valenciano A. et al.: Changes in sedentary behaviour in European Union adults between 2002 and 2017, BMC Public Health Volume, 2020

Mannion A.F.: Active therapy for chronic low back pain part 1. Effects on back muscle activation, fatigability, and strength, Spine, 2001

Mansoor H. et al.: Diabetic Corneal Neuropathy, Journal of Clinical Medicine, 2020

McDonough C.M. et al.: Physical Therapy Management of Older Adults With Hip Fracture, Journal of Orthopaedic & Sports Physical Therapy, 2021

Meinart P.: Mobility - Das große Handbuch, Riva, 2018

Meinart P.: Zurück zur Beweglichkeit - Mobility-Training für Einsteiger, Riva 2020

Mellor R.: Education plus exercise versus corticosteroid injection use versus a wait and see approach on global outcome and pain from gluteal tendinopathy: prospective, single blinded, randomised clinical trial, the BMJ, 2018

Mende N., Pfeffer V.: Schmerzfrei bewegen - Die funktionelle Selbsttherapie für mehr Mobilität, Meyer & Meyer, 2019

Messier S.P.: Weight-loss and exercise for communities with arthritis in North Carolina (we-can): design and rationale of a pragmatic, assessor-blinded, randomized controlled trial., BMC Musoloskeletal Disorders, 2017

Schünke M.: Funktionelle Anatomie - Topografie und Funktion des Bewegungssystems, Georg Thieme, 2000

Miller K.: Reflex inhibition of electrically induced muscle cramps in hypohydrated humans, Medicine and Sience in Sports and Excercise, 2010

Mörl F.: Müssen wir unsere Faszien trainieren? Eine wissenschaftlich kritische Auseinandersetzung mit dem Thema Faszientraining, researchgate.net, 2016

Müller S.: Richtig essen für die Faszien, Südwest, 2015

Myers T.: Anatomy Trains: Myofasziale Leitbahnen, 2. Ed., Elsevier Urban & Fischer 2015

Nightingale G., Chandrakumaran K. , Phillips C.: The effect of modified Pilates-based positions on pelvic floor electromyographic (EMG) activity; a pilot study, International Urogynecology Journal, 2020

O´Sullivan, P.: Evaluation of the flexion relaxation phenomenon of the trunk muscles in sitting, Spine 2006

Panoutsopoulou K., et al.: Insights into the genetic architecture of osteoarthritis from stage 1 of the arcOGEN study, Annals of the Rheumatic Diseases, 2013

Paoletti S.: Faszien - Anatomie, Strukturen, Techniken, Spezielle Osteopathie, Elsevier Urban & Fischer, 2011

Paulsen F., Waschke J.: Sobotta, Atlas der Anatomie Band 1: Allgemeine Anatomie und Bewegungsapparat, 24. Aufl., Elsevier Urban & Fischer, 2017

Pedersen B.K., Febbraio M A.: Muscles, exercise and obesity: skeletal muscle as a secretory organ. Nature Reviews - Endocrinology, 2012

Pedersen B.K.: Muscles and their Myokines. Journal of Experimantal Biology, 2011

Peikert J. et al: Pre-exercise ingestion of pickle juice, hypertonic saline, or water and aerobic performance and thermoregulation, Journal of Athletic Training, 2014

Petrofsky J.: Effect of heat and cold on tendon flexibility and force to flex the human knee Medical Science Monitor, 2013

Pfander D. et al.: Zellproliferation im humanen arthrotischen Gelenkknorpel, Zeitschrift für Orthopädie und ihre Grenzgebiete, 2011

Pipelzadeh M.H.: The in vitro enhancement of rat myofibroblast contractility by alterations to the pH of the physiological solution, European Journal of Pharmacology, 1998

Pischinger A.: Das System der Grundregulation, 11. Aufl., Haug, 2010

Platzer W.: Taschenatlas Anatomie. Band 1. Thieme, 2009

Prablek M.: Neck Pain: Differential Diagnosis and Management, Neurologic clinics, 2023

Rabenberg M.: Gesundheitsberichterstattung des Bundes - Heft 54 - Arthrose, Robert Koch-Institut, 2013

Raja G.P. et al.: The anatomical myofascial continuum between the neck and eyes, Clinical anatomy, 2022

Roth-Isigkeit A. et al.: Pain among children and adolescents: restrictions in daily living and triggering factors, Pediatrics, 2005

Rudolf K. et al.: Effectiveness Studies in Health Promotion: A Review of the Methodological Quality of Studies Reporting Significant Effects on Physical Activity in Working Age Adults, International Journal of Enviromental Research and Public Health, 2019

Saha F.J. et al.: The Effects of Cupping Massage in Patients with Chronic Neck Pain - A Randomised Controlled Trial, Complementary Medicine Research, 2017
Saito A. et al.: Functional status of the articularis genus muscle in individuals with knee osteoarthritis, Journal of Musculoskeletal and Neuronal Interactions, 2016
Sauer-Bissig J.: McKenzie - Mechanische Diagnose und Therapie, Georg Thieme, 2007
Schleip R., Klingler W., Lehmann-Horn F.: Active fascial contractility: Fascia may be able to contract in a smooth muscle-like manner and thereby influence musculoskeletal dynamics. Medical Hypotheses, 2005
Schleip R., Jäger H., Klingler W.: What is ‘fascia’? A review of different nomenclatures. Journal of Bodywork and Movement Therapy, 2012
Schleip R. et al.: Strain hardening of fascia: static stretching of dense fibrous connective tissues can induce a temporary stiffness increase accompanied by enhanced matrix hydration, Journal of Bodywork and Movement Therapies, 2012
Schleip R., Baker A.: Faszien in Sport und Alltag, Riva, 2015
Schleip R. et al.: Fascia Is Able to Actively Contract and May Thereby Influence Musculoskeletal Dynamics: A Histochemical and Mechanographic Investigation, Frontiers in Physiology, 2019
Schleip R., Klingler W.: Active contractile properties of fascia, Clinical Anatomie, 2019
Schüldt K.: On neck muscle activity and load reduction in sitting postures. An electromyographic and biomechanical study with applications in ergonomics and rehabilitation, Scandinavian Journal of Rehabilitation Medicine, 1988
Schüle K., Huber G.: Grundlagen der Sport- und Bewegungstherapie - Prävention, ambulante und stationäre Rehabilitation, Deutscher Ärzteverlag, 2012
Schulte E.: PROMETHEUS Allgemeine Anatomie und Bewegungssystem - Lernatlas der Anatomie, 2. Aufl., Thieme, 2007
Schwartz L.M.: Skeletal Muscles Do Not Undergo Apoptosis During Either Atrophy or Programmed Cell Death-Revisiting the Myonuclear Domain Hypothesis, Frontiers in Physiology, 2019
Sichting F. et al.: Evolutionary anatomy of the plantar aponeurosis in primates, including humans, Journal of Anatomy, 2020
Sölch D.: Altern und Bewegungseinschränkung, Gebrechlichkeit aus Sicht myofaszialer Strukturmodelle, Zeitschrift für Gerontologie und Geriatrie, 2015
Stark J.: Stills Faszienkonzepte, 2. Aufl., Jolandos; 2007
Stecco C. et al.: Histological characteristics of the deep fascia of the upper limb. Italian Journal of Anatomie and Embryology, 2006
Stecco C.: Atlas des menschlichen Fasziensystems, Elsevier Urban & Fischer, 2015
Stecco A. + L.: Fasziale Manipulation - Zur Behandlung von Funktionsstörungen des Bewegungsapparates, 1. Ed., Odnova-Med, 2017
Stecco C. et al.: Hyaluronan within fascia in the etiology of myofascial pain. In: Surgical and Radiologic Anatomy
Stecco C.: Quantification of hyaluronan in human fasciae: variations with function and anatomical site, Journal of Anatomie, 2018
Stecco C.: The fasciacytes: A new cell devoted to fascial gliding regulation, Clinical Anatomie, 2018
Steinke H.: Atlas of Human Fascial Topography, 1. Ed., Leipziger Uni-Verlag, 2018
Tang Y. et al.: Rumba Dance Combined with Breathing Training as an Exercise Intervention in the Management of Stress Urinary Incontinence in Postmenopausal Women: A Randomized Controlled Trial, International journal of environmental research and public health, 2022
Theise N.: Structure and Distribution of an Unrecognized Interstitium In Human Tissues, nature scientific rep., 2018
Thomas E., Bianco A., Palma A.: The Relation Between Stretching Typology and Stretching Duration: The Effects on Range of Motion, Int. Journal of Sports Medicine, 2018
Thomas S. et al.: “What is the evidence for a role for diet and nutrition in osteoarthritis?” Rheumatology, 2018
Timoh K N. et al.: Smooth muscle of the male pelvic floor: An anatomic study, Clinical Anatomy, 2020
Tittel K., Seidel E.: Beschreibende und funktionelle Anatomie, Kiener, 2012
Togio M.: Muskel Revolution: Konzepte und Rezepte zum Muskel- und Kraftaufbau, Springer Spektrum, 2014
Tsang S. et al.: Comparison between velocity-specific exercise and isometric exercise on neck muscle functions and performance: a randomised clinical trial, BMC Musculoskeletal Disorders, 2021
Urbas L.: Sensorische Systeme und menschliche Wahrnehmung, Vortrag TU Dresden, 2010
Van der Wal J.: The architecture of the connective tissue in the musculoskeletal system-an often overlooked functional parameter as to proprioception in the locomotor apparatus. Int. Journal of Therapeutic Massage & Bodywork, 2009

Vaz C.T. et al.: Effectiveness of pelvic floor muscle training and bladder training for women with urinary incontinence in primary care: a pragmatic controlled trial, Brazilian Journal of Physical Therapy, Vol. 23, 2019

Vetter C.: Interaktionen zwischen Knochen und Immunsystem verstehen, Ausg. A – Heft 38, Dt. Ärzteblatt, 2010

Vleeming A.: The sacroiliac joint: an overview of its anatomy, function and potential clinical implications, Journal of Anatomy, 2012

Watemberg N. et.al.: The influence of excessive chewing gum use on headache frequency and severity among adolescents, Pediatric Neurology, 2014

Weiler J.: Spinal stretch reflexes support efficient hand control, nature neuroscience, 2019

Werbner B. et al.:Bovine annulus fibrosus hydration affects rate-dependent failure mechanics in tension, Journal of Biomechanics, 2019

Werner C.M. et al.: Differential effects of endurance, interval, and resistance training on telomerase activity and telomere length in a randomized, controlled study, European Heart Journal, 2019

Wick D.: Biomechanik im Sport - Lehrbuch der biomechanischen Grundlagen sportlicher Bewegung,3. Ed., Spitta, 2013

Wiemann K.: Präzisierung des LOMBARDschen Paradoxons in der Funktion der ischiocruralen Muskeln beim Sprint, German Journal of Exercise and Sport Research, 1991

Willard F.H. et al.: The thoracolumbar fascia: anatomy, function and clinical considerations, Journal of Anatomy, 2012

Wojcieszek A. et al.: The Impact of Chronic Pain, Stiffness and Difficulties in Performing Daily Activities on the Quality of Life of Older Patients with Knee Osteoarthritis, International journal of environmental research and public health, 2022

Zachovajeviene B. et al.: Effect of diaphragm and abdominal muscle training on pelvic floor strength and endurance: results of a prospective randomized trial, Scientific Reports, 2019

Zhang M. et al.: Influence of Scapula Training Exercises on Shoulder Joint Function After Surgery for Rotator Cuff Injury, Medical Science Monitor, 2020

Zügel M. et. al: Fascial tissue research in Sports medicine: from molecules to tissue adaptation, injury and diagnostics: consensus statement, British Journal of Sports Medicine, 2018

Zwirner J. et al.: An ossifying bridge - on the structural continuity between the Achilles tendon and the plantar fascia, Scientific Reports, 2020

ABBILDUNGSVERZEICHNIS

REGISTER

DIE AUTORIN

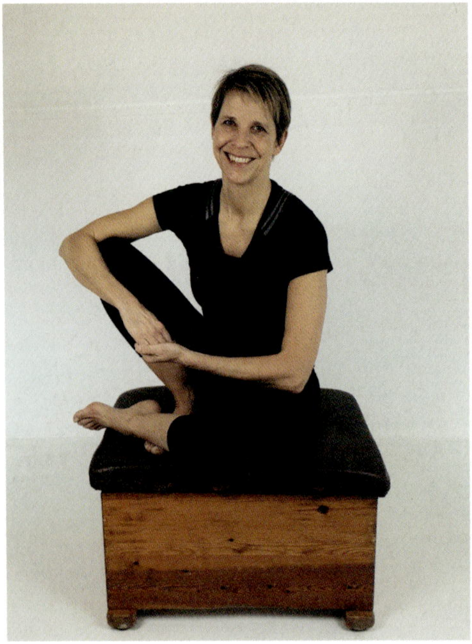

Nici Mende wurde 1969 in Lübeck geboren, ist dort aufgewachsen und leidenschaftlich mit ihrer Heimatstadt verwachsen. 1994 hat sie, von Natur aus quirlig und sportbegeistert, ihre Berufung zum Beruf gemacht. Sie ist A-lizenzierte Trainerin in mehreren Bereichen des Fitness- und Gesundheitssports und TÜV-zertifizierte Personal Fitnesstrainerin. Ihre Passion entdeckte sie 2012 im Bereich der faszialen Fitness. Als Schülerin der Fascial Fitness Association ließ sie sich zur Advanced Trainerin Fascial Fitness u. a. von Dr. Robert Schleip ausbilden. Weitere Ausbildungen zur Fachtrainerin für medizinische Prävention und Rehabilitation vollendete sie 2016 mit ihrer Studienarbeit zur Dipl. Trainerin medizinische Fitness. Dies rundet für sie den ganzheitlichen Fitnessauftrag ab. Nici gibt ihre Erfahrungen als Dozentin für verschiedene Schulungsanbieter in der Aus- und Weiterbildung für Trainer in Deutschland und dem europäischen Ausland weiter. Als Autorin schult sie das körperliche Verständnis mit der Serie »Gestatten« im »TRAINER« Magazin und ihrem Buch »SCHMERZFREI bewegen – Mehr Mobilität durch funktionelle Selbsttherapie«. Im Fokus steht für sie stets ihre Leidenschaft, Menschen mit vielen bildlichen Vergleichen das alltagsnahe Bewegungskonzept des Körpers zu vermitteln und dies motivierend zu fördern.